新看護学

14

母子看護

● 執筆

阿部 佳子
鶴見大学准教授

新井 陽子
群馬大学大学院教授

市川久美子
聖マリアンナ医科大学病院
小児看護専門看護師

稲葉 裕
横浜市立大学大学院教授

岩﨑 美和
東京大学医学部附属病院
小児看護専門看護師

海野 信也
北里大学名誉教授

生地 新
まめの木クリニック院長

岡山 久代
筑波大学教授

香取 洋子
北里大学教授

菊池 昭彦
埼玉医科大学総合医療センター
産婦人科教授

後藤 裕明
神奈川県立こども医療センター病院長

齋藤 昭彦
新潟大学大学院教授

志賀健太郎
横浜市立大学附属市民総合医療センター
小児総合医療センター部長

島袋 香子
北里大学学長

染谷奈々子
文京学院大学大学院非常勤講師

武下草生子
横浜医療福祉センター港南診療部長

只木 弘美
国立病院機構横浜医療センター小児科部長

立岡 弓子
滋賀医科大学教授

永松 健
国際医療福祉大学成田病院教授

廣間 武彦
長野県立こども病院副院長

福地麻貴子
埼玉県立小児医療センター
小児看護専門看護師

鉾碕 竜範
国立病院機構横浜医療センター
母子医療センター部長

溝田 淳
西葛西・井上眼科病院院長

宮前多佳子
東京女子医科大学病院
膠原病リウマチ痛風センター准教授

森 雅亮
東京医科歯科大学大学院教授

横田 俊平
横浜市立大学名誉教授

医学書院

新看護学 14　母子看護

発　　　行	1970 年 2 月 1 日	第 1 版第 1 刷
	1971 年 2 月 1 日	第 1 版第 3 刷
	1972 年 2 月 1 日	第 2 版第 1 刷
	1974 年 2 月 1 日	第 2 版第 4 刷
	1975 年 2 月 1 日	第 3 版第 1 刷
	1977 年 2 月 1 日	第 3 版第 4 刷
	1978 年 2 月 1 日	第 4 版第 1 刷
	1980 年 4 月 1 日	第 4 版第 5 刷
	1981 年 1 月 6 日	第 5 版第 1 刷
	1983 年 2 月 1 日	第 5 版第 4 刷
	1984 年 1 月 6 日	第 6 版第 1 刷
	1987 年 2 月 1 日	第 6 版第 6 刷
	1988 年 1 月 6 日	第 7 版第 1 刷
	1993 年 2 月 1 日	第 7 版第 8 刷
	1994 年 1 月 6 日	第 8 版第 1 刷
	2001 年 2 月 1 日	第 8 版第 8 刷
	2002 年 1 月 6 日	第 9 版第 1 刷
	2009 年 2 月 1 日	第 9 版第 10 刷
	2010 年 1 月 6 日	第 10 版第 1 刷
	2013 年 2 月 1 日	第 10 版第 6 刷
	2014 年 1 月 6 日	第 11 版第 1 刷
	2017 年 2 月 1 日	第 11 版第 5 刷
	2018 年 1 月 6 日	第 12 版第 1 刷
	2022 年 2 月 1 日	第 12 版第 5 刷
	2023 年 1 月 6 日	第 13 版第 1 刷 Ⓒ
	2024 年 2 月 1 日	第 13 版第 2 刷

著者代表　海野信也
発 行 者　株式会社　医学書院
　　　　　代表取締役　金原　俊
　　　　　〒113-8719　東京都文京区本郷 1-28-23
　　　　　電話　03-3817-5600（社内案内）
　　　　　　　　03-3817-5657（販売部）
印刷・製本　三報社印刷

はしがき

学習にあたって

みなさんは，これまで『専門基礎』『基礎看護』において，看護の基礎的な知識と技術を学んでこられた。本書では，その知識や技術を，具体的にどのように展開したらよいかについて学習する。

看護は，つねに人間が対象であることも学んだ。しかし，人間には大人もいれば子どももいるし，男性と女性の区別もある。いったい，男性と女性はどのように違うのだろうか，大人と子どもの看護では，なにが異なるのだろうか。また，これらの人々が健康に過ごすためには，日常においてどのような注意が必要なのだろうか。みなさんが准看護師となるためには，これらについて学び，それぞれに対して適切な看護を身につけなければならない。

本書では「母性」と「小児」の看護について学習していく。

「母性」という言葉は，母子保健法第2条に「すべての児童がすこやかに生まれ，かつ，育てられる基盤である」として，「尊重され，かつ，保護されなければならない」と，国によってその意義が明らかに定められている。

「母性看護」では，「母性とはなにか」という特徴をとらえ，また一生を通じた母性の健康を保持・増進し，疾病を予防し，正常な妊娠・分娩・産褥，さらに育児を通して，健康で平和な家庭生活を営むことを援助するための知識と技術を習得しなければならない。そのためには，母性を理解し，どのように看護していくかを学ぶ必要がある。これは，目の前の母と子だけでなく，未来にわたる次の世代の健康に関することでもある。

また「小児看護」では，この世に生を受けた子どもが，一個の人格をもった社会の一員として，心身ともに健康に成長・発達する過程を理解するとともに，子どもを疾病や危険からまもり，病気や障害をもつ子どももそうでない子どもも，ともに健やかに育成するためにはどのような援助と愛護が必要か，どのような看護が必要とされるかについて学習する。

母性にも小児にも，健康を阻害するいろいろな要因や疾患がある。また，年齢による違いや個人差もある。このようなそれぞれの特徴をもった対象を，よりよく援助し看護するための理念や知識・技術を学んでほしい。

改版の経緯

　本書はこのような考えから，1970年に初版を発行し，以来改訂を重ねるなかで，全国の准看護師教育のための教科書として活用されてきた。しかし，看護を取り巻く最近の医療の進歩は目ざましく，疾患の診断・治療の進歩はもとより，「母性」「小児」を取り巻く社会状況の変化が，看護においても複雑な変容をもたらしている。

　近年，女性の社会進出に伴う晩婚化から高齢出産が増加しており，ハイリスク妊娠・ハイリスク新生児の増加の一因ともなっている。また，新たな医療技術の発展により，出生前診断や生殖補助医療にまつわる倫理的問題など，これまでに経験のない課題に直面することもある。

　母性看護の中心は，妊娠・分娩・育児などにかかわる成熟期にあるが，従来より母性看護は，女性の一生を通した総合看護・継続看護の役割を担ってきた。いうまでもなく，母性は妊娠の有無にかかわらず，環境・地域，あるいは勤労・家族・加齢などの影響を受ける。さらに，プライマリヘルスケアのなかで，母子看護は女性みずからが自分の健康と生活について自助と自己決定ができるような援助を行い，女性のニーズに応じる役割が大きくなってきた。

　子どもを取り巻く環境も，少子化・核家族化が進み，携帯電話やSNSの普及などによるコミュニケーションの変化に伴い，ますます変動している。こうしたなかで，母子関係・子どもの育て方が従来にも増して重要になってきた。

　最近では，不登校や発達障害など，単に医学的な治療の対象となるのみならず，教育機関や福祉機関との連携が必要とされることも増えてきている。また，地域の子育て支援や災害時の対策，地域・在宅看護へのニーズなど，地域との連携も模索されている。このような医療の現状や社会事情を十分に考慮して改訂の手を加え，内容の刷新と補完に努めた。

　少子化傾向のなかで，ますます重視される母子の健康問題に対処していくために，看護職にはさらなる努力とたゆまぬ学習が求められている。本書の学習を通じて基本的な知識と技能を修得し，看護実践能力を高める一助としてほしい。

　今後とも准看護師教育の向上と発展を目ざして，看護の学習に有用な，使いやすい教科書の発行を目ざしていきたいと考える。十分にご活用いただき，ご利用各位の忌憚のないご意見をお寄せいただければ幸いである。

　2022年11月

著者ら

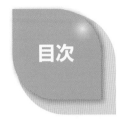

目次

母性看護

1 母性看護概論

香取洋子　　　　　　　　**3**

小児看護

第**3**章

子どもの診療と看護

福地麻貴子・岩﨑美和　　　　　**271**

撮影協力
埼玉県立小児医療センター
長野県立こども病院

母性看護

第1章

母性看護概論

学習目標 • 母性看護を学ぶためには，女性の特性や現代女性を取り巻く社会的状況，周産期医療を中心とした医療システムなどの背景についても理解する必要がある。
• 本章では，こうした母性看護に関連することがらを学びながら，母性看護に求められる役割について考えを深めていく。

A 母性の基本概念と特徴

1 母性の概念

1 母性とは

多様な母性の● 定義

　母性という言葉を国語辞書でひくと「女性がもっているとされている，母親としての本能や性質。また，母親として子を生み育てる機能」[1]とあり，母性を女性に本来備わっているものとし，子どもを生み育てる身体的機能も含めて定義されている。しかし，母性は生物学・社会学・心理学などのさまざまな見地から定義され，用いられている。たとえば心理学においては「児に対する母親としての関わり，あるいは母親らしい関わりに示される女性のパーソナリティの一面」[2]と定義される。

　世界保健機関（WHO）は，母性をより広義にとらえ「母性とは，現に子どもを産み育てているもののほか，将来子どもを産み育てるべき存在，および過去においてその役目を果たしたもの」と定義した。これは，母性が妊娠・分娩・育児期の女性だけではなく，次世代育成にかかわるすべての女性のライフサイクル全体に存在することを意味している。母性看護学では，女性のライフサイクル全体を母性看護の対象とする考え方を尊重し，次世代育成を支援する立場をとる。

1）松村明編：大辞林，第 4 版．三省堂，2019.
2）花沢成一：母性心理学．p.4，医学書院，1992.

母性意識, 母性愛, 母性行動　母性を, とくに心理・社会的側面から示した概念に, 母性意識, 母性愛, 母性行動がある。

　　母性意識を, 新道らは, 子どもに対して「かわいい」「好き」「庇護したい」などと思う気持ちや, ほかの, か弱きものへの思いやりからめばえる子どもへの感情・気持ちであると定義しており[1], 妊娠・分娩・育児を通して, 一層発達するとした。

　　母性愛は, 一般的には「子供を守り育てようとする, 母親の本能的な愛情」[2]と考えられることが多い。わが国においては, 子どもへの愛情は女性が生まれながらにもっているものと考えられてきた。そのため, 子どもを産まない・産めない, 子どもを育てられない女性は母性愛が欠落した存在として非難される風潮があった。しかし, 看護師であり精神療法家であったG.シュヴィングは「母なるものは, 女であることをあますことなく自認しうる女性においてのみ可能である」と述べ[3], 母性は女性としての発達を先行条件として発達していくものとしている。

　　母性行動とは, 生まれたばかりの子を保護する, 子に餌を与えて育てるなど, 本来はヒト以外の動物の母親にもみられるような行動をさす。松本は, この母性行動を脳機能の発達レベルからとらえ, 大脳辺縁系が発達した動物では本能的母性行動が出現し, さらに大脳新皮質が発達することにより伝承学習による母性行動, 前頭連合野が発達すると創造的行為を含む母性愛がみられるとしている[4]。

　　母性のもつ, こうした心理・社会的側面は, 人格の一部を形成する母性性（母親らしさ）という言葉であらわされることもある。

母性の発達　母性意識・母性愛・母性行動の説明からもわかるとおり, 母性とは生得的な特性ではなく, 女性のライフサイクルのなかで, 家族や友人, 重要他者とのかかわりや経験を通して生涯を通して後天的に発達していくものであるというのが現在における一般的な見解である。前原は看護の視点から, 母性の発達を3段階に分類した[5]。

(1)母性準備期：第2次性徴を経て生殖性を獲得し, 身体的にも精神的にも母性が育つ時期。

(2)母性成熟期：多くの女性が妊娠・分娩・育児を体験する時期。

(3)母性継承期：女性の生殖機能は失われるが円熟した母性をもっており, 妊娠や分娩の経験の有無に限らず, 自分のもつ母性を次の世代へさまざまなかたちで継承していく時期。

1）新道幸恵・和田サヨ子：母性の心理社会的側面と看護ケア. p.99, 医学書院 1990.
2）松村明編：前掲書.
3）玉谷直実：女性の心の成熟. pp.125-126, 創元社, 1985.
4）松本清一：母性と父性. 母性衛生 33(1)：5, 1992.
5）前原澄子：母性看護学の概要. 看護と情報 15：8-12, 2008.

② 母親になること

周産期の母性の● 　周産期の女性が母性を獲得していく過程については，いくつかの研究が行
獲得 われている。R. ルービンは妊産婦を対象に研究を行い，①**模倣**：先輩母親
や専門家を手本とする，②**ロールプレイ**：身近な子どもを対象にして母親役
割を演じる，③**空想**：子どもの外観や自分と子どもが一緒にいる場面を空想
する，④**脱分化**：空想した態度や行動を母親像として自分に投影して，それ
を受け入れるか拒絶するかを決定する，という4つの過程を経験すると説明
した。また，これらと並行して，妊娠前の自分を喪失したものとして悲しむ
悲嘆作業の過程があるとしている。

母親役割の獲得● 　ルービンの研究をさらに発展させた R. マーサーは，母親役割を獲得して
いく過程を「母親がわが子に愛着をもち，母性行動の能力を身につけ，その
役割に楽しみと満足を表現するようになる期間を通じておこる相互的・発達
過程」と定義した。

　その段階は，①**予期的段階**：母親役割を想像して胎児を意識しはじめる，
②**形式的段階**：子どもの誕生によって，母親役割モデルをまね，育児を受け
入れる，③**非形式的段階**：わが子とのやりとりから子の合図を学び，独自の
役割関係を発達させる，④**個人的段階**：これらの段階を経たのち，母親役割
について調和や信頼，適正を経験するようになる，の4つである。乳児は，
この期間，母親とのやりとりを通して，母親への愛着を形成し，発達してい
く。

③ 愛着と母子関係

　子どもの発達には，親子関係，とくに母親との関係が重要な要因となる。
愛着(アタッチ● 児童精神分析学者の J. ボウルビィらは，子どもの発達には**愛着(アタッチ**
メント) **メント)** の形成が重要であることを唱えた。愛着(アタッチメント)とは，子
どもが母親や養育者などの特定の人にいだく情緒的な結びつきである。子ど
もは，母親に対してほほえみや吸啜行動，追視，抱きつき様行動，泣きな
どの愛着行動をとり，愛着は乳児期全般をかけて徐々に形成される。

　同様に，小児科医の M. H. クラウスと J. H. ケネルは出生後早期の親子の
きずなの重要性を指摘した。アタッチメントが長期的に形成されるプロセス
であるのに対し，きずなは短期間に形成され，母親から子どもに対しての意
味合いが強いとしている。

愛着の世代間● 　乳児期からの愛着の対象(おもに母親)とのやりとりによって，個人のなか
伝達 には，自己および愛着の対象としての他者に対するイメージが形成される。
これを**内的作業モデル**という。内的作業モデルは，成人になってからの対人
関係においても，相手の態度を解釈したり，自分の行動を決めたりする際に
無意識に活用される。親が子どもの合図や行動を読みとり，それに対して応

答する際にも，みずからの内的作業モデルを活用している。すなわち，親の内的作業モデルは，子どもの愛着形成や内的作業モデルの形成に影響し，**愛着の世代間伝達**が行われているといえる。

④ 母子（父子）相互作用

母親または子どもの行動は，もう一方の行動や反応に影響し，双方向のやりとりがなされる。この過程を**母子相互作用**（父親の場合は父子相互作用）という（○図 1-1）。母子相互作用を成立させる養育者側の因子には，子どもの合図への感受性，苦痛の緩和，社会的・情緒的成長を促進する環境の提供などがあり，児側の因子には，児の合図の明確性，養育者への反応性があげられる。これらが十分でないと，相互作用がうまくいかない。

心理学では，子どもの欲求の充足がその後の人格形成に影響を及ぼすため，親が子どもの合図やニーズに敏感で，一貫した方法でかかわることが重要であると考えられている。またボウルビィらは，母子相互作用が繰り返されることで子どもは愛着を形成し，母親を安全基地として，他者との対人関係を築いていくと唱えた。さらに発達心理学の領域でも，早期からの母子相互作用が子どもの認知発達に重要であるといわれている。

このように母子相互作用は，子どもの人格形成・情緒的発達・認知発達のそれぞれの見地から不可欠といえる。母子相互作用には母親と子どものそれぞれの特性が影響し，その反応は円環的に作用するため，母子を 1 組ととらえてかかわる必要がある。

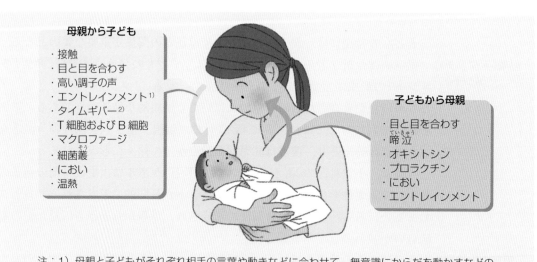

母親から子ども
・接触
・目と目を合わす
・高い調子の声
・エントレインメント[1]
・タイムギバー[2]
・T 細胞および B 細胞
・マクロファージ
・細菌叢
・におい
・温熱

子どもから母親
・目と目を合わす
・啼泣
・オキシトシン
・プロラクチン
・におい
・エントレインメント

注：1) 母親と子どもがそれぞれ相手の言葉や動きなどに合わせて，無意識にからだを動かすなどの反応をする非言語的コミュニケーション。
　　2) 睡眠・覚醒などをはじめとした子どものリズムを形成する，母親からのさまざまなはたらきかけがなされること。
（クラウス・ケネル著，竹内徹ほか訳：親と子のきずな．p.97, 医学書院，1985 による，一部改変）

○図 1-1　母子相互作用

⑤ 母性・父性から親性へ

　　わが国では，生物学的性差や従来からの性役割観に基づいて，「母性」という言葉は女性について用い，男性については「父性」を用いてきた。しかし，現代は核家族および共働き世帯が増え，育児には夫婦の協働が不可欠である。また，近年ではひとり親世帯も増加している。そのため心理学領域では，妊娠・出産といった生理的機能を除いた子育て，また親として子どもをいつくしみ，はぐくもうとする愛情や態度・能力について，女性・男性に共通する性質を統合した**親性**（育児性）という用語が使われるようになっている。親性は母性と同様に生涯にわたり発達するものであり，子どもの有無は問わない。

　　親になるまでに形成される，親役割を遂行するための資質を**親準備性**（育児準備性）という。近年は，実際に親になるまで子どもを世話した経験がない親たちが増えており，育児不安や産後うつ，児童虐待の問題も増加している。健康な次世代育成を行うためには，思春期・青年期から，親準備性（育児準備性）をはぐくむ機会を社会全体で提供することが重要である。

② 母性の特性と女性の健康問題

　　母性は，女性のライフサイクルを通して発達していく。それに伴い，各ライフステージにおいて女性特有の健康問題が生じる場合もある。

① 身体的特徴

　　母性の身体的特徴は，妊娠・出産という，次世代を生み育てる機能を備えていることであり，そのために女性は，女性特有の生殖機能と**性周期**というしくみを身体にもっている（女性の性周期については，○46 ページ，図 2-6）。

　　また，女性の身体は，胎児期から老年期までライフステージによって変化する。その変化に大きくかかわっているのが，女性ホルモンであるエストロゲンである。エストロゲンは月経が始まるころから分泌されて第二次性徴を迎え，20 代～30 代前半でピークに達する。この時期が，妊娠・出産に最も適した時期となる。エストロゲンは，その後 30 代後半から徐々に減少しはじめ，40 代なかばを過ぎて閉経を迎える更年期にはエストロゲンの急激な減少に伴って更年期障害が出現する（○図 1-2）。

　　このように，女性の身体は性周期とライフサイクルと密接なかかわりをもっており，ライフステージによって特有の健康問題が生じることもある。

② 心理・社会的特徴

　　母性の心理・社会的側面である女性性や母性性は，家族や社会における他者との関係性のなかでより発達し，妊娠・出産や子育てに伴う子どもとのかかわりのなかでさらに成熟し，受け継がれていく。

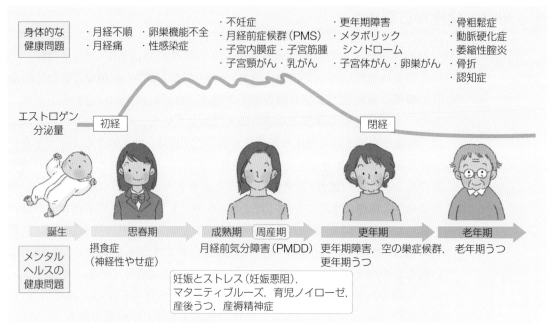

○ 図 1-2　女性のライフサイクルと健康問題

ライフサイクルと● 　女性は子どもを産み育てる機能をもつため，進学や結婚，妊娠，出産，育
メンタルヘルス　児などのライフイベントにおいて，男性とは異なる選択を迫られ，さまざま
　　　　　　　　な葛藤に遭遇することも多い。女性のメンタルヘルスにおいては，摂食症，
空の巣症候群など，ライフサイクルに関連した問題が多くみられる。

　また，性ホルモンの変化は，身体への影響と同様に，女性のメンタルヘル
スにも大きな影響を及ぼす。とくに初経や閉経がおこる前後は性ホルモンが
大きく変化するため，心と身体の移行期とされており，ケアが必要である。
女性のライフサイクルのなかでは，月経前症候群の症状としてのうつ，マタ
ニティブルーズや産後うつ，更年期のうつ，老年期うつなど，女性ホルモン
の変化に連動したうつ状態が生じることもある。

　さらに，女性のライフサイクル各期の課題は，職場や家庭などにおける社
会的役割とも深く結びついており，そこでの葛藤がメンタルヘルスの問題を
もたらすこともある。

ジェンダー，セ● 　人は幼児期から性を意識しはじめ，自分が女性である（男性である）と認識
クシュアリティ　するようになる。これを性同一性という。社会が期待する女性らしさと男性
　　　　　　　　らしさを性役割とよび，女性に望ましいとされる特性（女性性）として，たと
えば「やさしい」「あたたかい」「愛情ゆたかな」などがあげられる。ただし，
人間の性は，生物学的な性（セックス）だけで規定できるものではなく，社会
的・文化的に規定された性である**ジェンダー**，その両者に性的指向も含む**セ
クシュアリティ**という概念がある。

　わが国のジェンダーの問題として，「男は男らしく，女は女らしく」とい

う性役割観や，高度経済成長に生まれた「男は仕事，女は家庭，あるいは家事と仕事両方」という性役割分業の考え方が根強いことがあげられる。女性の社会的役割は，こうしたジェンダーの問題と密接にかかわっているため，社会のなかでの女性の葛藤がメンタルヘルスの問題につながることもある。

③ 女性の健康へのアプローチ

性差医療 ● 　女性の健康問題に対して，**性差医療**として，性差・性ホルモンの観点からアプローチが行われるようになっている。男女間で疾病の発症率や死亡率，メカニズムなどに差があることや，同じ疾患でも症状や薬の効果などの治療成績に違いがあること，そして，心身ともにケアしてほしいという女性特有のニーズが背景にあるためである。

　性差医療は女性の健康をまもる運動に端を発し，1985年にアメリカの国立衛生研究所で女性特有の病態研究が始まった。わが国においても，2001（平成13）年にはじめて女性外来が開設された。

ウイメンズ ● 　現代の女性の健康問題として，幼児期の性的虐待，若年妊娠，思春期の摂
ヘルス　　食症，性成熟期の妊娠合併症，産褥うつ，生殖器がん，性感染症，避妊，中絶，性交障害，レイプ，不妊症，ドメスティックバイオレンス，中年期女性の更年期障害，うつ病，老年期女性の認知症などがあげられる。

　近年，女性の生涯の健康を，生物・遺伝学的，医学的，社会的，政策的，経済的側面などから包括的にとらえた**ウイメンズヘルス**という概念が注目を集めている。これは，生物学的のみならず，心理・社会的要因，環境やライフスタイル，健康行動的要因を含めた女性の生涯の健康をあらわす概念である。

③ 現代における母性を取り巻く環境

① 現代女性のライフサイクルの変化

　人の生涯を表す用語には，ライフサイクル，ライフコースがある。ライフサイクルは，個人の誕生から成熟にいたる一連の発達段階や課題をさす。一方，ライフコースは，就学や就職，結婚，出産，子育て，退職などのライフイベントにおいて選択を重ねた結果，個人がたどる道筋のことで，個人の役割としては娘，妻，母親，職業人，地域の住民など複数の役割を担うことも多い。

　現代に生きる女性の生涯は，高齢化や少子化，ライフコースの多様化という社会の変化に伴い，従来とは大きくかわりつつある（◎図1-3）。母性看護では，女性やその家族をライフサイクルやライフコースの視点からとらえ，対象を取り巻く環境に目を向けることが重要である。

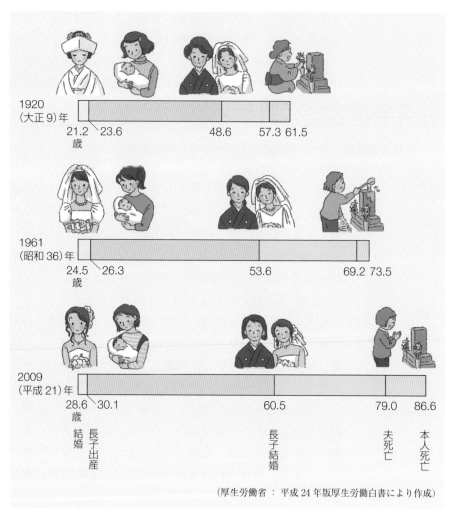

1920
(大正9)年
21.2 23.6　　　　　　　　48.6　　57.3 61.5
歳

1961
(昭和36)年
24.5 26.3　　　　　　　53.6　　　69.2 73.5
歳

2009
(平成21)年
28.6 30.1　　　　　　60.5　　　79.0　86.6
歳

結婚
長子出産
長子結婚
夫死亡
本人死亡

(厚生労働省：平成24年版厚生労働白書により作成)

⬇図1-3　統計でみた平均的なライフコース

② 母性を取り巻く家族環境

現代社会においては，家族の形態や機能は多様化し，子どもをもたない夫婦やひとり親世帯，再婚家族(ステップファミリー)も増えており，家族環境の視点から社会の課題をとらえる必要性が出てきている。

家族形態の ● 　2022(令和4)年の「国民生活基礎調査」によると，わが国の世帯総数は増
多様化 加傾向にあるが，1世帯あたりの人数は減少しつづけ，小規模化が進行している。また，世帯構造別にみると，単独世帯が全世帯の32.9％で最も多く，ついで夫婦と未婚の子どものみの世帯の25.8％，夫婦のみの世帯の24.5％の順であり，3世代家族は3.8％と減少傾向で，小家族化している。少子化が進むなかで，児童がいる世帯は減少しているが，ひとり親と未婚の子どものみの世帯は大きく減少せずに横ばい傾向にある。

　このような家族形態の多様化に伴い，家族に関する価値観も従来とは大き

くかわりつつある。これからの課題として，従来からの核家族における子育
ての孤立化に加え，ひとり親世帯の貧困や子育ての孤立化などに対する社会
的支援があげられる。

③ 母性と社会文化的環境

高学歴化●　「学校基本調査」によると，女性の大学への進学率は，1965(昭和 40)年に
4.7％であったが，2022(令和 4)年には 53.4％と過去最多を更新した。女性の
高学歴化は，今後も進むと予想される。

晩婚化，未婚化●　女性の高学歴化・社会進出と並行して，平均初婚年齢も上昇している。
1910(明治 43)年には妻 23.0 歳，夫 27.0 歳であったのに対し，2021 年には妻
29.5 歳，夫 31.0 歳となっており，長期的に晩婚化が続いている。晩婚化に連
動して，第 1 子出産時の母親の平均出産年齢は，1975(昭和 50)年には 25.7 歳
であったが，2021(令和 3)年には 30.9 歳と，晩産化も進んでいる。

　また，晩婚化の影響を受けて，未婚率は，20 代後半の女性では，2020(令
和 2)年においては 65.8％と増加傾向にあり，現在，20 代後半女性の「2 人に
1 人が独身」の状態になっている。また，30 代前半女性では 38.5％，30 代後
半女性では 26.2％と，現代の社会において 20 ～ 30 代女性が独身であること
はけっしてめずらしくない。

　さらに，女性の生涯未婚率は，2020 年には 16.4％と最高を更新しており，
このまま未婚化傾向がかわらなければ，2035(令和 17)年には女性の 5 人に 1
人が生涯未婚と推計される。内閣府の「少子化社会に関する国際意識調査」
では，結婚・同棲・恋人について「必ずしも必要ではない」を選んだ男女は
2015 年には 21.8％であったが，2020 年には 39.0％と急増し，他国と比較して
も高い。このように，生涯未婚率の上昇については，さまざまな要因の影響
が考えられるが，結婚に対する意識や環境が変化し，従来の皆婚時代から結
婚しない男女が一定割合いる新しい時代に変化してきているといえよう。

女性の労働力
人口●　2022(令和 4)年の，わが国の女性の労働力人口は 3096 万人，そのうち就業
者数は 3024 万人であり，生産年齢人口(15 ～ 64 歳)の就業率は 72.4％と増加
傾向にある。年齢階級別の労働力率は，学校卒業後の 20 代で上昇し，結
婚・出産・育児を経験するタイミングでいったん低下し(M 字の谷)，育児
がひと段落する 40 代で再び上昇する M 字型曲線を示す(◎ 図 1-4)。しかし，
近年では，M 字型の谷部分は晩婚化・晩産化の影響を受け，20 代後半から
30 代後半にシフトし，M 字の底も浅くゆるやかになっており，欧米でみら
れる逆 U 字型に近づきつつある。

　2022(令和 4)年の女性の就業希望者は 161 万人いる。就業を希望している
にもかかわらず求職していない理由としては「適当な仕事がありそうにな
い」(33.5％)，「出産・育児のため」(23.6％)が多く，いまもなお，出産・育
児期における就業困難の問題は残されている。

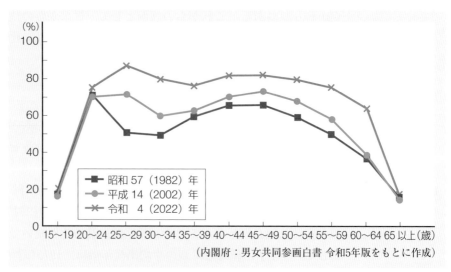

（内閣府：男女共同参画白書 令和5年版をもとに作成）

● 図 1-4　女性の年齢階級別労働力率の推移

　このように，女性の高学歴化，就業化，晩婚化（晩産化），未婚化が進み，現代女性にとっての結婚は，経済的安定を得るためのものから，個人の自由意思における選択肢のひとつに変化している。その一方で，結婚・出産を選択した女性においては仕事と家庭の両立という課題も残されている。

性役割観の変化●　わが国では，昔からの性役割観として，「男は仕事，女は家庭」という考え方（性役割分業観）がある。近年，この伝統的性役割観に反対する人が男女ともに増えている。共働き世帯は年々増加しており，2022（令和4）年には1262万世帯と，「男性雇用者と無業の妻からなる世帯（専業主婦世帯）」539万世帯を大きく上まわった。共働き世帯の増加に伴い，男性も女性と同様に，家事や育児に参加することが不可欠となっている。しかし，男性の育児休業については，取得率は年々上昇しているものの，取得期間については民間企業では5日未満，公務員では1か月以下の短期取得が多く，依然として低い水準である。さらに，6歳未満の子どもをもつ夫婦の家事・育児時間（1日あたり）は，夫の1時間23分に対して妻は7時間30分と，大きな差がある。これは，先進国と比べても低く，男性も女性と同様に仕事と家庭の両立が重要な課題となっている。

ワークライフ●
バランス　ワークライフバランスとは，仕事と生活の調和をはかることによって，両方を充実させる生き方のことである。近年ではわが国においても認識されるようになったが，内閣府の「男女参画社会における世論調査」によると，男女ともに希望では「仕事・家庭生活ともに優先」とする一方，実生活では男性は「仕事」，女性は「家庭」を優先せざるをえない状況にあることがわかっている。わが国の発展において，高齢化社会における労働力確保の点からも大きな潜在力である女性の活躍がますます求められており，男女共同参画社会にむけて，ワークライフバランスの実現は重要な課題である。

マタニティ●
ハラスメント
働く女性の妊娠・出産や育児に際し，産前・産後休暇，育児休業などの制度を利用することに対して，職場の上司や同僚から退職を促される，降格させられるなどの不利益な取り扱いや，いやがらせを受けること（いわゆるマタニティハラスメント〔マタハラ〕）が，近年問題になっている[1]。

　厚生労働省の調査では，正社員の約 2 割，派遣社員の約 5 割がマタハラを受けたことがあるとされている。この状況を鑑み，2017（平成 29）年の「男女雇用機会均等法」および「育児・介護休業法」の改正では，すべての事業主に対して，不当取り扱いの禁止と，研修の実施や相談窓口などの，防止のための講ずべき措置をとることが義務づけられた。また，労働者に対しても，他の労働者に対する言動に注意をはらうとともに，事業者に協力することを義務づけた。2021（令和 3）年の「育児・介護休業法」の改正により，従来の育児休業以外に，新たに男性の出生時育児休業制度（産後パパ育休制度）が創設され，2022（令和 4）年 4 月から段階的に，男性の産休や育児休業を取得しやすい雇用環境の整備，および取得要件の緩和が進んでいる。

B　母性看護とは

1　母性看護の役割

　母性看護の意義は，リプロダクティブヘルス/ライツ（●27 ページ）の考え方に基づき，女性と子ども，その家族の生命と人権を尊重・擁護することで，次世代の健全な育成をはかることである。母性看護の対象は，ライフステージ各期におけるすべての女性とその子ども・家族である（●図 1-5）。生物学的な性（セックス）だけではなく，ジェンダーやセクシュアリティの視点からも対象を理解する必要がある。

　すなわち，母性看護の中心的な役割は，①周産期の母子の健康と家族形成に関する支援，②親になることや子育てに関する支援，③リプロダクティブヘルス/ライツに関する支援である。また，周産期における特徴として，母子のみではなく，胎児およびその家族も対象にケアをするという点がある。とくに，新しい家族の誕生期には，家族メンバー間で役割機能の変化が生じるため，家族全体への支援に重点をおく。

1）男性が育児休業制度などを取得することに対するいやがらせをパタニティハラスメント（パタハラ）とよぶ。

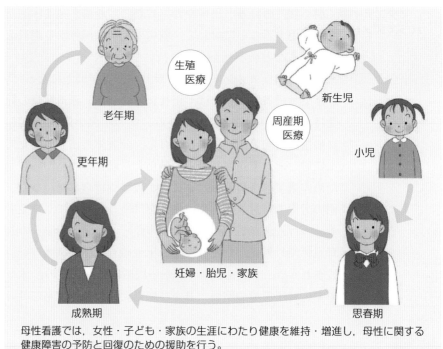

母性看護では，女性・子ども・家族の生涯にわたり健康を維持・増進し，母性に関する健康障害の予防と回復のための援助を行う。

◯ 図 1-5　母性看護の対象と役割

2 母性看護とヘルスプロモーション

　　母性看護の対象は，みずからの健康問題を改善する力をもつ人々であることが多いため，**ヘルスプロモーション**の考え方を理解することは重要なことである。母性看護に携わる専門職は，その人らしい健康的な生活を送れるようにするために，単なる情報提供にとどまらず，対象の意思決定を支援し，対象者の能力が発揮できるよう支えつづけることが大切である。

ヘルス●
プロモーション
　　WHO は 1986（昭和 61）年のオタワ憲章において，ヘルスプロモーションとは，「人々がみずからの健康をコントロールし，改善することができるようにするプロセスである」と定義した。ヘルスプロモーションにおいて健康は「人々が幸せな人生を送るための大切な資源」とされ，専門職は人々の健康への取り組みを支援し，環境を整える役割を担うとされている。

3 母性看護にかかわる保健・医療チームとその連携

1 母性看護の場

　　母性看護は女性の生涯を対象とし，看護活動の場は，医療施設から地域社会にわたる。妊娠・出産・育児期の看護活動が行われるおもな場には，病院・診療所，助産所，母子健康包括支援センター，産後ケアセンター，市町

⬤ 表1-1　母性看護のおもな活動の場

病院・診療所	リプロダクティブヘルスの視点から医療サービスを提供する。周産期ケアや，妊産婦健康診査，乳幼児健康診査なども実施している。
助産所	正常な経過をたどっている妊産婦に，妊娠期から産褥期まで一貫した看護や助産(分娩介助)を提供する。産後ケア，子育て支援，性教育など地域に根ざしたケアを行う。
母子健康包括支援センター(子育て世代包括支援センター)	母子保健と子育て支援の両面からの支援を提供するため「母子保健法」第22条により法制化され，おもに市町村が設置運営する。妊産婦や家族の相談対応，地域の保健医療福祉機関との連絡調整，支援プランの策定など，妊娠期から子育て期までの切れ目のない支援を行う。
産後ケアセンター	産後ケア事業に特化しており，10床未満の助産所型，10床以上の旅館業型と市町村独自基準型がある。設備が整っており，利用者間での仲間づくりもできる(医療機関に産後ケア施設が併設される場合は，入院患者との区別が必要)。
市町村保健センター	「地域保健法」第18条により市町村が設置する。母子健康包括支援センターを併設する場合もある。妊娠の届け出，母子健康手帳の交付，健康診査，母親(両親)学級，新生児訪問など，基本的な母子保健サービスを提供する。
保健所	「地域保健法」第5条により都道府県および政令指定都市などが設置する。不妊専門相談，女性の健康教育，未熟児訪問指導，小児慢性特定疾病医療費助成を行う。

村保健センター，保健所がある(⬤ 表1-1)。

その他，女性の健康支援にかかわる活動の場として，女性の健康に関する相談指導を行う女性健康支援センター，都道府県が設置する配偶者暴力相談支援センターなどがある。

② 母性看護にかかわる職種

母性看護には，看護師，保健師，助産師，准看護師，養護教諭などの看護職が携わる。看護師および准看護師は，病院・診療所において，不妊や婦人科疾患を有する女性や妊産婦や新生児・家族の看護を行う。助産師は，病院や助産所において妊婦健康診査や保健指導，助産ケア(分娩介助含む)や産後ケア，女性のライフサイクル全般における健康支援を行う。また，地域において母子保健事業を担う保健師や，施設により卓越した看護実践能力を有する母性看護専門看護師，不妊症看護・新生児集中ケア・乳がん看護などの認定看護師も配置されている。

これらの看護職以外にも，医師・薬剤師・栄養士・臨床心理士・ソーシャルワーカーなど，さまざまな職種が連携・協働している。

③ 周産期医療体制

リスクの高い妊産婦や新生児などに高度の医療が適切に提供されるよう，周産期医療の中核となる**総合周産期母子医療センター**やそれを支える**地域周産期母子医療センター**の整備，地域の医療施設と高次の医療施設の連携体制の確保など，周産期医療ネットワークの整備が推進されている(⬤図1-6)。このうち地域の周産期医療の中核である総合周産期母子医療センターには，母体胎児集中治療室(MFICU)6床以上，新生児集中治療室(NICU)9床以上，

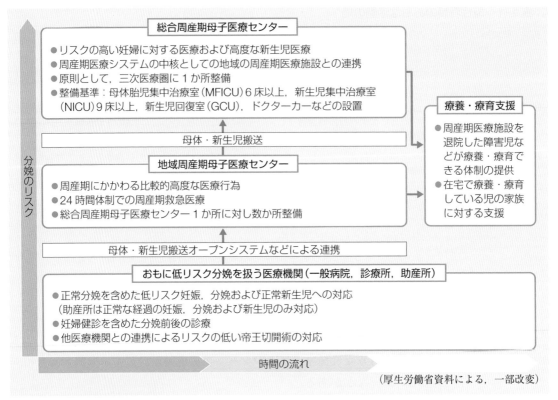

母体・新生児搬送

母体・新生児搬送オープンシステムなどによる連携

（厚生労働省資料による，一部改変）

⟳ 図 1-6　周産期医療の体制

新生児回復室（GCU），ドクターカーなどが設置されている。

④ 地域における子育て支援ネットワーク

　近年，核家族化や地域のつながりの希薄化により子育ては孤立化し，妊産婦と家族の不安・負担の増大や，児童虐待に対する対応の遅れが大きな課題となっている。この課題に対し，地域における妊娠・出産を経て子育て期までの切れ目のない支援の強化を目的に，厚生労働省は 2014（平成 26）年に，母子保健相談支援，産前・産後サポート，産後ケア事業からなる「妊娠・出産包括支援モデル事業」を開始した。2015（平成 27）年からは妊娠・出産包括支援事業として子育て世代包括支援センター（母子健康包括支援センター）の設置が市町村の努力義務となった（⟳図 1-7）。住民や NPO 法人，企業などのさまざまな民間の子育て支援団体と連携し，地域ごとに子育て支援のネットワークを構築して地域全体の支援力を向上させることが期待されている。

④ 母性看護の課題

　近年の少子化の背景には，女性が仕事と育児を両立することへの負担感があると考えられている。この負担感を軽減するため，家族を含めたワークライフバランスの実現などの働き方改革や，地域全体での育児支援がますます

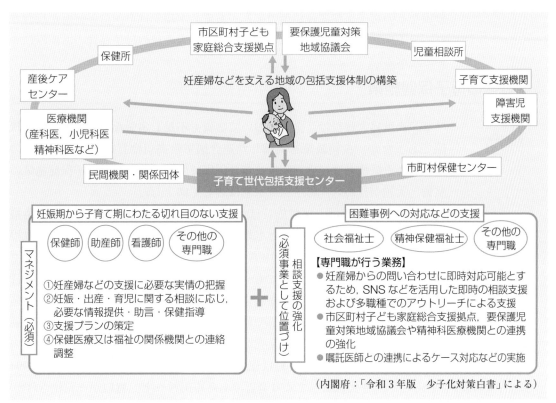

図 1-7　子育て世代包括支援センターの体制強化

必要とされている。母性看護に携わる看護職は、妊娠・出産の早い段階から妊産婦と子ども・家族にかかわることができるため、支援を要する対象をスクリーニングし、地域と連携して支援を継続していくことが求められている。

　また、高齢出産や特定妊婦（→19ページ）、社会的ハイリスク妊産婦なども増加しており、看護職に求められるケアや観察のレベルはますます高くなってきている。そのほかにも、生殖補助医療に関連したさまざまな倫理的問題（→28ページ）や日本で出産する外国人妊産婦の問題などが指摘されており、女性の生涯を通じた健康を支援する母性看護の役割は、ますます広がり、重要になってきている。

C 母子保健の現状と動向

1 母子保健のあゆみ

　わが国の母子保健は、妊産婦死亡率・周産期死亡率において世界最高レベルを維持しており、最も安全に子どもが生まれ育つ国のひとつである。ここまでにいたる過程には、戦後の母子健康手帳制度の導入や周産期医療体制の

整備などの母子保健関連施策の推進がある。本項では全国に保健所が設置され，母子保健が著しく向上した，第二次世界大戦後の母子保健のあゆみについて述べる。

1 戦後の母子保健施策

第二次世界大戦後は，全国において物資も不足し劣悪な衛生状態・栄養状態であったが，占領政策を実施した連合国軍最高司令官総司令部(GHQ)の主導による医療および看護制度改革と，保健所を中心とした母子保健施策の整備・実施が行われ，母子保健水準は著しく向上した。

戦後のわが国の母子保健施策は，1947(昭和22)年に制定された「**児童福祉法**」から始まる。これは子どもの保育・育成に関する法律であり，児童福祉の総合法といわれている。1965(昭和40)年には，いまいる子どもだけではなく，妊娠期の母子に対しても一貫した保健サービスを提供することを目的に，新たに「**母子保健法**」が制定された。妊産婦手帳は母子健康手帳に名称を変更し，妊産婦の保健指導や妊婦健康診査に加え，乳幼児健康診査の励行や新生児・未熟児訪問，周産期医療システムの整備などが進められた。当初，母子保健サービスの実施は保健所(都道府県)が中心であったが，1994(平成6)年，住民にとってより身近である市町村へと，窓口が一元化された。

2 現代における母子保健施策

少子化対策から●
子ども・子育て
支援へ

わが国の母子保健は世界最高水準にある一方，少子化の進行，晩婚化・晩産化と未婚率の上昇，核家族化・ひとり親世帯の増加，育児の孤立化など，新たな課題が生じている。

少子化とは，合計特殊出生率(◯22ページ)が約2.1を下まわる水準に相当する状態とされる。わが国の合計特殊出生率は，1947(昭和22)年よりほぼ2.1台で推移していたが，1975(昭和50)年に2.0を下回るようになった。そして，1990(平成2)年の **1.57ショック**(◯22ページ)以降，少子化は深刻な社会問題として注目されるようになった。

1994(平成6)年，保育など子育て支援サービスの充実として**エンゼルプラン**が策定され，5年後の1999(平成11)年には，さらに仕事と子育ての両立のための雇用環境整備を加えた**新エンゼルプラン**が策定された。

その後，少子化対策として，社会全体が一体となって総合的な取り組みを進めるために，2003(平成15)年「**少子化対策基本法**」が制定され，翌2004(平成16)年には少子化社会対策大綱とその具体的実施計画である**子ども・子育て応援プラン**が策定された。2010(平成22)年には，これまでの家族や親が子育てを担う少子化対策から，社会全体で子育てを支える子ども・子育て支援へと方針を転換し，生活と仕事と子育ての調和(ワークライフバランス)を目ざし，子ども手当や高等学校の実質無償化，保育サービスなどの基

盤整備を含めた総合的な**子ども・子育てビジョン**が策定された。さらに，幼児期の学校教育・保育，地域の子ども・子育て支援を総合的に推進するため，2012(平成24)年の「**子ども・子育て関連3法**」に基づき，2015(平成27)年には市町村が中心となって地域の実情に応じた子育て支援を展開する**子ども・子育て支援新制度**が施行された。

男女共同参画社会　出産や子育ては，個人の生活，仕事と切り離して考えることはできないものであり，女性の社会進出や核家族化が進む現代社会の子育ては，家庭や職場における男性と女性の役割も考慮することが重要である。1999(平成11)年には，男女が，互いにその人権を尊重しつつ責任も分かち合い，性別にかかわりなく，その個性と能力を十分に発揮することができる男女共同参画社会の実現を目的に，「**男女共同参画社会基本法**」が制定された。その結果，女性の就業率はゆるやかに上昇したが，その半数以上が非正規雇用であり，女性管理職割合は世界上位国(40%)と比べてきわめて低い水準(14.9%)であるなど，抜本的な解決にはいたっていなかった。そのため，2015(平成27)年に，女性労働者に対する採用・昇進などの機会の積極的提供と仕事と家庭が両立できる労働環境の整備を目的として「女性の職業生活における活躍の推進に関する法律」(女性活躍推進法)が成立し，段階的に取り組みが強化されている。2020(令和2)年の第5次男女共同基本計画には，目ざすべき成果目標の数値が盛り込まれた。

健やか親子21　2001(平成13)年に，21世紀の母子保健の主要な取り組みを提示するビジョンであり，母子保健に関係するすべての人々，関連機関・団体が一体となって取り組む国民運動計画である**健やか親子21**が策定された。その取り組みとして，4つの主要課題と評価指標を設定し，中間評価と最終評価が行われた。2015(平成27)年からは，すべての子どもが健やかに育つ社会の実現に向けて，3つの基盤課題と2つの重点課題を設定した健やか親子21(第2次)が開始されている(⊙図1-8)。

産後うつ予防や虐待防止としての子育て支援　子育ての孤立を防ぐために，2009(平成21)年，子育て支援に関する情報提供や養育環境などの把握を行い，必要なサービスにつなげる**乳児家庭全戸訪問事業**，**養育支援訪問事業**，**地域子育て支援拠点事業**(「児童福祉法」第6条の2第4・5項，第6条の3第6項)が法定化・努力義務化された。

　2017(平成29)年には，産後うつの予防や新生児への虐待防止などをはかるために，出産後間もない時期の産婦健康診査の公費助成が開始され，2019(令和元)年には，産後ケア事業が法制化された。このように，行政と医療機関の連携による，妊娠から産後までの一貫したサポート体制が強化されている(⊙図1-9)。

特定妊婦への支援　2009(平成21)年に施行された改正「児童福祉法」において，社会的なハイリスク母子を支援する新しい枠組みとして，特定妊婦が明記された。特定妊婦とは，「出産後の養育について出産前において支援を行うことがとくに必要とみとめられる妊婦」(第6条の3第5項)と定義されている。具体的に

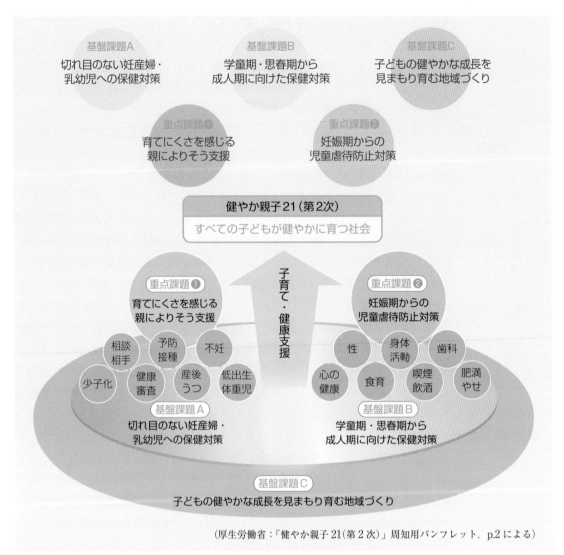

（厚生労働省：「健やか親子21（第2次）」周知用パンフレット．p.2による）

◆図1-8　「健やか親子21（第2次）」の基盤課題・重点課題と目標

は，望まない妊娠，若年の妊娠，精神疾患，支援者の不在，夫のDV，経済困難，児童虐待歴などがあげられる。これらの情報を把握した医療機関は法令に基づいて行政に情報提供を行い，とくに支援の必要な妊婦については，特定妊婦として要保護児童対策地域協議会に登録され，支援が提供される。妊娠期から適切な養育環境を確保するために特定妊婦に対する支援が行われることは，子ども虐待の発生予防の観点からも重要である。

② 母子保健統計の動向

母子保健に関する統計には，出生・死産・死亡を扱う人口動態統計があり，このうち比率計算される指標については，年次別比較や国際比較に用いられる（◆表1-2）。

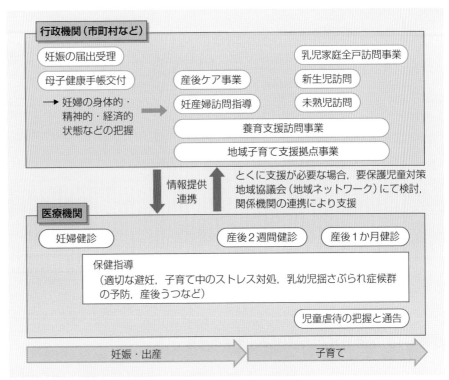

◯図 1-9　妊娠から産後までの一貫したサポート体制

◯表 1-2　母子保健統計に用いられるおもな比率

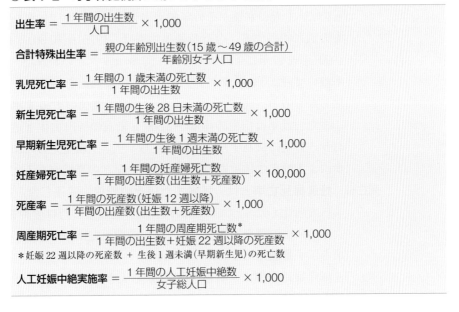

$$出生率 = \frac{1 年間の出生数}{人口} \times 1,000$$

$$合計特殊出生率 = \frac{親の年齢別出生数（15 歳～49 歳の合計）}{年齢別女子人口}$$

$$乳児死亡率 = \frac{1 年間の 1 歳未満の死亡数}{1 年間の出生数} \times 1,000$$

$$新生児死亡率 = \frac{1 年間の生後 28 日未満の死亡数}{1 年間の出生数} \times 1,000$$

$$早期新生児死亡率 = \frac{1 年間の生後 1 週未満の死亡数}{1 年間の出生数} \times 1,000$$

$$妊産婦死亡率 = \frac{1 年間の妊産婦死亡数}{1 年間の出産数（出生数＋死亡数）} \times 100,000$$

$$死産率 = \frac{1 年間の死産数（妊娠 12 週以降）}{1 年間の出産数（出生数＋死産数）} \times 1,000$$

$$周産期死亡率 = \frac{1 年間の周産期死亡数*}{1 年間の出生数＋妊娠 22 週以降の死産数} \times 1,000$$

＊妊娠 22 週以降の死産数 ＋ 生後 1 週未満（早期新生児）の死亡数

$$人工妊娠中絶実施率 = \frac{1 年間の人工妊娠中絶数}{女子総人口} \times 1,000$$

出生●　出 生の動向を示す指標には，出生数と出生率・合計特殊出生率がある。
わが国の少子化は年々深刻化しており，出生数の推移をみると，第一次ベ
ビーブーム 1947～1949（昭和 22～24）年，第二次ベビーブーム 1971～1974

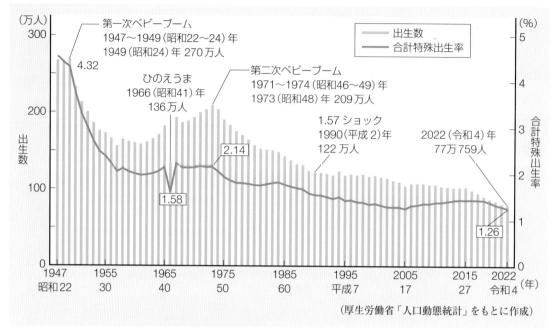

（厚生労働省「人口動態統計」をもとに作成）

○ **図 1-10　出生数および合計特殊出生率の推移**

（昭和46〜49）年を経て減少傾向となっており，2022（令和4）年には77万759人と過去最低となった（○図1-10）。

　合計特殊出生率は，15歳から49歳までの女子の年齢別出生率を合計したもので，1人の女性がその年齢別出生率で一生の間に産むとしたときの子どもの数に相当する。合計特殊出生率は，1975（昭和50）年に2.00を下まわり，1990（平成2）年に1.57となって1.57ショックといわれた。その後も低下傾向が続いて，2005（平成17）年には1.26の最低値を示した。その後わずかに増加したものの，2022（令和4）年には再び最低値の1.26を示した。

　また，近年は出生時体重が2,500g未満の低出生体重児の割合が増加しており，背景にはハイリスク妊娠やハイリスク新生児の増加，新生児医療の進歩による低出生体重児の生存率の向上などの事情がある（○図1-11）。

死亡●　**妊産婦死亡率**とは，妊娠またはその管理に関連した，あるいはそれらによって悪化したすべての原因による，妊娠中または分娩終了後42日未満の女性の死亡の割合である。後述の周産期死亡率と合わせて，周産期医療の水準を示す指標である。

　妊産婦死亡率は，昭和30年代から大きく低下し，近年はゆるやかな低下傾向を示している（○図1-12）。諸外国と比較すると，現在のわが国における妊産婦死亡率の低さは世界上位に位置し，周産期医療体制は最も安心・安全な水準を提供している。

　周産期死亡率は，妊娠満22週以降の**死産**と**早期新生児死亡**（生後1週未満に亡くなった子どもの数）を合わせたもので，出産1,000件に対する割合であ

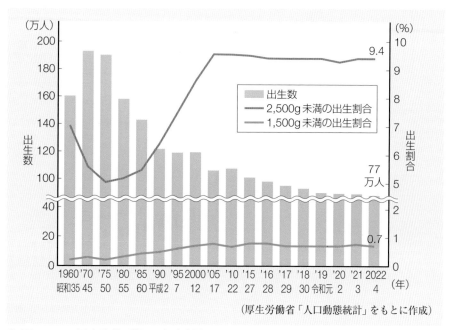

● 図 1-11　低出生体重児の出生割合

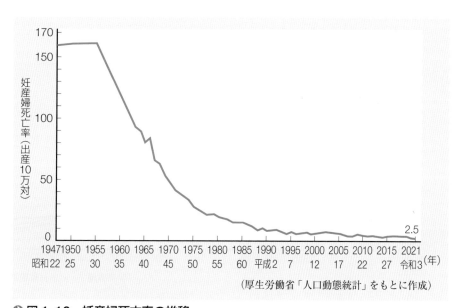

● 図 1-12　妊産婦死亡率の推移

る。周産期死亡率は年々低下しており，2022（令和 4）年には3.3 と，諸外国に比べきわめて低い数値となっている（● 図 1-13）。

　生後 1 年未満の死亡である**乳児死亡**，そのうち生後 4 週未満の死亡である**新生児死亡**，生後 1 週未満の**早期新生児死亡**について，2022（令和 4）年におけるわが国の乳児死亡率は1.8，新生児死亡率0.8，早期新生児死亡率0.6 と，世界的に最も安全な水準にある。

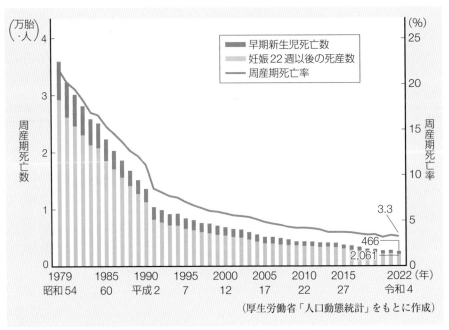

○ 図1-13　周産期死亡率の推移

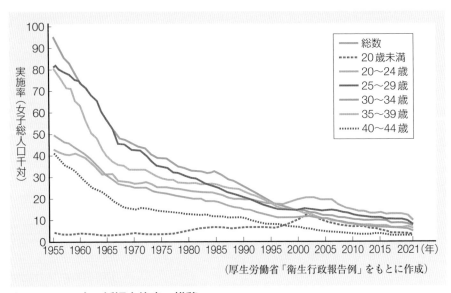

○ 図1-14　人工妊娠中絶率の推移

死産・人工妊娠
中絶
　妊娠12週以降に死亡した胎児を出産することを**死産**という。これには流産と12週以降22週未満の中期の人工妊娠中絶も含まれる。2022(令和4)年の死産数は15,178件，死産率は19.3である。

　人工妊娠中絶の実施率は，2021(令和3)年では過去最低を更新し，減少傾向にあるものの，年代別にみると20代の実施率がほかの年代よりも高く，望まない妊娠を防ぐ取り組みが課題である(○図1-14)。

3 母子保健関連施策

1 妊娠届および母子健康手帳の交付

「母子保健法」には，妊娠したものは市町村に妊娠の届出をすること（同法第15条），届出に対し市町村は**母子健康手帳**を交付することが規定されている（同法第16条）。母子健康手帳は，妊娠，出産，育児期までの母子の健康記録であるとともに，妊娠や育児，予防接種に関する情報を提供する役割がある。一緒に配布されるものとして，妊婦健康診査費用補助券，産婦健康診査費用補助券，マタニティマークのストラップ，妊娠，出産に向けた冊子や父子健康手帳などがある。自治体によっては，母子健康手帳アプリなども併用し，妊娠週数や子どもの成長に合わせて情報を配信している。

2 健康診査

妊産婦健康診査●　「母子保健法」第13条第2項に規定される。近年，健康診査を受けない，いわゆる未受診妊婦や新生児に重大な健康問題がみうけられ，妊婦健康診査の受診の重要性が見直されている。健診の実施時期・回数および内容，妊婦に対する周知・広報については「妊婦に対する健康診査についての望ましい基準」において定められている。

　　また，産後うつの予防や新生児への虐待予防などをはかるため，産後2週間，産後1か月などの出産後まもない時期の産婦に対し，母体の身体的機能の回復や授乳状況および精神状態の把握などを実施している。2回分の産婦健康診査の費用を助成することにより，出産後の初期段階における母子に対する支援を強化し，妊娠期から子育て期にわたる切れ目のない支援を行う。

乳幼児健康診査●　「母子保健法」第12条に基づき，市町村では，児の心身の発達評価とスクリーニング，両親への育児指導などを目的として，1歳6か月児健康診査，3歳児健康診査が実施されている。

3 保健指導など

不妊相談●　不妊や不育症について悩む夫婦等を対象に，不妊や不妊治療と仕事の両立に関する相談対応，不妊治療に関する情報提供を行う。

妊産婦と乳幼児●
の保健指導　市町村は，医療機関に委託する健康診査の結果に基づき，健康状態に応じて医師・助産師・保健師またはその他の職員を妊産婦・新生児・未熟児を訪問させ，必要な保健指導を行う（「母子保健法」第11条，第17条，第19条）。家庭や生活の環境などを考慮しつつ，妊産婦の健康に関する指導や助言を実施している。

　　新生児・乳児へは，新生児訪問や，生後4か月までの乳児のいる全家庭を訪問する**乳児家庭全戸訪問事業**が実施されている。目的は，育児に関する不

安や悩みの傾聴・相談，母子の心身の様子および養育環境の把握であり，訪問者は医療者に限定されておらず，新生児訪問とかねてもよい。また，保健師，助産師などによる未熟児訪問指導も実施されている。

母子保健相談指導事業● 集団指導として，思春期学級，未婚女性を対象とした母子保健学級，婚前学級，両親学級，育児学級を開催する。また，個別相談として，妊産婦や乳幼児の保護者に対し，個々のケースに応じた相談を行う。

産前・産後サポート事業● 家庭や地域での妊産婦等の孤立感を解消するため，妊娠・出産や子育てに関する悩みをかかえる妊産婦に対し，助産師などの専門家または地域の子育て経験者やシニア世代の人たちが，気軽に話し相手になって相談に応じるなどの支援を行う。

産後ケア事業● 2019(令和元)年の「母子保健法」改正において，退院直後〜出産後1年の母子に対し，助産師などが心身のケアや育児のサポートを行うことが，市町村の努力義務として課せられるようになった（「母子保健法」第17条）。具体的には，母子に対して，母親の身体的な回復のための支援，授乳の指導および乳房のケア，母親の話を傾聴するなどの心理的支援，新生児および乳児の状況に応じた具体的な育児指導，家族などの身近な支援者との関係調整，地域で育児をしていくうえで必要な社会的資源の紹介などを行う。

④ 医療対策など

医療対策としては，不妊に悩む人への特定治療支援事業や，入院している未熟児に対して医療給付を行う未熟児養育医療などが行われている。

また，新型コロナウイルス感染症対策として，新型コロナウイルス感染症に罹患した妊産婦に対する電話・訪問による支援，分娩前の新型コロナウイルス感染症検査費用の補助，電話やオンラインによる相談・指導などの実施，里帰り出産が困難な妊産婦に対する育児等支援サービスの提供など，妊産婦に寄り添った支援を行っている。

⑤ 母子を保護する法律

母体保護法● 1948(昭和23)年，不良な子孫の出生を防止するという優生思想に基づき「優生保護法」が制定されたが，この法律は1996(平成8)年に，母体の生命健康を保護することを目的として，不妊手術および人工妊娠中絶について定めた「母体保護法」へと名称を変更し，改正された。この法律では，妊娠の継続または分娩が身体的または経済的理由により母体の健康を著しく害するおそれがあるもの(第14条1項)，もしくは暴行もしくは脅迫によって抵抗もしくは拒絶することができない間に姦淫されて妊娠したもの(第14条2項)に対して，妊娠満22週未満であれば，指定医師は本人と配偶者の同意を得て人工妊娠中絶を行うことができると規定されている。

労働基準法● 1947(昭和22)年，労働者の生活上の必要を満たす労働条件の基準につい

て制定されたのが「労働基準法」である。母性保護に関する事項として，生理休暇，坑内労働の就業制限，妊産婦の危険有害業務への就業禁止，産前産後の休業，時間外労働の制限，産後1年以内の育児時間など，女性労働者の妊娠・育児に関する事項が定められている。育児休業については，「育児休業，介護休業等育児又は家族介護を行う労働者の福祉に関する法律」（育児・介護休業法）において規定されている。

男女雇用機会均等法●　労働者が性別により差別されることなく，また，働く女性が母性を尊重されつつ，その能力を十分に発揮できる雇用環境を整備するために，1972（昭和47）年に「雇用の分野における男女の均等な機会及び待遇の確保等に関する法律」（男女雇用機会均等法）が制定された。母性保護に関する事項として，婚姻・妊娠・出産等を理由とする不利益取り扱いの禁止（第9条），セクシュアルハラスメントおよび妊娠・出産等に関するハラスメント対策（第11条），妊娠中および出産後の保健指導または健康診査を受けるために必要な時間の確保等（第12条，13条）について規定されている。

児童福祉法●　1947（昭和22）年に，すべての児童の心身ともにすこやかに生まれ，かつ育成されることを理念として，制定された。児童福祉司・児童相談所・児童福祉施設などの諸制度について明記されている。また，子育て支援に関する事業（乳児家庭全戸訪問事業など），入院助産制度，保育所や母子生活支援施設への入所措置，児童相談所の3機能（相談・一時保護・措置），小児慢性特定疾病医療費助成などが定められている。

成育基本法●　2018（平成30）年，成長過程にある子どもおよびその保護者，ならびに妊産婦に対して，必要な成育医療を切れ目なく提供するための施策を総合的に推進することを目的として，「成育過程にある者及びその保護者並びに妊産婦に対し必要な成育医療等を切れ目なく提供するための施策の総合的な推進に関する法律」（成育基本法）が制定された。成育とは出生から新生児，乳幼児期，学童期および思春期を経て大人になるまでの一連の過程のことである。この法律によって，「児童福祉法」「母子保健法」「児童虐待防止法」など，これまで分かれていた母子保健に関する法律を統括し，前述の「健やか親子21（第2次）」による母子保健分野の取り組みに加え，医療，教育などの幅広い分野において，すべての妊婦・子どもに妊娠期から成人期までの切れ目のない支援体制が強化された。

D 女性の権利と自己決定への支援

1 リプロダクティブヘルス/ライツ

1994（平成6）年，国際人口開発会議において，リプロダクティブヘルス/

ライツの概念が提唱された。直訳すると「性と生殖に関する健康と権利」で，WHO の健康の定義にならい「人間の生殖システムおよびその機能と過程にかかわるすべての側面において，単に疾病や障害がないというだけではなく，身体的・精神的・社会的に完全に良好な状態（well-being）にあること」をいう。つまり，人々が安全で満ち足りた性生活を営むことができ，生殖能力をもち，女性が子どもを産むか産まないか，いつ産むか，何人産むかを決める自己決定権を生まれながらにもつことを意味している。女性の生涯の健康の視点から，WHO は各国政府に対し，性と生殖に関する医療サービスへのアクセスを改善し，女性のからだの自己決定権を否定するような不必要な制限を撤廃するための法令の枠組みを策定するようよびかけている。

さらに，1995（平成 7）年に開催された第 4 回世界女性会議では，女性の権利は基本的人権であることが宣言された。この流れを受けて，わが国では，1996（平成 8）年，「男女共同参画 2000 年プラン」にリプロダクティブヘルス/ライツの普及が盛り込まれた。近年ではセクシュアル・リプロダクティブ・ヘルス/ライツ（SRHR）とよばれるようになり，①リプロダクティブヘルス：妊娠したい人，妊娠したくない人，産む・産まないに関心がない人，アセクシュアル（無性愛）な人を問わず，心身ともに満たされ健康にいられること，②セクシュアルヘルス：自分の「性」に関して，心身ともに満たされて幸せを感じられ，またそれを社会からみとめられていること，③リプロダクティブライツ：産むか産まないか，いつ・何人子どもをもつかを自分で決定することとそれを可能とする情報と手段を獲得する権利，④セクシュアルライツ：セクシュアリティ（性）を自分で決められる権利の 4 つが含まれる。

SDGs● 国連の持続可能な開発目標（SDGs）において，すべての人の性と生殖に関する健康と権利を達成することが掲げられ，そのグローバル指標として，「性的関係，避妊，リプロダクティブ・ヘルスケアについて，自分で意思決定を行うことのできる 15 歳〜49 歳の女性の割合」，「15 歳以上の女性及び男性に対し，セクシュアル/リプロダクティブ・ヘルスケア，情報，教育を保障する法律や規定を有する国の数」が採用されている。

② 母性看護と生命倫理

母性看護に関連する生命倫理の問題として，着床前診断・出生前診断における生命の選別，人工妊娠中絶における胎児の生存権，代理母出産，ヒトクローン研究などがあげられる。看護職はこれらの問題において，母親の生命・健康と胎児の生命のどちらをまもるべきかという対立や，人工妊娠中絶における母親の自己決定権と胎児の生存権との対立のように，価値の対立に遭遇することが多い。意思表示ができない胎児や新生児の生命・人権をどのように尊重するかは，むずかしい問題である。こうした倫理的問題の答えは 1 つではなく，女性や家族のもつ価値観，その時代の医療水準などによって

も状況がかわるため，話し合いを重ねるプロセスが重要である。

3　生殖補助医療の進歩に伴う課題

　　医療技術の進歩により，妊娠にいたるかたちは多様化してきているため，女性だけではなくそのパートナーも対象とした，新たな看護支援の需要が高まっている。

　　体外受精，顕微授精法の総称で，人為的に妊娠を成立させる医療技術を**生殖補助医療（ART）**という。体外で受精させ，その受精卵（胚）を子宮の中に戻す体外受精─胚移植（IVF-ET）や，卵細胞質内精子注入・胚移植（ICSI-ET），排卵の時期に合わせて精子を子宮内に注入する人工授精などがある。1978（昭和 53）年，世界初の体外受精児がイギリスで誕生した。わが国においても，1983（昭和 58）年の体外受精児出生に始まり，1993（平成 5）年に世界で 2 例目の顕微授精児の出生が成功している。少子化の一方で，生殖医療により生まれる子どもの数は年々増加し，2018（平成 30）年には出生する子どもの約 16 人に 1 人は ART 児となっている。

●わが国の
生殖補助医療
　　2003（平成 15）年，生殖補助医療を受ける者の条件やインフォームドコンセントやカウンセリングについて「精子・卵子・胚の提供等による生殖補助医療制度の整備に関する報告書」がとりまとめられた。

　　さらに近年，未婚女性の卵子の凍結保存への関心が高まっており，2013（平成 25）年には日本生殖医学会による「未受精卵子および卵巣組織の凍結・保存に関するガイドライン」が，また 2014（平成 26）年には日本産科婦人科学会による「医学的適応による未受精卵子，胚（受精卵）および卵巣組織の凍結・保存に関する見解」が示され，改定が重ねられている。

　　年々進歩するさまざまな生殖補助医療のなかで，侵襲性の高い技術や，多胎妊娠の可能性が高い技術もあるため，子どもがほしいというカップルの意向を尊重しつつ，安全性の問題や妊娠・出産後の子育てについても考慮して，治療の選択や続行，ときには中止を意思決定できるよう支援することが必要である。

4　ドメスティックバイオレンス

　　配偶者や恋人など親密な関係にある者からふるわれる暴力を**ドメスティックバイオレンス（DV）**という。暴力の形態としては，①身体的暴力（なぐる，蹴る，突き飛ばす，髪を引っぱる，首を絞めるなど），②心理的暴力（おどす，言葉で侮辱する，行動を監視・制限する，孤立させるなど），③性的暴力（無理やり性行為を強要する，中絶を強要する，避妊に協力しないなど）があげられる。その被害者は多くの場合女性である。長期にわたり逃げられない状況の場合，反復する外傷体験から，**心的外傷後ストレス症（PTSD）**をかかえるケースもある。

内閣府の「男女間における暴力に関する調査報告書」によると，わが国においても，女性の約4人に1人が配偶者から暴力を受けており，被害を受けた女性の約5人に1人は命に危険を感じた経験がある。また，交際相手からの暴力については，女性の約6人に1人が被害を受けており，さらに，約6人に1人は命に危険を感じた経験があることが報告されている。

周産期 DV● 妊産婦への男性パートナーからの暴力を周産期 DV とよぶ。妊婦が暴力を受けた場合，早産や流産を誘発することや，早産児，低出生体重児を出産した母親に DV 被害者の確率が高いことが指摘されている。とくに，妊娠中の DV は，被害女性だけでなく胎児の健康にも影響を及ぼし，出産後の新生児の虐待にもつながる。そのため，家族や友人，医療者をはじめとする第三者がなるべく早く被害を発見し，支援する必要がある。DV 被害のある妊婦の特徴として，短い期間に妊娠を繰り返す，望まない妊娠，人工妊娠中絶，性感染症にかかっている割合が高い，性器からの出血がある，妊婦健診受診時期が遅れるなどがある。一方，胎児の特徴としては，低出生体重児や胎児死亡などがある。

DV 被害女性● 「配偶者からの暴力の防止及び被害者の保護等に関する法律」（DV 防止法）
への支援 第6条により，医療者には通報の努力義務が課せられている。被害女性がみずから DV 被害を第三者に相談することは少なく，相談しても，その事実をパートナーに知られ，DV がエスカレートする危険性が高い。被害女性に危険が迫っている場合，警察または配偶者暴力相談支援センターへの通報を行う。配偶者暴力相談支援センターは，被害女性の一時保護・相談・自立支援を総合的に行う支援機関で，各都道府県に設置されている。

DV 被害女性と接するときには，被害女性を責めたり問いつめたりすることは，本人を追いつめ，さらなる屈辱感や羞恥心を感じさせることになるため，つねに女性の側にたち，支援的なあたたかい態度で接することが大切である。

⑤ 女性の意思決定支援

現代女性は，生き方が多様化しており，人生のなかで結婚や出産，子育てに関してさまざまな意思決定を迫られる。

医療場面に● 医療場面において，女性が経験する意思決定には，不妊治療，人工妊娠中
おける意思決定 絶，妊娠・出産・産褥・育児期における検査（出生前診断など），分娩様式・出産場所の選択，バースプラン（◐79ページ），母乳育児，避妊，健康診断の受診など，さまざまなものがある。女性は，自分自身の身体に対する知識，妊娠・出産などのこれまでの経験から得られた知識，自分自身の価値観，ライフスタイル，リスクの大きさ，パートナーや家族の意思などを合わせて意思決定をしていく。また，そのプロセスにかかわる看護職も，自身の経験や価値観が，女性の意思決定に影響を及ぼすことを認識しなくてはならず，そ

れぞれの女性が納得のいく決断を行えるようにアプローチすることが重要となる。

ヘルス●
リテラシー　　健康を増進・維持するために必要な情報にアクセスし，理解し，活用することができる個人の能力や意欲を，**ヘルスリテラシー**という。その能力には，医療者とのコミュニケーション能力なども含まれる。女性が生涯において自身の健康を自分でまもり，主体的な健康生活を送るためには，このヘルスリテラシーの能力を高めることが必要である。

E　母性看護における安全管理

1　母性看護に特有のリスクマネジメント

　　安全なケアやケア環境の提供は施設や組織全体で取り組むべき課題であり，看護業務においても，事故予防策の策定とその実施は必須である。母性看護においては，妊産婦と新生児の両方をケアの対象としており，正常から逸脱する可能性の高い分娩期や，母体外生活への適応過程にある新生児期を扱うことから，ほかの領域とは異なるリスクマネジメントの視点が必要である。

母性看護に●
おけるリスク　　母性看護において想定されるリスクとして，新生児の取り違えや連れ去り，新生児の転落・窒息・皮膚損傷，産婦への陣痛促進剤の過剰投与，患者誤認，院内感染などがある。多くの周産期医療施設では，これらの事故予防の観点を含めた業務手順やマニュアルが作成され，リスクマネジメントが実施されている。

リスク管理の●
具体例　　具体例として，新生児の取り違え防止では，分娩時に母親の前で新生児に一次標識としてネームバンド（母親の姓名，児の生年月日と出生時刻などを記載したもの）を装着する。日常ケアでは，ベッドネームと新生児の標識を必ず確認する。また，新生児を預かるなど，受け渡しの際には，必ず母親と一緒に母児両方の標識を照合する。

事故発生時の●
対応　　事故発生時の初期対応で最も重要なのは，母児の生命および健康状況の把握と安全を最優先に考えた対処である。第一発見者は，まず母児の状況を把握し，リスクのレベルと緊急度を判断し，優先順位をすみやかに判断する。救命処置や安全確保が必要な場合は，その場を離れず，直接またはナースコールや院内 PHS などでほかの医療スタッフをよぶ。医師や，緊急時に施設内で連携する部署に連絡をとり，医療ケアに必要な人員を確保することが必要である。あわせて，事故の被害者と家族に事実や今後の対応について説明し，誠意をもって対応する。

　　医療施設では，日ごろからこれらのリスクを想定した訓練を行い，組織として準備しておくことが必要である。また看護職としてインシデントやアク

シデントの分析とその対策をスタッフ間で共有し，組織的な取り組みができるように準備しなければならない。

② 災害時における母子支援

　2011(平成23)年3月に発生した東日本大震災において，分娩施設および地域で被災した妊産婦と新生児・乳児への対応に課題があることが指摘され，2013(平成25)年の「災害対策基本法」改正に伴い，妊産婦や乳幼児は，災害時の避難行動や避難生活に対してとくに配慮が必要な存在である「要配慮者」であることが周知された。同年，日本看護協会においても「分娩施設における災害発生時の対応マニュアル作成ガイド」を制作し，施設の状況に合わせたマニュアルの整備を推進している。

① 分娩施設における対応

　分娩施設における災害への対応には，災害時における分娩の対応や災害を想定した避難訓練，妊産婦と家族への教育がある。妊産婦と家族への教育の一例として，母子同室時のオリエンテーションでは，災害時の避難経路と，平時より施設に備えつけられている新生児避難具の使用方法について説明を行う(➲図1-15)。また，母乳育児の推進は，災害時に発生しやすいライフラインの停止や配給物資の不足，流行する胃腸炎や下痢から児をまもることにもつながる。

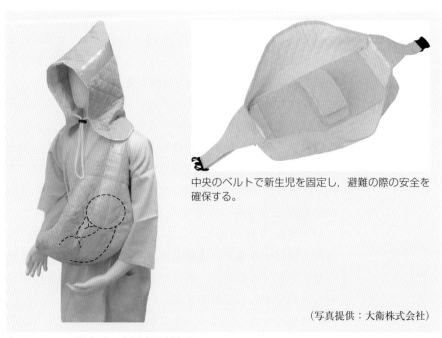

中央のベルトで新生児を固定し，避難の際の安全を確保する。

(写真提供：大衛株式会社)

➲ 図1-15　災害時の新生児避難具

② 地域における対応

　　妊産婦は，おなかが張りやすく，被災時には安静への配慮が必要である。また，新生児や乳児が被災した場合は，授乳スペースの確保や衛生面の配慮，おむつや人工乳などの支援が必要になる。災害時は避難所での生活を強いられる母子もおり，避難所の運営者や行政は，こうしたニーズをふまえた防災対策を平時より進めている。

■妊産婦に関する情報共有と妊婦への情報提供

　　妊産婦のなかには，周囲に遠慮して妊娠していることを言いだせない者もいるため，自治体と連携し，被災後はできるだけ早く避難所に妊産婦がいるかどうかを把握することが重要である。避難所においては妊産婦・乳児の体調に十分に注意し，必要に応じて医療機関に相談する（⊕ 表1-3）。また，診療可能な産科医療機関の連絡先やほかの避難所・救護所の場所など，状況に応じて適切な情報を妊婦に提供することも必要である。

⊕ 表1-3　避難所における妊産婦・乳幼児の注意すべき症状

	妊娠中	妊娠中・産後	産後	乳幼児
医療機関への相談・連絡が必要な症状	• 胎動が減少し，1時間以上ない場合 • 規則的な腹緊（お腹のはり）（1時間に6回以上あるいは10分ごと）/腹痛/腟出血/破水など分娩開始の兆候がある場合	• 頭痛/目がチカチカするなどの症状がある場合（妊娠高血圧症候群の可能性） • 不眠/気がめいる/無気力になる/イライラ/物音や揺れに敏感/不安で仕方ないなどが続く場合	• 発熱がある場合 • 悪露の増加/直径3cm以上の血塊/悪露がくさい場合（子宮収縮不良，子宮内感染の可能性） • 傷（帝王切開の傷・会陰切開の傷）の痛み/発赤/腫脹/浸出液が出る場合（創の感染の可能性） • 乳房の発赤/腫脹/しこり/きたない色の母乳が出る場合（乳腺炎の可能性） • 強い不安や気分の落ち込みがある場合	• 発熱/下痢/食欲（哺乳力）低下がある場合（感染や脱水の可能性） • 子どもの様子がいつもと異なることが続く場合 （新生児） 夜泣き/寝つきがわるい/音に敏感になる/表情が乏しいなど （乳幼児） 赤ちゃん返り/落ち着きのなさ/無気力/爪かみ/夜尿/自傷行為/泣くなど
		治療中の病気や服薬中の薬がある場合は医療機関に相談		
その他起こりやすい症状		• 浮腫 • 便秘 • 腰痛 • おりもの増加/陰部の瘙痒感 • 排尿時痛/残尿感 • 肛門部痛/痔（じ）	• 母乳分泌量の低下 • 疲れやすい	• おむつかぶれ/湿疹 • 赤ちゃんが寝ない/ぐずぐず言う
		その他おこりやすい症状が続く，悪化する場合は医療機関に相談		

（厚生労働省：避難所等で生活している妊産婦，乳幼児の支援のポイント＜https://www.mhlw.go.jp/content/10600000/000331479.pdf＞＜参照 2022-08-19＞による，一部改変）

■避難所における妊産婦および乳児の栄養への配慮

　東日本大震災では，栄養の配慮が必要な避難者のなかで最も多かったのは乳児であった。母乳育児は，避難所で多くみられる風邪や乳児下痢症などの感染症のリスクを減らすことが報告されており，感染症の予防の観点から推奨される。一時的に母乳が出なくても，母子のスキンシップによるストレス軽減に効果がある。

　母乳が不足する場合は，人工乳で補足するが，粉ミルクをとかすにあたっては，粉ミルク中の病原菌を殺菌するため，70℃以上のお湯が推奨されている。しかし，避難所では調乳に必要なお湯を用意できるとは限らないため，注意が必要である。近年，調乳の必要がなく，常温のまま飲ませることができる液体ミルクを備蓄している自治体も増えている。哺乳瓶や乳首がないときの代替手段として，紙コップやカップ，スプーンなどを使用する。煮沸消毒や薬液消毒が原則だが，できないときは，衛生的な水でよく洗ってから使用する。

●参考文献
1）井上輝子ほか編：岩波女性学事典．岩波書店，2002.
2）太田博明編：ウェルエイジングのための女性医療．メディカルレビュー社，2011.
3）クラウス・ケネル著，竹内徹ほか訳：親と子のきずな．医学書院，1985.
4）厚生労働省：令和4年版厚生労働白書．2022.
5）内閣府：令和4年版少子化社会対策白書．2022.
6）Tsuboyama-Kasaoka N., et al.：What factors were important for dietary improvement in emergency shelters after the Great East Japan Earthquake? *Asia Pacific Journal of Clinical Nutrition* 23(1)：159-166, 2014.
7）国立研究開発法人 医薬基盤・健康・栄養研究所，公益社団法人 日本栄養士会：避難生活で母子に生じる健康問題を予防するための栄養・食生活について．2019.
8）東北大学 東北メディカル・メガバンク機構：災害時妊産婦情報共有マニュアル 保健・医療関係者向け＠避難所＜https://www.mhlw.go.jp/file/06-Seisakujouhou-11900000-Koyoukintoujidoukateikyoku/0000121617.pdf＞＜参照 2022/10/7＞

まとめ

- 母子相互作用とは，母親または子どもの行動が，もう一方の行動や反応に影響し，双方向のやりとりがなされる過程をいう。
- 女性の身体は性周期とライフサイクルと密接なかかわりをもっており，ライフステージによって特有の健康問題が生じることもある。
- ライフコースや家族環境の多様化，女性の社会進出など，現代女性を取り巻く環境は大きく変化している。
- 母子保健の指標としては，妊産婦死亡率・乳児死亡率・周産期死亡率・人工妊娠中絶実施率などがある。
- リプロダクティブヘルス/ライツは，女性の生涯の健康の視点からその権利を有することを保証し，それをおびやかす問題を明らかにして対処することが課題である。
- 母性看護の安全管理の特徴は，母児双方のリスクに対する対応が必要なことである。

復習問題

❶ 次の文章の空欄を埋めなさい。

▶女性は，次世代を生み育てる機能を備えるために，女性特有の生殖機能と（①　　　　　　）というしくみを身体にもつ。

▶出生の動向を示す指標には，（②　　　　　　）と（③　　　　　　　　）がある。

▶（④　　　　　　　　）とは，妊娠中または分娩後 42 日未満に妊娠に関連して死亡したものである。

▶周産期死亡とは，妊娠（⑤　　　）週以後の死産と，生後（⑥　　　）週未満の早期新生児死亡を合わせたものである。

▶乳児死亡とは，生後（⑦　　　）未満に死亡したものである。

▶母子健康手帳の交付は（⑧　　　　　　）に規定され，（⑨　　　　　　）より交付される。

▶母子保健法に基づく乳幼児健康診査には，（⑩　　　）歳 6 か月健診および（⑪　　　）歳児健診がある。

▶人工妊娠中絶の適応は，（⑫　　　　　　）に規定されている。

▶人為的に妊娠を成立させる医療技術を（⑬　　　　　　　　）という。

▶配偶者や恋人など親密な関係にある，またはその関係にあったカップルの間でふるわれる暴力を（⑭　　　　　　　　　　）という。

❷ 次の問いに答えなさい。

① J. ボウルビーが，児の母親への愛着形成に重要な役割を果たすと指摘したものはなにか。

答（　　　　　　　　）

②生後 4 か月までの乳児のいるすべての家庭を訪問する事業をなんというか。

答（　　　　　　　　）

③産前・産後の休業や育児時間について定めている法律はなにか。

答（　　　　　　　　）

④「性と生殖に関する健康と権利」のことをなんというか。

答（　　　　　　　　　　）

❸ 〔　　　〕内の正しい語に丸をつけなさい。

①わが国の平均初婚年齢は〔上昇・下降〕しており，生涯未婚率は〔増加・減少〕している。

②わが国の妊産婦死亡率は，国際比較でみると〔高い・低い〕。

③年齢別人工妊娠中絶率では，〔20・30・40〕歳代の実施率が，ほかの年代に比べて高い。

第2章 ライフサイクル各期の特徴と看護

学習目標
- 母性看護では，対象である女性とその家族の支援のために，ライフサイクルにおける性と生殖に関する健康をとらえる視点が大切である。
- 本章では，女性のライフサイクルを胎児期〜学童期，思春期，性成熟期，更年期，老年期に分け，それぞれの特徴と特有の健康問題，看護について学習する。

A 胎児期〜学童期の母性看護

1 ライフサイクルにおける胎児期〜学童期

　ライフサイクルとは，誕生から死までの一連の過程における発達段階の順序や世代の循環のことである。母性看護の視点からすると，ホルモン動態が急激に変化する思春期以降のステージが重要視されるが，生命の出発点である胎児期〜学童期においても，女性としての発達が始まっている。

2 胎児期〜学童期の特徴

1 身体的特徴

性の決定と分化　ヒトには 23 対 46 本の染色体があり，そのうち 1 対が性決定にかかわる性染色体で，残りが常染色体である。男性の核型は常染色体＋XY，女性は常染色体＋XX である。

　XY の性染色体をもつ男性の場合は，精巣決定遺伝子である *SRY* 遺伝子（sex determining region Y 遺伝子）のはたらきにより，未分化性腺は精巣に分化する。さらに，精巣のはたらきでウォルフ管の発育とミュラー管の退化がおこり，内性器・外性器が男性型に分化する。一方，女性の場合は，Y 染色体をもたず *SRY* 遺伝子を欠いているため，未分化性腺は卵巣に分化する。さらにウォルフ管の退化とミュラー管の発育により，内性器・外性器は女性型に分化する。妊娠 11 週末には，外陰部の性差が明瞭となる。

乳幼児の特徴　子どもの身体の比率は，成人と異なっている。頭部を 1 としたときの身長

全体に対する割合は，新生児が 4 頭身，2〜5 歳が 5 頭身であり，成人（7〜8 頭身）に比べて頭部の占める割合が高い。また，出生時の身長・体重には男女差があり，身体発育曲線も男女別に設定されている。

学童期の特徴●　学童期の身長と体重の増加は，乳幼児期に比較してゆるやかになる。女子の身長は，学童期の開始から終了までの間に約 31 cm 増加し，10 歳，11 歳では男子よりも高くなる。同様に体重は約 18 kg 増加し，11 歳では女子のほうが重くなる。

② 心理・社会的特徴

胎児〜乳幼児の●
反応　胎児の心理面の発達に関しては解明されていないが，胎生 7〜8 か月ごろには意識がめばえるといわれている。妊娠 5 か月末ごろには，母体が胎動を感じるようになる。妊娠 7 か月末には，胎児は光を感じ，音刺激に反応するようになる。

　母親は胎児に話しかけたり，お腹をなでたりする。これに児が反応して胎動がおこり，また母親が反応するという場面がみられる。この相互作用は必ずしも母から児，児から母という二方向性になるとは限らないが，母子の愛着形成には必要な反応となる。

学童期の特徴●　学童期は，心理・社会的に比較的安定した時期である。自制心を身につけるとともに，学校や同年代の仲間のグループを大切にするようになる。また，自己概念を確立する時期でもある。

性役割の獲得●　女性としての**性役割の獲得**は，出生と同時に始まる。周囲からのはたらきかけにより自分が女の子であることに気づき，女の子らしさの認知と受容がおこる。さらに 5〜7 歳までに女性として文化や社会から期待される行動である**性役割行動**を習得するといわれている。

③ 胎児期〜学童期の健康支援

① 胎児期：妊産婦への支援

　胎児の発達は，母親の心身の健康状態や母親を取り巻く環境要因によって大きく影響を受ける。特定の組織や器官がさまざまな催奇形因子の作用を受けやすい期間または時期を，**臨界期**という。

　妊娠中の母体への薬物投与や化学物質の曝露は，胎盤を介して胎児に影響を及ぼす可能性がある。また，放射線の大量被曝は，流産・胎児死亡，奇形・発育遅延・中枢神経発達遅延などの異常を引きおこす。さらに，飲酒による胎児アルコール症候群，喫煙による低出生体重児の出生や流・早産，胎盤早期剝離，周産期死亡率の増加が問題となっている。

　胎児が子宮の中で安全で快適に発育・発達して出生できるように，母親の安全な環境への配慮や，セルフケア向上に向けた保健指導が重要となる。

② 乳幼児期：母子関係への支援

　妊娠期から母子の相互作用が始まり，愛着が形成される。一般に**愛着（ア
タッチメント）**とは，ある特定の対象との間に形成される愛情のきずなと定
義され，愛着関係は，生涯にわたる人間関係において重要な心理的意味をも
つ関係であるといわれている。

　なかでも，人生早期におもに母親との間に形成される愛着関係は，とくに
重要である。それは，人生早期の母子の愛着関係は，その後のアタッチメン
トパターンや適応のパターンの基礎となり，生涯にわたり個人に影響するか
らである。また，子どものころに経験した親子間の相互作用パターンは，世
代から世代へと伝達されていく場合が多く，愛着のタイプは世代間で伝達さ
れることが考えられるからである。

　母子の愛着形成は胎児期から始まっており，出生後の母子関係につながる
重要な関係である。妊娠の受容ができていない，適切なセルフケア行動がと
れていない，夫や家族のサポートがない場合などは，愛着形成を含めた母親
役割の獲得はむずかしくなる。看護職は妊娠期からこれらをアセスメントし，
対象に合わせた支援を行う。また分娩後には**早期母子接触**（◎103ページ）を促
し，育児を通して母子の愛着関係を促進する援助が必要である。

③ 学童期：学校での支援

　学童期には，家庭から学校へと社会が広がっていく。異性よりも同性の仲
間とのかかわりを好み，友達や仲間との遊びを通して，他者との距離のとり
方，言葉づかいなど，対人関係のスキルを身につける。思春期で経験する身
体的変化，異性への関心の強まりに向けて，対人関係を発達させ，社会性を
高めることが課題となる。

　看護職には学校保健の立場から，規則正しい生活への指導，心身の発育へ
の支援，安全確保のためのスキル指導など，親と子どもへの支援が求められ
る。

B 思春期の母性看護

① ライフサイクルにおける思春期

　女性にとって思春期は，子どもから大人の女性へと，身体的・心理的・社
会的に劇的に変化していく時期である。日本産科婦人科学会は，思春期を
「性機能の発現開始，すなわち乳房発育ならびに陰毛発生などの第二次性徴
出現にはじまり，初経を経て第二次性徴の完成と月経周期がほぼ順調になる

までの期間」と定義している。また WHO は，第二次性徴の出現から性成熟までの段階，子どもから大人に向かって発達する心理的なプロセス，自己認識パターンの段階確立，社会経済上の相対的な依存状態から完全自立までの過渡期として区分している。また思春期全体を，思春期前期(12〜14 歳)，中期(15〜17 歳)，後期(18〜20 歳)に分類することもある。

2　思春期の特徴

1　身体的特徴

第二発育急進期● 　乳児期に体重・身長が急激に増加し，その後，発育はゆるやかになるが，思春期に**第二発育急進期**を迎える。これを**思春期スパート**といい，性ホルモン(**エストロゲン**)の影響と考えられている。女子は男子よりも 2 年早く第二発育急進期を迎え，9〜14 歳に身長のスパート，身長に 6 か月遅れて体重のスパートがおこるといわれている。体脂肪も著明に増加し，丸みを帯びた女性らしい体型へと変化する。

第二次性徴の● 　女子の**第二次性徴**では，乳房の発育と陰毛の発生，脂肪の蓄積，体型の変
　出現 　化がみとめられる。タナーの分類では，まず乳房の発達が始まり，身長が増加し，陰毛の発育がおこる。乳房の発達は，およそ 8〜13 歳で始まり，陰毛は 11 歳ごろからはえはじめる。

月経の発来と● 　初経(月経発来)の平均年齢は 12 歳ごろであり，小学 6 年生の約半数，中
月経周期の確立 　学 3 年生で 90％以上が経験する。

　学童期までは性腺刺激ホルモンの分泌は抑えられているが，思春期に近づき中枢神経系が発達してくるとエストロゲンに対する感受性が低下し，性腺刺激ホルモン放出ホルモン(GnRH)の分泌が亢進する。これにより黄体化ホルモン(LH)，卵胞刺激ホルモン(FSH)と卵巣からのエストロゲンの分泌が増加し，身体的な変化とともに月経が発来する(●図 2-1)。

　しかし，この時期にはフィードバック作用により黄体化ホルモンが一時的に大量放出される LH サージ(●45 ページ)が完成されておらず，エストロゲンの分泌も不十分であることから排卵が生じない月経(**無排卵性月経**)が多い。排卵性月経になるのは，初経から数年を要するといわれている。

2　心理・社会的特徴

自我同一性● 　E. H. エリクソンは，思春期を自我同一性(アイデンティティ)の確立と同一性拡散の克服という課題に直面する時期としている。**アイデンティティ**とは，「自分とはなにか」「本当の自分とはなにか」という感覚である。思春期には，それまで意識していなかった自分の内面に目を向け，「個」としての自覚や自己への関心が高まる。アイデンティティは，両親・友人・恋人といった他者との相互作用を通じて発達する。

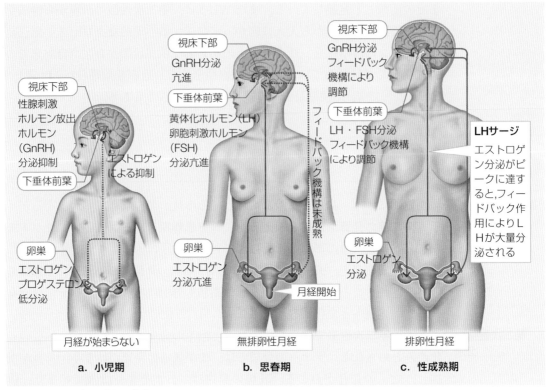

視床下部
性腺刺激
ホルモン放出
ホルモン
(GnRH)
分泌抑制

下垂体前葉

エストロゲン
による抑制

卵巣
エストロゲン
プロゲステロン
低分泌

月経が始まらない

a. 小児期

視床下部
GnRH分泌
亢進

下垂体前葉
黄体化ホルモン(LH)
卵胞刺激ホルモン
(FSH)
分泌亢進

フィードバック機構は未成熟

卵巣
エストロゲン
分泌亢進

月経開始

無排卵性月経

b. 思春期

視床下部
GnRH分泌
フィードバック
機構により
調節

下垂体前葉
LH・FSH分泌
フィードバック機構
により調節

LHサージ
エストロゲ
ン分泌がピー
クに達する
と,フィー
ドバック作
用によりL
Hが大量分
泌される

卵巣
エストロゲン
分泌

排卵性月経

c. 性成熟期

◎ **図2-1 月経周期の確立**

親子関係● 　自我意識が発達してくると，独立の意識が高まり，親の保護から離れ，自分で判断したり行動したりすることを望むようになる。しかし，完全な独立にはならず，依存と独立のアンビバレントな感情を経験する。自分の考えが明確になり，親の考えに対して批判したりして，第二反抗期とよばれる時期に入るが，アイデンティティを獲得するためには必要な過程である。

母性性の発達● 　母性意識は，生育過程のなかで形成される。まず乳幼児期には，母親が子どものニードに敏感に反応することにより，基本的信頼感が形成される。そして学童期や思春期においては，きょうだいや幼い子の世話，友人関係などを通して他者への思いやりの経験を重ねる。さらに，母親または重要他者の育児・家事行動を観察したり手伝ったりして，母性性を発達させる(◎図2-2)。

ボディイメージ● 　ボディイメージ(自分自身の身体的魅力や外見に対する自己知覚や感情・イメージ)が肯定的であれば，女性としての自己を受け入れていくことができる。第二次性徴が出現すると，身体的変化から自身の性を意識するようになる。乳房の変化は，大人になることのサインとして肯定的な場合が多いが，月経に対する反応は否定的な反応を伴うことがある。ボディイメージの変化への否定的な反応には，大人になることへの準備性が低いこと，親の否定的な反応・対応，他者からの目を気にすることなどが影響する。

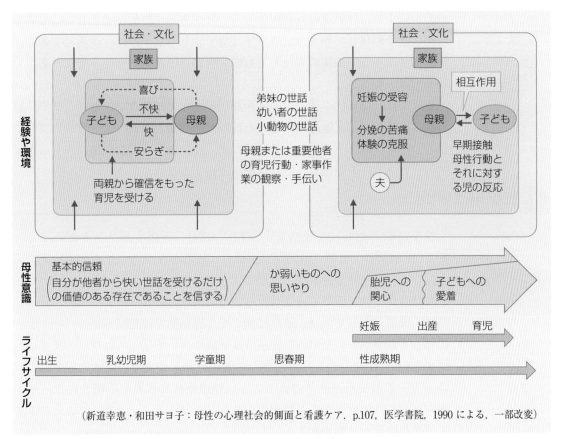

(新道幸恵・和田サヨ子：母性の心理社会的側面と看護ケア，p.107，医学書院，1990 による，一部改変)

⭕ **図 2-2　母性意識の発達過程とそれを促進する経験や環境**

③ 思春期の健康支援

① 月経異常と看護

　　思春期に月経が発来するが，無排卵性の不規則な月経が数年続く。初経後約 3 年で半数が規則的な周期となり，初経後 6 年で 2/3 に排卵が始まり，排卵性の月経に移行する。思春期では月経周期が不安定である場合が多いが，生理的な現象であることもある。しかし，続発性無月経で 7 か月を過ぎると重症化することもあるので，3 か月以上月経が停止している場合には受診をすすめる。満 18 歳を過ぎても初経がおこらないものは，原発性無月経と診断される。16 歳に達しても初経がみとめられない場合には，詳しい検査が必要となる。

② 性行動とピアカウンセリング

　　思春期では，異性への関心や，性欲・性衝動が高まる。これは性機能の発達上，生理的なことであるが，知識不足，コントロールの未熟さ，環境など

の要因により，性の逸脱行動が生じることがある。性的関係をもちはじめる時期は低年齢化しており，思春期では男子よりも女子のほうが活発である。性に関する正しい知識の普及とともに，性的自己決定力を養う支援が必要である。

　最近では，同年代の仲間による相談活動として**ピアカウンセリング**が注目されている。同じ発達課題をもった同年代の仲間どうしでは，気楽に話ができるというメリットがある。看護職には，性に関する正しい知識をもったピアカウンセラーを養成し，その活動を支援する役割がある。

③ 性感染症の予防

　性交経験とともに，性感染症(STD，STI)に罹患するリスクが高まる。15 〜 19歳では，性器クラミジア感染症，性器ヘルペスウイルス感染症，尖圭コンジローマの報告数は，女性のほうが男性よりも多い(● 図2-3)。

　女性の身体は，腟や子宮頸管から子宮内膜腔・卵管を経て，腹腔に感染しやすい構造となっている。それに加えて，思春期では知識不足，パートナーに対してコンドームを用いた性感染症予防について伝えられない，罹患に気づかない，羞恥心から受診できないという状況がある。性感染症予防にはコンドームの使用が有効であること，性感染症に罹患した場合にはパートナーとともに治療をする必要があること，放置することのリスクなどをふまえた情報提供が必要である。

④ 子宮頸がんの予防

　女性特有のがんである子宮頸がんは，乳がんについで多く，20代後半から30代の女性で増加傾向にある。原因は，発がん性のヒトパピローマウイルス(HPV)の持続的感染であり，性交により感染する。初交年齢が早いこと，パートナーが多いこと，喫煙などがリスクとなる。予防のためにはHPVワクチンが有効とされており，小学校6年生〜高校1年生相当女子を対象に定期接種が行われている。

　思春期では，生徒や保護者へのワクチン接種に関する情報提供，また性感染症予防に対する性教育が必要となる。

⑤ ダイエットの問題

　若い世代の女性のやせ願望やダイエットブームを背景として，近年「やせ」の割合が増加している。無理なダイエットにより，鉄欠乏性貧血，成長に必要なカルシウムの不足，骨量の減少がおこる。また，ホルモンバランスがくずれることにより，無月経になることがある。

　やせの問題は思春期だけでなく，その後の妊娠・出産にも影響するため，この時期の身体づくりは母性看護の視点から重要となる。本人と家族に対し

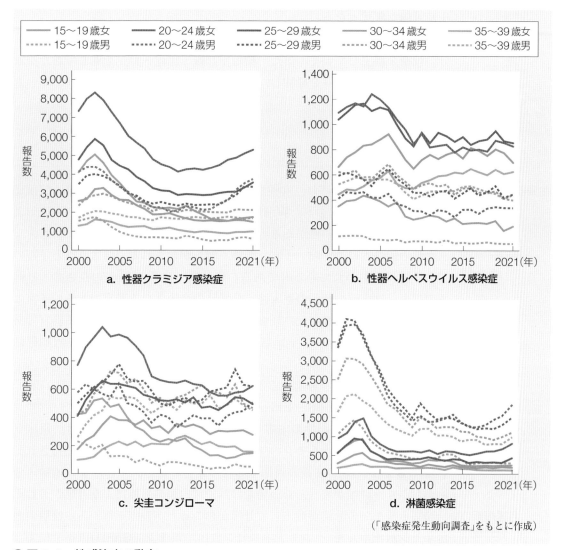

—— 15〜19 歳女	⋯⋯ 15〜19 歳男
—— 20〜24 歳女	⋯⋯ 20〜24 歳男
—— 25〜29 歳女	⋯⋯ 25〜29 歳男
—— 30〜34 歳女	⋯⋯ 30〜34 歳男
—— 35〜39 歳女	⋯⋯ 35〜39 歳男

a. 性器クラミジア感染症

b. 性器ヘルペスウイルス感染症

c. 尖圭コンジローマ

d. 淋菌感染症

（「感染症発生動向調査」をもとに作成）

◎ 図 2-3　性感染症の動向

て情報提供を行い，思春期にふさわしい生活習慣への動機づけを行う。また，思春期の心身の変化に適応することや，ボディイメージを肯定的にとらえることなどができるように支援する。

C　性成熟期の母性看護

1　ライフサイクルにおける性成熟期

思春期につづく 18〜40 歳代前半までのライフステージが，性成熟期となる。心身が成熟し活発に活動できる時期であるとともに，月経周期が安定し，

生殖可能な年代となる。

多様なライフスタイルのなかから自分の生き方を選択し，社会のなかで自分の役割を確立していく。また，結婚や妊娠・出産・育児を通じて新たな家族形成や社会の広がりを経験し，生活が充実する時期である。

2 性成熟期の特徴

1 身体的特徴

生殖器（外性器と●
内性器）　外性器は外陰とよばれ，女性では恥丘，大陰唇，小陰唇，陰核，腟前庭，会陰が含まれる（◯図 2-4）。腟前庭には，腟口，外尿道口，スキーン腺およびバルトリン腺の開口部がある。

女性の内性器には，腟，子宮，卵管，卵巣が含まれる。腟は外陰と子宮の間の粘膜におおわれている管である。成熟期では 7〜8 cm の長さで，月経血の排出，性交時の精子の進入路，分娩時の産道となる器官である。子宮は，月経周期に伴う周期性変化，妊娠の維持，分娩時の陣痛に関与する器官である。成熟期の長さは 7〜9 cm で，上方 2/3 の子宮体部と下方の子宮頸部に分けられる。卵巣は，卵子の発生・成熟・排卵，エストロゲン・プロゲステロンなどのホルモンを分泌する器官である。成熟期では長さ 2.5〜4.0 cm，幅 1.0〜2.0 cm，厚さ 0.6〜1.1 cm である。

月経周期●　性成熟期には，排卵性の安定した月経周期となる。月経周期は，視床下部−下垂体−卵巣系ホルモンのフィードバック作用により精妙に維持されている（◯図 2-5）。28 日前後の周期で卵胞の発育と排卵，子宮内膜の増殖・分泌がおこり，妊娠が成立しない場合に，子宮内膜の剝離により**月経**がおこる。

月経周期の●
調節機序　卵巣ホルモンの分泌が低下して月経がおこると，視床下部からの**性腺刺激ホルモン放出ホルモン**（ゴナドトロピン放出ホルモン，**GnRH**）の指令により，

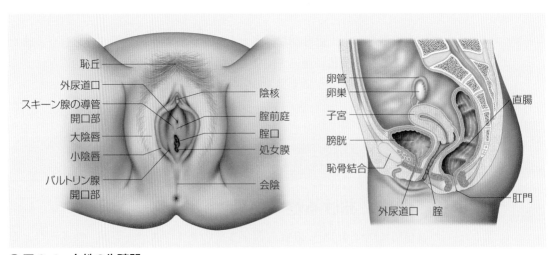

○図 2-4　女性の生殖器

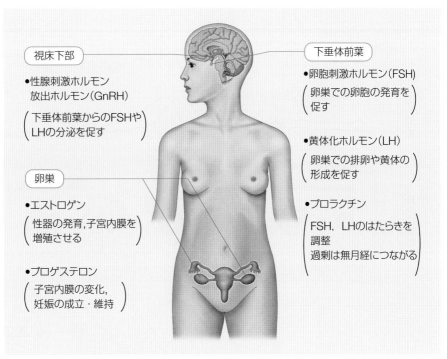

視床下部

● 性腺刺激ホルモン
　放出ホルモン（GnRH）

（下垂体前葉からのFSHや
　LHの分泌を促す）

下垂体前葉

● 卵胞刺激ホルモン（FSH）

（卵巣での卵胞の発育を
　促す）

● 黄体化ホルモン（LH）

（卵巣での排卵や黄体の
　形成を促す）

卵巣

● エストロゲン

（性器の発育，子宮内膜を
　増殖させる）

● プロゲステロン

（子宮内膜の変化，
　妊娠の成立・維持）

● プロラクチン

（FSH，LHのはたらきを
　調整
　過剰は無月経につながる）

◑ **図 2-5　月経周期に関係するおもなホルモン**

　下垂体から**卵胞刺激ホルモン（FSH）**が分泌される。FSH は卵巣を刺激し，発育した卵胞から**エストロゲン**が分泌され，子宮内膜は増殖する。

　卵胞が成熟し，エストロゲンの分泌がピークに達すると，フィードバック作用がはたらいて下垂体は**黄体化ホルモン（LH）**を大量に分泌する（**LH サージ**）。LH は排卵を促し，卵胞の黄体化に作用する。黄体から分泌される**プロゲステロン**は子宮内膜を分泌期にし，子宮が妊娠可能な状態になる。

　正常に排卵がある場合の**基礎体温**は，排卵前の卵胞期では低温相（低温期）になるが，排卵後の黄体期にはプロゲステロン濃度の上昇により高温相（高温期）となる。妊娠した場合には高温相が持続するが，妊娠しないと約 14 日後に低温相へ移行し，月経がおこる（◑図 2-6）。

乳房●　乳房は，胸郭前面の左右 1 対の半球状の隆起である。また腋窩などにも同様の隆起（副乳）をみとめることがある。乳房の中央に突出する部分を乳頭，淡褐色の輪状の部分を乳輪という。また，乳房には 15 〜 20 の乳腺葉が集まった乳腺があり，思春期以降に女性ホルモンの影響で発達する。乳腺は，月経周期のホルモン変化を受けて周期的に変化し，黄体期に緊満感を感じることがある。

② 心理・社会的特徴

女性としての●
**　　　成熟**　性成熟期は身体的な成熟とともに，心理・社会的側面も女性として成熟する。女性は，妊娠・出産といったライフイベントや，重要な他者との関係を

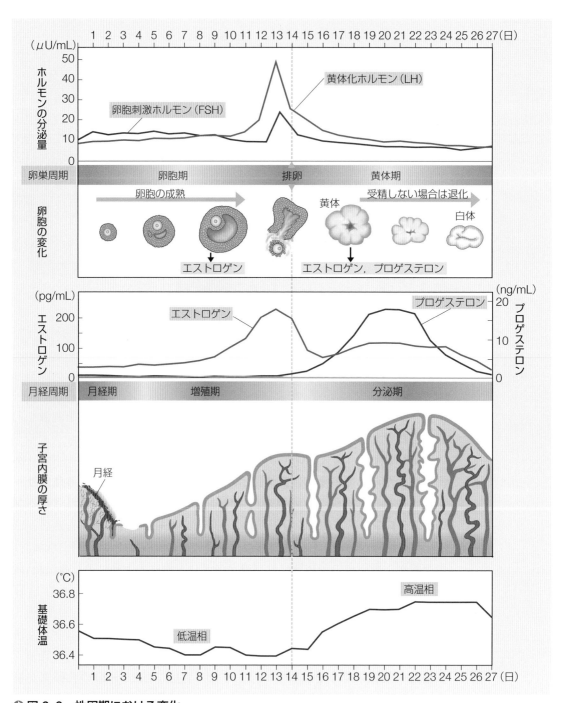

◯ 図 2-6 　性周期における変化

通して成熟するといわれている。

　性成熟期には特定のパートナーとの安定した心理的関係を求め，性的関係
も活発になる。乳房や子宮などの生殖器は女性らしさの象徴となり，自身の
ボディイメージを形成する。

結婚・出産に●
対する価値観の
変化

女性の高学歴化や社会進出により，20〜30 歳代の未婚率が上昇し，晩婚化が進んでいる。また，生涯結婚しない女性も増加傾向にある。この背景には，結婚に対する価値観の変化がある。かつては結婚して出産し，母親になることが女性の幸せといわれていたが，現代では，結婚や出産は女性の生き方の 1 つの選択肢にすぎない。結婚せずにパートナーとの親密な関係を維持したり，仕事上のキャリアを積んだり，個人の生活を重視したり，固定観念にとらわれない多様な生き方の選択肢がある。

母性意識と親性●

母性意識は，幼少期からの養育者との関係やきょうだい・友人関係を通して形成される。これを土台とし，妊娠・出産・子育てにより母性意識と親性が発達する。妊娠中には喜びと不安というアンビバレントな感情を経験しながら妊娠を受容し，親になる心身の準備をする。そして，出産を経験し自己肯定感を高め，不慣れな育児に適応しながら親としての自信を獲得していく。

③ 性成熟期の健康支援

① 月経前症候群とセルフケア

月経前症候群（PMS）は，月経前 3〜10 日の黄体期の間に続く精神的・身体的症状で，月経開始とともに消失する。いらいら，うつ状態，おこりやすい，頭痛，頭重感，めまい，眠け，乳房の痛み・緊満感，浮腫，体重増加，落ち着きのなさなどの症状が出現する。

治療としては，塩分・水分の制限や運動などの生活指導，ホルモン療法による排卵抑制，抑うつに対する抗不安薬，浮腫や頭痛に対する利尿薬の投与が行われる。一方で，食生活や日常生活の工夫により，症状が緩和できることが多い。月経周期とその症状をセルフモニタリングすることや，不快症状に対する自分なりの対処方法をとれるように支援することが必要である。

② 月経困難症とセルフケア

月経困難症は月経に随伴しておこる病的状態であり，月経 1〜2 日目に最も症状が強くなる。通常，無排卵性月経ではみられないが，性成熟期には，ほとんどの女性が経験する。下腹部痛・腰痛，腹部膨満感，吐きけ，頭痛，疲労，脱力感，食欲不振，いらいら，下痢，抑うつなどの症状が出現する。

治療には，鎮痛・鎮静薬，ピルによる偽妊娠療法などがある。月経困難症の場合にもセルフケアが重要となるが，次に述べる生殖器疾患の可能性もあるため，症状が強い場合やセルフケアでは対処できない場合には，産婦人科への受診をすすめる。

③ 子宮筋腫と看護

月経困難症を引きおこす疾患として，子宮筋腫と子宮内膜症がある。

　　子宮筋腫は，エストロゲンの影響を受けて筋層に発生する良性の腫瘍である。好発年齢は 30～40 歳で，30 歳代の女性では 2～3 割にみとめられる。

　　大きさや発症部位により無症状のものもあるが，筋腫が増大すると，凝血を伴う過多月経，過長月経，不正性器出血，出血に伴う貧血などの症状が出現する。子宮筋腫は妊娠中に増大しやすく，流・早産の原因になることもある。また，分娩時の微弱陣痛，弛緩出血，子宮復古不全を引きおこしやすい。子宮筋腫の大きさ・位置を確認することや，分娩後の子宮収縮に注意する必要がある。

④ 子宮内膜症と看護

　　子宮内膜症は，子宮内膜あるいはそれと類似する組織が子宮内膜以外の部位に発生し，増殖する良性の疾患である。子宮内膜はエストロゲンにより増殖し，不妊症の原因となる。好発年齢は 20～40 歳であり，近年増加している。子宮の筋層内に発症したものを**子宮腺筋症**，卵巣内で発症したものを**卵巣チョコレート囊胞**とよぶ。

　　子宮内膜症は慢性的な経過となり，性成熟期女性の心身の健康に大きく影響する。不妊症の原因にもなるため，月経困難症が強い場合には受診を促し，適切な治療を受けられるように支援する。

⑤ 不妊症・不育症と看護

不妊症●　　不妊症とは，「生殖年齢の男女が妊娠を希望し，ある一定期間（一般的に 1 年間），避妊することなく通常の性交を継続的に行っているにもかかわらず，妊娠の成立をみない場合」と定義されている（日本産科婦人科学会）。不妊の原因は男性側，女性側のどちらにもありえるが，女性側のおもな原因として，子宮筋腫・子宮内膜症などの婦人科疾患のほか，加齢に伴う原始卵胞の減少，卵子の質の低下があげられる。

不育症●　　不育症とは，妊娠しても流産や死産を繰り返し生児を得られない状態であり，3 回以上連続する流産の場合，習慣流産と定義されている。夫婦の染色体異常，抗リン脂質抗体，子宮奇形，胎児の染色体異常が原因とされている。

生殖と健康に●
関する教育　　性成熟期に月経があれば，いつでも妊娠できるというものではなく，安全に妊娠・出産するためには，いわゆる「適齢期」がある。最近では晩婚化・晩産化の傾向があるが，加齢に伴う原始卵胞の減少，卵子の質の低下については十分に認知されていない。子どもをもちたいと思ったときに，安全に妊娠・出産できるように，生殖に関する正しい知識をもつこと，妊娠・出産に適した健康の維持・増進をすることが大切である。

治療への支援●　　不妊症の治療では，排卵誘発剤の使用に伴う副作用や，人工授精・体外受精に伴う身体的・経済的負担が問題となる。さらに，不妊症・不育症ともに，子どもをもてないことによる悲嘆，自己否定，他者からの非難など，精神的

負担も大きい。看護職は，女性やパートナーの不妊治療に対する選択（治療を継続するのか，終了するのか）を支持し，必要となる身体的ケアおよび心理・社会的ケアを継続的に提供することが求められる。

⑥ 子宮頸がん・子宮体がんと看護

　子宮に発生する悪性腫瘍は，その発生部位により子宮頸がんと子宮体がんに分類される。

　子宮頸がんの好発年齢は 30〜40 歳代であるが，早期発見により治癒が可能である。分娩回数が多いと発症の危険率が高まり，初産年齢が高くなると低下する。一方，**子宮体がん**の好発年齢は 50 歳代，ついで 40 歳代であり，近年増加傾向にある。出産しない場合に，発症の危険率が高まる。

　成熟期から更年期にかけては，定期的ながん検診を促すことが必要であるが，一般的に職場や地域で実施されている「子宮がん検診」は子宮頸がんの検査である。子宮体がんのリスクが高まる 40 歳代以降は，子宮体部細胞診も考慮する必要がある。

⑦ 乳がんと看護

　乳腺の悪性疾患である**乳がん**は，近年増加傾向にあり，女性のがんの罹患率で第 1 位である。発症の要因には遺伝的要因，脂肪分の多い食事，飲酒，喫煙，ピルやホルモン製剤の服用などがある。分娩回数が多いこと，初産年齢が低いこと，長期の授乳は，乳がんの危険率を低下させる。30 歳以降の月 1 回の乳がん自己検診と，年 1 回の乳がん検診でのマンモグラフィーによる早期発見が可能であるため，セルフケアと検診を促すことが必要である。

⑧ 家族計画指導

　成熟期には性周期が安定し生殖能力が高まるため，妊娠を望まない場合には，確実な避妊が必要である。ライフスタイルが多様化し，妊娠を望まないカップルがいる一方で，妊娠を契機に結婚するカップルは第 1 子出産の約 1/4 である。

　避妊法は，健康・性感への影響，経済性・利便性，女性の意思を考慮し，さらに失敗して妊娠した場合でも胎児に影響がないことが条件となる。避妊法はライフステージによって適正が異なるため，対象にあった指導が必要である（◯表 2-1）。

⑨ 妊娠・出産・子育てへの支援

　少子化・核家族化が進んでいる現代では，幼い子どもとのかかわりや世話を経験する機会は少なく，母性行動を十分に経験できずに成熟期を迎える女性は少なくない。また，晩婚化に伴う出産年齢の高齢化や，核家族化による

◯ 表 2-1　思春期と性成熟期の避妊法

ライフサイクル		適切	不適切
思春期		コンドーム 経口避妊薬(OC[1]) 緊急避妊薬(EC[2])	基礎体温 子宮内避妊器具(IUD) 卵管結紮 精管結紮
性成熟期	性成熟期	コンドーム OC[1]，EC[2] IUD[経産婦] 基礎体温(ほかと併用にて)	IUD[未経産] 卵管結紮 精管結紮
	授乳期	コンドーム IUD OC[1][分娩後 6 か月経過後から] EC[2]	基礎体温 OC[1][分娩 6 か月未満] 卵管結紮 精管結紮
	産み終え世代	コンドーム OC[1]，EC[2] IUD 卵管結紮 精管結紮	基礎体温 OC[1]，EC[2]

1) OC の慎重投与と禁忌：高血圧，喫煙(1 日 15 本以上)，肥満(BMI 30 以上)，高年齢(40 歳以上)など。
2) 妊娠を望まない女性が，避妊せずに行われた性交または避妊したものの避妊手段が適切かつ十分でなかった性交の後に，緊急避難的に妊娠成立を阻止するもの。

育児サポート不足，母子の孤立化が問題となっている。さらに，女性が生涯で出産する子どもの人数が少ないことから，妊娠・出産の安全性と快適性に対するニーズが高まっている。

　母子保健の方向性である「健やか親子 21(第 2 次)」や，少子化対策の「少子化対策大綱」などにより，女性や生まれてくる子どもたちへの支援が行われている。

D　更年期の母性看護

1　ライフサイクルにおける更年期

　更年期とは，生殖機能が低下する閉経前後 5 年の 10 年間であり，およそ 45〜55 歳までの期間となる。エストロゲンの減少に伴う心身の健康問題が更年期症状として出現する。

　また，夫婦関係や社会的な役割の変化を経験し，女性としてのストレスの多い時期である。心身のバランスをはかり，変化に適応していくことが，その後に続く老年期の健康や QOL に重要となる。

② 更年期の特徴

① 身体的特徴

卵巣機能の低下●　卵巣機能が低下すると，視床下部や下垂体への負のフィードバック機能が作用せず，視床下部からの性腺刺激ホルモン放出ホルモン(GnRH)や，下垂体からの卵胞刺激ホルモン(FSH)と黄体化ホルモン(LH)の分泌が著しく亢進するが，この中枢からの大量刺激に対して卵巣が反応しにくくなる。卵巣機能の完全な停止が**閉経**であり，エストロゲンの産生・分泌は消失する。

閉経●　卵巣機能は 40 歳代になると低下しはじめる。さらに 40 歳代後半から卵胞期の短縮・遅延，黄体機能不全がおこり，無排卵となる。月経血量の増加・減少をみとめ，月経は停止する。わが国の女性の閉経年齢のピークは 49～50 歳であり，50 歳までに半数の女性が閉経すると報告されている。

生殖・泌尿器系●　**エストロゲン低下**により腟や外陰，泌尿器系にさまざまな変化がおこるの変化（◎ 図 2-7）。腟粘膜の萎縮性(老人性)腟炎，腟の pH 上昇による腟自浄作用の低下，外陰瘙痒感，性交障害，性交痛，尿失禁がみとめられる。

その他のエスト●　エストロゲンは生殖器のみならず，全身の恒常性維持に寄与しているため，ロゲン低下に低下に伴い全身にも症状が出現する。自律神経失調症として，顔のほてり・伴う症状のぼせ(ホットフラッシュ)，異常発汗，動悸，めまいなどが出現する。精神神経症状としては，情緒不安定，いらいら，抑うつ気分，不安感，不眠，頭重感などがみられる。心血管系疾患では，動脈硬化，高血圧，脳卒中，心不全，また骨粗鬆症として，脊椎椎体骨折，橈骨骨折，大腿骨頸部骨折がおこる。さらに，脂質の代謝が低下するため，脂肪が蓄積しやすくなる。

更年期障害●　更年期にあらわれる多種多様な症状のなかで，器質的変化に起因しない症状を**更年期症状**とよび，日常生活に支障をきたす病態が**更年期障害**と定義されている。エストロゲンの低下・欠如のほか，加齢，心理・社会的要因が影響している。身体症状としては，自律神経失調症状，精神神経症状，およびその他に分けられるが，各症状は重複して出現することが少なくない。

② 心理・社会的特徴

空の巣症候群●　更年期は，これまでの仕事や家庭での役割が変化する時期である。とくに子どもの就職や結婚というライフイベントにより，子育てから解放されることになる。これは役割からの解放である一方，母親としての役割を失うことでもある。取り残された疎外感・孤独感に悩まされる**空の巣症候群**を経験する女性も少なくない。

夫婦関係の変化●　子育て解放期は，再び夫(パートナー)との親密な関係を築いていく時期になる。しかし，夫は職場での役割が高くなる時期であり，仕事優先となり，妻の更年期症状やストレスへの気づかいができないことが多い。コミュニ

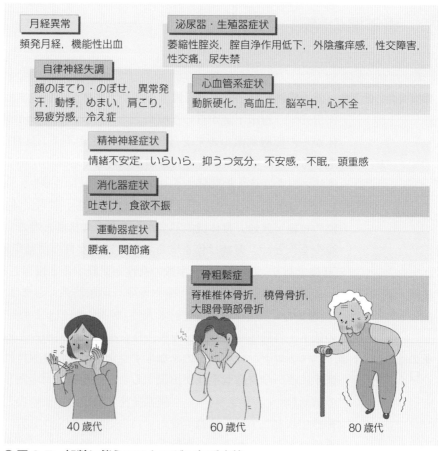

図 2-7　加齢に伴うエストロゲン欠乏症状

ケーション不足から夫に気持ちをわかってもらえないといった気持ちのズレや疎外感に悩む女性も多い。

3 更年期の健康支援

1 ホルモン補充療法

　ホルモン補充療法（HRT）とは，消退したホルモンを補うホルモン療法である。エストロゲン製剤の単独使用やプロゲステロン製剤との併用投与などがあり，投与期間・方法にも種類がある。

　HRT の副作用として，血栓症と乳がんのリスクがある。また，絶対的禁忌として，エストロゲン依存性の悪性腫瘍，原因不明の不正出血，血栓性疾患，重症肝機能障害などがあげられる。

　これらの基礎疾患の情報収集とリスクを含めた情報提供を行い，患者が治療に対して自己決定できるように支援する。また，適切な治療が継続できるように治療中のコンプライアンスを確認することも必要である。

② 更年期障害への支援

　　更年期障害は機能的な身体症状であるため，症状に対する対症療法を行う。ホルモン補充療法のほか，漢方薬，代替療法，カウンセリング，心理療法，向精神薬が用いられている。最近では，産婦人科・泌尿器科・内科・外科・整形外科・精神科が連携して女性のための性差医療を行う場として**女性外来**や**更年期外来**なども開設されている。

　　また，更年期障害の簡易な評価法として日本人女性の更年期症状評価表がある（○表2-2）。これは日本人女性の更年期症状をカバーしており，症状の評価に有用である。

○表2-2　日本人女性の更年期症状評価表

症状	症状の程度		
	強	弱	無
1. 顔や上半身がほてる（熱くなる）			
2. 汗をかきやすい			
3. 夜なかなか寝つかれない			
4. 夜眠っても目をさましやすい			
5. 興奮しやすく，イライラすることが多い			
6. いつも不安感がある			
7. ささいなことが気になる			
8. くよくよし，憂うつなことが多い			
9. 無気力で，疲れやすい			
10. 目が疲れる			
11. ものごとが覚えにくかったり，もの忘れが多い			
12. めまいがある			
13. 胸がどきどきする			
14. 胸が締めつけられる			
15. 頭が重かったり，頭痛がよくする			
16. 肩や首がこる			
17. 背中や腰が痛む			
18. 手足の節々（関節）の痛みがある			
19. 腰や手足が冷える			
20. 手足（指）がしびれる			
21. 最近音に敏感である			

（日本産科婦人科学会生殖・内分泌委員会：日本人女性の更年期症状評価表.
日本産科婦人科学会雑誌53(5)：887，2001による）

③ 骨粗鬆症の予防

　　骨粗鬆症とは，骨量が減少し，骨微細構造の劣化により骨強度が低下し，骨折をおこしやすくなる全身疾患と定義されている。閉経後のエストロゲンの減少が，原因の１つである。その他，骨量の減少には運動不足や，カルシウムやビタミンＤ不足が影響しているといわれている。更年期に続く老年期には骨折のリスクが高まるため，運動や食事などの生活習慣を見直し，自己管理を促進する支援が必要である。

④ 役割変化の受け入れへの支援

　　少子化社会において，子育てに多大なエネルギーを注いでいた人ほど，子どもの自立に適応できず，空虚感が強くなる。母親としての自分から解放され，新たな役割や楽しみを見つけだすことが課題となる。更年期をマイナスとしてとらえるのではなく，新しい自分を見つける時期として，前向きにとらえられるようなはたらきかけが必要である。

⑤ 夫婦関係への支援

　　この時期は，夫婦間の気持ちのズレが生じやすく，加えて卵巣機能の低下に伴い性欲の低下や性交痛のため，夫婦の性関係にも変化が生じる。しかし，高齢化社会では，子育てから解放されたあとの夫婦での生活期間が長くなっており，夫婦関係が満たされなければ健康的で充実した生活は望めない。夫婦で共通の趣味をもつことや，コミュニケーションを増やすことが必要である。

　　更年期の症状を，自分ひとりでかかえ込む女性も多い。看護職は，夫に対して情報提供や，理解とサポートを促すような支援をする必要がある。

Ｅ　老年期の母性看護

① ライフサイクルにおける老年期

　　老年期とは，一般に65歳以上とされている。また，65〜74歳を前期高齢者，75歳以上を後期高齢者と区分している。老年期は，老化に伴うさまざまな身体症状が出現する時期である。女性性の消失や外観の変化は，女性のアイデンティティを揺るがす脅威となる。しかし，今日の高齢化社会では，老年期は成熟期につぐ長いライフステージとなっている。老化を受け入れ，アイデンティティを再構築することにより，ゆたかな人生となる。

2 老年期の特徴

1 身体的特徴

生殖器の変化● 　生殖器の変化としては，腟の自浄作用や免疫機能の低下により，萎縮性腟炎・外陰炎を発症しやすくなる。また支持組織の低下から骨盤内臓器（膀胱・子宮）の下垂や脱出，それに伴う尿失禁が生じやすい。

全身・外観の● 　全身の変化としては，各種臓器の機能の低下がおこり，心血管系疾患，認
変化　　　　 知症のリスクが高まる。また，免疫機能の低下から，感染しやすい状態になる。外観の変化としては，背椎の彎曲，関節の変化，乳房や顔の脂肪の消失，腰や殿部への脂肪の蓄積，皮膚の弾力性の減少，しわやたるみ，脱毛や白髪化などがみとめられる。

2 心理・社会的特徴

知能の変化● 　老年期の特徴として，流動性知能（記銘力や計算力などの能力）は低下するが，結晶性能力（知識や学習体験に基づき判断する能力）は低下しにくいといわれている。

喪失体験● 　定年退職に伴う社会的な地位の喪失や，母親としての役割からの解放と喪失，身近な人の死など，さまざまな喪失を体験する。わが国では女性の平均寿命が長いため，配偶者の死を経験する確率が高い。有配偶者率は，65〜69歳では男性74.5％，女性71.8％であるが，85歳以上では男性66.9％，女性16.3％となっている（2020〔令和2〕年）。

ひとり暮らしの● 　65歳以上の者のいる世帯は，親子3世代世帯が減少し，夫婦のみ，また
増加　　　　 は単独世帯が増加している。また，ひとり暮らし高齢者は，男性230万8000世帯に対して，女性440万9000世帯である（2020〔令和2〕年）。家族と同居していても，世代間差から，孤独を感じる高齢者も多い。さらに，介護が必要なケースでは，外出の機会や社会との交流が減少し，孤立してしまうことになる。

3 老年期の健康支援

1 セルフケア向上への支援

　老化に伴って，さまざまな身体症状が出現する。慢性疾患をもっていても，できる限り日常生活のセルフケアができる程度の健康状態を保つことや，寝たきり状態にならないことが目標となる。

　そのためにはまず，高齢者自身の意識とセルフケア能力を高めることが必要である。ただし，生活習慣病などはその前のステージである性成熟期や更年期からの生活習慣が影響するため，早い段階から高齢化社会に向けた身体

づくりが必要となる。

② 尿失禁の予防・改善

妊娠・分娩による骨盤底の損傷，加齢による筋力低下から，中・高年女性の2〜5割が腹圧性尿失禁を経験している。しかし，抵抗感・羞恥心から受診せずに放置しているケースが多く，女性のQOLの低下につながっている。

腹圧性尿失禁の予防・改善方法の代表的なものとして，**骨盤底筋体操**がある。骨盤底筋を，音楽などに合わせて収縮させる方法である。自宅で簡単にできるセルフケアではあるが，継続して正しく実施しないと効果が期待できないというデメリットもある。また，年齢とともに骨盤底筋力は低下するため，早い時期から生活の一部にセルフケアとして取り入れる必要がある。

尿失禁については，症状を有して受診する女性のみならず，予備軍である更年期から老年期の女性への情報提供・保健指導が必要となる。

③ 老いと新たな役割の受け入れへの支援

女性性の消失や外観の変化は，加齢とともに誰もが経験する。老いていく自分を受け入れ，適応していくこと，アイデンティティを再構築することが必要となる。この年代の価値を見いだし，個人の生き方や夫婦の生き方を充実させることが重要である。

少子化・核家族化の社会においては，子育てを援助する祖父母世代に期待が高まっている。しかし，晩産化も進んでいるため，祖父母が孫育てにかかわる時期も，更年期から老年期に移行してきている。「孫育て講座」などを通して，この世代の育児性を高める支援も母性看護の役割である。

④ 介護問題と看護

高齢化社会になり，要介護女性は増加しているが，おもな介護者も，女性が7割強である。高齢者である夫を，高齢者である妻が介護している場合も多い。少子高齢化社会において，家族の介護を担う女性の身体的・心理的負担はますます増加していくことが予測される。

高齢者看護や在宅看護の領域では，患者とその家族への支援が基本となっているが，高齢女性の身体的・心理的・社会的特徴をふまえた母性看護としての支援も求められる。

●参考文献
1）Richard L. Drake ほか著，塩田浩平ほか訳：グレイ解剖学．エルゼビア・ジャパン，2011．
2）綾部琢哉・板倉敦夫編：標準産科婦人科学，第5版．医学書院，2021．
3）我部山キヨ子・武谷雄二・藤井知行編：母子の基礎科学（助産学講座），第6版．医学書院，2021．

4）新道幸恵・和田サヨ子：母性の心理社会的側面と看護ケア．医学書院，1990.
5）髙野陽ほか編：母子保健マニュアル，第 7 版．南山堂，2010.
6）日本産科婦人科学会・日本産婦人科医会：産婦人科診療ガイドライン——婦人科外来編 2020．日本産科婦人科学会，2020.
7）日本女性医学学会編：女性医学ガイドブック——更年期医療編．金原出版株式会社，2019.
8）服部祥子：生涯人間発達論——人間への深い理解と愛情を育むために，第 3 版．医学書院，2020.
9）舟島なをみ・望月美和代：看護のための人間発達学，第 5 版．医学書院，2018.
10）森恵美ほか：母性看護学概論(系統看護学講座)，第 14 版．医学書院，2021.
11）森恵美ほか：母性看護学各論(系統看護学講座)，第 14 版．医学書院，2021.

まとめ

- ライフサイクルとは，誕生から死までの一連の過程における発達段階の順序や世代の循環のことである。
- 胎児期から乳幼児期を通しての母子の相互作用により母子の愛着が形成され，この愛着のパターンは世代から世代へと伝達されていく。
- 思春期は子どもから大人へと身体的・心理的・社会的に劇的に変化する時期である。第二次性徴を迎えるとともに，アイデンティティ確立に向けた葛藤や，親子関係の変容などがみられる。
- 性成熟期は，心身が成熟し，生殖可能な年代となる。結婚・妊娠・出産などのライフイベントを迎えたり，多様なライフスタイルのなかから自分の生き方を選択し，社会のなかでの自分の役割を確立する。
- 更年期には，エストロゲンの低下に伴うさまざまな更年期症状や，ライフサイクルとの関連でおこる空の巣症候群などが健康問題としてあげられる。
- 老年期の健康問題としては，身体の機能低下に伴うさまざまな加齢性疾患や，喪失体験があげられる。

復習問題

❶ 次の文章の空欄を埋めなさい。

▶思春期の女子にみられる乳房の発育と陰毛の発生，脂肪の蓄積，体型の変化といった特徴を（①　　　　　　　）という。

▶初経の平均年齢は（②　　　）歳ごろである。

▶思春期の女子の貧血は，（③　　　　　　）貧血が多い。

▶下垂体から分泌される卵胞刺激ホルモンが卵巣を刺激することにより（④　　　　　　　）が分泌され，子宮内膜が増殖する。

▶黄体から分泌される（⑤　　　　　　）は子宮内膜を分泌期にし，子宮が妊娠可能な状態になる。（⑤　　　　　　）の分泌は，妊娠により持続する。

▶更年期には，子どもの成長に伴い母親としての役割を失い，疎外感や孤独感に悩まされる（⑥　　　　　　　）を経験することがある。

❷ 次の問いに答えなさい。

①ヒトパピローマウイルスの持続感染により生じる女性特有のがんはなにか。

答（　　　　　　　）

②更年期に生じる器質的変化に起因しない
さまざまな症状により日常生活に支障を
きたす病態をなんというか。

　　　　　　　答（　　　　　　　　）

❸〔　　　〕内の正しい語に丸をつけなさい。
①15〜19歳の性器クラミジア感染症の報
告数は，〔男性・女性〕のほうが多い。
②基礎体温は排卵前の卵胞期に〔高温相・
低温相〕になり，排卵後の黄体期には〔高
温相・低温相〕になる。
③更年期には，エストロゲンの〔上昇・低
下〕により，自律神経失調症状や精神症
状が生じることがある。

第3章 正常な妊婦・産婦・褥婦・新生児の看護

学習目標 ・本章では，正常な経過をたどる妊婦・産婦・褥婦・新生児の看護について学習する。
・それぞれの時期の生理的な特徴と看護，心理・社会的特性について学ぶことで，母性看護の対象をより深く理解する。

A 妊婦の理解と看護

1 妊娠の生理

1 妊娠の定義

妊娠とは受精卵が子宮に着床することから始まり，胎芽または胎児および付属物の排出をもって終了するまでの状態をいう。はじめて妊娠した女性を**初妊婦**，妊娠経験のある女性を**経妊婦**という。

2 妊娠期間

妊娠期間は，最終月経の初日を0日として，妊娠が継続している期間を満週数で表現する。妊娠40週0日（280日）を**分娩予定日**に定めるが，妊娠37週0日～41週6日までを**正期産**としている。わが国では，妊娠期間を3つに分類しており，妊娠14週未満を妊娠初期，妊娠14週から28週未満を妊娠中期，28週以降を妊娠末期としている（◎表3-1）。

3 妊娠の成立

妊娠が成立するには，いくつかの行程を経ることが必要である（◎図3-1）。

排卵● 周期的に，左右いずれかの卵巣で成熟した卵胞が破裂し，卵子が腹腔内に排出される。排出した卵子は，卵管内に吸い込まれる。

受精● 性交により腟内に射精された精子は，子宮頸部から子宮腔内を経て，卵管膨大部に達する。卵管膨大部において精子は卵子の中に進入し，両者の核が融合した**受精卵**となる。精子の受精能力は48～72時間，卵子は24時間で

⊃ 表3-1　妊娠期間

妊娠時期[1]	妊娠月数	妊娠週数	
初期 14週未満	第2月	0〜 3	0日：最終月経第1日 14日：実際の妊娠成立（受精）
		4〜 7	
	第3月	8〜11	10週未満：胎芽 10週から胎児 （流産：22週未満）
	第4月	12〜15	
中期 14週〜 28週未満	第5月	16〜19	
	第6月	20〜21	・胎児は体重500g相当
		22〜23	（早産：22週〜37週未満） ・胎児は体重1,000g相当
	第7月	24〜27	
末期 28週以降	第8月	28〜31	
	第9月	32〜35	
	第10月	36	
		37〜39	（正期産：37週0日〜41週6日） 分娩予定日（40週0日）
		40〜41	
		42〜	（過期産：42週以降）

1）妊娠時期は日本産科婦人科学会編：産科婦人科用語集・用語解説集，改訂第4版，2018による。

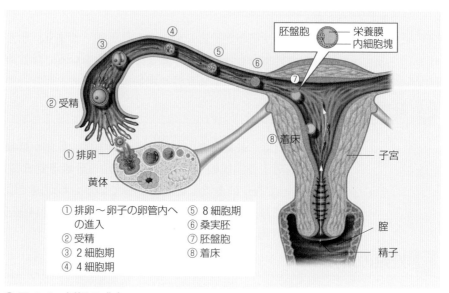

⊃ 図3-1　妊娠の成立

あるため，受精にはタイミングが重要である。

着床●　受精卵は細胞分裂を繰り返し，桑実胚，胚盤胞（胞胚）と発育する。胚盤胞の栄養膜が子宮内膜に着床すると，**ヒト絨毛性ゴナドトロピン（hCG）**を産生しはじめる。ヒト絨毛性ゴナドトロピンは，卵巣で黄体を刺激して妊娠黄

体へと変化させ，妊娠黄体は妊娠継続に必要なホルモンである**エストロゲン**
とプロゲステロンを分泌しつづける。受精卵の着床は受精後 6 〜 7 日目に開
始され，12 日目ごろに完了する。

4 性の決定

細胞の核には染色体があり，遺伝情報を伝える役目がある。ヒトでは，22
対(44 個)の常染色体と 1 対(2 個)の性染色体からなり，性染色体には X と
Y の 2 種類がある。精子は 22 ＋ X または 22 ＋ Y，卵子は 22 ＋ X の染色体を
もっている。ヒトは，精子と卵子の核が融合した受精卵がもつ染色体の組み
合わせにより，①男性：(22 ＋ X) ＋ (22 ＋ Y) ＝ 44 ＋ XY，または，②女性：
(22 ＋ X) ＋ (22 ＋ X) ＝ 44 ＋ XX，どちらかの性が決定する。

5 胎児の発育

受精卵が発育した**胚盤胞**は，将来胎盤となる栄養膜と，胎芽となる内細胞
塊からなる(➲図 3-1)。着床が進むにつれ羊膜腔と羊膜が形成され，羊膜腔
に面した胚葉は，**外胚葉・中胚葉・内胚葉**に分化し，各器官を形成する(➲表
3-2)。各器官のおもなかたちができあがる妊娠 10 週未満を**胎芽期**，各器官
の成長の機能の成熟がみられる妊娠 10 週以上を**胎児期**とよぶ。妊娠各期に
おける特徴は，➲**表 3-12**(➲81 ページ)を参照とする。

6 胎児付属物

胎盤・臍帯・卵膜・羊水を**胎児付属物**という(➲図 3-2)。

胎盤 ● 　子宮内膜に着床した栄養膜が絨毛突起を形成し，この中に中胚葉が入り込
み結合組織や血管が形成される。妊娠の進行とともに，胎児側より生じた絨
毛組織が母体側の基底脱落膜方向に入り込み，発育増殖して**胎盤**を形成する。
胎盤は円形または楕円形で血管に富み，母児間の栄養物質・代謝物質の交換
やガス交換を行い，妊娠の維持や胎児の成長に必要なエストロゲン，プロゲ
ステロン，hCG など種々のホルモンを産生する。胎盤は妊娠 16 週までには

➲表 3-2　胚葉の分化

胚葉	おもな分化	具体的な例
外胚葉	表皮・神経系	・中枢神経系(脳・脊髄) ・末梢神経系(自律神経など) ・表皮・毛・爪・水晶体・歯のエナメル質　など
中胚葉	骨・筋肉・脈管	・骨・骨格筋・真皮 ・心臓・血管・リンパ管・脾臓 ・泌尿生殖器　　　　　　　　　　など
内胚葉	消化管	・食道・胃・腸の上皮，咽頭・気管 ・肝臓・膵臓・甲状腺・副甲状腺・胸腺　など

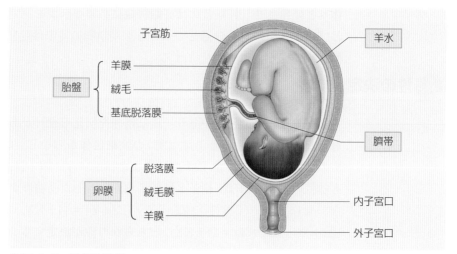

◗ 図 3-2　胎児付属物

完成し，正期産のころには直径約 20 cm，厚さ約 2 cm，重さ約 500 g となる。

臍帯● 　2 本の**臍動脈**と 1 本の**臍静脈**があり，その間は白色半透明物質(ワルトン膠様質)で組織されている。正期産のころには直径 1.5〜2 cm，長さ 50 cm ほどになる。

卵膜● 　胎児・臍帯・羊水は，卵膜に包まれている。卵膜は外側から，母体側に由来する**脱落膜**と胎児側に由来する**絨毛膜**，**羊膜**の 3 層からなる。妊娠初期は絨毛膜腔と子宮腔があり各層は接していない。胎児と胎盤の成長とともに絨毛膜腔と子宮腔は消失し，各層が癒合して卵膜を形成する。

羊水● 　**羊水**は羊膜腔を満たす半透明の液体で，胎児・胎盤・臍帯に対する外部からの圧力を防ぎ，胎児の自由な運動を確保している。性質は弱アルカリ性(pH 8〜9)で無色透明であるが，妊娠末期ごろには，胎児の皮膚からの剝離物質などにより白濁する。羊水量は妊娠 7〜8 月でピーク(約 700 mL)となり，妊娠 40 週で 500 mL 以下となる。羊水は羊膜から産生されるが，妊娠中期以降は胎児の尿も羊水の生産源となる。羊水には胎児の生産物が含まれるため，羊水を調べることで胎児の肺の成熟や病的状態を確認できる。

7 胎児循環

　胎児は肺呼吸を行わないため，血液中のガス交換は胎盤を通して行われる。胎盤から送られる動脈血は，臍静脈を通り胎児へ戻り，**静脈管(アランチウス管)**を通り下大静脈に流入するが，途中で一部が分かれて肝臓内を還流し，下大静脈に戻る。下大静脈の血液は，右心房から**卵円孔**を通り，左心房へ流入し，左心室から脳を還流して上大静脈を通り右心房に流入する。

　一方，下大静脈と上大静脈から右心房に入った血液は，右心室を経て肺動脈に入るが，多くは肺動脈と大動脈弓をつなぐ**動脈管(ボタロー管)**を経て大

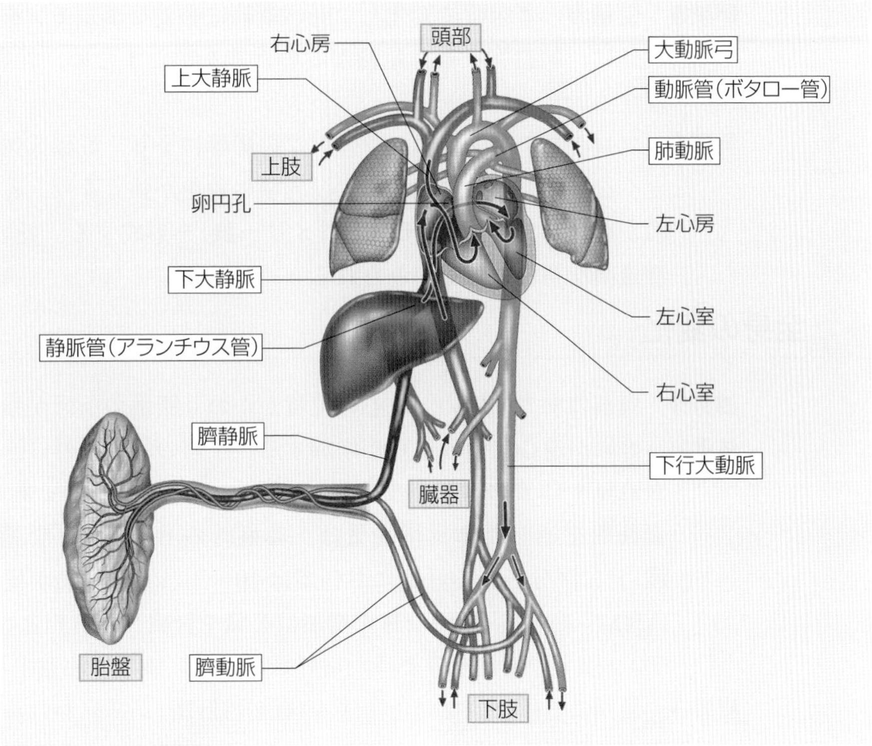

> 図3-3　胎児循環

動脈弓に入り，左心室から来た血液と合流して下半身および内臓へ送られる。
下行大動脈の血液の一部は，内腸骨動脈から分かれた臍動脈を経て胎盤に送
られる。したがって，胎児から出ていく血液が通る臍動脈には静脈血が流れ，
胎児に入る血液が通る臍静脈には動脈血が流れる（→図3-3）。

　出生後，児の肺呼吸が始まると，肺血流が増え動脈管は徐々に閉鎖し，左
心房の圧が上がると卵円孔は閉鎖する。臍静脈や静脈管・臍動脈も退化する。

❷ 妊婦の生理的変化

❶ 生殖器における変化

子宮●　エストロゲンの影響により潤軟（じゅんなん）となり，肥大する。妊娠初期は受精卵の
着床部位がとくに膨大する（**ピスカチェック徴候**）。妊娠初期の子宮は長さ
7 cm，重さ60〜70 g，容量10 mLであるが，妊娠末期には長さ約36 cm，重
さ約1,000 g，容量約5 Lに変化する。

子宮頸部・腟部●　エストロゲンによる血管の怒張やうっ血から，暗紫色（**リビド着色**）となる。
粘液産生が増大し粘稠（ねんちゅう）度が増すことで，細菌の侵入を防ぐ。

外陰部●　大・小陰唇は肥大し，色素沈着が著明となる。皮脂腺や汗腺のはたらきが
活発となり，湿潤（しつじゅん）しやすくなる。

卵巣● 　受精卵の着床時に変化し，妊娠継続に必要なホルモンを分泌してきた妊娠黄体は，胎盤完成後は胎盤がこの機能を果たすため，妊娠12週ごろより退縮する。

乳房● 　プロゲステロンとエストロゲンの影響により，妊娠8週ごろより乳房が大きくなりはじめる。乳頭および乳輪の着色が強くなり，乳輪に分布する腺組織が膨隆し，小結節(モントゴメリー腺)を形成する。妊娠12週ごろから水様透明な初乳の分泌がみられる。

❷ 全身の変化

姿勢● 　腹部の増大に伴い，重心の位置がかわり腰椎の前彎（ぜんわん）が強くなる(❺図3-4)。

体重● 　妊娠が進むにつれ体重が増加する。子宮の増大以外に，乳房の増大，循環血液量や体液の増加，皮下脂肪の増加がおもな原因である(❺表3-3)。全妊娠期間を通した体重増加量は，非妊時のBMI[1]で「普通(18.5以上25.0未満)」に区分される妊婦においては10〜13 kgの増加が望ましいとされている(❺78ページ)。急激な体重増加は心臓や腎臓への負担となるため，1週間に500 g以上の増加をみとめたら妊娠高血圧症候群に注意する。

皮膚● 　顔面にそばかす様の色素沈着(妊娠性肝斑（かんはん）)があらわれることがある。また，皮膚の急激な伸展により腹部や大腿部に赤褐色（かっしょく）のひび割れ(妊娠線)を生じることもある。増大した妊娠子宮が骨盤の静脈を圧迫し，うっ血がおこりや

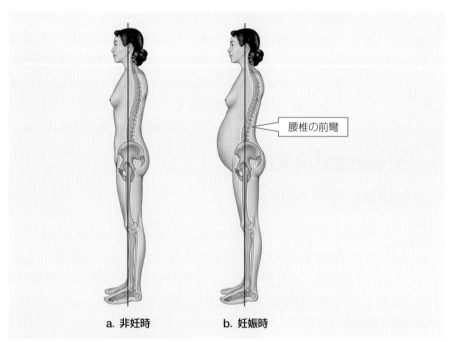

a. 非妊時　　　b. 妊娠時

腰椎の前彎

❺図3-4　妊娠による姿勢の変化

1) BMI＝体重(kg)/身長(m)^2

◯ 表 3-3　妊娠中の体重増加の内訳

増加内容	増加量(kg)
胎児	3.2〜3.5
羊水	0.8〜0.9
胎盤	0.5〜0.6
子宮および乳腺	1.5〜1.6
血液	1.6〜1.7
細胞外液	2.9〜3.1
脂肪	0.9〜1.0

すく，下肢や外陰部の**静脈瘤**や**痔**が発生しやすい。

呼吸器● 妊娠後半期で増大した子宮の影響により横隔膜が押し上げられ，胸式呼吸となる。呼吸数が増加するため，胎児への酸素供給量は増大する。

循環器● 胎児の発育や基礎代謝の亢進により，循環血液量は非妊時より 20〜30% 増加する。とくに血漿量が非妊時より 40〜50% も増加し，妊娠 32 週ごろに最高値となる。循環血液量の増加は心臓への負担を増し，心臓はやや肥大する。心臓の位置は，妊娠末期になると，増大した子宮により左上方に転位する。収縮期血圧はほとんど変化しないが，末梢血管抵抗が低下するため，拡張期血圧は若干の低下を示し，脈圧は高まる。

血液● 血漿量の増加が赤血球量の増加よりはるかに多いため，妊婦は生理的に貧血症の状態となる。また，妊娠による鉄の需要も大きくなるため，血色素量（ヘモグロビン〔Hb〕値）は低下する。

消化器● 妊娠初期には，吐きけや嘔吐，唾液分泌の増加などの**つわり症状**が出現するが，通常，妊娠 12 週〜16 週ごろには消失する。プロゲステロンの影響により腸蠕動が低下しており，便秘になりやすい。

腎・泌尿器● 循環血液量の増加に伴い，腎血漿流量(RPF)は，妊娠初期から中期において増加し，妊娠末期で低下する。糸球体濾過率(GFR)も増加するため，尿細管における再吸収が追いつかず，妊婦はしばしば尿糖が陽性になることがある。膀胱は，増大する子宮により圧迫され，**頻尿**となる。プロゲステロンや子宮増大の影響から尿管が拡張して尿が滞留しやすく，膀胱からの逆流もおこりやすく，尿路感染症となりやすい。

内分泌● 副腎皮質ホルモンの分泌が増加し，コルチゾールやアルドステロンの分泌も増加する。アルドステロンの増加は，ナトリウムや水分の貯留を促す。また，甲状腺刺激ホルモン(TSH)が増加し，妊娠末期で甲状腺の肥大が確認される。下垂体前葉も肥大する。胎盤からは，ヒト絨毛性ゴナドトロピン(hCG)やヒト胎盤性ラクトゲン(hPL)，エストロゲンやプロゲステロンなど種々のホルモンが分泌される。

物質代謝● 　基礎代謝は非妊時と比べ8〜15％亢進する。胎児へのエネルギー供給のためにインスリンの抵抗性が増し，母体はグルコースを取り込みにくくなる。そのため，胎盤性ホルモンが脂質の分解を促進し，エネルギーを遊離脂肪酸やグリセロールで補えるようにする。逆に膵臓は，グルコースの取り込みを促進させようとインスリン分泌を促進させる。そのため，妊娠糖尿病や糖尿病の悪化に注意する。

③ 妊婦の健康診査

　母子の健康状態を管理するためには，定期的な健康診査が必要である。母子保健法では，妊娠23週までは4週間に1回，妊娠24週以降は2週間に1回，妊娠36週以降は1週間に1回の定期健康診査を受けるよう推奨している（⊙表3-4）。

① 妊娠の診断

　妊娠の自覚徴候としては，月経停止，つわりなどの消化器症状，基礎体温における高温相の持続，腹部の増大などがあるが，最近は鋭敏な妊娠検査薬により容易に自己診断ができる。

免疫学的● 妊娠反応　妊娠初期より産生され，尿中に排泄される**ヒト絨毛性ゴナドトロピン**（**hCG**）を検出する方法である。妊娠4週で陽性として検出される。絨毛性疾患（胞状奇胎や絨毛性がんなど）でも陽性となるため，妊娠の確定診断とはならない。

基礎体温● 　排卵後の基礎体温は高温相となる。17日以上高温相が持続すれば妊娠が疑われるが，確定診断とはならない。

超音波診断法● 　妊娠5週で経腟的超音波により胎嚢をみとめる。妊娠6週には胎芽および心拍動がみとめられる。経腹法でも，妊娠6〜7週ごろから胎児像と胎児心拍を確認することができる。

超音波● ドップラー法　妊娠9週から胎児心音の聴取ができるようになる。妊娠12週には100％聴取される。

② 分娩予定日の算出

最終月経からの● 算出　一般的に，最終月経の第1日目に280日を加えた日を**分娩予定日**とする。妊娠暦や妊娠暦計算機（⊙図3-5）を用いると簡便に計算できる。これらは月経周期28日型で，月経周期の14日目に排卵がおこり，受精したと仮定し行う計算法である（⊙表3-5）。

超音波による● 方法　胎児の発育状態から妊娠週数を推定し，予定日を確定する。妊娠8週〜12週ごろまでは，胎児の**頭殿長**（**CRL**）を計測し予測する。妊娠12週以降は，**児頭大横径**（**BPD**）により胎児の大きさを判定し，予定日を推定する（⊙71ページ，図3-11）。

⊙ 表3-4　妊婦健康診査のスケジュール例

妊娠週数（月数）		4～7週（2月）	8～11週（3月）	12～15週（4月）	16～19週（5月）	20～23週（6月）	24～27週（7月）	28～31週（8月）	32～35週（9月）	36～39週（10月）
健診回数		～11週までに3回程度		4週に1回			2週に1回			毎週
診療	問診	○			○			○		○
	視診	○			○			○		○
	内診	○								○
	触診(腹部・浮腫)				○			○		○
	胎児心音聴取		○		○			○		○
計測	体重	○			○			○		○
	血圧	○			○			○		○
	腹囲・子宮底				○			○		○
検査	尿（タンパク質・糖）	○			○			○		○
	超音波検査	経腟的			経腹的			経腹的		経腹的
	胎児心拍モニタリング									NST検査
	血液型	○								
	血液形態学的検査　白血球数・赤血球数・ヘモグロビン・ヘマトクリット・血小板数・血糖値など	○			○（中期に1回）					○（必要時貧血検査）
	感染症　梅毒血清反応・HBs抗源・HCV抗体・風疹抗体・HTL抗体（必要時：HIV抗体・クラミジア抗体・トキソプラズマ抗体・不規則抗体・クアトロテストなど）	○								
	生化学検査（必要時）	妊娠高血圧症候群の場合：腎機能検査　糖尿病・妊娠糖尿病の場合：糖負荷試験								
	凝固系検査（必要時）									
	子宮頸がん検査	○								

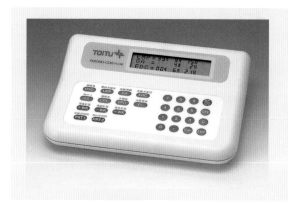

(写真提供：トーイツ株式会社)

● 図 3-5　妊娠暦計算機

● 表 3-5　分娩予定日算出法

計算方法			計算例	
最終月経	月	日	最終月経	分娩予定日
3 月以前	+9	+7	(例)2023 年 2 月 3 日 月：2+9=11 日：3+7=10	2023 年 11 月 10 日
4 月以降	−3	+7	(例)2023 年 8 月 1 日 月：8−3=5 日：1+7=8	2024 年 5 月 8 日

注：月に 9 を加えるか 3 を引き，日に 7 を加えて計算する方法。ただし，1 か月を 30 日とした簡単な計算であり，また月経周期 28 日型を前提とした計算式であるため，誤差は生じる。

❸ 妊婦の診察法

問診●　初診時に，妊娠の診断や妊娠経過を予測するうえで重要な問診を行う。
(1) 氏名・年齢・住所・職業(就労状況)・婚姻状況
(2) 夫の氏名・年齢・住所・職業・健康状態・連絡先
(3) 身長・体重・現在の健康状態・既往歴・家族歴
(4) 既往妊娠・分娩・産褥経過・月経歴
(5) 今回の妊娠経過(最終月経・つわり・出血や腹痛・胎動自覚)
(6) 生活環境・生活習慣・文化や宗教的背景
(7) 妊娠の受けとめや出産に関する希望など

全身の診察●　母体の健康状態の確認のために，血圧測定，体重測定，尿検査(尿タンパク質や尿糖の有無を確認する)，下肢の浮腫状態を観察する。また，顔色，皮膚の状態，乳房状態などを診察する。
　　胎児の発育状態を確認するために，臍を基点とする腹囲と恥骨結合上縁から子宮底部までの長さとする子宮底長を測定する(● 図 3-6, 7)。

産科学的診察法●　①レオポルド触診法　胎児の状態を確認する(● 図 3-8)。

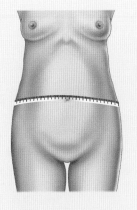

a. 腹囲
臍部で計測する。
目盛りは呼気時に判読する。

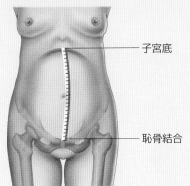

子宮底

恥骨結合

b. 子宮底長
仰臥位の状態で, 恥骨結合上縁から
子宮底部までの長さを計測する。

〈概算法〉

妊娠週数(月)	子宮底長	計算式
15 週(4 か月)	12 cm	妊娠月数×3
19 週(5 か月)	15 cm	
23 週(6 か月)	21 cm	妊娠月数×3＋3
27 週(7 か月)	24 cm	
31 週(8 か月)	27 cm	
35 週(9 か月)	30 cm	
39 週(10 か月)	33 cm	

● **図 3-6　腹囲と子宮底長の測定**

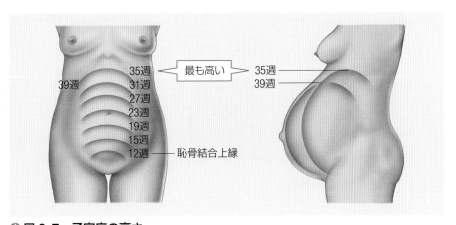

35週　[最も高い]　35週
39週　　　　　　39週
31週
27週
23週
19週
15週
12週 ── 恥骨結合上縁

● **図 3-7　子宮底の高さ**

(1) **胎位**：胎児の軸と子宮縦軸の位置関係をいう(● 図 3-9「胎位」)。両方の
軸が一致しているものを 縦 位とよび, そのうち児頭が子宮の下方にあ
るものを**頭位**(正常な胎位), 上方にあるものを**骨盤位**という。胎児の軸
と子宮縦軸が交差しているときは**横位**または**斜位**とよばれる。

(2) **胎向**：児の背中と母親との関係をいう(● 図 3-9「胎向」)。児背が母体左

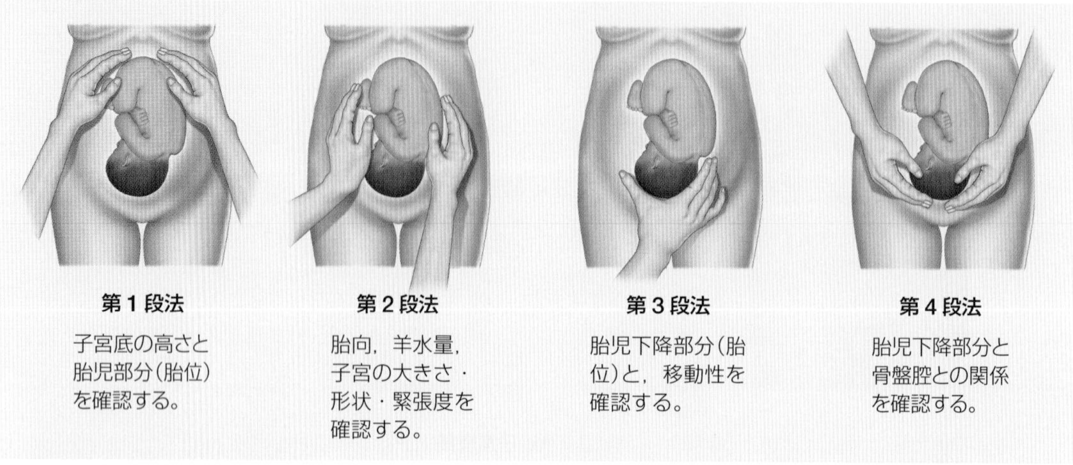
第 1 段法
子宮底の高さと
胎児部分（胎位）
を確認する。
第 2 段法
胎向，羊水量，
子宮の大きさ・
形状・緊張度を
確認する。
第 3 段法
胎児下降部分（胎
位）と，移動性を
確認する。
第 4 段法
胎児下降部分と
骨盤腔との関係
を確認する。

➲ 図 3-8　レオポルド触診法

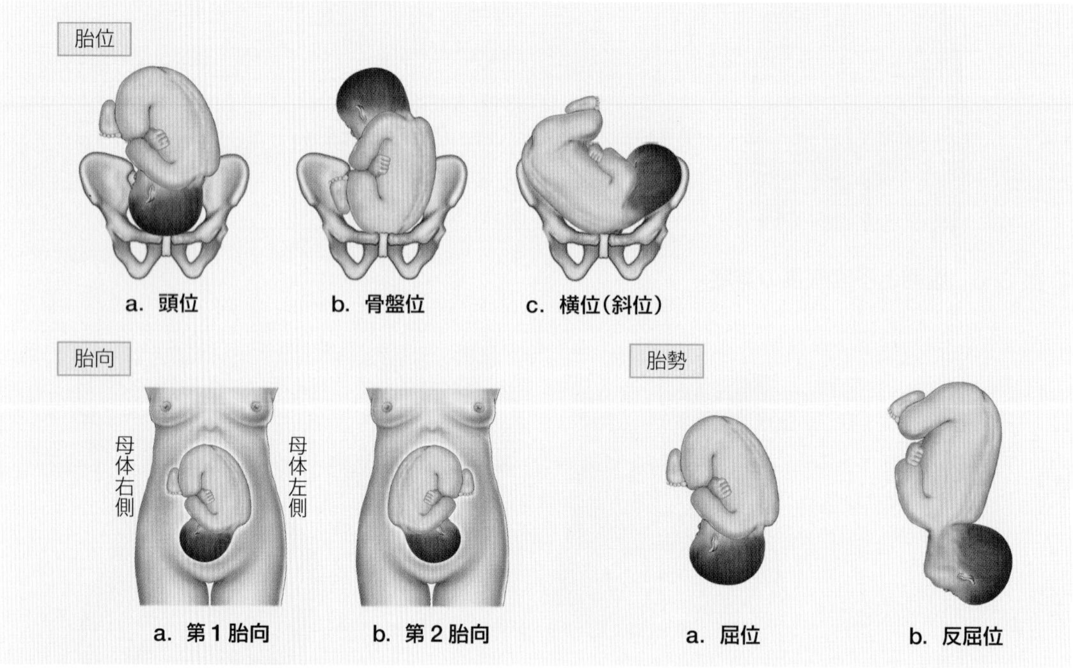
胎位
a．頭位
b．骨盤位
c．横位（斜位）
胎向
母体右側
母体左側
a．第 1 胎向
b．第 2 胎向
胎勢
a．屈位
b．反屈位

➲ 図 3-9　胎位・胎向・胎勢

側にあるものを**第 1 胎向**，児背が母体の右側にあるものを**第 2 胎向**という。

(3) **胎勢**：胎児の姿勢をいう（➲ 図 3-9「**胎勢**」）。下顎を胸につけて背中を丸めているものを**屈位**（くつい）（正常な胎勢），児頭をそらせているものを**反屈位**とよぶ。反屈位は，分娩時に問題となる。

②**胎児心音聴取**　超音波ドップラー法で聴取される胎児の心拍数は，毎分 110～160 回である（➲ 図 3-10）。胎児心音は児背肩甲部で最も聞こえるため，

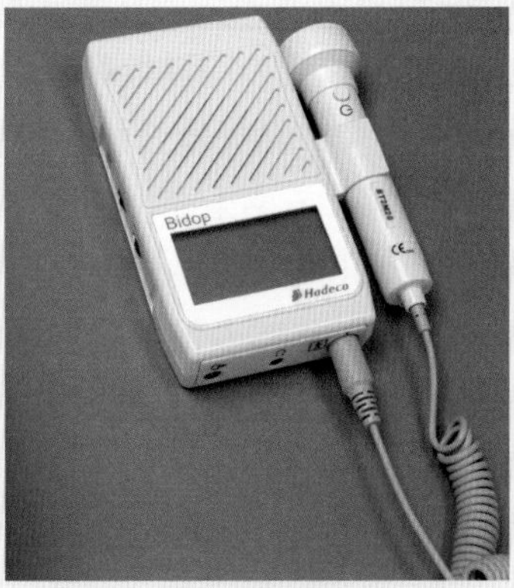

a. 小型軽量型

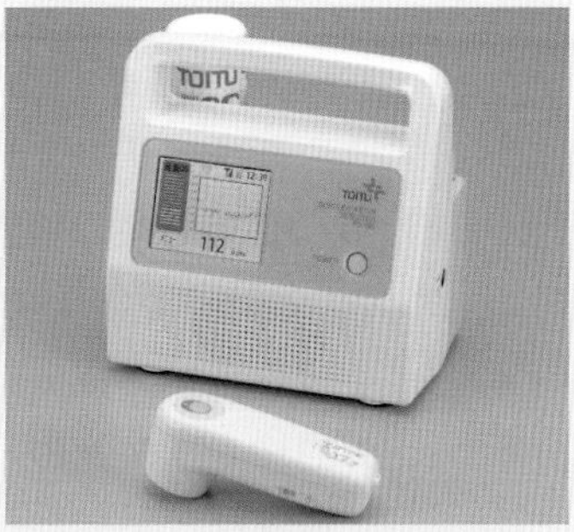

b. 無線型

（写真提供：a．株式会社 Hadeco
b．トーイツ株式会社）

図 3-10　ドップラー胎児心拍検出器

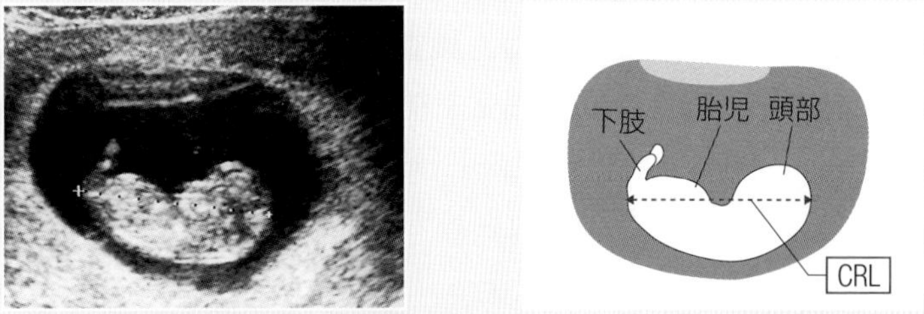

a. 頭殿長(CRL)

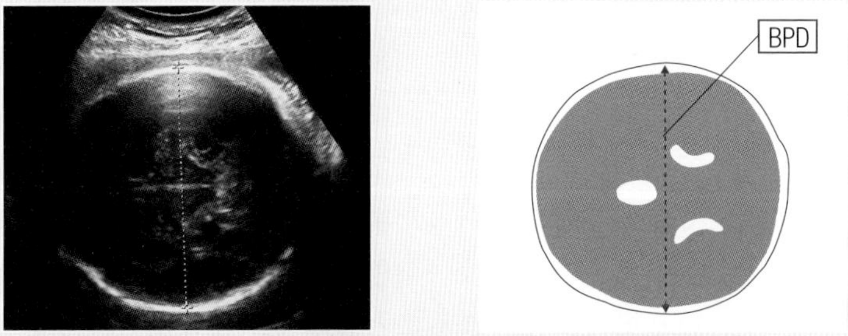

b. 児頭大横径(BPD)

図 3-11　超音波による発育評価(CRL と BPD)

レオポルド触診法で胎児の位置を確認する。

③**超音波による発育評価**　妊娠 8 週～12 週までは**頭殿長**(CRL，図 3-11-a)，妊娠 12 週以降は**児頭大横径**(BPD，図 3-11-b)を発育の指標としているが，妊娠 20 週ごろからは，胎児の大腿骨の長さ(FL)，体幹横断面の前後径(APTD)・横径(TTD)または腹囲周囲長(AC)を組み合わせて推定体重を算出し，発育の指標としている。

④**胎児心拍数陣痛図**　胎児の健康状態を確認する目的で使用する。おもな心拍パターンは，基線が 110～160 bpm であり，1 分間に 1～2 回の周期を

もつ微細な変動(基線細変動)をみとめる。妊娠末期のノンストレステスト(NST)では，15 bpm 以上 15 秒以上の一過性頻脈を 20 分間に 2 回以上みとめれば，リアクティブパターンで，胎児は良好な状態であると判断する。

⑤その他の検査　胎児に影響する感染症に関する検査(梅毒，風疹，トキソプラズマ症，B 型肝炎，C 型肝炎，性器クラミジア，B 群溶血性レンサ球菌感染症，成人 T 細胞白血病)，母体の健康状態に関する検査(血液形態学的検査，血液型，貧血，肝機能検査など)，糖尿病が疑われる場合の糖負荷検査などが行われる。

出生前診断　出生前診断は，胎児の出生前に染色体異常や先天性代謝異常などの診断を行う方法である。

①**胎児/胎児由来の細胞を採取する検査**　経腹的・経子宮的に穿刺することで検体を採取し，染色体分析をする方法で，羊水穿刺(妊娠 15〜18 週)，絨毛採取(妊娠 10〜11 週)，臍帯穿刺による胎児血採取，胎児の皮膚などの穿刺による胎児組織採取(妊娠 10〜11 週)などがある。

②**母体血を用いた検査**　母体血によるスクリーニング検査として，ダウン症などの染色体異常や神経管異常のリスク値を算定するトリプル(またはクワトロ)マーカーテスト(妊娠 14〜18 週)や，母体血の染色体検査からダウン症，13 トリソミー，18 トリソミーのスクリーニングが行われる検査がある。また 2013(平成 25)年より出生前診断の方法として，母体血により遺伝子情報を解析する非侵襲的出生前遺伝学的検査(NIPT)が導入された。従来の出生前診断に比べリスクが低く，精度が高い検査だといわれており，わが国では特定の染色体(13 番，18 番，21 番)異常のみを対象に実施されている。NIPT の受検を検討する妊婦に対しては，認証医療機関において出生前診断に関して適切な情報提供と遺伝カウンセリングを行い，十分な理解が得られたうえで検査の希望があった場合に NIPT が選択肢として提示される(◐表 3-6)。

これらの検査は，染色体異常児の出産既往や遺伝病などの問題をかかえている場合に行われることも多く，検査前のカウンセリングが重要となる。通常の妊婦健診で行われる超音波検査などでも胎児の異常が見つかることがあり，広い意味ではこれも出生前診断とよぶことができる。

母体が高齢である場合は，胎児の染色体異常の危険率が高くなるため，希望により出生前診断を行う。羊水穿刺や絨毛採取，臍帯穿刺は流産の危険性があり，慎重に実施される必要がある。また，母体血による検査はスクリーニング検査であり，確定診断のためには羊水穿刺による検査が必要である。出生前診断は，胎児の異常を不安に思う夫婦が安心して妊娠を継続できることを目的としており，異常が発見された場合には，正確な情報を提供し，精神的支援を行うことが必要である。

健康診査の介助　①**環境調整**　妊婦に羞恥心を与えないようカーテンや掛け物を利用し，プライバシーの保護に努める。

⬤ 表3-6　NIPT の受検が選択肢となる妊婦

NIPTが受検の選択肢となる妊婦は，従来本検査の対象となる疾患（13トリソミー，18トリソミー，21トリソミー）の発生頻度が高くなる以下の状態である[1]。

- 高年齢の妊婦
- 母体血清マーカー検査で，胎児が染色体数的異常を有する可能性が示唆された妊婦
- 染色体数的異常を有する児を妊娠した既往のある妊婦
- 両親のいずれかが均衡型ロバートソン転座を有していて，胎児が13トリソミーまたは21トリソミーとなる可能性が示唆される妊婦
- 胎児超音波検査で，胎児が染色体数的異常を有する可能性が示唆された妊婦

ただし，対象疾患の発生頻度によらず，適切な遺伝カウンセリング[2]を実施しても胎児の染色体数的異常に対する不安が解消されない妊婦については，十分な情報提供や支援を行ったうえで受検に関する本人の意思決定が尊重されるべきである[3]。

1) この状態にある妊婦が必ずしもNIPTを受検する必要性があるわけではない。
2) 連携施設では，不安が解消されない妊婦について，専門性の高い遺伝カウンセリングが必要と判断される場合は，基幹施設と連携する。
3) NIPTは，マススクリーニングとして一律に実施されるものではなく選択肢の一つであることを説明し，誘導的ではなく自律的な意思決定を促さなければならない。また，母体年齢が低下するほど陽性的中率は低下し，偽陽性例が増える等の検査の限界を十分に説明することが必要である。
注) 転座は，染色体の構造異常の1つである（著者補足）。
（日本医学会：NIPT等の出生前検査に関する情報提供及び施設〔医療機関・検査分析機関〕認証の指針＜https://jams.med.or.jp/news/061_2_2.pdf＞＜参照 2022-10-12＞による，一部改変）

②**診察前準備**　妊婦に診察や検査の目的・順序・注意事項などを説明し，身じたくを整えてもらう。

③**腹部診察時**　腹部を診察しやすいように衣服などをゆるめ，仰向位で休んでもらう。レオポルド触診の際には，腹壁が弛緩するよう膝を曲げてもらう。妊娠が進むにつれベッドから起き上がるのが困難になるため，補助する。

④**内診時**　衣服がよごれないよう腰より上に上げ，掛け物をかけてむだな露出を避ける。診察時は，膝を十分に開き，腹壁を弛緩させられるよう呼吸法の誘導を行う。

④　妊婦の看護

妊娠期を無事に過ごし，適切な時期での出産，母親となる準備を行うためには，①妊婦自身で健康管理が行える，②快適な妊婦生活を送れる，③出産に向けた心身の準備が整えられる，④育児準備や母親となることへの心理的準備が整えられるよう，支援することが必要である。

①　妊娠中の母子保健サービス

妊娠の届出 ● 「母子保健法」第15条において，妊婦は市町村長への妊娠の届出を行うことが規定されている。届出を行うと，**母子健康手帳**，妊婦健康診査受診券が交付される。

母子健康手帳 ● 妊娠の経過，出産や出産後の母体の経過，児の新生児期からの成長過程，児の健康診査や保健相談・指導の結果が記録できるようになっている。

妊婦健康診査● の助成
通常 14 回程度の定期健診について，公費負担による補助を受けることができる。

育児等健康支援● 事業
育児等健康支援事業として，母子栄養管理事業，出産前小児保健事業，出産前後ケア事業などがある。

② 妊婦への保健相談・指導

個別相談●
定期健康診査終了後に，面接による個別相談・指導を行う。妊婦 1 人ひとりの状況を確認し，個々の状況に合わせた相談・指導を行うことができる。ほかに，電話相談や家庭訪問指導がある。

集団指導●
母親学級や両親学級などで，講義やグループ討議などを行う。育児期は孤立しやすいため，妊娠中からの仲間づくりや，ピアサポートグループをつくる意味でも，行われる。

■食生活に関する相談・指導

食生活は，母子の健康管理と密接に関連する。妊婦の生活に合わせて負担が少なく実践できる方法を，妊婦とともに考えることが必要である。基本的にバランスのよい食事で必要な栄養を摂取し，おもにタンパク質の摂取量を増加させて，妊娠中に必要なエネルギー付加量を補う。

妊娠・授乳中の● 栄養
妊娠中および産後は，母体の健康維持，胎児の発育，分娩後の母体の回復，乳汁分泌の促進のための栄養・エネルギーが必要になる。妊娠中の摂取基準は，⊙表3-7 のように定められている。妊娠による基礎代謝の亢進，エネルギーの蓄積のために，成人女性の基準値に各妊娠時期で必要な量が加えられている。

亜鉛は，胎児への必要量と母乳への分泌量を考慮し，付加量が算定されている。リンは妊娠中の吸収率が高く，過剰摂取がカルシウムの吸収を妨げるため，リンが添加されている加工品の摂取は控える。カルシウムも日本人では不足しがちであり，推奨量を目ざし摂取することをすすめる。ナトリウムの摂取の目標量は 1 日あたり女性 6.5 g 未満であるが，目標量をこえやすいため，減塩に留意する。マグネシウムやカリウムは，妊娠高血圧症候群の予防において重要であり，適量を摂取することが必要である。

妊娠中はビタミン摂取が必要であるが，過剰摂取は，胎児の臓器形成や母体に影響を及ぼす。付加量が算定されているものにビタミンA，B_1，B_2，B_6，B_{12}，C，葉酸がある。

また，食物繊維は，18 ～ 64 歳の女性の目標量が 18 g/日以上とされている。妊婦は便秘になりやすいため，より多く摂取することをすすめる。

鉄分の摂取は，胎児・胎盤の発育や分娩時の出血に備えるうえで重要であるが，若い日本人女性の 40％ は鉄欠乏状態にあり，鉄の充足率を上げる食事指導が必要とされる。タンパク質の摂取，造血作用のあるビタミン B_6，B_{12}，葉酸，銅などの摂取が重要である。

◯ 表 3-7　妊娠期・授乳期の食事摂取量[1]

	エネルギー (kcal/日)	タンパク質* (g/日)	脂肪エネルギー比率** (%エネルギー)	鉄* (mg/日)	カルシウム* (mg/日)	マグネシウム* (mg/日)	亜鉛* (mg/日)
18〜29歳	2,000	50	20〜30	6.5[2]	650	270	8
30〜49歳	2,050	50	20〜30	6.5[2]	650	290	8
妊婦			20〜30		+0	+40	+2
初期	+50	+0		+2.5			
中期	+250	+5		+9.5			
後期	+450	+25		+9.5			
授乳婦	+350	+20	20〜30	+2.5	+0	+0	+4

	リン*** (mg/日)	カリウム*** (mg/日)	葉酸* (μg/日)	ビタミンA* (μgRAE/日)	ビタミンB₁* (mg/日)	ビタミンB₂* (mg/日)	ビタミンB₆* (mg/日)
18〜29歳	800	2,000	240	650	1.1	1.2	1.1
30〜49歳	800	2,000	240	700	1.1	1.2	1.1
妊婦	800	2,000			+0.2	+0.3	+0.2
初期			−[3]	+0			
中期			+240	+0			
後期			+240	+80			
授乳婦	800	2,200	+100	+450	+0.2	+0.6	+0.3

	ビタミンB₁₂* (μg/日)	ビタミンC* (mg/日)	ビタミンD*** (μg/日)	ビタミンE*** (mg/日)
18〜29歳	2.4	100	8.5	5.0
30〜49歳	2.4	100	8.5	5.5
妊婦	+0.4	+10	8.5	6.5
初期				
中期				
後期				
授乳婦	+0.8	+45	8.5	7.0

1)身体活動レベルⅡ（座位中心の仕事だが，職場内での移動や立位での作業・接客等，あるいは通勤・買物・家事，軽いスポーツなどのいずれかを含む）の場合。
2)月経なしの場合。
3)通常の食品以外の食品に含まれる葉酸（狭義の葉酸）を400μg/日摂取することが望まれる。
注：*は推奨量，**は目標量，***は目安量である。また，＋であらわした数値は付加量である。

（「日本人の食事摂取基準」2020年版をもとに作成）

つわり時の食事●　つわり時は，食べ物などのにおいが吐きけや嘔吐を誘発するため，食事をとるのも困難となる。また，嗜好も変化する。この時期は，栄養摂取がかたよっていても胎児に影響を与えることはないので，食べたいものを食べたいときに，少量ずつとるようにする。においが吐きけ・嘔吐を誘発するため，調理されている惣菜の利用，食事を冷ます，家族に調理を依頼するなどの工夫をする。

嗜好品●　①カフェイン　カフェインは容易に胎盤を通過し，胎児の体内にとどまるため，コーヒーや緑茶などは1日1〜2杯程度にするよう指導する。

⊃ 表3-8　喫煙が妊婦に及ぼす影響

異所性妊娠	1.3〜2.2倍	早期破水	1.6〜2.1倍
前置胎盤	1.3〜3.0倍	早産	1.2〜1.4倍
常位胎盤早期剝離	1.4〜1.9倍	周産期死亡	1.2〜1.3倍
自然流産	1.2〜2.0倍	低出生体重児	1.5〜2.5倍

（米国公衆衛生総監報告，2010による）

　②タバコ　妊娠期の喫煙は，胎児への悪影響が明らかである。早産，低出生体重児，周産期死亡，乳幼児突然死症候群との関連が指摘されている。父親からの受動喫煙も同様である。そのため，家族を含め禁煙への支援を行うことが望ましい（⊃ 表3-8）。

　③アルコール　アルコールは胎盤を通過し，胎児に直接影響する。習慣性のある大量飲酒者から出生した子どもは，胎児性アルコール症候群（FAS）となり，さまざまな障害がみられる。妊娠がわかった時点で，飲酒は控えるよう指導する。

2 日常生活に関する相談・指導

排泄●　①排尿　増大する子宮に膀胱が圧迫されることやプロゲステロンの影響から，頻回に尿意を感じやすく，尿路感染症をおこしやすい状態にある。尿意をがまんせず，外陰部の清潔保持に努めることが必要である。そのため，外出時にはトイレの場所を確認しておくことも必要である。

　②排便　排尿同様，プロゲステロンの影響から腸の蠕動運動が抑制され，妊婦は**便秘**になりやすい。妊娠末期には腹筋の低下が生じやすく，さらに便秘傾向は強まる。加えて，骨盤内の血流がうっ滞し，痔や脱肛を生じさせる。朝の排泄習慣や規則的な生活，適度な運動を行う指導や，食物繊維を多くとれる食品を紹介する。下剤は子宮収縮を誘発するため，自己判断で服用せず，医師と相談するよう説明する。

清潔●　妊娠中は，基礎代謝が亢進しており汗をかきやすい。毎日の入浴やシャワー浴を促す。長湯は疲労につながり，高温や低温での入浴は血圧上昇の原因となる。適温（40〜41℃）で短時間での入浴とするよう説明する。

　①外陰部の清潔　腟分泌物が増加するため，清潔保持に留意し，下着やおりものシートなどをこまめに取りかえることが必要である。

　②口腔の清潔　つわりや妊娠末期における分食により，口腔内が不潔になりやすく，齲歯や歯肉炎になりやすいため，歯みがきの励行を促す。状態が安定している妊娠中期に歯科健診を受け，治療を行っておくように指導する。

睡眠・休息●　妊娠中は疲労しやすい。腹部の増大とともに，腰背部痛や寝苦しさが生じてくる。妊娠末期では，頻尿や胎動が睡眠を妨げる。仰向位での臥床は，血圧の低下をまねき，吐きけや顔面蒼白，呼吸困難の症状（仰臥位低血圧症候群）を呈する。側臥位やシムス位をとり，昼寝などで睡眠を確保するよう説

◯ 表3-9　妊娠中に避けたい動作

転倒しやすい動作：高いところの物を取る。
腹圧のかかる動作：腰を下ろさずに荷物を取る。
腹部に振動のかかる動作：揺れの激しい乗り物に乗る。
血液循環を妨げる動作：長時間同じ姿勢で作業する。

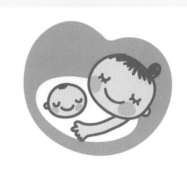

キーホルダーなどのかたちで，自治体や鉄道会社などで配布している。

◯ 図3-12　マタニティマーク

◯ 表3-10　妊娠中の旅行計画で注意すること

- 旅行前には必ず診察を受け，異常がないことを確認する。
- 母子健康手帳は必ず持参する。
- 1人では行かず，必ず同伴者と行く。
- スケジュールに余裕をもたせ，混雑は避ける。
- 長時間乗り物に乗りつづけることは避ける。
- 休憩をこまめにとる。

明する。

日常生活活動●　正常な妊娠経過であれば，基本的に妊娠により日常生活行動が制限されることはない。妊婦は，腹部の増大に伴い身体の重心が変化する。転倒予防や腹圧をかけない動作に留意する（◯ 表3-9）。

　妊娠初期の妊婦は，外見から妊娠していることがわかりにくいため，周囲の理解が得られにくい。**マタニティマーク**は，交通機関を利用する際などに妊婦が身につけ，周囲が妊婦への配慮を示しやすくするものである（◯ 図3-12）。

　①**運動**　散歩や妊産婦体操など，適度な運動を推奨する。マタニティビクスやマタニティヨガ，マタニティスイミングは，指導者のもとで行う。基本的に，妊娠してから新たに始める運動は避ける。

　②**旅行**　妊娠中は疲労しやすく，旅行は負担となりやすい。計画する場合には，◯ 表3-10 に示すことに注意し，妊娠中期の安定期に計画する。

衣服●　①**マタニティウエア**　妊娠経過に伴う体形の変化に対応し，季節や気温変

◯ 表3-11 マタニティウエアで留意すること

- 体形変化に合わせられ，サイズ調整が可能である。
- 着脱が容易で，着ごこちがよい。
- 保温性，通気性，吸収性に富んでいる。
- 寒暖の調整が可能である。
- 洗濯が容易である。
- 経済性にすぐれている。
- 本人が満足できるデザインである。

化に対応できるものを選択する（◯ 表3-11）。

②**下着** 発汗が多くなり，分泌物も増えるため，吸湿性がよく着ごこちのよい木綿素材で，身体を圧迫しない体形変化に対応できる調整可能なものを選ぶ。乳房は，妊娠末期までに 1.5 倍は増大するため，ブラジャーなどは乳房を圧迫せず，大きさを調整できるものが適している。

③**腹帯** さらしの腹帯（岩田帯）は，安産祈願の帯として用いられている。現在は，コルセット型やガードルタイプがあり，保温や腰痛軽減目的で使用する妊婦も多い。最近は妊娠中・産後の骨盤の安定のために，骨盤ベルトを使用する妊婦もいる。

④**靴** 重心の変化から転倒しやすいため，かかとの幅が広く 2〜3 cm の高さで，すべりにくく安定性が高いものがよい。また，下肢に浮腫が生じやすいため，やわらかい素材で幅広のものがよい。

性生活● 性行為は，流早産の兆候がある場合，および流早産の既往や骨盤位などのリスクの高い場合には制限されるが，妊娠経過に問題がなければ控える必要はない。ただし，感染予防と精液中の子宮収縮物質による早産予防のため，コンドームを使用することがすすめられる。妊娠中の性欲は，高まる者もいれば減退する者もおり，個人差が大きい。夫婦でよく話し合い，身体変化に対応しながら安全に夫婦生活を楽しむことが重要である。

薬剤と被曝● 薬剤の服用や放射線の被曝は，胎児への影響を考え，できるだけ避けることが望ましい。薬剤は常用薬であっても，医師と相談しながら用いる。妊娠中の母体の放射線の被曝は，被曝量と被曝時の胎齢によるが児の先天奇形や発達遅滞と関連するため，妊婦の X 線検査および CT 検査などはできるだけ避ける。いずれも，児への影響を勘案して慎重に行うべきであり，医師との相談により決定する。

❸体重に関する指導

肥満妊婦は，糖尿病や妊娠高血圧症候群のリスクが高くなり，低体重の妊婦は，貧血や低栄養から低出生体重児分娩や胎児発育不全のリスクが高くなる。そのため日本産科婦人科学会は，「妊娠中の体重増加指導の目安について」（2021 年）において，妊娠期の推奨体重増加量を提示している。非妊時のBMI（体格指数）が 18.5 未満の場合の増加量の目安を 12〜15 kg，18.5 以上

25.0 未満の目安を 10〜13 kg，25.0 以上 30.0 未満の目安を 7〜10 kg，30.0 以上の場合は上限 5 kg を目安として個別対応としている。

◢4◣勤労妊婦への指導

　勤労妊婦の保護規定には，「労働基準法」における**産前・産後休業，育児時間，妊産婦に関わる危険有害業務の就業制限**，「雇用の分野における男女の均等な機会及び待遇の確保等に関する法律」（男女雇用機会均等法）における妊娠中及び出産後の健康管理に関する措置，母性健康管理指導事項連絡カードの活用，「育児休業，介護休業等育児又は家族介護を行う労働者の福祉に関する法律」（育児・介護休業法）による**育児休業**がある。そのほか，「健康保健法」により**出産育児一時金**が支給される。

　これらは，すべて妊婦の請求によるものなので，活用できるよう情報を提供することが必要である。

③ 出産・育児に対する準備

　出産に対し心身ともによい状態でのぞめるよう，準備を整える必要がある。

出産場所の選択 ●　分娩施設には，病院，診療所，助産所があり，自宅分娩を選択する者もいる。安全で満足のいく出産に向けて，妊婦が意思決定できるよう情報の提供を行い，検討してもらう。

里帰り分娩 ●　多くは妊娠 30 週〜35 週ごろ実家に里帰りし，出産後 1 か月まで滞在し，1 か月健診後に自宅に戻る。利点としては，実父母からの身体的・心理的サポートを得ることができる。欠点としては，①妊娠期からの一貫した健康管理・指導が受けにくい，②妊娠末期および産褥早期における移動になるため，母子に負担がかかる，③異常発生時に夫不在となりやすい，④分娩施設の情報が間接的で不足しやすい，⑤夫との分離による役割調整の遅れ，⑥実家に依存し，自宅へ戻ったあとの生活適応が妨げられるなどがある。

分娩準備教育 ●　分娩経過について理解することで不安を緩和し，主体的に出産にのぞめるよう，両親学級などで教育を行う。緊張の緩和法と**産痛緩和法**として，呼吸法やリラックス法，マッサージや圧迫法などを指導する（●95 ページ）。

　バースプランは，出産や育児期の過ごし方についての希望や要望を盛り込んだ計画書である。プランをたてることで，具体的なイメージを描き，出産への知識を深め，主体的な姿勢を養うことにつながる。

入院準備 ●　①**入院時期**　破水，出血，10 分ごとの規則的陣痛のいずれかがおきたときには，出産施設に連絡し，看護職の指示に従うよう説明する。その際，氏名，診察券番号，分娩予定日，現在の症状を説明できるようにする。家族からも連絡ができるよう，出産施設の電話番号や診察券，荷物などは家族がわかる位置に置いておく。

　②**入院方法**　分娩施設の夜間入口や，施設までの所要時間を確認しておく。家族が不在の場合の交通手段の確保や，経産婦で上の子がいる場合の対応な

ど家族で事前に相談しておく。

③**必要物品**　母子健康手帳・健康保険証などの入院手続きに必要な物や日常生活用品，新生児の退院時の衣類などがある。各施設で必要なものは異なるので，事前に確認しておく。

育児準備●　①**育児用品の準備**　両親学級などで現実的な新生児との生活をイメージし，必要な育児用品などを検討していけるよう指導する。

②**乳房の手当て**　母乳育児に向け，乳房支持のためのブラジャーの着用，乳頭の清潔，乳頭の手入れなどについて指導する。母乳栄養を行うためには，妊娠中から乳房の手当てが必要である。とくに陥没乳頭や扁平乳頭の場合には，児が哺乳できるよう手入れすることが必要である。妊娠 20 週くらいから手入れを始めるが，腹部のはりを感じた場合は中止する。

④ 家族への指導

家族は出産により新しい家族メンバーを迎える。そのため，各家族メンバーも役割が変化する。今後変化する生活や役割について，準備しておくことが必要である。妊娠各期における保健指導は➡ **表 3-12** に示す。

⑤ 妊婦の心理・社会的特性

多くの女性にとって妊娠は，人生における発達危機である。新たな命をはぐくむ喜びをもたらす一方で，不安や困惑を生じさせる。ホルモンバランスの変化は心理面へ影響し，妊娠に伴う不快症状の出現は，日常生活や就労へも影響を及ぼすため，妊婦の気持ちは妊娠経過のなかでさまざまに変化する。

① 妊娠各期における心理的特性

①**妊娠初期：アンビバレントな感情**　妊娠した女性の気持ちは複雑である。妊娠したことへの喜びと同時に，母親になることへの不安が生じる。また，仕事などこれまでの生活が続けられるのか，不安に思う。そのため妊娠に対し，アンビバレント(両価的)な感情が生じやすい。ホルモン変動の影響から，気分の変動が激しく，ふだんは気にしないささいなことで落ち込んだり，喜んだりする。つわりなどの不快症状は，妊娠への否定的感情を強める要因となる。しかし，家族や周囲の人々に妊娠したことを祝福され，気づかってもらうことで，肯定的感情が高まる。

②**妊娠中期：胎児と自分に関心が向く**　妊娠中期になると腹部が増大して妊婦らしくなり，母親となることを意識しはじめる。周囲から妊婦としての自分に関心が向けられることに幸福感を感じ，自己陶酔的となる。胎動を感じることで，母親となることへの実感が高まる。胎児に話しかけたり，胎動から個性を考えたり，母親としての自分や子どもとの生活を空想する。自分と胎児に対して関心が向くため，周囲への依存性が高まり，受容的で自己中

○ 表 3-12　妊娠各期における胎児・母体の変化と保健指導

妊娠週数	胎児の成長発達		母体の変化		保健指導の内容
	身長・体重	発達・発育	子宮の大きさ 子宮底長	母体の生理的変化	
0〜3 週		受精卵が着床する	鶏卵大		
4〜7 週	3 cm	心拍動をみとめる 眼・耳・下肢・上肢の器官形成が開始される	鷲卵大	月経停止・基礎体温上昇 つわり 乳房緊満感	服薬・X 線・予防接種について（催奇形性の予防） 流産予防 つわりへの対応
8〜11 週	9 cm 20 g	四肢の確認 おもな器官／器官系が形成されはじめる 外陰の性差が決定する	手拳大 恥骨上縁	つわり 尿意頻回 便秘 乳房増大	母子健康手帳の交付 定期健診の必要性と内容 日常生活上の注意点
12〜15 週	16 cm 100 g （15 週末）	うぶ毛が顔面にはえはじめる 四肢の動きが活発になる ヒトらしい顔になる	7〜16 cm	つわりが終わる 食欲増進	妊娠中の栄養と食事 体重コントロール・貧血予防 旅行・性生活について 両親学級について
16〜19 週	25 cm 250 g （19 週末）	頭部は身体の 1/3 を占める 聴覚が完成し，音に反応する 嚥下が確認される 性差がわかるようになる 皮下脂肪がつく 全身にうぶ毛がはえる	16〜20 cm	下腹部がややふくらむ 胎動をかすかに感じる	マタニティウエア・靴について 着帯について 外陰部の清潔について 出産場所の決定について 乳房の手入れについて
20〜23 週	30 cm 650 g （23 週末）	皮下脂肪の発達が盛んになる 頭髪がはえはじめる 胎脂・爪がみとめられる	18〜23 cm	腟分泌物が増加する 腹部が目だちはじめる 胎動が著明となる	乳房の手入れと母乳栄養 マイナートラブルへの対応 家族における役割調整
24〜27 週	35 cm 1,000 g （27 週末）	眼の構造が完成し，まぶたを動かす 吸啜／把握反射がみられる 肺の構造が完成する 老人様顔貌	20〜25 cm	動作が緩慢となる 肩呼吸となる 腰背部が疲れやすい 痔や静脈瘤の出現	出産・育児準備 早産予防 痔や静脈瘤への対応
28〜31 週	40 cm 1,500 g （31 週末）	胎児姿勢をとる 脳が急激に発達する 光・音・痛みに刺激反応する	24〜29 cm	妊娠線が出現する 食欲不振，腰痛が出現する 睡眠がとりづらくなる	休養のとり方 食欲不振・腰痛への対応 妊娠高血圧症候群の予防 分娩経過と補助動作
32〜35 週	45 cm 2,000 g （35 週末）	肺サーファクタントが十分な量となる 感覚器がほとんど完成する	28〜32 cm	循環血液量がピークとなる 呼吸苦・頻尿・帯下増量などのマイナートラブルが出現する こむらがえりなどがおこる	マイナートラブルへの対応 入院時の必要物品 食事・休息と睡眠
36〜39 週	50 cm 3,000 g （39 週末）	皮下脂肪が増加する 老人様顔貌が消失する 顔面・腹部産毛が消失する 胎外生活適応が可能となる	31〜35 cm	胎児下降感がある 呼吸がらくになる 食欲が進む 頻尿・帯下は増量する	入院時期の再確認

心的となりやすい。

　③妊娠末期：内向的となり，出産に対する期待と不安が増す　妊娠末期においては，腹部の増大に伴い動作が不自由となり，マイナートラブルが増えてくる。そのため外に出る機会も減り，内向的となりやすい。このころには，出産後の生活を現実的に予想し，準備を始める。出産予定日が近づくと，出産への期待が増す一方で，不安感から出産をのりこえるための具体的方法について質問したりする様子もみられる。

② 母親役割獲得

　胎児への愛着や母親役割は，妊娠を受容し，胎児の存在を確認し，親役割モデルを模倣（もほう）することで，少しずつ獲得されていく。妊娠期はその準備期間である。

　①妊娠の受容　親役割を獲得することは，妊娠を肯定的に受け入れることから始まる。妊婦が妊娠を望んでいたか，夫や家族の受けとめはどうか，経済状況やサポート状況などによる影響を受ける。予期しない妊娠であっても，多くの妊婦は周囲の人々のサポートにより妊娠の受容が進んでいく。

　②役割モデル　はじめての妊娠である場合，母親や姉など身近な女性を役割モデルとして模倣するようになる。自分と母親との関係をふり返り，周囲の人たちの育児を見て，自分なりの子育てのあり方を考えるようになる。経産婦の場合は，それぞれの子どもとの関係性を築いていくことが必要であり，周囲の役割モデルとの交流を通して，新たな母親役割を獲得するための準備を整えていく。

　③胎児への愛着形成　最近は，超音波断層検査により胎児の姿や胎児の動きを確認することで，妊娠初期から胎児の存在を知覚することができる。腹部が増大し，胎動を感じるようになると，さらに胎児の存在を実感する。胎動時に腹部を触ることで胎児との相互作用を深めたり，子どもの特徴をイメージしたりすることで，児への愛着を深めていく。

　④母親としての自己像の形成　胎児との相互作用を通し，生まれてくる子どもとの生活や母親となる自分を想像する。これまでの自己像（女性である私，妻である私など）に加え，「母親である私」を形成しはじめる。自分はどのような母親になりたいのか，実際はどのような母親になるのだろうか，自分は子どもにどのように接するのだろうかなど，さまざまなことを想像し考えることで「母親としての自己像」を形成していく。

③ 父親役割獲得

　妊娠期は，夫にとっても父親となる役割変化に対する準備をする時期である。夫が父親となる役割変化の過程は，3つの時期に分類される。

　①第1期（アナウンス期）　妊娠の可能性があり確認されるまでの間，妊娠

を望んでいれば喜びと興奮を感じ，予期していなければ苦痛とショックを感じる。

②**第 2 期（モラトリアム期）**　妊娠を受けとめ，意識的に考えるようになる。この期間の心情の変化の仕方は人によって異なり，それが原因で夫婦間の情緒的な違いが生じやすい。

③**第 3 期（フォーカシング期）**　妊娠中期ごろから妊娠・出産に関心を示すようになり，自分を父親として意識しはじめる。これらの変化は，個人差が大きいといわれている。

妊娠を受容した父親は，子どもとの生活を空想する。実感がなく漠然<ruby>漠然<rt>ばくぜん</rt></ruby>としたなかで，将来に向けた家庭経済の見直しや仕事の調整，赤ちゃんのいる生活環境の調整などの準備を始める。妊婦健診への同行時に超音波画像を見ることは，父親となる実感を深める機会となる。また，両親学級などで先輩夫婦から体験を聞くことは，父親となる役割変化に対する準備を行ううえで重要な機会となる。

父親は，妊娠による身体変化を経験しないため，父親役割獲得は母親役割獲得よりも遅くなる。父親となる夫も不安やとまどいを感じているため，その思いを表現できるよう援助することが必要である。夫婦が新たな家族メンバーを迎え，ともに妊娠を喜び，出産・育児に向けて一緒に準備を進めることで，夫婦の<ruby>絆<rt>きずな</rt></ruby>を深めていくことが必要である。

④ きょうだい

上の子にとって，母親の妊娠は，胎児に母親を奪われるできごとにもなる。そのため，自分に関心が向けられるよう，ふだんより甘えてみたりする。さびしい気持ちを理解してかかわるとともに，兄や姉となる成長につながるよう，胎動時にお腹を触ってもらったり，育児準備を一緒に行いながら，胎児へ関心が向くよう準備を進めることが必要である。

⑤ 祖父母

はじめての出産・育児ではとまどいや不安も多いため，祖父母のサポートは安心につながる。子ども夫婦は育児を行うことで親として成長するため，祖父母は自分たちの価値概念を押しつけるのではなく，子ども夫婦の価値概念を理解し，サポートすることが必要である。祖父母は，子ども夫婦をどのように支えていくか，生まれてくる孫とどのようにかかわるか，準備する必要がある。

⑥ 地域

妊娠するまで仕事をしていたり，結婚後に転入してきたなどの理由から地域に知り合いのいない妊婦も多く，孤立している場合もある。市町村主催の

両親学級への参加をすすめるなど，妊娠中から地域の妊婦や母親たちのコミュニティに参加できるよう支援することが必要である。

7 職場

　法律で保護されていても，妊娠中や産後の就労環境の調整がしづらいこともある。仕事を続けたい妊婦は，妊娠や育児により仕事をすることが困難となり，焦燥感や無力感が生じる場合もある。そのため職場は，妊婦の状況を理解し（または妊婦と相談し），妊娠中や産後における協力体制を調整することが必要である。妊婦自身も社会資源の活用や育児期における家庭内の役割分担などについて，妊娠中からすすめておくことが重要である。

B 産婦の理解と看護

1 分娩の生理

1 産婦の定義

　産婦とは，分娩期にある女性をいう。分娩期とは，分娩第1期から第3期終了までの期間である。**初産婦**とは，妊娠22週以降の分娩をはじめて経験する産婦であり，**経産婦**とは，すでに妊娠22週以降の分娩を経験している女性をいう。また，35歳以上の初産婦は**高年初産婦**，19歳以下の初産婦は**若年初産婦**といわれ，過去に分娩経験のない女性は**未産婦**という。

2 分娩の定義

　胎児およびその付属物（胎盤・臍帯・卵膜・羊水）が娩出力により産道を通って母体から排出される一連の生理現象を，**分娩**という。分娩の種類は時期や娩出の方法，胎児数などにより分類される（◎表3-13）。

3 分娩の3要素

　産道・胎児およびその付属物・娩出力を**分娩の3要素**といい，これらの要素が互いに作用し，分娩経過に影響する。

産道● 　骨盤からなる骨産道と，軟部組織からなる軟産道に分類される。産道は，胎児およびその付属物が通過する経路である。

　①**骨産道**（◎図3-13）　骨盤は，大骨盤と小骨盤に分けられる。分娩に関係するのは小骨盤であり，その内腔（骨盤腔）が骨産道である。骨産道は，寛骨・仙骨・尾骨より構成されている。寛骨は腸骨・恥骨・坐骨が成長の過程で骨融合して1つの骨として構成されているものである。骨盤腔は，入口

部・闊部・峡部・出口部の4つの部分に分けられる。この骨盤腔の4つの部
分の前後径の中点を結んだ曲線を**骨盤誘導線**という。

(1) 骨盤入口部：前方は恥骨結合上縁，後方は岬角を含む平面（入口面）を上
限とし，骨盤分界線の最下縁を通る入口面と平行な面を下限とした部分
を骨盤入口部とよぶ。ほぼ楕円形で前後径が短く，2種類の前後径があ
る。恥骨結合後面と岬角との最短距離である**産科的真結合線**と，恥骨結
合上縁中央から岬角の中央までの最短距離である**解剖学的真結合線**であ
る。産科的真結合線の長さは児頭通過の可否を予測する指標でもあり，
重要である。産科的真結合線の長さにより骨盤腔の大きさ（正常骨盤か

⊃ 表 3-13　分娩の種類

1. 時期による分類

1. 流産：妊娠 22 週未満の妊娠中絶
    自然流産：自然におこるもの
    人工流産：人為的に行われるもの
2. 早産：妊娠 22 週から 37 週未満までの期間における分娩
3. 正期産：妊娠 37 週より 42 週未満の 5 週間の期間における分娩
4. 過期産：妊娠満 42 週以後の分娩

2. 娩出の方法による分類

1. 自然分娩：自然の娩出力による分娩
2. 人工分娩：人工的介助による分娩

3. 胎児数による分類

1. 単胎分娩：分娩した胎児が 1 人の場合
2. 多胎分娩：分娩した胎児が 2 人以上の場合

4. 新生児の生死による分類

1. 生産：胎児を生きて分娩したもの
2. 死産：胎児を死んで分娩したもの

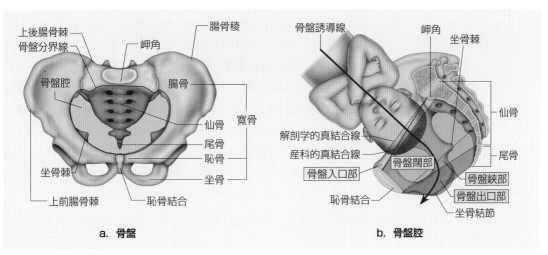

a. 骨盤　　　　　　　　　　　　　　　b. 骨盤腔

⊃ 図 3-13　骨産道

狭骨盤か)を判断している。

(2) 骨盤闊部：骨盤分界線の最下縁を通り入口面と平行な面(入口部下限)を上限とし，恥骨結合下縁から左右の坐骨棘を通り仙骨前面にいたる平面を下限とした腔間を骨盤闊部とする。

(3) 骨盤峡部：上限は闊部の下面であり，恥骨結合下縁と仙骨先端を結ぶ平面を下限とした腔間を骨盤峡部とする。

(4) 骨盤出口部：恥骨結合下縁と仙骨先端を結ぶ平面(峡部下限)を上限とし，前方は恥骨結合下縁と坐骨結節間径を結ぶ平面，後方は坐骨結節間径と尾骨先端を結ぶ平面の2平面を下限とした腔間を骨盤出口部とする。通常，分娩の際に児頭が通過する場合に，骨盤出口部の前後径は尾骨の後方に移動し延長する。

②**軟産道**　軟産道は，子宮下部・子宮頸部・腟部・外陰および会陰をいい，胎児および胎児付属物が通過する産道のなかで軟部組織からなる部分である。分娩時には，洞状となった子宮体部の平滑筋(子宮洞筋)は収縮するが，子宮頸管は受動的に拡張(開大と伸展)して，胎児が通過できるようになる。

(1) 子宮下部：子宮体部は，筋層の厚い子宮上部(洞筋部)と子宮下部に分けられる。軟産道にあたるのが，子宮下部である。子宮下部は，非妊時は子宮峡とよばれている部分で，子宮上部と子宮頸管との間に存在する。

(2) 子宮頸管：子宮下部の下端から外子宮口までを子宮頸管という。

(3) 腟：軟産道では最も拡張性があり，後壁が伸展性に富む。

胎児およびその付属物●　母親の体内で成長途上にある胚を**胎児**とよび，子宮の中で胎盤および臍帯でつながり酸素と栄養の供給を受け，老廃物と二酸化炭素の排出を母親にまかせ成長している。付属物である胎盤，臍帯，卵膜，羊水については，本章A-1-6「胎児付属物」を参照(● 61ページ)。

娩出力●　娩出力とは，胎児を母体外に娩出させる力のことであり，陣痛と腹圧をいう。

①**陣痛**　分娩時の規則的(10分間欠)な子宮筋の収縮のことである。陣痛には発作と間欠があり，発作持続時間と間欠持続時間を合わせたものを陣痛周期という(● 図3-14)。**分娩監視装置**を用いて，腹部に装置を装着し，胎児の心拍数と子宮の収縮(陣痛)を継続的に計測することができる(● 図3-15, 表3-14)。微弱陣痛，過強陣痛など，陣痛の異常については第4章B-4「娩出力・陣痛の異常」を参照(● 160ページ)。

②**腹圧**　腹壁・骨盤底・横隔膜の収縮と緊張により腹腔内圧が上昇し，胎児を娩出する方向にはたらく力を，腹圧という。分娩進行に伴い，胎児先進部が軟産道を強く圧迫するようになると，陣痛により腹圧が生じるようになり，努責(いきみ)がおこる。腹圧と陣痛の両方を合わせて共圧陣痛という。

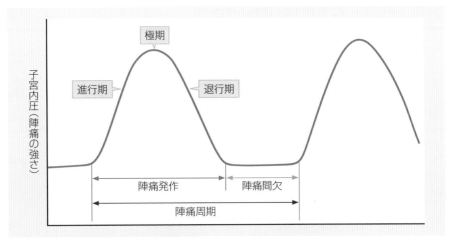

◯図 3-14　陣痛の性状（陣痛曲線）

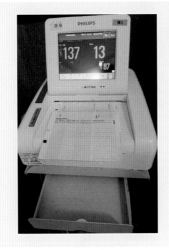

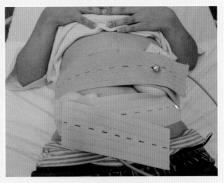

妊婦はセミファウラー位とし，腹部に装置を装着し，継続的に計測を行う。

◯図 3-15　分娩監視装置

4 分娩の経過

分娩の前徴●　分娩は，突然開始するものではなく，分娩が近づくと前徴があらわれることが多い。産婦が自覚する症状と他覚症状がある（◯図 3-16）。

　①**子宮底下降感**　胎児先進部が骨盤腔内に進入するために，子宮底の位置が下降する。胸骨剣状突起下の圧迫が解消されることにより呼吸がらくになり，胃の圧迫感がとれるようになる。

　②**前駆陣痛**　分娩開始の数日前になると，不規則で間隔の長い弱い子宮収縮を感じるようになる。腰痛や下腹部痛も合わせて感じることが多い。

　③**血性分泌物（産徴）**　前駆陣痛や胎児先進部の下降により子宮頸管が開大し，卵膜が子宮壁から剝離して脱落膜血管が破綻するためにおこる出血で

⊃ 表 3-14　陣痛の強さ

a. 平均（正常な陣痛）

子宮口	4〜6 cm	7〜8 cm	9 cm〜第 2 期（全開大）
子宮内圧	40 mmHg	45 mmHg	50 mmHg
陣痛周期	3 分	2 分 30 秒	2 分
陣痛持続時間	70 秒		60 秒

b. 過強陣痛

子宮口	4〜6 cm	7〜8 cm	9 cm〜第 2 期（全開大）
子宮内圧	70 mmHg 以上	80 mmHg 以上	55 mmHg 以上
陣痛周期	1 分 30 秒以内	1 分以内	
陣痛持続時間	2 分以上		1 分 30 秒以上

c. 微弱陣痛

子宮口	4〜6 cm	7〜8 cm	9〜10 cm	第 2 期（全開大〜）
子宮内圧	10 mmHg 未満		40 mmHg 未満	
陣痛周期	6 分 30 秒以上	6 分以上	4 分以上	初産：4 分以上
				経産：3 分 30 秒以上
陣痛持続時間	40 秒以内		30 秒以内	

（日本産科婦人科学会編：産科婦人科用語集・用語解説集，改訂第 4 版．2018，日本産科婦人科学会：産科婦人科用語問題委員会報告．日本産科婦人科学会誌 28(2)：213-215，1976 をもとに作成）

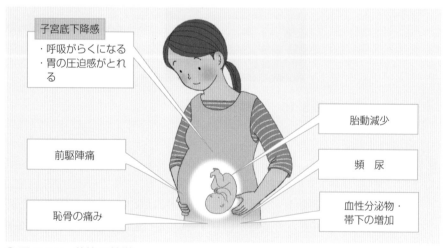

⊃ 図 3-16　分娩の前徴

ある。この出血と頸管内の粘液栓がともに排泄されるため，粘稠性（ねんちゅう）のある血性分泌物であるのが特徴である。

④**頻尿**　胎児先進部が下降することで，膀胱（ぼうこう）を圧迫するため頻繁に尿意を感じやすい。

○表3-15　ビショップスコア

因子 ＼ 点数	0	1	2	3
子宮頸管の開大度(cm)	0	1～2	3～4	5～6
子宮頸部の展退(%)	0～30	40～50	60～70	80～
児頭の位置(ステーション)	−3	−2	−1～0	+1
子宮頸部の硬度	硬(鼻翼)	中(口唇)	軟(マシュマロ)	―
子宮口の位置	後方	中央	前方	

5因子の合計点数が9点以上で子宮頸管成熟，4点以下で未成熟と評価する。

　⑤**胎動減少**　骨盤入口部まで胎児先進部が下降し陥入することで，胎動が減少する。

　⑥**子宮頸管熟化**　分娩が近づくと子宮頸管が軟化・展退(短縮)・開大し，これを熟化という。その度合いはビショップスコア(○表3-15)により評価される。

　⑦**恥骨の痛み**　児頭の下降に伴う圧迫とリラキシンというホルモン分泌により恥骨結合にゆるみが生じるためにおきる。

分娩開始●　日本産科婦人科学会では，分娩開始時期を「周期的かつ次第に増強して分娩(胎児娩出)まで持続する陣痛が開始した場合に，周期が10分以内(頻度が1時間に6回以上)になった時点を分娩開始時期とする」と定義している。

分娩時期の区分●　分娩時期は，以下のように区分される。

　①**分娩第1期(開口期)**　分娩開始から子宮口全開大までの期間。

　②**分娩第2期(娩出期)**　子宮口全開大から胎児娩出までの期間。

　③**分娩第3期(後産期)**　胎児娩出直後より胎盤娩出までの期間。

１分娩第1期の経過

　分娩開始時は，産婦に陣痛の痛みへの余裕がみられるが，徐々に強くなる陣痛に耐えられなくなっていく。分娩第1期の所要時間は，初産婦で平均約10～12時間，経産婦で平均4～6時間を要し，分娩期のなかで最も時間を要する時期となる。

　フリードマン曲線(○図3-17)によれば，分娩第1期は潜伏期・活動期(加速期＋極期＋減速期)に分けられる特徴を示す。多くの場合，分娩第1期極期に胎児の下降が急速に進み，児頭による軟産道の圧迫から陣痛発作時に肛門圧迫感や努責感が出現する。産婦の顔面は紅潮し，発汗などがみられる。

　子宮口全開大(子宮口10 cm)の前後に，卵膜が破れ羊水が漏出する**破水**が生じる。児頭が骨盤入口面に固定することで，胎胞内圧が上昇し，強い陣痛の反復により卵膜が破綻して自然におこった破水を**自然破水**，人工的に卵膜を破った場合を**人工破水**という。また，外子宮口が全開大のときに生じた破水を適時破水といい，分娩開始前に破水が生じることを**前期破水**という。

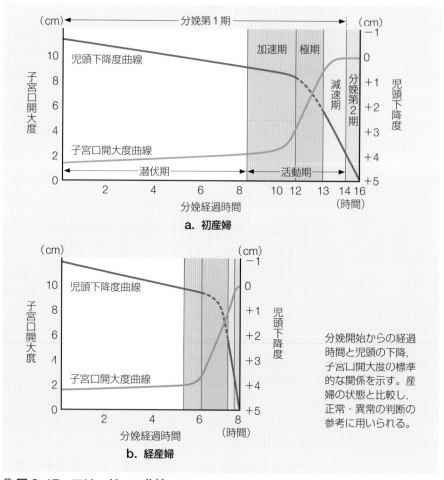

a. 初産婦

b. 経産婦

分娩開始からの経過時間と児頭の下降, 子宮口開大度の標準的な関係を示す。産婦の状態と比較し, 正常・異常の判断の参考に用いられる。

⊙図 3-17　フリードマン曲線

2 分娩第 2 期の経過

　この時期になると, 陣痛の間欠はより短くなり, 発作が長くなる。分娩第2期の所要時間は, 初産婦で1〜2時間, 経産婦で1〜1.5時間である。産婦は陣痛発作時に自然に努責が入り, 肛門圧迫感や便意が出現する。児頭が骨盤出口部に達するころになると, 肛門が哆開し会陰が膨隆してくる。

　陣痛発作時に陰裂が開き児頭の一部が見えて, 陣痛間欠時になると再び陰裂内に後退して見えなくなる。これを**排臨**という(⊙図 3-18-a)。その後, 胎児がさらに少しずつ努責に合わせて下降し, 会陰は伸展して光沢を帯び, 陣痛間欠時にも児頭が陰裂に露出したままの状態になる。これを**発露**という(⊙図 3-18-b)。やがて児頭が娩出する。児頭が娩出したのち, 児は母体の肛門側に顔を向け, 羊水を口腔や鼻腔から排出しながら母体の大腿側に顔を向ける。肩甲, 体幹の順で娩出され, 児は第一呼吸を行い啼泣する。児娩出1分以内に, 臍帯動脈血を採取する(⊙図 3-19)。臍帯動脈血液ガス分析は, 分娩時に児に低酸素血症がおこっているかの客観的指標である。

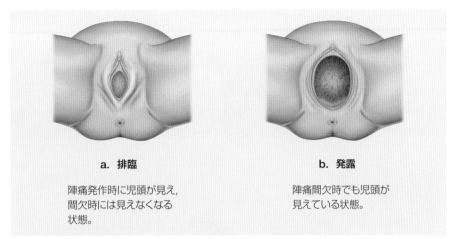

a. 排臨

陣痛発作時に児頭が見え，
間欠時には見えなくなる
状態。

b. 発露

陣痛間欠時でも児頭が
見えている状態。

⊃ **図 3-18　排臨と発露**

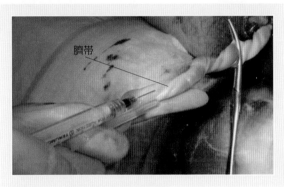

臍帯

児が娩出されてから 1 分以内に，
臍帯動脈血を採取する。

⊃ **図 3-19　臍帯動脈血の採取**

3 分娩第 3 期の経過

　胎児娩出後にも子宮収縮が生じることで，胎盤が子宮壁から剝離する。剝離した胎盤は，卵膜や臍帯と一緒に母体外に排出される。分娩第 3 期は，初産婦で 15 ～ 30 分，経産婦で 10 ～ 20 分を要する。

4 分娩後 2 時間の経過

　分娩後 2 時間（胎盤娩出から 2 時間）の時期を分娩第 4 期とよぶことがある。分娩は胎盤の娩出をもって終了するが，分娩直後は産道の裂傷や子宮収縮不良による弛緩出血といった異常が生じる時期でもあり，十分な観察が必要な時期である。

5 分娩機転

　分娩経過中，胎児は回旋をしながら産道を通過する。産道内で行う回旋には 3 つのパターン（第 1 回旋，第 2 回旋，第 3 回旋）があり，児頭が娩出してからの回旋を第 4 回旋という。このような機序を**分娩機転**という（⊃図 3-20）。
　児頭は，産道の抵抗により，骨縫合や泉門の部位で頭蓋骨を重ね（骨重積），

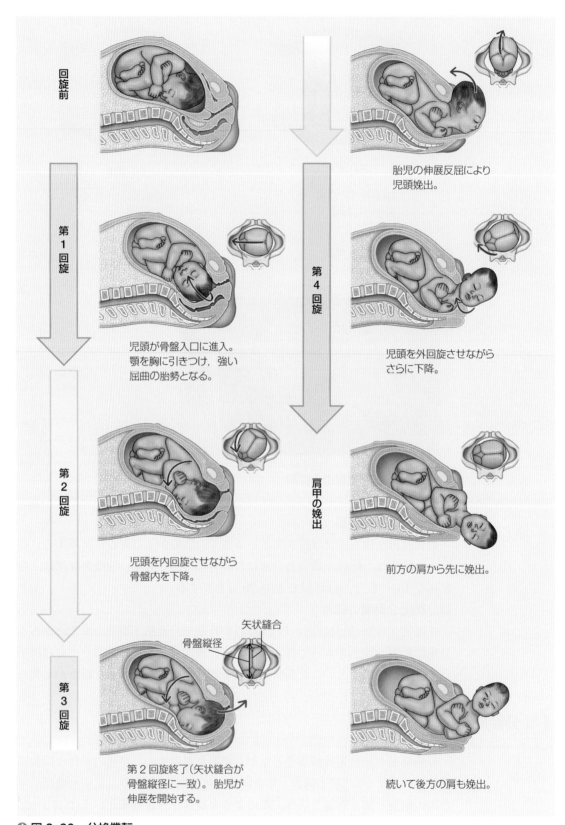

回旋前

第1回旋
児頭が骨盤入口に進入。
顎を胸に引きつけ，強い
屈曲の胎勢となる。

第2回旋
児頭を内回旋させながら
骨盤内を下降。

矢状縫合
骨盤縦径
第3回旋
第2回旋終了（矢状縫合が
骨盤縦径に一致）。胎児が
伸展を開始する。

胎児の伸展反屈により
児頭娩出。

第4回旋
児頭を外回旋させながら
さらに下降。

肩甲の娩出
前方の肩から先に娩出。

続いて後方の肩も娩出。

⬥ 図3-20　分娩機転

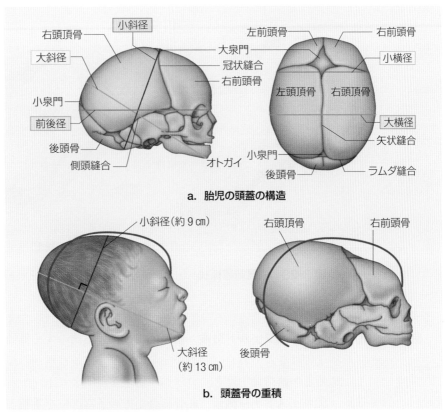

a. 胎児の頭蓋の構造

b. 頭蓋骨の重積

● 図 3-21　児頭の応形機能

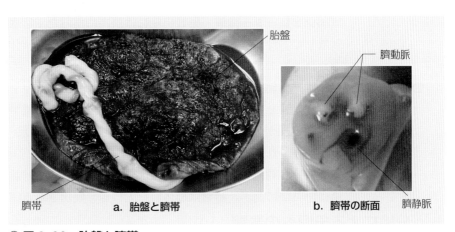

a. 胎盤と臍帯

b. 臍帯の断面

● 図 3-22　胎盤と臍帯

骨盤内通過を容易にするために変形する（応形機能）（● 図 3-21）。

6 胎盤剝離

　児の娩出後，胎盤が娩出される（● 図 3-22）。胎盤の剝離徴候を 2 つ以上確認してから，胎盤娩出が行われる。

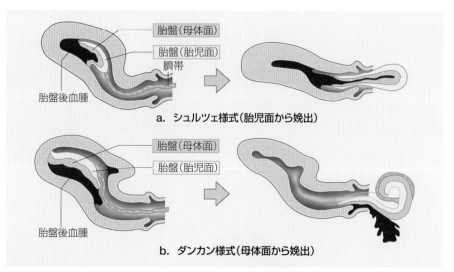

胎盤（母体面）
胎盤（胎児面）
臍帯
胎盤後血腫
a. シュルツェ様式（胎児面から娩出）

胎盤（母体面）
胎盤（胎児面）
胎盤後血腫
b. ダンカン様式（母体面から娩出）

○図 3-23　胎盤剝離様式

胎盤剝離徴候● 　①**アールフェルド徴候**　胎児娩出後に，陰門のすぐ外側で臍帯をコッヘル鉗子ではさんでおく。胎盤が完全に剝離して子宮壁から離れ，排出されはじめると，臍帯は下降し，コッヘル鉗子が陰門より 15 cm 程度下降する。

　②**キュストナー徴候**　恥骨結合上方の子宮部位を手拳で強く圧下すると，胎盤が剝離している場合は臍帯は陰門より押し出されるが，剝離していないと陰門より内側に引き込まれる。

　③**シュレーダー徴候**　児娩出後には臍高にあった子宮底は，胎盤が完全に剝離して下降すると臍部より上昇し，球状であった子宮体部がかたく細長くなり臍上約 1 手掌に達し，右方に傾く。

胎盤剝離様式● 　①**胎児面剝離（シュルツェ様式，** ○図 3-23-a）　胎盤中央部で剝離が生じ，胎盤後血腫を形成し，これが拡大して胎盤辺縁まで剝離する。胎盤娩出時は，胎盤胎児面が先に娩出される。全分娩の 75％は，このシュルツェ様式で胎盤が娩出される。

　②**母体面剝離（ダンカン様式，** ○図 3-23-b）　胎盤の剝離が辺縁で生じ，次第に中央部に及ぶ。胎盤は母体面を先にして娩出される。

⑦ 分娩による母児への影響

母体への影響● 　①**体温**　分娩による筋肉労作により，体温は 0.1 ～ 0.2℃上昇する。軽度にしか上昇しないのは，分娩経過中は発汗や呼吸により体温が調節されるためである。分娩直後の分娩第 3 期には，発汗や筋肉労作に伴う熱喪失により，寒さを感じたりふるえを生じる産婦が多い。

　②**呼吸**　分娩経過中，呼吸数は増加し 25 回/分程度になる。分娩に対して不安感をいだいている産婦は，過呼吸になりやすい。

　　③**循環**　脈拍は，陣痛発作時には増加して頻脈となり，陣痛間欠時には平常になる。血圧は，分娩の進行に伴い上昇するが，とくに分娩第 2 期になると努責により，陣痛発作時には平均 30 mmHg 程度の上昇をみとめる。

　　④**消化器系**　分娩進行中は，吐きけ・嘔吐をきたすことが多い。これは，胃腸の運動低下や摂取した食べ物が，胃内に長時間とどまることが原因と考えられる。

　　⑤**泌尿器系**　分娩中は腎機能が亢進するため尿量は増加する。しかし，分娩進行に伴い，発汗により水分が喪失することで尿量は減少し，濃縮尿となる。また，児頭の下降により膀胱・尿道が圧迫され，排尿障害をきたしやすくなる。

胎児への影響●　分娩は胎児にも大きく影響し，分娩進行中の胎児の健康状態は胎児心拍数の測定によって判断する。胎児心拍数（110〜160 回/分），徐脈・頻脈の有無，リズムを観察し，胎児の健康状態をアセスメントする。

　　胎児が健康で安心できる状態は，①胎児心拍数基線が正常である（110〜160 bpm），②基線細変動がある（6〜25 bpm の振幅），③一過性頻脈がある状態で，これらの所見がみとめられるということは胎児が健康な状態であることを示している（◯133 ページ）。

　　逆に注意を要する状態としては，変動一過性徐脈，遷延一過性徐脈，早発一過性徐脈，遅発一過性徐脈などがあげられる（◯157 ページ）。

2　産婦の看護

1　産痛と緩和法

産痛●　分娩時の子宮収縮，軟産道の開大，骨盤壁や骨盤底の圧迫，会陰の伸展などによって生じる疼痛のことを**産痛**という（◯図 3-24）。

　　①**分娩第 1 期の産痛**　子宮上部の平滑筋が収縮して子宮頸管の開大・子宮下部の拡張が生じることで，皮膚や腰部，仙骨が刺激され痛みが生じる。

　　②**分娩第 2 期の産痛**　子宮頸管が最大に開大したことにより，子宮収縮や子宮頸管の伸展による痛みの程度はやや軽くなる。しかし，児頭の下降に伴う会陰や産道の伸展による痛みが生じてくる。とくに会陰に生じる灼熱感が特徴的である。

分娩補助動作●　陣痛により感じる疼痛部位をマッサージしたり圧迫したりすることで，緩和効果が高まる。呼吸法と併用することで，疼痛緩和効果から，より呼吸に集中しやすくなる。

　　①**マッサージ**（◯図 3-25）　産痛部位や筋肉の緊張している箇所をマッサージすることで血液の循環がよくなり，筋肉の緊張がやわらぐ。また，産婦にタッチングするという行為により，分娩に対する不安や恐怖心を軽減する効果が期待できる。

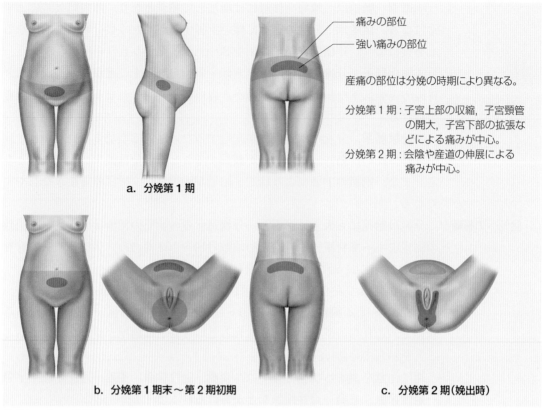

痛みの部位

強い痛みの部位

産痛の部位は分娩の時期により異なる。

分娩第 1 期：子宮上部の収縮，子宮頸管
　　　　　　の開大，子宮下部の拡張な
　　　　　　どによる痛みが中心。
分娩第 2 期：会陰や産道の伸展による
　　　　　　痛みが中心。

a. 分娩第 1 期

b. 分娩第 1 期末～第 2 期初期　　　　　c. 分娩第 2 期（娩出時）

⊃ 図 3-24　産痛の部位

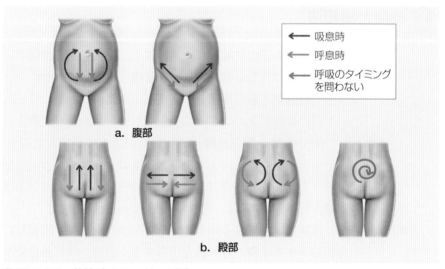

吸息時

呼息時

呼吸のタイミング
を問わない

a. 腹部

b. 殿部

⊃ 図 3-25　分娩時のマッサージ法

　②圧迫法（⊃ 図3-26）　産婦の呼吸に合わせて，産痛の箇所を圧迫する。胎
児娩出前の肛門圧迫感があらわれたら，呼吸に合わせてゆっくりと肛門を押
し上げるように圧迫すると疼痛緩和に効果がある。

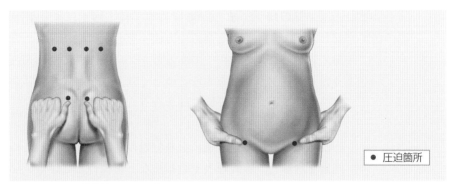

● 図 3-26　分娩時の圧迫法

● 表 3-16　ラマーズ法

分娩時期	分娩第 1 期			分娩第 2 期	
	準備期	進行期	極期	娩出期	発露
陣痛の波と呼吸型 吸う/吐く	ピーク 陣痛の曲線	ピーク			発露
子宮口開大	0〜3 cm	3〜8 cm	8〜10 cm	全開大	
陣痛発作/間欠時間	30〜60 秒/5〜10 分	45〜60 秒/2〜4 分	60〜90 秒/30〜90 秒	60〜90 秒/30〜90 秒	
呼吸の方法	ゆっくりと深い胸式呼吸。3 秒ずつ鼻で吸って口から吐く。	はじめと終わりはゆっくり深く。陣痛の波に合わせて，ピーク時は 1 秒ずつ鼻から吸って口から吐く。	はじめと終わりは深呼吸。浅く軽く 4 回（または 6 回）呼吸し，5 回目（または 7 回目）にしっかり吐く。	2 回深呼吸のあと，3 回目に吸ったらいきむ。途中で 1 度呼吸して再度いきむ。	全身の力を抜き，口を開けてハア・ハアと呼吸する。

呼吸法● 　呼吸法は，ガス交換にとどまらず，呼気を意識した呼吸とともに気持ちを分娩に集中させ，身体にかかる過剰な力みを抜いていく方法である。

　産婦が主体性をもって分娩にのぞむことができ，分娩への恐怖心をやわらげ，痛みを感じにくくすることができる心理的効果と，骨盤底筋群の緊張がほぐれ，胎児の圧迫や産道の損傷も少なくなり，母体と胎児への分娩ストレスを軽減できる身体的効果が期待できる。

　①ラマーズ法（● 表 3-16）　1952 年，「精神予防性分娩法」を学んだラマーズ博士により提案された。分娩経過に合わせた胸式呼吸のパターンを妊娠中から練習し，弛緩法と合わせて行うものである。陣痛に合わせて意識を呼吸に集中させることで，痛みへの不安や恐怖心を軽減させ，陣痛をのり切ろうとする方法である。

　②ソフロロジー法　1960年にカイセド博士により創案された「精神の平安と安定・調和を得るための方法」を分娩に取り入れた方法である。陣痛を出産に必要なエネルギーであると考え，前向きに受け入れることができるようにイメージづくりをする。ゆっくりとした腹式呼吸と全身の筋肉のリラクセーションを行い，分娩に向き合う。

　③リード法　1933年，リード博士が開発した方法で，分娩に対する恐怖心があると身体が過緊張になり分娩の痛みが強くなるため，妊娠中から分娩経過を理解し，腹式呼吸や弛緩法などを練習していく。

無痛分娩法●　鎮痛薬を使用することで，分娩経過中の痛みを可能な限り無痛状態に近づけることを目的とした方法のことを**無痛分娩法**という。

　全身麻酔(吸入麻酔・静脈麻酔)と局所麻酔(神経ブロック，脊椎クモ膜下麻酔，硬膜外麻酔)がある。なかでも，硬膜外麻酔が最も行われているが，厳重な管理が必要となる(◯210ページ)。

アクティブ●
バース　産科学的にリスクの少ない産婦が，医療の介入を最小限にとどめ，自然な力を発揮し快適な出産ができるように自分の分娩姿勢や方法を見つけ出すことで，産婦主体の分娩のことを意味する。産婦みずからが産痛を緩和する姿勢や分娩体位を選択することで，分娩台を用いた仰臥位分娩ではなく，側臥位や座位，膝胸位をとることもある。

② 分娩時の設備と備品

陣痛室●
(◯図3-27-a)　分娩室の動線に近い場所にあるのが望ましい。産婦が分娩第1期を過ごす場所でもあるので，室内はあたたかな雰囲気を保つことができるように，壁や照明，カーテンの色にも気を配るようにしたい。産婦が陣痛の痛みをのり切るための気分転換をしたり自由な体位がとれるように，部屋に安楽椅子を

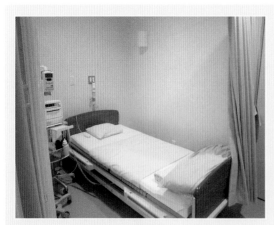

a. 陣痛室

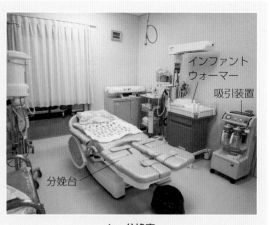

インファント
ウォーマー

吸引装置

分娩台

b. 分娩室

◯図3-27　陣痛室と分娩室

用意したり，家族との面会が自由に行えるような広さがあるとよい。産婦が
リラックスして過ごせるように，BGMを流すのも効果的である。

分娩室●
（◯図3-27-b）
分娩室は，つねに使用できるように準備を整えておくことが必要である。
室温は24～26℃，湿度60%であることがのぞましい。

分娩室の設備としては，無影灯や移動灯，分娩台，分娩監視装置，酸素，
吸引装置，消毒液，インファントウォーマーがある。災害時の停電に備えて
自家発電に切りかえる設備も必要である。陣痛時から分娩期，さらに分娩後
の回復期を同じ部屋で過ごせる個室（LDR）を備えた施設もある。

③ 入院時の看護

陣痛発来・破水・出血のいずれかの症状があったときを入院の時期として
いるが，自宅から出産場所までの距離や分娩歴の有無など，産婦個々の状況
をふまえて調整するべきである。

分娩で入院してくる産婦は，繰り返す産痛や分娩経過への漠然とした不安
や恐怖をいだいている。産婦が前向きに分娩にのぞめるように，あたたかい
態度で迎える。また，入院時には◯表3-17のような問診を行う。

④ 分娩各期の看護

■1 分娩第1期の看護

分娩第1期の開始時は，しばらく陣痛の間隔が長く発作も弱いため，産婦
がらくな姿勢で自由に過ごす。陣痛発作時には呼吸法や補助動作をともに行
うことで産痛緩和をはかり，分娩に前向きにのぞめるようにかかわることが，
信頼関係を築くことにつながっていく。

分娩第1期後半では，陣痛の間欠が短くなり産痛も増強してくるため，産
婦は強い不安や恐怖感をおぼえる。精神的にも余裕がなくなってくるため，
現状の十分な説明をわかりやすく行うことで，少しでも不安の軽減に努める
ようにする。分娩進行については，産婦に正確に伝えることで目標がみえ，
つらい陣痛に向き合う気持ちにつながる。

分娩進行状態の●
観察
陣痛の状態や胎児心拍数，破水の有無，産痛部位，血性分泌物の状態の観
察を，細心の注意をはらって行う。子宮口の開大に伴い，血性分泌物の粘稠
性が増し，量も増えてくる。

分娩の進行を時系列で記録し，総合的に判断するものとして**パルトグラム**
（分娩経過図，◯図3-28）がある。母体情報や子宮口の開大度，児頭下降度お
よび回旋の状態を図式化していく。パルトグラムにより，母体の分娩経過の
予測，正常経過からの逸脱についても判断していく。

フリードマン曲線（◯90ページ，図3-17）は，分娩開始後の標準的な子宮口
の開大と経過時間の関係を示したものであり，これを参考に分娩の進行に異
常がないかを検討する。

◯ 表3-17　分娩入院時間診内容

既往妊娠歴						年齢	26 歳	里帰り		有 ・ 無
1 妊 — 1 分 — 0 自流 — 0 人流										

	年・月	週・日	分娩様式	出生体重	性別	分娩所要時間	授乳
2021 年 9 月		39・1	自然分娩	2940 g	男・女	17 時間 43 分	母乳のみ
年　月				g	男・女		
年　月				g	男・女		
年　月				g	男・女		

既往歴	無 有 ( )	体格	身長　160 cm 非妊時体重　56 kg 非妊時 BMI　21.8	アレルギー	無・有 (アルコール)	嗜好	喫煙　無 有 (　本/日) 飲酒　無 有 (　杯/日)

家族構成		家族歴	無 有 ( )	パートナー	(40)歳　職業(会社員) 血液型 O 型 RH＋　喫煙　無・有 (5本/日) 立ち会い分娩希望 有・無

不妊治療	無 有 ( )
最終月経	2022 年 11 月 10 日
分娩予定日	2023 年 8 月 17 日
出産準備教室受講	無 有 ( )

血液検査：血液型(A)型　Rh(＋)不規則抗体(－)
HBs 抗原(－)　HCV 抗体(－)　HIV 抗体(－)
風疹抗体(32 倍)　梅毒抗体(－)　HTLV-1 (－)
トキソプラズマ抗体(－)　クラミジア(－)
ファグノスエラスターゼ(－)
GBS (－) (36 週)
BS(98)　50 GCT　1 時間後血糖(130)mg/dL
最終 Hb (12.0) g/dL　36週時

妊娠経過

	1/21 10週2日	2/25 15週2日	4/1 20週2日	4/29 24週2日	5/27 28週2日	6/24 32週2日	7/22 36週2日	8/5 38週2日	8/12 39週2日
子宮底長	cm	cm	20 cm	22 cm	25 cm	26 cm	31 cm	30 cm	30 cm
腹囲	86 cm	87 cm	89 cm	90 cm	91 cm	96 cm	96 cm	96 cm	96 cm
血圧	104/68	110/70	108/66	102/72	104/66	108/68	106/76	102/74	112/70
尿タンパク	－	－	－	－	－	－	－	－	－
尿糖	－	－	－	－	－	－	－	－	－
浮腫	－	－	－	－	－	－	－	±	±
体重	57.5 kg	58.0 kg	58.9 kg	59.1 kg	59.6 kg	60.8 kg	63.1 kg	64.2 kg	63.9 kg
EFBW	g	g	320 g	800 g	1237 g	1766 g	2401 g	2763 g	2949 g
頸管長	cm	cm	3.9 cm	cm	cm	4.0 cm	3.7 cm	3.3 cm	3.2 cm

入院時所見

主訴：お腹が規則的に張って痛くなってきた　　ビショップスコア　5 点

入院日時：8 月 13 日(39 週 3 日)　　　時
陣痛：無・有(8 月 13 日 1 時 00 分)
　　　発作 20 秒　　間欠 3 分
破水：無・有(　月　日　時　分)
出血：無・有 (性状　　)
バイタルサイン：体温(36.9)℃
脈拍(78)/分、血圧(114 /70)mmHg

	0	1	2	3
子宮開大(cm)	0	1-2	3-4	5-6
展退(%)	0-30	40-50	60-70	>80
下降度	−3	−2	−1-0	>+1
頸部のかたさ	硬	中	軟	
子宮口位置	後	中	前	

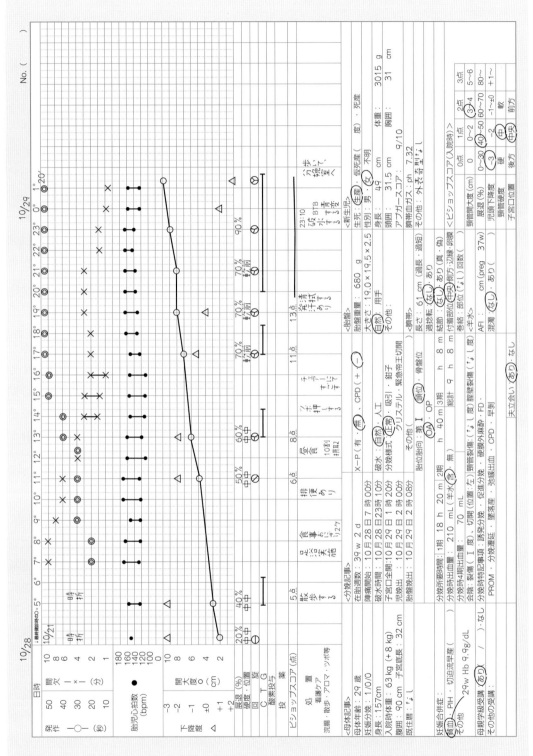

図 3-28　パルトグラム

　　胎児心音は，胎児が頭位の場合，分娩開始時は臍と児背側の上前腸骨棘を結ぶ線の中央付近で聴取できる。分娩進行に伴い下方へ移動し，排臨する時期には恥骨結合上で聴取できるようになる。初産婦では子宮口全開大ごろ，経産婦では子宮口6cmごろに分娩室へ入室する。

食事●　子宮筋へのグルコース供給が不足することで微弱陣痛になりやすく，分娩遷延(せんえん)が生じやすいため，消化のよいものを少量ずつ摂取できるようにする。呼吸法の実施により口腔内が乾燥しやすいため，少量ずつ水分摂取を行うように努める。

排泄●　膀胱の充満は，児頭下降の停滞をおこし，分娩進行の妨げになるため，3時間ごとの自己排尿をすすめる。自己排尿がなく膀胱充満をみとめる場合には，導尿を行うようにする。

清潔●　分娩進行中は発汗が多くなり，外陰部も血性分泌物で汚染されるため，ホットタオルでの清拭を行う。破水している場合には入浴やシャワー浴は禁忌であるが，破水していなければ入浴をすすめることにより，血液循環が促進され，筋緊張を緩和して産痛緩和効果が得られることもある。

休憩●　陣痛間欠時には休息や睡眠をとり，身体を休める。

❷分娩第2期の看護

　　胎児が骨盤腔内に下降することで，児頭が圧迫されて心拍数に変化をきたしやすいため，胎児モニタリングにより継続的に胎児の健康状態を観察することが必要である。産婦が口渇を感じる場合，水分補給を行う。分娩第2期は分娩のクライマックスでもあり，胎児の娩出感を五感で感じ，分娩達成感や満足感を味わう時期である。産婦の努責のペースに合わせて，産婦自身が娩出の瞬間をしっかりと感じることができるように，産婦に寄り添ったケアを行うことが大切である。胎児娩出後は，生命の誕生をともに喜び，産婦に心からのねぎらいと祝福の言葉をかける。

❸分娩第3期の看護

　　胎盤娩出前は胎盤剝離徴候を必ず確認し，異常出血について注意深く観察する。胎盤娩出後は清拭と更衣をし，胎盤遺残の有無や子宮復古状態，弛緩出血について観察する。胎盤娩出直後の子宮底は，臍下2～3横指の高さになり，かたさは硬式テニスボール程度になる。子宮収縮不良の場合には，アイス枕で子宮底部分を冷罨法(れいあんぽう)し，輪状マッサージを行う（◐図3-29）。膀胱充満がみとめられる場合には，導尿を行う。

❹分娩後2時間の看護

　　分娩終了後2時間は，出血の危険性があるため安静にし，1時間ごとにバイタルサインを測定する。子宮復古が順調に進むかどうか，産道に生じた裂傷の治癒状況についても留意しながらの観察が必要となる。子宮腔内に胎盤組織の遺残があると子宮収縮不良の原因になりうるため，胎盤の観察所見についても記録しておく。寒けを訴えることもあり，保温に注意する。

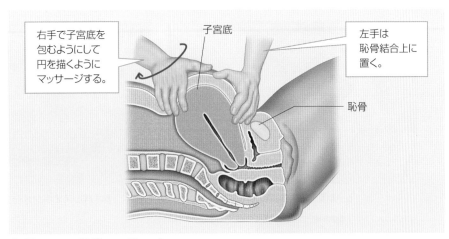

右手で子宮底を包むようにして円を描くようにマッサージする。

子宮底

左手は恥骨結合上に置く。

恥骨

○図 3-29　輪状マッサージ

胎盤計測● (1) 胎盤を母体面にする。

(2) 卵膜：3 層(脱落膜，絨毛膜，羊膜)と強靱度と欠損を確認する。

(3) 母体面：実質の分葉，欠損，石灰沈着，白色梗塞について観察する。

形状，長径，短径，厚さを計測する。

胎児面：臍帯付着部位，臍帯血管，捻転，結節を確認する。

(4) 重量を測定する。

　分娩が無事に終了したことで，母親は分娩の興奮がさめずに終了したばかりの分娩体験を話すことが多い。母親の話に耳を傾け，一緒に分娩に立ち会った者として，母親の思いを共有することが大切である。

早期母子接触●　出生後早期から母子が直接肌を触れ合い五感を通して交流を行うことを，**早期母子接触**という。母親と新生児が互いの肌の感触やあたたかみを感じ(触覚)，互いににおいをかいで母親は児を，児は母親のにおいを認識する(嗅覚)。児は乳頭を吸う音や母親の声かけを聞き(聴覚)，互いの表情を見る(視覚)といった母子相互作用が促される(○図 3-30)。

③ 産婦の心理

　分娩経過中は，産婦の身体と心の状態は大きく変化する。産婦は強い痛みに耐えながらわが子の誕生を心待ちにしていることを理解しながら，分娩が安全・安楽に経過できるように，産婦を心身両面から看護していくことが求められる。

① 分娩各期における心理的特性

　①**陣痛開始時**　規則的な子宮収縮を自覚した産婦は，「このときが来た」とわが子の出産への期待に気持ちが高揚するが，同時に分娩への不安と恐怖，陣痛の痛みへの受けとめで，急激に緊張が高まるというアンビバレントな時

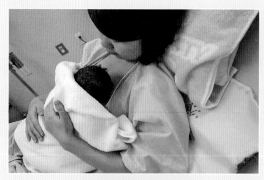

a. 早期母子接触時の体位

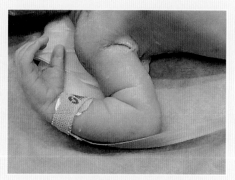

b. パルスオキシメータの装着

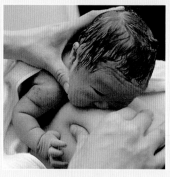

c. 授乳の様子

産婦の上体を 30°起こし，保温したタオルで児を包んで児の肌と産婦の肌とを接触する（a）。このとき，新生児の右手首にはパルスオキシメータを装着することで，異常の早期発見に努める（b）。母児の状態に問題がなければ，早期授乳を開始する（c）。

◯ 図 3-30　早期母子接触

期となる。

　②**入院・分娩経過中**　陣痛の痛みが呼吸法でのり切れている間は，比較的安定した気持ちで過ごすことができているが，分娩経過のなかで疲労感や陣痛の痛みへの挫折感，焦燥感を感じるようになる。分娩への不安の増強が大きく生じる時期であり，不安や恐怖感を理解してくれる人を必要とする時期でもある。分娩経過中にそばにいる人のことをドゥーラ doula という。ドゥーラとは，周産期の妊産婦をたすける人，とくに女性をさす。ドゥーラの存在は，産婦の心理状態を安定させ，母乳分泌を確立し，継続させるのに有用であると考えられている。

　③**分娩直前**　身体的にも精神的にも疲労が極限に達する時期であるが，迫ったわが子の誕生に期待と希望をいだくため，出産に対して前向きな気持ちになる。陣痛室で不安定な感情表出をしていた産婦でも，分娩室に入室したことで後ろ向きな表現や言動がみられなくなることが多い。

　④**分娩直後**　分娩を終えた産婦は，産声を聞きわが子を胸に抱くことで母親になったことへの安堵感と幸福感を得る。分娩体験が良好であった場合には，その後の母子相互作用へとつながっていく。そのためには，分娩経過が正常であり，元気な児を出産することが大切である。しかし，分娩体験が期

待していたことや予想していたことと違っていた場合には，分娩に対してマイナスなイメージが生じることになる。分娩体験をふり返る機会をもつことは，出産後の母親役割適応過程のステップのためにも必要である。

② 家族の心理

分娩期は，産婦とその家族にとくに強い結びつきがある時期である。出産し，子どもが誕生することは，家族にとっても新しい家族員を迎えるという大きなできごとである。よりよい家族関係を構築していくための看護支援は，児の養育にとっても必要である。

夫（パートナー）の心理●　夫にとって，わが子の誕生は父親としての出発点であり，喜びと不安が混在した心理状態となる。分娩立ち合い時には，陣痛の痛みの共有ができず，自分の役割意識が低下しがちでもある。

分娩を産婦とともにのりこえようとする意識をもつためには，妊娠中の両親学級や父親教室に参加することが効果的である。分娩を夫婦2人でのりこえた経験は，夫婦関係のきずなをより深め，育児への協力にも前向きになることにつながる。

きょうだいの心理●　子どもにとって，きょうだいの誕生はうれしいできごとであるが，親の愛情に対する不安から，親の注意を自分へ向けようとする「赤ちゃんがえり」という退行現象がみられることがある。これは正常な心理反応であり，第1子の心の変化に向き合うことが必要である（◎図3-31）。

祖父母の心理●　新しい家族員の誕生に，児の祖父母は，幸福感と期待感をいだく。夫と同様に出産にかかわりたい，早く児に会いたいという気持ちが強くなる。産婦が出産に集中できるように配慮する必要性と，夫の付き添いがある場合には，祖父母の付き添いが多くなりすぎないよう気をつける。陣痛室での祖父母の

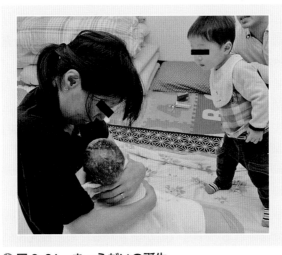

無事に出産を終えて，わが子を抱きしめる母親と，妹の誕生に立ち合い顔をのぞきこむお兄ちゃん。

◎図3-31　きょうだいの誕生

付き添いが産婦の安心感につながるようであれば問題ないが，神経質になっている産婦にとって精神的負担になることもあり，祖父母の言動や態度にも気をとめて観察することが大切である。

とくに産婦の実母は，実子である産婦の身体を案ずる気持ちが強く，自分の出産体験をふり返りながら，娘の分娩の役にたちたいと，そばに付き添うことを希望する傾向にある。

C 褥婦の理解と看護

1 産褥の生理

1 産褥の定義

産褥とは，妊娠および分娩によって生じた母体の変化が妊娠前の正常な状態に戻る（復古）までの過程をいう。一般に，産褥期とは分娩当日（産褥0日）から6週間〜8週間までであり，この時期にある女性を褥婦とよぶ。

褥婦には，退行性変化と進行性変化の，2つの異なる変化が生じる。前者は，全身および子宮の復古をさし，後者は，乳汁分泌に向けた乳房の変化をさす。

2 産褥期の身体的変化

退行性変化● 産褥期の退行性変化は，約6週間かけて非妊時の状態に戻っていく（●表3-18）。

①子宮の復古 胎盤娩出後の剝離面には多くの血管断端が開いており，それを取り囲む子宮筋が収縮することによって止血される。これを生物学的結紮という。産褥1日の子宮の高さは，分娩直後よりも上昇するが，これは分娩時に弛緩した骨盤底筋の復古や，一時的な膀胱・直腸充満によるものである（●図3-32-a）。

悪露は胎盤剝離面からの分泌物で，血液や粘液，子宮内に残った卵膜や脱落膜，細菌などが含まれる。血球成分の割合によって赤色→褐色→黄色→白色と変化する（●図3-32-b）。産褥4日までにその3/4が排出される。

後陣痛は復古過程における子宮の収縮による痛みで，分娩直後から2〜3日後までみられ，初産婦よりも経産婦に痛みを訴える者が多い。経産婦は，妊娠・分娩を繰り返すことにより子宮筋の収縮性が部分的に欠如し，間欠的に弛緩と収縮を繰り返すためである。また，児の吸啜刺激によってオキシトシンが分泌されると子宮収縮が促されるため，授乳後に痛みを強く感じる褥婦も多い。

➲ 表 3-18　おもな退行性変化

	妊娠・分娩時	産褥1日	2日	3日	4日	5日	6日	7日	10日	2週間	6週間
子宮	33～34 cm	15 cm	13 cm	12 cm	10 cm	9 cm	8 cm	7 cm	腹壁上には触れない		
	分娩直後 約 1,000 g	1 週間で約 500 g へ							2 週間で 約 300 g へ		非妊時
	赤色悪露	赤色悪露 (血性)アルカリ性			褐色悪露：赤褐色→暗褐色→黄褐色 (漿液性)中性　血球成分↓ 白血球↑				黄色悪露→白色悪露 酸性		
腟	腟壁伸展	1 週間でほぼ分娩前の広さへ，処女膜は断裂して処女膜痕に									
	酸性	アルカリ性→6 週間で酸性へ									
外陰部	色素沈着 脱肛・静脈瘤	会陰裂傷は 1～2 週間で治癒するが，瘢痕を残す場合がある 外陰部の脱肛・静脈瘤も徐々に軽快・消失								色素沈着は個人 差あり	
呼吸器系	横隔膜挙上・胸式 呼吸	腹式呼吸									
循環器系	心拍出量↑ 静脈瘤(下肢)	2～3 週間で非妊時に戻る 下肢の静脈瘤は徐々に軽快									
消化器系	胃の緊張低下 腸蠕動低下	便秘傾向			胃部膨満感・便秘の改善						
泌尿器系	尿量↑・比重↓ 頻尿	分娩直後から急激に増加 1,500～2,000 mL/日 排尿困難・尿閉			排尿感覚・回数改善 尿失禁を自覚する者もいる						
内分泌系	プロラクチン↑	授乳婦は妊娠末期より下がるが非妊時より高値を維持， 非授乳婦は低下し 20 日で非妊時へ									
	プロゲステロン↑	分娩後低下									
	エストロゲン↑	分娩後低下									
	hPL↑	胎盤娩出とともに急激に低下									
	hCG 中期→	2 週間で検出されなくなる									
代謝系	基礎代謝 20～30%↑ 水分貯留傾向	基礎代謝は正常に戻る 2 週間以内に発汗，悪露，尿として排泄される									
皮膚	妊娠線，色素沈着	妊娠線は退色して光沢のある白色になる，色素沈着は消失または残る									
血液	血液量↑	ほぼ非妊時へ								2～3 週間で正常	
	赤血球↓	0～1 日は生理的濃縮のため下がらないが， 3～4 日で最低値となる							1 か月で非妊時へ		
	白血球↑	分娩後一時増加し，1 週間でほぼ正常へ							正常		
	ヘモグロビン↓	0～1 日は生理的濃縮のため下がらないが， 3～4 日で最低値となる							1 か月で非妊時へ		
	血小板↑	分娩後一時増加し，1 週間でほぼ正常へ							正常		
筋・骨格系	骨盤関節弛緩	靱帯浮腫・結合不安定，2～3 週間でもとに戻る									
	骨盤底筋弛緩	2～3 週間でもとに戻る									
	腹直筋伸展・離開	放置すると非妊時まで回復しない									

　　②腟・外陰の復古　産道の損傷，会陰裂傷の縫合部については，分娩当日～1 日には腫脹や発赤がみられるが，しだいに軽減し，約 1 週間で癒合する。分娩当日に波動性の強い痛みを訴える場合は，血腫の形成を疑う必要がある。腟・外陰・会陰が妊娠前の状態に戻るには 2～4 週間前後を，子宮内膜の新生には約 6 週間を要する。

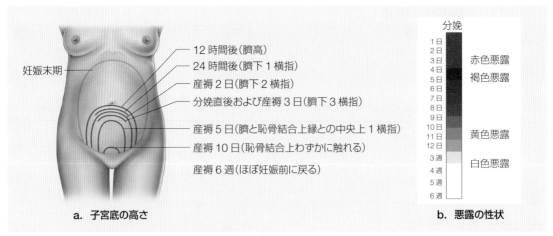

◯ 図 3-32　産褥期の子宮底の高さと悪露の変化

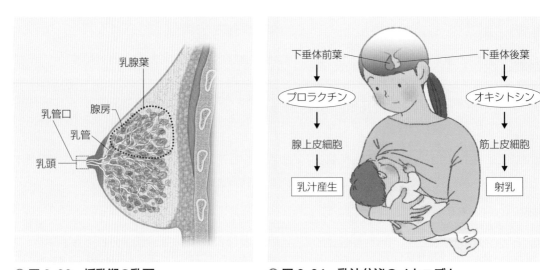

◯ 図 3-33　授乳期の乳房　　　　　　　◯ 図 3-34　乳汁分泌のメカニズム

進行性変化● 　乳房は妊娠期から発達するが，胎盤由来のホルモンであるプロゲステロン
（乳房の変化） とエストロゲンがプロラクチンの乳汁分泌作用を抑制している。胎盤娩出後，
胎盤由来ホルモンが急激に低下すると抑制が解除されて乳汁産生が進む。産
褥1〜3日には透明〜黄色の**初乳**が分泌され，**移行乳**を経て産褥8〜10日
までには白色の**成乳**にかわる。初乳には感染防御因子である**免疫グロブリン
A（IgA）**，リゾチーム，補体，ラクトフェリンなどが豊富に含まれ，成乳に
は脂肪や糖分が多く含まれる。
　新生児の吸啜刺激によって，下垂体前葉から**プロラクチン**，下垂体後葉か
ら**オキシトシン**がそれぞれ分泌される。プロラクチンは乳腺の腺上皮細胞に
作用し乳汁を産生し，オキシトシンは筋上皮細胞に作用して腺房を収縮させ
て乳管口へ乳汁を送る（射乳）（◯ 図 3-33, 34）。
　産褥早期は，児の吸啜刺激によってプロラクチンが分泌され，乳汁産生が

促進される（エンドクリンコントロール）。しかし産褥9日以降は，児が哺乳し乳房内から乳汁が排出されることによって，乳汁産生量が調整されるようになる（オートクリンコントロール）。

② 褥婦の看護

　褥婦は自分の心身の変化に適応しつつ，母親として新生児のニーズにも対応するという2つの課題をかかえ，人生のなかでもストレスが大きい時期である。看護職は，褥婦のセルフケア能力を高められるようサポートする。

　入院期間は出産経験，分娩様式，施設によって異なるが，産褥の経過に合わせた日常生活行動の拡大や指導，処置はほぼ共通している（⇨表3-19）。

① 復古を促すケア

褥婦の観察●　①**全身の観察**　バイタルサイン，顔色，貧血症状（ふらつきなど），四肢の浮腫を観察する。

　②**日常生活についての問診**　疲労・疼痛の有無，睡眠・休息状態，飲水・食事摂取状況，尿意の有無・排尿回数・排便の有無を確認する。会話を通して褥婦の気分や表情を観察する。

　③**子宮復古の観察**　膀胱充満がある場合は排尿をすませてもらい，仰臥位にて観察する。母指以外の4指をそろえて軽く子宮底を下方に圧し，子宮の

⇨表3-19　経腟分娩（初産婦）のクリティカルパスの例

	分娩当日	産褥1日	産褥2日	産褥3日	産褥4～5日	退院
到達目標	褥婦が順調に経過する（退行性変化・進行性変化，精神面） 新生児の育児が行え，退院後の生活への準備ができる					
小目標	トイレまで歩行できる	授乳ができる 母子同室ができる		異常や合併症なく経過できる	退院後の生活がイメージできる 乳房のセルフケアができる	
安静度	2時間後： 初回歩行（トイレ） 6時間後： 病棟内フリー	フリー				
清潔	清拭	陰部の清潔 シャワー浴				
診察・処置	悪露交換	全身の観察[1] 乳房の観察 外陰部消毒	全身の観察[1] 乳房の観察	全身の観察[1] 乳房の観察 血液・尿検査 体重測定	全身の観察[1] 乳房の観察 退院診察	
指導	外陰部の清潔 内服薬の説明 入院中のスケジュール	授乳指導 育児指導 （抱き方・おむつ交換）			沐浴指導 退院指導	

1）バイタルサイン，子宮復古，悪露，尿・便回数，浮腫，疼痛などの項目を含む。

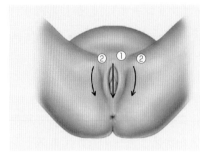

① 中央，② 左右の順に肛門側に向かってふく。

●図 3-35　外陰部の清拭法

かたさの触診および子宮底の高さを測定する。触診時には後陣痛の有無を確認する。硬度が不良の場合は，子宮底の輪状マッサージや冷罨法を用いる（●102 ページ）。

　④**外陰部の観察**　外陰部を観察し，会陰裂傷や切開縫合部の腫脹・発赤・出血や分泌物の有無と癒合状態を観察する。また，肛門部の痔核や脱肛の有無を観察する。悪露交換時は悪露の性状（●108 ページ，図 3-32b），量を観察し，出血量が多い場合はパッドの重量を測定する。

感染予防●　腟内は通常，酸性に保たれることで感染を防御しているが，分娩によって腟内環境がアルカリ性に傾くため細菌が増殖しやすい。また，会陰切開や裂傷による創傷があること，さらに解剖学的に便や尿による汚染を受けやすいため，清潔を保つことが大切である。褥婦には，初回のトイレ歩行時に，パッド交換の必要性やトイレの温水洗浄機能の利用，清浄綿による清拭方法（●図 3-35），手洗いの励行について説明する。また，産褥期は汗腺のはたらきが盛んになるため，体調がよければ産褥 1 日からシャワー浴をすすめる。

休息と運動●　全身や生殖器の復古を進めるため，十分な休息と睡眠，適度な運動を促す（●表 3-20，図 3-36）。産褥体操の目的には，①妊娠分娩によって伸展した腹壁や骨盤底筋の回復をすみやかにし，排泄を促進する，②血液循環を良好にすることで臓器のうっ血を防ぎ，静脈瘤，血栓の形成を防ぐ，③悪露の停滞を防ぐことで子宮収縮を促すなどがある。褥婦に異常がなければ，産褥早期から開始する。また，産後に尿もれを訴える褥婦には，骨盤底筋体操を早期に開始する（●図 3-37）。

② 母乳育児確立への援助

　母乳育児とは本来自然な営みであるが，母子が互いに学習しながら習得するものであり，授乳に関する知識の提供や母乳育児継続のための情緒的サポートが必要となる（●表 3-21）。母乳育児の利点には，①脂肪分解酵素やグルタミン酸などが含まれており，新生児の消化をたすける，② IgA などの免疫物質が豊富に含まれ感染症を予防する，③乳幼児突然死症候群（SIDS）や喘息などのアレルギー疾患が減少する，④認知発達に効果がみられる，⑤

◯表3-20　産褥体操のスケジュール

運動の種類	分娩当日～産褥1日	産褥2日	産褥3～4日	産褥5～6日	産褥1～4週	1か月以降
リラックス姿勢	足を曲げた臥位					
深呼吸（胸式・腹式）						
足の屈伸		足先	足首			
腕・肩の運動						
頭を起こす腹筋（上部）						
下肢の挙上腹筋（下部）			片足	両足		
骨盤をねじる						
臥位から起き上がる						
前かがみ つま先立ち 自転車こぎ						

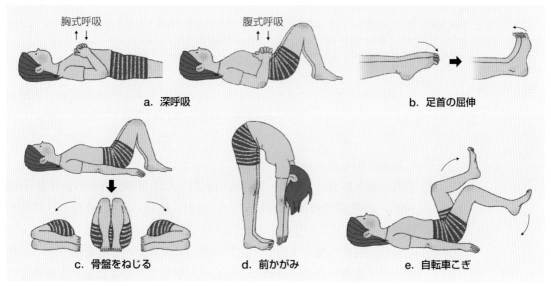

◯図3-36　産褥体操の例

　　　　子宮復古の促進や乳がん・卵巣がんのリスクが低下する，⑥コストや手間がかからないなどがある。

乳頭・乳房状態の観察● (1) 両手をハの字にして乳房を包み込むように触れ，乳房の緊満・硬結の有無を確認する。副乳がある場合は，乳房の緊満とともに肥大し疼痛を訴

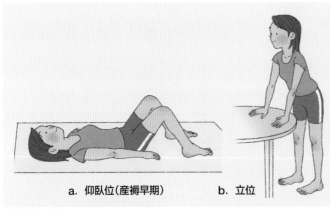

1日1〜2回，10分間行う。

① 足を肩幅に広げて（仰臥位の場合は膝を曲げ），陰部（肛門・腟・尿道）を引き上げるようにして骨盤底を締める〈12〜14秒間〉
② 力を抜いてリラックスする〈46〜48秒間〉
③ ①〜②を1クール〈1分間〉とし，繰り返し行う

a. 仰臥位（産褥早期）　　b. 立位

● 図 3-37　骨盤底筋体操

● 表 3-21　母乳育児成功のための 10 ステップ

【重要な管理方法】	
1a	母乳代替品のマーケティングに関する国際規約および関連する世界保健総会の決議を確実に遵守する。
1b	定期的にスタッフや両親に伝達するため，乳児の授乳に関する方針を文書にする。
1c	継続的なモニタリングとデータマネジメントのためのシステムを構築する。
2	スタッフが母乳育児を支援するための十分な知識，能力と技術をもっていることを担保する。

【臨床における主要な実践】	
3	妊婦やその家族と母乳育児の重要性や実践方法について話し合う。
4	出産後できるだけすぐに，直接かつ妨げられない肌と肌の触れ合いができるようにし，母乳育児を始められるよう母親を支援する。
5	母乳育児の開始と継続，そしてよくある困難に対処できるように母親を支援する。
6	新生児に対して，医療目的の場合を除いて，母乳以外には食べ物や液体を与えてはいけない。
7	母親と乳児が一緒にいられ，24時間同室で過ごすことができるようにする。
8	母親が乳児の授乳に関する合図を認識し，応答できるよう母親を支援する。
9	母親に哺乳瓶やその乳首，おしゃぶりの利用やリスクについて助言すること。
10	両親と乳児が，継続的な支援やケアをタイムリーに受けることができるよう，退院時に調整すること。

（厚生労働省：授乳・離乳の支援ガイド. p.49, 2019 による）

えることがある。

（2）乳頭の形を観察し，乳頭・乳輪部のかたさおよび伸展性を触診する（● 図 3-38）。授乳開始後は乳頭トラブル（発赤，亀裂，水疱）の有無と程度を観察する。

（3）乳輪部と皮膚の境を圧迫し，乳管の開口数，分泌の程度を観察する。観察時の注意点として，褥婦の羞恥心に配慮して不必要な露出を最小限にし，手荒に触れることのないようにする。

授乳姿勢● 　正しい授乳姿勢（ポジショニング）は，新生児と母親の腹部が向かい合い，接するように抱く（● 図 3-39）。産褥早期に効果的な抱き方として，児の後頭部を手のひらで支える交差抱きがある。母子が慣れれば，横抱きやフットボール抱きも可能である。帝王切開後の褥婦や乳房タイプⅢ型の場合は，フットボール抱きのほうが安楽に授乳できる。褥婦の疲労が強い場合は添え

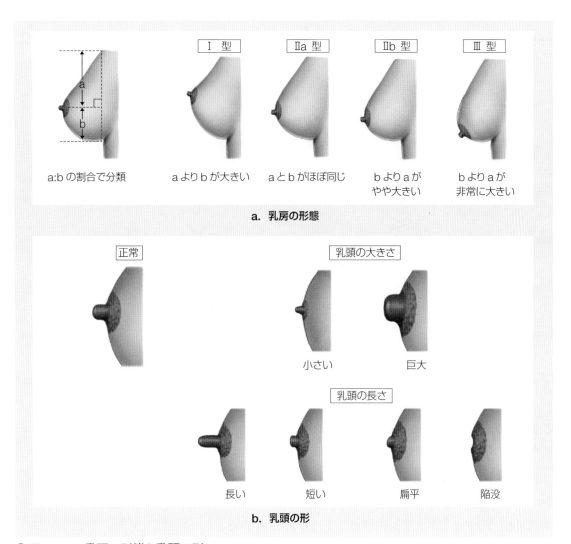

a:b の割合で分類　　ａよりｂが大きい　　ａとｂがほぼ同じ　　ｂよりａが　　　　ｂよりａが
　　　　　　　　　　　　　　　　　　　　　　　　　　　　　やや大きい　　　非常に大きい

a. 乳房の形態

正常　　　　　　　　　　　　　　　乳頭の大きさ

小さい　　　　　巨大

乳頭の長さ

長い　　　　　短い　　　　　扁平　　　　　陥没

b. 乳頭の形

⮕ 図 3-38　乳房の形態と乳頭の形

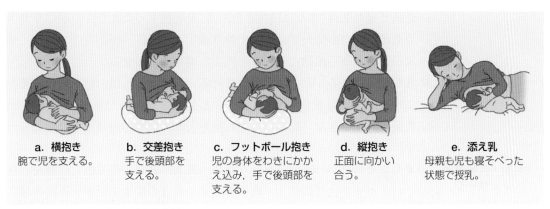

a. 横抱き　　　b. 交差抱き　　　c. フットボール抱き　　d. 縦抱き　　　e. 添え乳
腕で児を支える。　手で後頭部を　児の身体をわきにかか　正面に向かい　母親も児も寝そべった
　　　　　　　　支える。　　　え込み，手で後頭部を　合う。　　　状態で授乳。
　　　　　　　　　　　　　　支える。

⮕ 図 3-39　さまざまな授乳姿勢

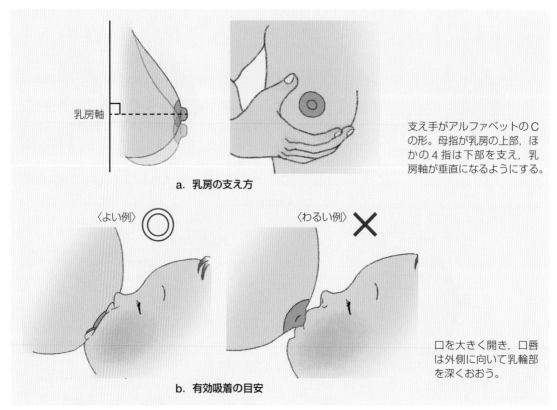

乳房軸

支え手がアルファベットのC
の形。母指が乳房の上部，ほ
かの4指は下部を支え，乳
房軸が垂直になるようにする。

a. 乳房の支え方

〈よい例〉 ◎

〈わるい例〉 ✕

口を大きく開き，口唇
は外側に向いて乳輪部
を深くおおう。

b. 有効吸着の目安

◐ 図3-40　有効吸着(ラッチオン)の方法

乳を用いる。タオルや枕，クッション を用いて乳房の高さと児の口の位置が
合うように調節する。

有効吸着(ラッチ● (1) 乳房を円錐型に支持する(◐ 図3-40-a)。
オン)の方法
(2) 児の後頸部を，腕ではなく手で支える(交差抱き)と，児とのタイミング
を合わせることができ深い吸着も維持しやすい。

(3) 乳頭で児の上唇(または口角から口角)を刺激することを，児が口を大き
く開け，舌が前に出てくるまで繰り返す。

(4) 児が口を大きく開けたときに，乳頭乳輪を舌にのせる。

(5) 乳輪部が隠れるくらい深く吸着させる。このとき，児の唇が朝顔の花の
ように外側に開き，下唇から舌が少し見えるとよい(◐ 図3-40-b)。

(6) 乳頭を外すときは，児の口角から指を入れ，口腔内の陰圧を解除して外
す。

乳頭・乳輪部● 　効果的な吸着(ラッチオン)を行うため，乳頭・乳輪のうっ血・浮腫をとり，
マッサージ　児がくわえやすい状態に整え，乳管の開通や乳汁の産生を促す。褥婦の母乳
分泌がよく，児の直接授乳が困難な場合は，搾乳したものをカップまたは哺
乳びんを用いて飲ませる。乳房緊満が強い場合は，搾乳をすることで一時的
にらくになるが，さらに乳汁産生が促されるため，乳房内の高まった圧を抜

く程度にとどめ，冷罨法を用いて乳汁産生を抑制する。

早期授乳と● 母乳育児や母子関係形成のため，出生後できるだけ早くに授乳を開始し，
母子同室 母子同室を行うことで，児がほしがるときに授乳できる環境を提供する。前
回の授乳から 3 時間を過ぎても児が入眠している場合は，抱っこやおむつ交
換を行い，覚醒に導く。

③ 親子関係形成への援助

母親の児への愛着は妊娠期にめばえ，出産後の育児期において児との相互
作用を通して形成される。出産後は母子関係のみならず，父親も含む親子関
係の形成を促す援助が重要である。

母子相互作用● M. H. クラウスと J. H. ケネルは，出産後早期に親が児に対していだく情緒
的つながりのことを「きずな(ボンディング)」とよび，短期間で急速に形成
するものであるとしている。一方，「愛着(アタッチメント)」は，より長期
間の心理的プロセスを経て乳幼児期に親子が発展させていく関係性をさす。

母子相互作用とは，母親(または児の)行動がもう一方の行動や反応に影響
する双方向過程である(◯6 ページ)。また，愛着が形成されるかどうかを決定
するのは相互作用の量である。

援助の実際● ①**親との信頼関係を築く**　母親のニーズにこたえ，母親の世話をする。看
護職は母親との間に生まれた信頼関係を，親子関係を手だすけするために用
いる。

②**接触の機会を提供する**　分娩後の早期母子接触，母子同室，母乳育児を
推進する。親は児と触れ合うことで相互作用が可能になり，知覚を刺激した
り，触ったりしながら児の世話をすることができるようになる。

④ 育児指導

授乳や沐浴指導を通じて，親が子どもの合図によりよく応答することをた
すける。母親と一緒に児を観察し，新生児の行動に目を向けるよう促すこと
で，母親は子どものストレスや空腹・満足の合図に気づけるようになる。

⑤ 退院指導

褥婦への退院指導は，母子の経過，母親役割の獲得状況，退院後のサポー
ト状況と養育環境，褥婦の性格などを把握したうえで行う。

産褥期の● 産後の復古，清潔，動静(家事，外出，仕事復帰)の目安について説明する。
健康管理 1 か月健診で問題がなければ，通常の生活に戻る(◯表 3-22)。

母乳育児● 母乳育児を継続するためのサポート(病院や助産所の母乳育児相談，地域
のピアグループ)について情報を提供する。

授乳期の食事● 乳汁分泌を考慮して，エネルギー，タンパク質，ビタミン，ミネラルなど
について付加量を補う(◯74 ページ)。

⊙表3-22　産後の動静の目安

	産褥1週	産褥2週	産褥3週	産褥4週	産褥5週
清潔	シャワー浴				入浴
生活	入院中と同じ生活 疲れたら休む		床上げ 軽い家事	外出 日常的な家事	健診 ふだんの生活へ
産褥体操	産褥日数に合わせて実施				
育児	疲労が強い場合はほかの人の手を借りる				
性交	禁止				健診結果を確認 して再開

家族計画●　家族計画の意義や受胎調節の必要性を指導する。産後の月経再開は非授乳婦で60日，授乳婦で3か月までに，全体の2/3にみられる。排卵は月経前におこるため，月経の再開をみないまま次の妊娠をすることもありえ，性交再開時から受胎調節が必要である。授乳中や出産後に用いることのできない避妊方法もあるため，注意する（⊙49ページ）。

新生児について●　新生児の生理的特徴，異常の早期発見，発育・発達について説明する。また，新生児の養育環境（室温・湿度，安全）と体温調節，清潔について自宅に帰ってから適切に対応できるように指導する。

**1か月健診の●
受診方法**　予約の確認（褥婦と新生児別々の日が多い），健診内容，準備するもの（健康保険証，母子健康手帳，診察券，着がえとおむつ，人工乳の場合はミルク）について説明する。

社会資源●　**出生届**は，生後14日以内に出生証明書を添付して市区町村役場に提出する。また，母子健康手帳とともに配布される**出生通知票**は，郵送または電子申請にて申請する。これをもとに，産後の訪問指導や地域での健診・予防接種などのサービスの案内が入手可能となる。健康保険の加入，母子健康手帳の活用，出産育児一時金，産前産後休暇と出産手当金，育児休業と育児休業基本給付金，自治体による医療費助成，児童手当など，子育てにまつわるさまざまな社会資源を紹介し，活用を促す。

⑥ 退院後の子育て支援

施設から地域につなげることで母子の孤立を防ぎ，母親の育児不安の軽減と児の健全な発育を促進する。

産後2週間健診●　退院後まもない褥婦の心身の状態や子育ての状況を把握するために，従来の産後1か月健診に加えて，褥婦の不安や悩みを確認し，相談・助言を行う産後2週間健診が実施されている。

訪問指導●　「母子保健法」に基づく**新生児訪問指導**は，はじめて育児をする母親や健康上保健指導が必要な褥婦，または希望者に対して，助産師・保健師が家庭訪問し，新生児の発育状況の確認，育児・授乳相談，褥婦の健康相談に対応

する。

　こんにちは赤ちゃん事業は「児童福祉法」による**乳児家庭全戸訪問事業**で，生後4か月までの乳児がいるすべての家庭を訪問する。子育て支援に関する情報提供などを行うとともに，親子の心身の状況や養育環境等の把握や助言を行い，支援が必要な家庭に対しては地域サービスの提供につなげる事業である。

　また，**未熟児訪問指導**は「母子保健法」に基づき，低出生体重児（◎186ページ）や疾患をもつハイリスク新生児のいる家庭に保健師・助産師が訪問を行う。低出生体重児は，母子保健法により出生通知票の提出が義務づけられている。とくに育児サポートが必要な場合は，医療機関入院中に地域の保健師に連絡をし，継続支援を行う。

産後ケア事業●　「母子保健法」に基づき，出産施設を退院後，心身の不調や育児不安などがある褥婦，あるいはそのほか支援を必要とする褥婦と新生児・乳児を対象に，心身のケアや育児のサポートを行い，産後も安心して子育てができるよう支援する産後ケア事業が実施されている。産後ケア事業は市町村の事業であり，費用は公費にて一部助成される。

子育てサークル，●　地域で運営されている子育てサークルのほかに，多胎，疾患や障害児をも
親の会　つ親特有の悩みに特化した親の会などもある。

③ 褥婦の心理・社会的特性

① 褥婦の心理的変化

　R. ルービンは，母親役割に適応していく過程には，受容期，保持期，解放期の3つの段階があると述べている。

受容期●　分娩後24〜48時間の受容期は，褥婦の関心が出産や休息，食事，不快症状の緩和などの基本的欲求に向けられており，受け身で依存的である。また，出産体験について繰り返し話す行動がみられるが，これは子どもが生まれたことを受け入れ，次の段階に進むための準備行動である。話し相手は医療者や家族，友人とさまざまであるが，とくに出産に対して心的外傷や不全感（陣痛に耐えきれず叫んで取り乱してしまったなど）をいだいている場合は，分娩に立ち会った医療者と体験のふり返り（バースレビュー）をすることで，肯定的な受けとめに修正できる。

保持期●　産褥2〜10日の保持期は，依存から自立に移行していく時期である。褥婦は，出産による疲労や不快症状から回復し，自分自身のニーズから児に関心が移る。自分や家族に似ているところをさがし，自分のとらえた新生児の行動や特徴を語るようになる。育児にも熱心に取り組むようになるため，育児指導に適した時期である。その一方で，育児に対する不安や自信喪失を感じやすい時期でもあるため，日々の上達を伝え，母親が自信をもてるようにかかわる。

解放期● 　産褥 10 日以降の解放期は，母親としての課題を果たす時期である。想像していた子どものイメージから，現実の子どもを受け入れていく（理想の子どもの喪失）。また，以前のライフスタイルから，子どものいる生活に適応していく（子どものいない生活の喪失）。

② マタニティブルーズ

　　マタニティブルーズは，産褥 2・3 日から 10 日の間におこる一過性の心身の変調であり，不眠・抑うつ気分・涙もろさを主症状とする。わが国では，褥婦の 30 ％ 前後にみられる。また，抑うつ症状が産後 2 週間以上持続するものを，**産後うつ病**という。

　　マタニティブルーズについては，第 4 章 C-6「産褥期の精神障害」（●176 ページ），C-7-5「産褥期の精神障害の看護」（●179 ページ）を参照。

③ 家族の心理

父親の●
 心理的変化 　父親は，生まれた子どもとかかわりをもつことで，子どもの存在を実感し，愛着を形成する。父親が生まれた子どもにのめり込むことを没入感情（エングロスメント）という。その一方で，親としての重圧を感じ，また，新生児の短い睡眠サイクルに自身の睡眠が妨げられることや，妻の関心が子どもに向いてしまうことに不満を感じやすい。入院中から父親との接触を促し，母親と育児を共有することで，夫婦間のコミュニケーションがもてるようにすることが大切である。

きょうだいの●
 心理的変化 　新生児が生まれたことで，上の子どもにもさまざまな反応がみられる。肯定的な反応として，児に関心をもち兄あるいは姉としての自覚がめばえ，自分のことは自分でしようと自立した行動がみられる。一方，否定的な反応として，甘えがひどくなる，夜尿（おねしょ）などの退行現象がみられたり，自分への注意をひくため親や新生児に対して攻撃的な態度をとることもある。この時期に親は，きょうだいにも愛情を注ぎ，つねに気にかけているというメッセージを伝えることにより，ストレスを軽減するよう努める。

D 新生児の理解と看護

① 新生児とは

① 新生児の定義

　　WHO の定義によると，**新生児期**とは生後 28 日未満の時期をよび，この時期の児を**新生児**という。

🔵 表 3-23　新生児の分類

出生体重		在胎週数	
巨大児	4,000 g 以上の児	正期産児	37 週以上 42 週未満で生まれた児
低出生体重児	2,500 g 未満の児	早産児	37 週未満で生まれた児
極低出生体重児	1,500 g 未満の児	超早産児	28 週未満で生まれた児
超低出生体重児	1,000 g 未満の児	過期産児	42 週以上で生まれた児

　とくに生後 7 日未満を**早期新生児期**とよび，それまで子宮に依存していた胎児が子宮外生活へ適応していく時期であり，異常が出現しやすく最も注意が必要な時期でもある。

② 新生児の分類

　新生児は，出生体重や在胎週数により分類される（🔵 表 3-23）。
　また，出生時体重基準曲線との比較による分類で，①在胎週数に比べて体重が 10 パーセンタイル未満の児を不当軽量児（light-for-dates〔**LFD**〕児），体重・身長ともに 10 パーセンタイル未満の児を small-for-dates（**SFD**）児，②出生体重が 10 パーセンタイル〜90 パーセンタイル未満の児を相当体重児（appropriate-for-dates〔**AFD**〕児），③在胎週数に比べて体重が 90 パーセンタイル以上の児を不当重量児（heavy-for-date〔**HFD**〕児）とよぶ（🔵 図 3-41）。

② 新生児の生理

① 呼吸器系

第一呼吸の●
発生機序
　胎児の肺は肺水で満たされており，子宮内ではガス交換を行っていない。産道通過時に児の胸郭が圧迫され，肺水が口腔内へ排出され，残りの肺水は肺胞内で吸収される。出生後は，胸郭の圧迫が解放され，さらに感覚刺激（寒冷・接触・音・光）と化学的刺激（血中の二酸化炭素分圧の上昇および酸素分圧の低下）により，呼吸中枢が刺激されて**第一呼吸**が開始される。一過性に呻吟や多呼吸，努力様呼吸をみとめることがある。

新生児の呼吸の●
特徴
　おもに横隔膜優位の呼吸，鼻呼吸であり，呼吸中枢が未熟なため短い休止を伴う周期性呼吸がみられる。20 秒をこえる呼吸休止もしくは徐脈・チアノーゼを伴うものは，無呼吸発作とする。正常な呼吸数は，40〜50 回/分である。

② 循環器系

胎児循環から●
新生児循環へ
　第一呼吸の開始とともに，胎児循環から新生児循環へと大きな変化が生じる。胎児循環の特徴として，**動脈管**，**卵円孔**，**静脈管**の存在があげられる。

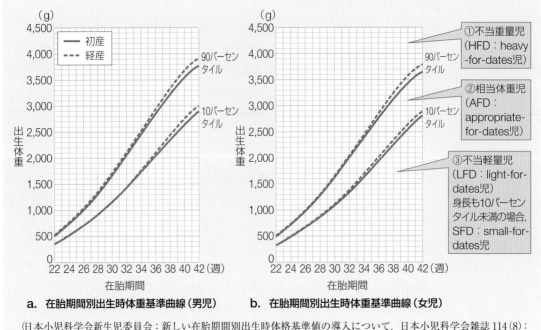

（日本小児科学会新生児委員会：新しい在胎期間別出生時体格基準値の導入について．日本小児科学会雑誌114（8）：1271-1293, 2010 による，一部改変）

◎ 図 3-41　出生時体重基準曲線との比較による新生児の分類

　　　　　新生児循環への移行として，まずは第一呼吸が開始すると肺への血流が増え，左心房に戻る血流量が増える。左心房圧が上昇すると卵円孔が閉鎖し，血中酸素分圧の上昇により動脈管が閉鎖する。静脈管は臍帯結紮後に血流が途絶する（◎ 図 3-42）。

❸ 体温

**新生児の●
体温調節**　新生児の体温は，36.5〜37.5℃である。新生児は，成人の筋肉のふるえによる熱産生とは異なり，肩甲骨周囲に分布する褐色脂肪組織の燃焼（代謝の増加）によって熱産生を行う。そのため，もともと脂肪蓄積の少ない低出生体重児は体温調節がむずかしい。

中性温度環境●　新生児の酸素消費量が最小となる温度環境を**中性温度環境**という。正期産児の場合，室温24〜26℃，湿度50〜60％である。

❹ 消化器系

嘔吐・溢乳●　胃は成人に比べて縦型で噴門部括約筋が弱く，嘔吐をしやすい。授乳後に溢乳がよくみられるが，成長とともになくなる。

排便●　初回排便は，生後24時間以内に9割の新生児にみられる。生後1〜2日は黒褐色または暗緑色の胎便（羊水と脱落した腸粘膜上皮），生後3日から黄緑色の移行便（胎便と母乳を消化したものがまざったもの），生後4〜5日

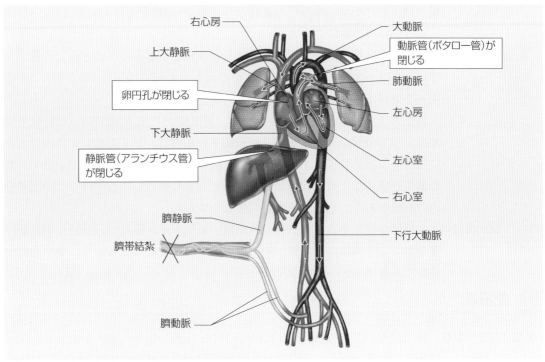

図中の注記:
- 右心房
- 上大静脈
- 卵円孔が閉じる
- 下大静脈
- 静脈管(アランチウス管)が閉じる
- 臍静脈
- 臍帯結紮
- 臍動脈
- 大動脈
- 動脈管(ボタロー管)が閉じる
- 肺動脈
- 左心房
- 左心室
- 右心室
- 下行大動脈

◎図 3-42　胎児循環から新生児循環への移行

には黄色の普通便へと変化する。

栄養● 　新生児の成長に必要なエネルギーの目安は，120 kcal/kg/日であるが，母乳分泌までに時間を要すること，新生児の胃の容量が 30 mL と小さいため，目標に到達するまでに約 1 週間を要する。

⑤ 水分代謝

水・電解質 ●
バランス 　身体の約 7 割が水分で構成されており，皮膚が未熟なため不感 蒸 泄（ふかんじょうせつ）が多い。新生児に必要な水分量の目安は，150 mL/kg/日である。

腎機能● 　初回排尿は生後 24 時間以内に新生児の 9 割にみられるが，腎機能が未熟なため，尿の濃縮力，電解質の再吸収率が低く脱水を生じやすい。

生理的体重減少● 　新生児期に特有の現象で，栄養摂取量よりも排泄，皮膚からの不感蒸泄が上まわることが原因で生じる。生後 2〜4 日ごろに最高 10 ％ 減少する。哺乳量が順調に増えれば，生後 1 週間〜10 日で出生体重に回復する。体重減少率が 10 ％ をこえる場合は，脱水に陥る可能性や活気が低下することがあるので注意する。

⑥ ビリルビン代謝

赤血球は体内でこわれると間接ビリルビン（非抱合型ビリルビン）となり，血液内に放出される。その後，肝臓に取り込まれグルクロン酸抱合を受け，

尿や便にとけやすい水溶性の直接ビリルビン(抱合型ビリルビン)になって，大部分が体外へ排泄される。

生理的黄疸● 血液中のビリルビン濃度が上昇すると，黄疸がおこる。ほとんどの新生児では生後2〜3日より肉眼的黄疸が出現し，4〜5日にピークとなり，1週間〜2週間で消失する。これを**生理的黄疸**という。

新生児は，胎児赤血球の寿命が短く(胎児90日，成人120日)，肺呼吸の開始によって余分な赤血球が大量に破壊されるので，ビリルビンが体内で大量に発生する。それにもかかわらず，肝臓でのグルクロン酸抱合能が低く，腸肝循環が盛んなため，代謝したビリルビンを再吸収してしまうなどの処理能力の問題があり，生理的黄疸が発生しやすい。

病的黄疸● 生理的な範囲をこえた重症の黄疸は，ビリルビン脳症(核黄疸)という脳障害をおこして四肢麻痺，聾，知的障害の原因となることもあり，早期発見が必要である(◯185ページ，325ページ)。

7 免疫能

免疫グロブリン● 新生児期に重要な**免疫グロブリン**には，IgG，IgA，IgM がある。IgG は母体から胎盤を介して受け取り，麻疹(はしか)や風疹，水痘(水ぼうそう)などの病気に効果があるが，通常生後3〜6か月を過ぎると消失する。IgA は分子量が大きく胎盤を通過しないため，母乳を介して獲得する。咽頭や腸粘膜からの細菌の侵入による感染から身体をまもる役割がある。IgM は新生児自身が産生するもので，出生時に高い場合は子宮内で感染があることを示す。

感染の特徴● 臍帯が残っていること，皮膚が薄く弱いことなど，感染原因となる病原体の侵入ルートが多く，産道通過時に垂直感染がおこりやすい。また，なんとなく元気がない(not doing well)など，症状が一般的で感染症特有のものではないため，ほかの疾患との区別がつきにくい。

8 血液系

血液凝固に関与するビタミン K は腸内細菌により合成されるが，新生児では十分に合成されない。そのため，新生児ビタミン K 欠乏性出血症(新生児メレナ)が生じることがあり，頭蓋内出血や消化管出血の原因となる(◯186ページ)。

9 神経系(運動発達)

原始反射● 胎内での中枢系の発達とともに出現する，生存に必要な行動である(◯表3-24，図3-43)。より上位レベルの中枢系の発達とともに消失する。

⇨ 表 3-24　原始反射

反射	検査方法
探索反射	口唇および口角を刺激すると，刺激の方向に顔を向け，口を開ける。
吸啜反射	新生児の口の中に，母親の乳首・清潔な乳首を入れると吸啜する。
把握反射	手のひらを刺激すると指を握る，足の指の付け根を圧迫すると指全体が屈曲する。
引き起こし反射	児の両手を持って引き起こすと首をもち上げ，上肢が屈曲して自分の力で起きようとしているようにみえる。
モロー反射	両手を持った状態でぱっと離すと，両手を伸展したのちに内転屈曲して抱きつくような動作をする。
自然歩行	脇の下を支え，立位をとらせると，歩行するように下肢をもち上げて交互に前に出す。
緊張性頸反射	仰臥位で頭を一方に向けると，向いたほうの上下肢は伸展し，反対側の上下肢は屈曲する。
ガラント反射	児を手掌の上に腹ばいにのせ，脊柱の側方を左右一方にそって上から下へこすると，こすったほうと同側へ体幹が曲がる。

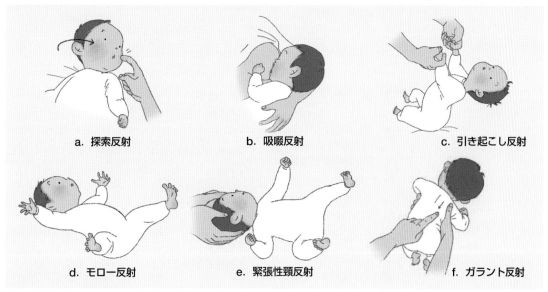

a. 探索反射　　　　　b. 吸啜反射　　　　　c. 引き起こし反射

d. モロー反射　　　　e. 緊張性頸反射　　　　f. ガラント反射

⇨ 図 3-43　原始反射

3　新生児の看護

　　　　一概に新生児といっても，子宮外生活への適応は，母体の健康状態や胎内での発育，分娩経過に強く影響を受ける。したがって，つねに新生児が生理的範囲内で経過していることを確認することが重要である。また，新生児期に生ずる生理的変化や児がもつリスク要因を事前に把握し，正常からの逸脱を早期に発見，ケアを提供していくことが，新生児看護の重要な役割である。

1　出生直後～移行期（24 時間）の看護

健康状態の評価●　①アプガースコア　出生時の新生児の健康状態を評価するもので，出生 1

● 表 3-25　アプガースコア

	0点	1点	2点
心拍数	なし	緩徐(100/分以下)	正常(100/分以上)
呼吸	なし	弱々しい泣き声	強い泣き声
筋緊張	四肢だらり	四肢やや屈曲	四肢を活発に動かす
反射	反応なし	顔をしかめる	泣く，くしゃみ
皮膚色	全身蒼白	四肢チアノーゼ	全身淡紅色

判定基準　合計 8 点以上：正常　4〜7 点：軽症仮死　0〜3 点：重症仮死
(7 点以上を正常，4〜6 点を軽症仮死とすることもある)

● 表 3-26　新生児のバイタルサイン値

	正常	逸脱	原因
呼吸	40〜50 回/分(安静時) 腹式，鼻呼吸，周期性	• 多呼吸 60 回/分以上	呼吸障害，感染
		• 無呼吸発作 20 秒以上，徐脈を伴う	中枢の未熟性
		• 鼻翼呼吸 • 呻吟，陥没呼吸 • チアノーゼ 　中心性チアノーゼ 　末梢性チアノーゼ	呼吸障害
循環	心拍　120〜140 回/分(安静時) 100 回/分(入眠時) 180 回/分(啼泣時)	• 頻脈 200 回/分以上	呼吸障害，貧血，感染
		• 徐脈 100 回/分未満	新生児仮死
		• 心雑音：レバインの分類 　機能性心雑音 　器質性心雑音	適応過程に出現 心疾患
	血圧　50〜80/30〜50 mmHg	• 不整脈	心疾患
体温	36.5〜37.0℃(腋窩) 36.5〜37.5℃(直腸)	• 低体温 36.5℃以下	環境，感染
		• 高体温 37.5℃以上	環境，感染

分後と 5 分後に採点する。出生後 1 分値は新生児仮死(● 180 ページ)の有無，5 分値は児の長期予後を示す(● 表 3-25)。

②**臍帯動脈血ガス**　臍帯動脈血ガスは，娩出直前の児の状態を示す。標準値は pH 7.320 ± 0.055，酸素分圧(Po_2)27.4 ± 5.7，二酸化炭素分圧(Pco_2)37.8 ± 5.6 である。

③**バイタルサイン**(● 表 3-26)　初回の体温測定は，肛門計を用いて直腸温を測定する。異常がなければその後は腋下にて測定する。呼吸数は，視診にて 1 分間測定し，聴診器を用いて左右の鎖骨下で呼吸音を確認する。心拍数は心尖部で 1 分間聴取し，リズム不整や心雑音の有無を確認する。生後 24〜48 時間以内に聴取される呼吸障害を伴わない弱い心雑音は，機能性心雑音(病的な意味をもたないもの)であることが多い。新生児が安静にしてい

○ 表 3-27　全身の観察ポイント

部位	観察項目
頭部	大泉門の大きさ・やわらかさ（陥没・膨隆・緊張） 骨重積の程度，産瘤・頭血腫の有無
顔	顔貌および低耳介と副耳，耳孔の有無 眼の大きさ，結膜の充血，角膜の混濁 後鼻腔閉鎖や狭窄の有無 口唇口蓋裂，舌小帯，先天性歯の有無
頸部	筋性斜頸（胸鎖乳突筋の腫瘤）の有無 鎖骨骨折の有無
胸部	陥没呼吸の有無 乳頭乳輪の形成と乳腺腫脹（正常新生児によくみられる現象）
腹部	腹部膨満，グル音の聴取 臍部の乾燥，臍炎所見の有無
外陰部	女児：大陰唇の発達，処女膜ポリープ，新生児月経，おりものの有無を確認（正常新生児によくみられる現象） 男児：精巣が陰嚢内に下降しているか 尿道口が亀頭の中央に開口しているか（そうでない場合は尿道下裂を疑う） 鎖肛の有無
四肢	上肢は W 型，下肢は M 型をとる 股関節脱臼の有無，指の異常（多指，合指）の確認 原始反射の確認
背部	脊髄髄膜瘤の有無 蒙古斑や毳毛の有無・範囲（正常新生児によくみられる現象）

るときは，啼泣させないよう呼吸，心拍，体温の順で測定する。

出生直後のケア●　①**気道の確保**　出生時は鼻呼吸を妨げないよう，気道確保（羊水や分泌物の吸引，体位の工夫）を行う。

②**低体温の予防**　低体温は呼吸状態を悪化させる。分娩室を中性温度環境（室温 24 ～ 26℃，湿度 50 ～ 60 ％）に保ち，出生後は乾いたあたたかいタオルで羊水や血液をすみやかにふきとり，体温喪失を防ぐ。新生児の処置はインファントウォーマーで行う。

③**全身の観察**　出生直後は，とくに外表奇形と分娩外傷の有無を確認する。移行期は，新生児の成熟度と母体外生活への適応状態をアセスメントする（○ 表 3-27）。

④**早期母子接触**　早期母子接触を行う際は，必ず医療者が立ち会い，母子の状態を観察しながら行う。出生直後に問題がなくても，児の状態が急変することもある。『「早期母子接触」実施の留意点』[1]では新生児にパルスオキシメータなどを装着し，継続的にモニタリングすることが推奨されている。新生児の血液や羊水でぬれた身体を乾いたタオルでふき，上体を 30° 程度挙

------

1 ）日本周産期・新生児医学会ほか：「早期母子接触」実施の留意点. 2012.

上した母親の胸にのせ，肌と肌を触れさせる。児の顔を横に向け気道を確保し，呼吸がらくにできるようにする。低体温を予防するため，あたためたバスタオルで児の背部をおおう（◐103ページ）。

⑤**ドライテクニック（乾燥法）**　出生直後は，体温の喪失を防ぐため沐浴を行わず，血液や羊水をふきとるにとどめるドライテクニックを用いる施設が増えている。胎脂には細菌から児をまもる役目と保湿・保温効果があり，無理に取り除かなくてよい。ドライテクニックでは，胎脂の効果がなくなる生後4日から沐浴を開始する。

⑥**抗菌薬の点眼**　産道を通過する際のクラミジアなどによる結膜炎を予防するため，抗菌薬の点眼を行う。清浄綿で眼をふき，下眼瞼を引き下げて点眼薬を結膜嚢に滴下する。生後1時間以内を目安に実施する。

⑦**臍処置**　出生後，臍クリップで臍帯を結紮し，生後24時間後に止血を確認してから外す。臍が脱落し臍輪部が乾燥するまで，消毒または乾燥した綿棒で水分をふく臍ケアを毎日行う。

⑧**計測**　体重測定は目盛りを0にセットし，裸にした新生児を殿部からゆっくり体重計に寝かせて測定する。新生児が突然動いても転落しないよう，児に触れない範囲で手を添えておく。**身長**は固定板に頭部をあて，移動板を足底にあて測定する。膝関節を押さえて一側の脚をのばすと，自然に両脚をのばす。**頭囲**は，眉間と後頭結節を通過する周囲を測定する。胸囲は乳頭の高さで呼息時，または呼息と吸息の中間で測定し，**腹囲**は臍輪の高さで呼気時に測定する。**出生時体重基準曲線**（◐120ページ）を用いて，子宮内での児の発育をアセスメントする。

② 生後1日〜退院までの看護

全身の観察，バイタルサインについては，出生直後〜移行期の看護に準じて行う。

体温調節●　新生児の熱喪失ルートには伝導，蒸散，対流，輻射がある。伝導に対しては，冷たい面（体重計，診察台など）に新生児をじかに寝かせない，身体に触れる手や聴診器，衣類はあたためる，ぬれた衣類，おむつは交換することが大切である。蒸散に対しては，湿度を50〜60％に保ち，出生時の羊水，沐浴後の皮膚の水分をふきとる。対流に対しては，新生児のコットは風の入る場所や換気の通り道を避け，帽子や衣類を着用させる。輻射に対しては，帽子や衣類を着用させ，新生児を外気に接した壁側に寝かせないようにする。

栄養状態の評価●　授乳回数，哺乳状況，消化状態（腹部膨満，グル音，排泄回数，便性の変化），体重減少率，脱水症状（口腔の乾燥，ツルゴール反応低下），低血糖症状（痙攣，振戦，易刺激性，嗜眠傾向）を観察する。

核黄疸の予防●　毎日，視診にて黄染の部位・進行度を確認し，経皮黄疸計を用いて測定する（◐図3-44）。経皮黄疸計で基準値をこえる場合，**血清ビリルビン**の数値を

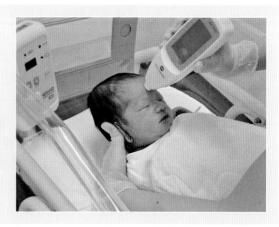

①電源を入れる。
②「ready」の緑ランプが点灯
したら新生児の前額部あるい
は胸部にフラッシュがつくま
でセンサー部分を押しあてる。
③表示された数値を読む。
（体液に触れる可能性がある場
合は手袋を着用するが，経皮黄
疸測定のみの場合は手袋なしで
もよい。）

◯図3-44　経皮黄疸計による測定

確認する。出生体重 2,501 g 以上の場合，日齢 2 日で血清ビリルビン値が 15 mg/dL をこえると**光線療法**の適応となる（◯326 ページ）。ビリルビンはおもに便より排泄されるため，排泄回数と便性を観察する。24 時間排便がみられない場合は，肛門刺激を行う。

感染予防●　看護職は複数の母子を受けもつため，感染の媒介者となりやすい。おむつ交換時は手袋を着用し，ケアの前後は手洗いを励行する。また，体温計や聴診器などの共用物品は，使用ごとにアルコール綿で清拭し消毒する。

　　①**臍ケア**　前項を参照のこと。

　　②**皮膚トラブルの予防**　尿に含まれるアンモニアは刺激性が強く，新生児期は排泄回数も多いため，おむつ皮膚炎の原因となる。また，新生児は皮膚が薄いため，おしりふきで強くこすると傷つき炎症をおこしやすいので注意する。

　　③**母乳栄養の奨励**　初乳には粘膜を保護し，口腔や腸管からの感染を予防する効果があるため積極的に母乳育児を行う。

安全管理●　出生後，すみやかにネームバンドなどの母児標識の装着を行い，児を預かるときや母親へ戻すとき，処置時は必ず名前を確認する。

　　また，母子同室を導入している施設では，看護職の目がつねにいきとどくわけではない。母親が新生児のそばを離れる際は，必ず看護職に預けるように説明する。また，添い寝をする際は，転落防止のため新生児側にベッド柵をつける。窒息や乳幼児突然死症候群（SIDS）を早期発見するため，うつぶせ寝にはしない。

異常の予防と●　①**ビタミン K 製剤の投与**　新生児ビタミン K 欠乏性出血症（新生児メレナ
早期発見　や頭蓋内出血）の予防のため，ビタミン K 製剤を投与する。3 回法（①哺乳確立時〔生後 6 時間〕，②退院時または生後 1 週間，③生後 1 か月の計 3 回内服させる方法）または 3 か月法（生後 3 か月まで 1 週間ごとに 13 回内服させる方法）にて，1 mL（2 mg）を蒸留水で 10 倍希釈して経口投与する。合併症をも

たない正常新生児への予防投与については，2021（令和3）年の学会からの提言により，わが国では3か月法が推奨されている。

②**新生児マススクリーニング検査**　先天的に特定の酵素が低下・欠損しているため代謝が行えず，発達・発育障害が生じる疾患を**先天性代謝異常**という。フェニルケトン尿症，メープルシロップ尿症，ホモシスチン尿症，ガラクトース血症，クレチン症，先天性副腎過形成症を検査対象とした従来のガスリー法に加え，現在は20種類以上の先天性代謝異常を検査対象とした**タンデムマススクリーニング検査**が実施されている。

また，健康新生児にも先天性難聴がみとめられたことから，希望者に対して自動聴性脳幹反応（AABR）または耳音響放射（OAE）の検査を行う**聴覚スクリーニング検査**も実施されている。聴覚障害は早期に発見し，適切な療育，援助を受けることが言語発達の面で重要である。

③ 母親への育児指導

抱き方●　新生児の抱き方を⬆ 図3-45に示す。横抱きは，以下の方法で行う。

（1）両手を添えて児の頭を持ち上げ，右手を後方にずらし後頸部を支える。

（2）児の上体をやや起こし，左上腕を児の背部に入れる。

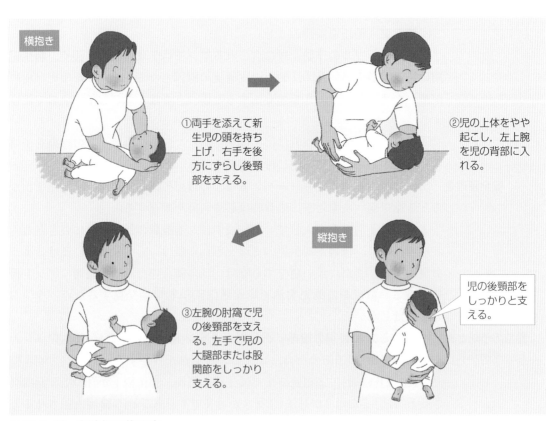

横抱き

①両手を添えて新生児の頭を持ち上げ，右手を後方にずらし後頸部を支える。

②児の上体をやや起こし，左上腕を児の背部に入れる。

③左腕の肘窩で児の後頸部を支える。左手で児の大腿部または股関節をしっかり支える。

縦抱き

児の後頸部をしっかりと支える。

⬆ 図3-45　新生児の抱き方

(3) 左腕の肘窩で児の後頸部を支える。左手で児の大腿部または股関節をしっかり支える。

おむつ交換● (1) あらかじめ，新しい紙おむつを児の殿部に敷いておく（衣類，寝具の汚染防止）。股関節脱臼を予防するため両脚を一度に持ち上げることは避け，腰部または殿部を支える。

(2) おしりふきの面をかえながら，会陰と殿部を上から下に向かってふく。

(3) 腰部を支えながらおむつを取り除き，下に敷いてあった新しいおむつを装着する。

(4) 使用ずみのおむつは，排泄物が外にもれないようにコンパクトにまとめ，テープでとめる。

沐浴●　沐浴は，皮膚を清潔にすることにより感染を予防するとともに，児の全身観察，親とのスキンシップとしてのよい機会でもある。近年，肌トラブルを予防する観点から，新生児期のスキンケアにおける保湿の重要性も見直されている。哺乳力低下，嘔吐を避けるため，授乳前後30分以内は避ける。また，37.5℃以上の熱のあるときや，36.5℃以下の熱の低いとき，児の活気がないときや湿疹や発疹が多発しているときは避ける。具体的な手順は，「小児看護」の第2章 D-2-1「沐浴」を参照（⊙ 251 ページ）。

●参考文献
1) 池ノ上克編：新生児とその異常（新女性医学大系）．中山書店，2000.
2) 綾部琢哉・板倉敦夫編：標準産科婦人科学，第5版．医学書院，2021.
3) 荻田幸雄編：産褥（新女性医学大系）．中山書店，2001.
4) 加治正行：妊娠に対する喫煙の影響．小児科 49(10)：1325-1333，2008.
5) 立岡弓子編著：新訂版周産期ケアマニュアル，第3版．サイオ出版，2020.
6) 谷田泰枝：女性と生命．東海大学出版会，2008.
7) 仁志田博司：新生児学入門，第5版．医学書院，2018.
8) 森恵美ほか：母性看護学概論（系統看護学講座），第14版．医学書院，2021.
9) 森恵美ほか：母性看護学各論（系統看護学講座），第14版．医学書院，2021.
10) 日本小児科学会ほか：新生児と乳児のビタミンK欠乏性出血症発症予防に関する提言．2021.

まとめ

• 分娩予定日は最終月経の初日を0日として満280日である。
• 胎盤・臍帯・卵膜・羊水を胎児付属物という。
• 胎児と胎盤をつなぐ臍帯には，2本の臍動脈と1本の臍静脈が走る。
• 胎児の出生後，動脈管と卵円孔は閉鎖し，臍動脈・臍静脈，静脈管も退化する。
• 腹部触診はレオポルド触診法によって行う。また胎児心音は，初期には超音波ドップラー法を用いる。
• 胎児の軸と子宮の縦軸の関係を胎位とよび，また胎児の背中と母体との関係（胎児が母体の左右・前後どちらの方向を向いているか）を胎向とよぶ。
• 妊娠した者はすみやかに市町村長に妊娠の届出を行い，母子健康手帳の交付を受ける。
• 産道・胎児およびその付属物・娩出力を分娩の3要素という。
• 分娩開始から子宮口全開大までを分娩第1期，子宮口全開大から胎児娩出までを分娩第2期，胎児娩出後から胎盤娩出までを分娩第3期という。

- 産褥期におこる変化には，退行性変化と進行性変化がある。
- 産褥早期にみられる一過性の心身の変調をマタニティブルーズという。
- 生後28日未満を新生児期，そのうちとくに生後7日未満を早期新生児期とよぶ。
- 生後1〜2日は黒色または暗緑色の胎便が排泄される。
- 出生1分後，5分後にアプガースコアの採点を行う。

復習問題

❶ 次の文章の空欄を埋めなさい。

▶受精は（①　　　　　　）で行われ，受精卵は（②　　　　　　）に着床する。

▶妊婦健康診査は，妊娠23週まで（③　　）週間に1回，妊娠24週以後（④　　）週間に1回，妊娠36週以後（⑤　　）週間に1回である。

▶児頭が子宮の下方にある胎位を（⑥　　　　　），子宮の上方にある胎位を（⑦　　　　　）とよぶ。

▶陣痛発作時に（⑧　　）の一部が見え，陣痛間欠時には後退して見えなくなる状態を（⑨　　），陣痛間欠時にも（⑧　　）が露出したままの状態を（⑩　　）という。

▶（⑪　　　　　　　）は乳汁の産生に関与し，（⑫　　　　　　　）は乳汁の放出を促すホルモンである。

▶新生児は，第一呼吸開始とともに胎児循環から新生児循環へ移行し，（⑬　　　　　），（⑭　　　　　　），（⑮　　　　　）が閉鎖する。

❷ 次の問いに答えなさい。

①妊娠初期から尿中に排泄される，妊娠の診断に用いられるホルモンはなにか。

答（　　　　　　　　　　）

②生後，一時的に体重が最大10%程度減少し，1週間〜10日間ほどで出生体重に回復することをなんというか。

答（　　　　　　　　　　）

❸ 次の図の①〜⑨の名称を答えなさい。

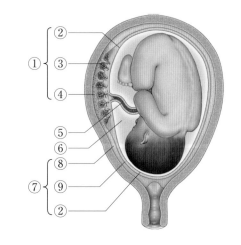

（①　　　　　　　）	（②　　　　　　　）
（③　　　　　　　）	（④　　　　　　　）
（⑤　　　　　　　）	（⑥　　　　　　　）
（⑦　　　　　　　）	（⑧　　　　　　　）
（⑨　　　　　　　）	

第4章 周産期の母児の疾患と看護

学習目標　• 本章では，周産期におきることのある異常について，妊娠の異常，分娩の異常，産褥の異常，新生児の異常に分け，それぞれの症状や対応の概要と看護について学習する。
• 各時期により生じる異常の特徴をつかみ，それに対する看護ケアや観察のポイントを理解する。

A 妊娠の異常と看護

1 母体と胎児の状態を評価する方法

1 母体と胎児に特別なケアが必要な理由

特別な生理現象●　妊娠は健康人にふつうにおきる生理現象であるが，妊娠中の約10か月という短期間に，母体および胎児には非常に大きな変化が生じる。このような生理現象は，ほかにはない。

　ふつうの生理現象は，身体各部でおきるさまざまな変動を抑制し，もとの状態を保つようにバランスをとる方向で機能している（ホメオスタシス）。これに対して，生殖・妊娠・分娩という哺乳動物特有のプロセスは，母体の体内で新しい生命を発生させ，これを体外生活が可能な状態まではぐくみ外界に送り出すという，ホメオスタシスとはまったく異なる機能を果たしている。

　健康な母体でも，妊娠に伴って短期間におきる大きな変化に適応しきれず，妊娠悪阻・妊娠高血圧症候群・妊娠糖尿病など，妊娠に特有の多彩な異常を示すことがある。これらの異常は，徐々におきる場合もあるが，急に出現することも多い。

　また，なんらかの合併症をもっている女性が妊娠した場合，妊娠に伴う負荷のために，合併症が急速に悪化することもある。このため，妊娠中は，つねに異常の出現を予測しながら検査を進め，疑いがある場合は，積極的に精査・治療・介入を行うという姿勢でのぞむことが必要になる。

胎児の特別な● 　胎児は子宮内の羊水の中にあって，胎盤と臍帯を介して母体から必要な物
　　　環境　質を受け取り，発育・成熟して子宮外で生存可能な能力を身につける。胎盤
や臍帯は妊娠中にのみ存在する臓器だが，ときに機能異常を示し，胎児の発
育に見合った物質供給ができなくなることがある。胎児の環境を構成する子
宮や羊水の異常も，胎児の状態に大きな影響を与える。子宮内の胎児は直接
見ることができないし，一般的な方法で採血や採尿ができるわけでもない。
そのため，胎児の状態を知るには，特別な方法で積極的に情報を収集するこ
とが必要になる。

② 母体の状態評価

　妊娠に特有の母体の変化とその異常を予測し，妊娠の時期に応じた健康診
査・検査によって母体の異常をできるだけ早く発見し，それに対処して，母
児への影響を最小限にとどめる。妊婦の健康診査は，主としてこのことを目
的に行われる。とくに妊娠高血圧症候群(◯143ページ)は，母児の健康に大き
な影響を与えるので注意が必要である。

③ 胎児の状態評価

　母体が感じる胎動，子宮の大きさに関する情報(母体の腹囲，子宮底長)は
胎児の状態を評価するために重要な情報である。それ以外には，超音波検査
と分娩監視装置を用いた胎児心拍モニターが行われている。

■超音波検査
　子宮内の胎児の状態をリアルタイムに確認することができる。妊娠初期に
はおもに経腟プローブを用い，妊娠12週以降は経腹プローブを胎児の評価
に，また経腟プローブを子宮頸管と胎盤の位置の評価に用いる。

妊娠初期● 　正常妊娠と流産の診断が中心となる。
　(1) 子宮・卵巣の形態検査
　(2) 子宮腔内の胎嚢(GS)の確認，大きさの測定(妊娠5週から)
　(3) 胎嚢内の胎芽・胎児の確認，胎児心臓の拍動の確認(妊娠6週から)
　(4) 胎芽・胎児の大きさ(頭殿長〔CRL〕)の測定(妊娠7週ごろから，◯71
　　　ページ)

妊娠中期から● 　(1) 胎児発育の確認：児頭大横径(BPD)，大腿骨長(FL)，腹部周囲長(AC)
　　　末期　　　　　などを測定し，計算式を用いて推定児体重を計算する。
　(2) これらの数値を胎児発育曲線(◯図4-1)と比較し，胎児の発育を評価する。
　　　[計算式の例]
　　　推定児体重(g) = $1.07 \times \mathrm{BPD(cm)}^3 + 0.3 \times \mathrm{AC(cm)}^2 \times \mathrm{FL(cm)}$
　(3) 胎児循環動態検査：カラードップラー機能のある超音波検査装置では，
　　　胎児血管や臍帯の血液の流れを検出することができる。血液の流れがわ

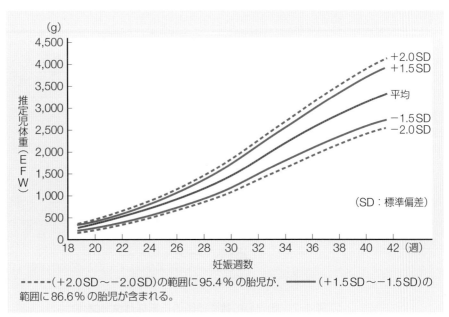

●図 4-1　胎児発育曲線

　るくなっている場合は，胎児の状態悪化を疑う。
（4）胎児異常の検索：種々の胎児異常が発見されることがある。
（5）胎盤・臍帯異常の検索：前置胎盤，低位胎盤，胎盤腫瘍，胎盤早期剝離
　　などが発見されることがある。

■胎児心拍モニター

聴診法●　妊娠 20 週台後半以降は，トラウベ杆状聴診器（産科専用の聴診器）を用い
　て，胎児心音を直接聴取することができる。

ドップラー法●　通常は，超音波ドップラーの原理を用いた方法で胎児の心臓の動きを検出
　し，音声信号に変換する装置を用いて胎児心拍を確認する（●70 ページ，妊娠
　12 週ごろより確認できる）。

分娩監視装置●　胎児心拍数と子宮収縮の連続記録を行う装置で，分娩時だけではなく，妊
　娠中（20 週以降）も子宮内の胎児の状態をリアルタイムに評価することがで
　きる（●86 ページ）。分娩監視装置による記録を胎児心拍数陣痛図とよぶ。

■ノンストレステスト（NST）

　母体がリラックスした状態で約 1 時間，分娩監視装置を用いて，胎児心拍
数と子宮収縮，胎動を連続記録する。とくに負荷がかかっていないときの胎
児の状態を知ることができる。

　①正常なパターン　妊娠末期の大部分の正常な胎児では，●図 4-2 に示
すような所見をみとめる。この場合，その時点での胎児の状態は安定してい
ると考える。

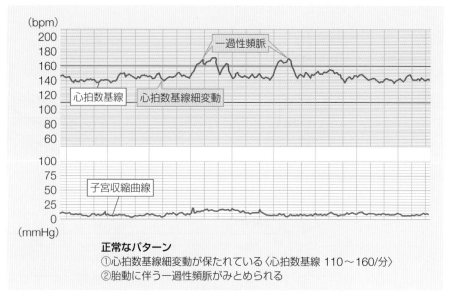

正常なパターン
①心拍数基線細変動が保たれている〈心拍数基線 110〜160/分〉
②胎動に伴う一過性頻脈がみとめられる

◯ 図 4-2　胎児心拍数陣痛図の正常なパターン

(1) 心拍数基線細変動：安静時でも心拍数は一定ではなく，少しずつ変動している。これを**心拍数基線細変動**という。妊娠後半には観察できるようになる。存在しない場合は，代謝性アシドーシスなど，胎児の状態悪化の可能性を考える。

(2) 胎動に伴う一過性頻脈：胎児は活発な胎動を示すときと静かに動かないでいるときとを，数十分おきに繰り返している。胎動の際には心拍数が一時的に増加する(**一過性頻脈**)。通常，一過性頻脈は 20 分に 2 回以上みられ，これを**リアクティブパターン**という。胎動が 1 時間以上みとめられない場合，また胎動時に心拍数の増加がみとめられないときは，胎児の状態が悪化して自分で動く余裕がなくなっている可能性がある。

②**異常が疑われるパターン**　上記の 2 所見のうち，1 つでも欠けている場合は，胎児の状態を別の方法でさらに確認する必要がある。

❷ ストレステスト

ノンストレステストで正常なパターンが得られない場合に行う。胎児になんらかの負荷刺激を与え，それに対する心拍数パターンの変化から胎児の状態を判定する。

①**コントラクションストレステスト(CST)**　点滴によって子宮収縮薬を投与したり，母体の乳頭を刺激したりすることによって，人工的に軽い子宮収縮をおこして，それに対する胎児心拍数の変化を調べる。子宮収縮の際に胎児に徐脈がみとめられる場合は，胎児には余裕がなく，経腟分娩の際の陣痛には耐えられない(帝王切開が必要)と判断する。

②**音響刺激試験(VAST)**　母体腹壁に音の発振器をあて，低周波の音で胎

児を刺激する。これに反応して一過性頻脈がおこる場合は，胎児の状態は良好と判断する。

2 妊娠初期の異常

1 妊娠悪阻

妊娠初期の母体の変化●　妊娠初期の妊婦は，吐きけ・嘔吐，食欲不振，嗜好の変化など，主として消化器系の異常を訴えることが多い。その大部分は軽症かつ一時的なものであり，自然に軽快する。この現象を**悪阻（つわり）**といい，50〜80％の妊婦にみられる。

　こうした症状が悪化して，食物の摂取が不十分になり，栄養障害や代謝障害，臓器障害をおこし，まれには生命に危険が及ぶこともある。これを**妊娠悪阻**という。

嗜好の変化●　妊娠中，とくに初期の嗜好の変化はきわめて多様であり，文化的な違いもある。一般的には「酸っぱいもの」「すっきりするもの」への嗜好が強まるといわれているが，個人差が非常に大きい。合理的説明のつかない異常な反応を示すこともある。

重症の妊娠悪阻●　重症の妊娠悪阻は，次のような経過をたどって進行する。

(1) 嘔吐を繰り返すため，十分な水分摂取ができなくなり，脱水状態となる。

(2) 尿量が減少し，腎機能が低下する。

(3) 糖分の摂取不足のために，体内で十分なエネルギーをつくることができなくなり，結果として体内にケトン体が蓄積し，血液や尿のケトン体が増えて酸血症（アシドーシス）状態となる。また，食事から摂取しなければならないビタミンが欠乏する。

(4) ウェルニッケ脳症：ビタミン欠乏のなかでもとくにビタミン B_1 の欠乏は，ウェルニッケ脳症という神経障害を引きおこす。意識障害・運動失調などがおこり，昏睡に陥って死亡することもある。

治療●　(1) 安静にし，精神的ストレスを少なくする。食事の内容は強制せず，食べられるものを食べたいときに食べるようにする。

(2) 必要に応じて入院管理とする。

(3) 経口摂取が困難なときや尿にケトン体が出ているときは，点滴を行って水分と栄養・ビタミン類を補充する。無理に食べようとしても逆効果なので，必要なら点滴を続け，自然に食欲が出てくるのを待つ。

(4) 妊娠 12〜16 週には自然に症状が軽快することが多いので，あせらずに療養を続けるように促す。

入院の適応●　入院を必要とするような妊娠悪阻は，妊婦の 1〜2％ に発症する。妊娠初期の身体の急激な変化と自律神経失調などによる母体の適応不全が原因と考えられる。妊婦の体質・性格，社会的要因などの関与も指摘されている。

② 流産・切迫流産

児の生存が望めない 22 週未満で妊娠が終了することを**流産**という。自然
におきた流産を**自然流産**とよび，人工的に妊娠を中絶することを**人工流産**
（人工妊娠中絶）とよぶ。人工流産は，「母体保護法」に規定されている治療
を目的とした流産だけが認められている（◎26 ページ）。**切迫流産**は，性器出
血や下腹部痛があるが，流産とは確定していない状態のことをいう。

自然流産の●
典型的な経過

(1) 超音波検査上，子宮内の胎芽に心臓の動きがみとめられなくなる。きわ
めて初期の流産では，胎芽が見つからない場合や，胎芽のようなものが
見えても心臓の動きがみとめられない場合もある。尿中ヒト絨毛性ゴ
ナドトロピン（hCG）濃度が正常より低い。

(2) 月経痛のような下腹部の痛みとともに，少量の子宮出血がおこる。

(3) 下腹部痛，子宮出血がしだいに増強し，月経時よりもひどくなる。子宮
の収縮がおこり，子宮内の妊娠成分を圧出するようにはたらく。この過
程で子宮口が少しずつ開大していく。

(4) 妊娠成分が子宮から排出される。下腹部痛や出血が少しおさまる。

進行状態による●
分類

①**稽留流産**　胎芽（胎児）はすでに死亡しているが，子宮からの出血など
の流産の臨床的症状は出現していない状態。放置すると，流産が急激に進行
して，急激な出血の増加や下腹部痛がおこることがある。また，妊娠成分に
細菌感染がおこると，子宮内感染が重症化する場合もある。

②**完全流産**　流産が進行して，妊娠成分が子宮外に完全に排出された状態。
子宮出血は自然になくなり，尿中 hCG は検出されなくなって，正常な月経
周期が回復する。

③**不全流産**　流産が進行して妊娠成分の一部は排出されているが，一部が
子宮内に残り，子宮出血や下腹部痛という流産の症状が持続している状態。

④**切迫流産**　子宮出血や下腹部痛という流産の症状はあるが，妊娠成分は
子宮内にとどまっていて，今後流産が進行するのか，妊娠が継続できるのか，
わからない状態。胎芽（胎児）に心臓の動きがみとめられれば，妊娠を継続で
きる可能性が高いが，慎重な経過観察が必要である。この状態を「流産しか
かっている」と表現することがある。子宮出血や下腹部痛などの症状は，結
果的に妊娠が継続できる場合でも 10% 程度にはみとめられるので，妊娠が
継続できることも多い。出血がしだいに増加する場合は，流産する可能性が
高まる。

⑤**進行流産**　流産が進行中で，妊娠成分が子宮から出かかっている状態。
子宮出血や下腹部痛などの症状が最も強い時期なので，迅速な処置を要する。

自然流産の頻度●

自然流産は全妊娠の 8〜15%，つまり約 10% におこる。妊娠 3 か月（11
週）までの流産が多い。

自然流産の原因●

母体の全身的な原因，子宮の異常，胎児側の異常などに分けることができ

るが，大部分は胎児側の異常で，予防や治療のできないものが多い。

　　①**母体側の原因**　甲状腺機能異常などの内分泌異常，急性の感染症，全身性エリテマトーデス(SLE)，抗リン脂質抗体症候群などの自己免疫疾患など

　　②**子宮の異常**　子宮奇形・子宮内感染・子宮筋腫・子宮腺筋症・頸管無力症など

　　③**胎児側の異常**　妊卵の異常(染色体異常・発生の異常)，胎盤の異常・臍帯の異常

　　④**母児間の免疫学的不適合**　胎児は母体にとっては「他者」であり，妊娠は一種の臓器移植である。まれに，胎児に対する拒絶反応がおこり，流産してしまうことがある。

自然流産の診断●　①**尿中 hCG 検査**　妊娠していれば，尿中 hCG 検査は必ず陽性になる。正常妊娠では，妊娠初期に尿中 hCG 濃度が増加していく。増加がみとめられない場合は流産を疑う。

　　②**超音波検査**　妊娠初期には，経腟プローブを使った超音波検査が行われる。正常では，妊娠7週までに胎芽の心臓の動きを確認できる。子宮内の胎囊が小さく，1〜2週の間隔をおいた検査でも発育がみとめられない場合や，胎芽の発育がみとめられない場合は流産を疑う。妊娠7〜8週で心臓の動きが確認できない場合は流産と診断する。

治療と指導●　①**切迫流産**　安静を指示する。症状が強いときは入院管理とする。出血の中に血液以外の組織(妊娠成分)がまじっていないか，よく確かめるように指導する。

　　②**自然流産**　完全流産でない場合は，子宮内容清掃術を行い，妊娠状態を完全に終了させる必要がある。完全流産かどうかは，尿中 hCG 濃度の経過によって判断される。自然流産後は，正常な月経周期が回復するかどうかを確認することが重要である。

3 胞状奇胎

　　胎盤を構成する 絨 毛が異常な増殖を示し，多数の囊胞を形成したものを胞 状 奇胎という。絨毛のすべてが囊胞化し，胎児成分をみとめないものを全胞状奇胎，絨毛の一部が囊胞化し，胎児成分をみとめるものを部分胞状奇胎という。全胞状奇胎の原因は，父親由来の染色体のみによる発生(雄核発生)であり，部分胞状奇胎の原因は多精子受精等による染色体数の異常である。

症状●　強い悪阻症状を伴うことが多い。妊娠週数に比べて子宮は大きめで，超音波検査上，子宮内には小囊胞が多数みとめられる。尿中 hCG 値は正常妊娠に比べて非常に高いことが多い。放置すると大量出血をおこすことがある。子宮筋層内に侵入したり，肺や腟などに転移したりすることがあるので，診断がつきしだい治療を行う必要がある。

治療● 　子宮内容除去術を行う。奇胎成分の残存は再発や転移の原因となるので，1週間後にもう一度子宮内容除去術を行い，子宮内に残存していないことを確認する。その後は血中および尿中 hCG 濃度を経過観察し，順調に低下して検出できなくなるまで確認する。

　　　　hCG 濃度の低下が不良の場合や増加を示す場合は，子宮筋層内に侵入している（侵入奇胎）か，ほかの臓器に遠隔転移している可能性が高いので，検索を行ったあと，抗腫瘍薬による化学療法を行う。化学療法で完治しない場合は，子宮摘出などの手術療法が必要となる。

④ 異所性妊娠

　　　　正常妊娠では，卵管内で受精した受精卵は，分裂しながら子宮内に移動し，子宮内膜に着床する。**異所性妊娠**とは，子宮内膜以外の場所に着床した場合をいう。このうち子宮外の妊娠，すなわち卵管・卵巣・腹膜におこるものを子宮外妊娠という。異所性妊娠にはこのほかに，卵管が子宮筋層を貫いている部分への着床，すなわち間質部妊娠と，子宮頸管に着床した頸管妊娠がある（◉ 図 4-3）。

　　　　正常な子宮内膜に着床しなかった場合には，妊卵の発育は困難であり，早い時期に流産に終わることが多い。卵管妊娠が流産した場合，少量の腹腔内出血で終わる場合と，卵管が破裂して大出血となる場合がある。経腟超音波検査によって破裂前に発見されることが多くなったが，依然として死亡例も存在する非常に危険な疾患である。「妊娠をみたら異所性妊娠を疑え」というのが産婦人科診療の鉄則である。妊娠初期では，子宮内に明確な胎嚢ないし胎児が確認できるまでは，異所性妊娠の可能性を考えて対処することが必要である。

頻度● 　全妊娠の1%弱にみられ，卵管妊娠が最も多い。

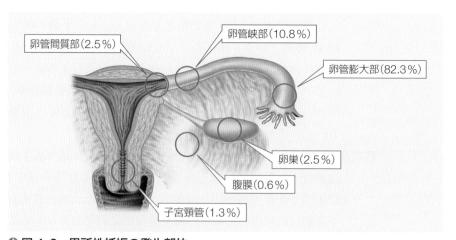

◉ 図 4-3　異所性妊娠の発生部位

症状● 　無月経となり, 妊娠反応(尿中 hCG)は陽性だが, 超音波検査上, 子宮内に胎囊などの胎児成分をみとめない。切迫流産様の少量の出血をみとめることが多い。子宮内清掃術を行っても胎児成分がみとめられない。

　　下腹部痛は腹腔内出血の程度によって, 軽い場合から激烈なものまでさまざまである。腹腔内出血は, 超音波検査またはダグラス窩穿刺によって証明する。腹腔内出血が多量となればショック症状を示す。

原因● 　原因不明のことも多いが, 卵管に病変がある場合が多い。卵管炎の原因としてはクラミジアが最も多い。そのほか, 子宮内膜症・卵管手術後・体外受精・子宮内避妊器具(IUD)装着中の妊娠などが原因となる。

治療● 　臨床症状で診断がつかない場合は, 腹腔鏡検査を行う。異所性妊娠の診断がつきしだい, 開腹手術ないしは腹腔鏡手術で病変部を摘出するのが原則である。

3 妊娠中期・末期の異常

1 早産・切迫早産

早産● 　早産とは, 児の生存が期待できる妊娠 22 週から 36 週までの間に分娩がおこることをいう。全分娩の 5% 程度を占める。胎外生存能に限界のある, 未熟児や低出生体重児の出生をまねく。

切迫早産● 　切迫早産とは, 早産の時期に周期的な子宮収縮がみとめられたり, 子宮出血や子宮頸管の開大などの, 分娩が差し迫っていることを示唆する診察所見がみとめられたりして, 早産にいたる危険性が高い状態をいう。早産は, 新生児の生命予後, 神経学的予後に重大な影響を与えるので, できる限り予防する必要がある。このため切迫早産徴候がみとめられる場合には, 積極的に治療を行う。

原因● 　母体側の原因と胎児側の原因がある。妊娠 20 週台の早い時期の早産の原因としては子宮内感染(絨毛膜羊膜炎)が重要であり, 妊娠 30 週前後の原因としては, 妊娠高血圧症候群や母体合併症が重要である(●図 4-4)。

　　①母体側の原因　妊娠の進行につれて胎児は発育し, 母体や子宮の負担は増大する。負担が大きすぎて, 母体や子宮にとって妊娠をそれ以上継続することが困難な状態になると, 原因を問わず, 自然に子宮収縮が始まり, 分娩が進行する。母体側の原因と考えられるものには, 子宮頸管無力症, 子宮異常(筋腫・奇形)のほか, 感染症では, 母体の全身感染, 産道・子宮内感染(絨毛膜羊膜炎:腟・子宮頸部の感染症が上行性に子宮内に及んで胎児側の絨毛膜や羊膜に炎症が生じ, 子宮収縮をおこす), また, 妊娠高血圧症候群, 母体合併症(心疾患・腎疾患・糖尿病・甲状腺異常), 母体のストレス(精神的・身体的)などがある。

　　②胎児および胎児付属物側の原因　前期破水, 多胎妊娠, 羊水過多症, 前

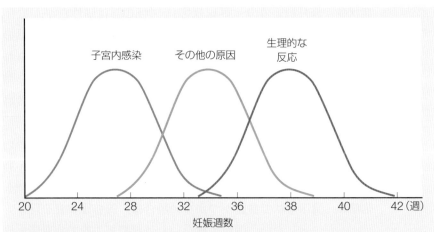

正期産の時期に陣痛が始まるのは，生理現象である。早産にはなんらかの理由がある。妊娠20週台の早い時期の早産の原因のなかでは子宮内感染が最も多く，それ以降の時期の早産は，妊娠高血圧症候群や胎児発育不全などの多様な原因によることが多い。

◯ **図 4-4　分娩にいたる原因**

置胎盤の出血，常位胎盤早期剝離，胎盤機能不全，胎児奇形などがある。

　③**切迫早産の原因**　切迫早産は早産の前駆状態と考えられるので，上記と同様の原因を考えるが，治療に反応して軽快する例などでは原因不明の場合も多い。

経過と治療●　母体・胎児の状態を評価し，妊娠継続が可能であるかどうかを判断する。妊娠が継続できない場合は，自然な分娩進行を見まもるか，分娩を促進，あるいは帝王切開によって妊娠を終了させる。

　切迫早産では，①子宮収縮の増加（数分から十数分ごとの規則的な子宮収縮），②子宮出血，③子宮頸管の成熟（子宮口の開大，頸管の短縮〔展退〕・軟化）などがみられる。

　妊娠 34 週未満で出生した場合には，呼吸機能が未熟なために新生児呼吸窮迫症候群（◯ 318 ページ）をおこす危険がある。胎児の肺成熟を促し，少しでも状態を良好とするために，出生前に母体に副腎皮質ステロイド薬を投与することがある。

　妊娠継続が可能と判断された場合は，①安静，②感染対策（抗菌薬投与など），③子宮収縮抑制薬投与（リトドリン塩酸塩，硫酸マグネシウム水和物など），④頸管無力症に対しては頸管縫縮術などを実施し，母児の状態を慎重に評価しながら妊娠継続をはかる。

　なお，早産が進行する場合は，合併している異常・原因となっている異常，児の状態を検討し，適切な分娩方法を選択する（経腟分娩あるいは帝王切開）。

1 頸管無力症

　正常な妊娠経過では，子宮頸管は妊娠中も長さを保ち，かたく閉じているが，分娩が近づくとしだいにやわらかくなるとともに短縮し，開大する。こ

のような子宮頸管の変化を「成熟」「熟化」と称し，その最終過程は陣痛が始まったあとにおこる。このような子宮頸管の成熟が，まだ分娩すべきでない時期に陣痛を伴わずにおこることがあり，これを頸管無力症という。頸管無力症では，妊娠初期あるいは中期に突然，子宮口の開大がみられ，流産や早産がおこる。

原因● 　①**外傷性**　既往分娩時の頸管裂傷などにより，子宮頸管の強度が正常でない。

　　　　②**炎症性**　頸管炎のために頸管成熟が正常より促進される。

　　　　③**二次性**　多胎妊娠・羊水過多症などで子宮の増大が急速で，相対的に子宮頸管が強度を維持できなくなってしまう。

　　　　④**特発性**　原因不明でとくに異常のない妊娠に発生する。

症状● 　①**内子宮口の開大（ファネリング）**　少量の性器出血などを訴えて診察を受けると，子宮頸管が成熟・軟化し子宮口が開大しているのが発見される。

　　　　②**胎胞形成（○図 4-5）**　胎児を包む卵膜は子宮腔から腟腔のほうに風船のようにふくらんで，胎胞を形成する。軽度の子宮収縮とともに，胎胞はさらにふくらみ，腟腔にはり出してくる。

　　　　この時点で発見されない場合は，自覚的な陣痛のないままさらに分娩が進行した状態で，あるいは胎胞が破裂して破水した時点ではじめて状況がわかり，そのまま早産あるいは流産にいたる。

治療● 　きわめて重症の切迫早産として絶対安静とし，子宮収縮抑制薬を投与して，少しでも妊娠期間を延長する。子宮口の開大が 2～3 cm 程度の段階で，胎胞がそれほど大きくなっていない状態で発見された場合は，子宮頸管の外周にテープを縫い込んで縫い縮める子宮頸管縫縮術（マクドナルド手術またはシロッカー手術）を行う場合がある（○206 ページ）。成功すれば，相当の妊娠

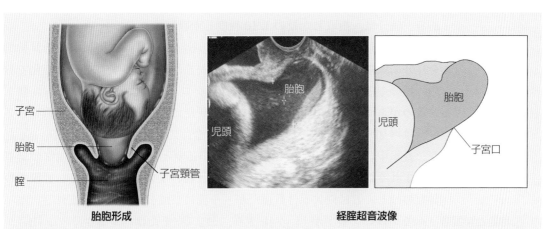

子宮
胎胞
腟
子宮頸管

胎胞　児頭

胎胞
児頭
子宮口

胎胞形成　　　　　　　　　　　　　経腟超音波像

頸管無力症では，明らかな陣痛がみとめられない状態で，頸管の開大と胎胞の膨隆，腟内への脱出がみられる。

○図 4-5　頸管無力症による胎胞の形成

期間の延長が期待できる。

予防● 　既往の妊娠で頸管無力症の疑いのある場合や，子宮頸管の強度が弱いと判断される場合は，妊娠4か月ごろに子宮頸管縫縮術を予防的に行う。分娩が近づいたら(可能ならば妊娠37週ごろに)，テープは切断して抜去する。

❷前期破水

　陣痛がおこる前に卵膜が破綻し，羊水が子宮外に流出することを**前期破水**という。破水は，通常は陣痛が始まったあと，すなわち分娩中におこるものだが，正期産の場合でも約30％の例では陣痛発来前に破水がおこり，その後，自然の陣痛が始まる。したがって，前期破水自体はそれほど病的なこととはいえない。

早産時期の● 　しかし，胎児が子宮外で自立して生存する能力を獲得する以前に破水がお
前期破水　　こると，胎児は外界に直接さらされることになり，感染の危険が生じるので，早期の分娩が必要となる。また，ほとんどの例では破水後，自然陣痛が始まる。その結果，早産時期の破水は，未熟な児の出生という結果をもたらす。

　早産時期の前期破水は，ほかに明らかな原因のない例では，産道感染やそれに続発した子宮内感染，卵膜や胎盤の感染(絨毛膜羊膜炎)による炎症のため，卵膜が弱くなることが原因となることが多い。

　胎児が未熟な時期には，母体および胎児の状態がゆるす限り妊娠期間を延長するように努力する。しかし，感染の進行，児の状態悪化などがみとめられれば，分娩の方向で管理する。感染防止のためには，腟内洗浄，抗菌薬の投与が行われ，陣痛抑制には子宮収縮抑制薬が投与される。

② 妊娠性貧血

妊娠中に貧血が● 　貧血とは血液中の赤血球，とくに酸素の運搬を担当するヘモグロビン
おこりやすい　　(Hb)が欠乏している状態をいう。ヘモグロビンをつくるためには鉄が必要
理由　　であり，鉄を食事から体内に取り込むためにはビタミンB_{12}と葉酸が必要である。鉄分は，摂取した量の1/10程度しか吸収されない。

　妊娠中，母体の血液量は約40％増加する。これは，末梢循環や胎盤循環を良好に保ち，胎児側に十分な酸素や栄養を供給するために必要な変化である。妊娠中，血液は少し希釈され，ヘモグロビン濃度は10〜20％程度低下するのがふつうだが，胎児側でも血液を新たにつくる必要があり，鉄分の必要量は増加する。通常，成人女性の身体全体の鉄分保有量は約2,000 mgだが，妊娠中はさらに1,000 mg程度の鉄が必要となり，日本人の通常の食事に含まれる鉄分では不足することが妊娠貧血の主要な原因である。妊娠中の貧血のほとんどは鉄欠乏性貧血だが，一部に葉酸欠乏の例が含まれる。

診断と頻度● 　ヘモグロビン濃度が11 g/dL未満，および/またはヘマトクリット(Ht)が33％未満の場合に，妊娠貧血と診断する(非妊娠時は12 g/dLが基準となる)。妊娠貧血は全妊娠の約20％に発症する。

治療●　バランスのよい食生活を指導する。鉄欠乏状態になった妊婦に，食事指導だけで十分な鉄分が補充される可能性は低いので，鉄剤の内服を行う。必要に応じて，ビタミン B_{12}，葉酸の投与も行う。

③ 妊娠高血圧症候群・HELLP 症候群

■1 妊娠高血圧症候群（HDP[1]）

定義●　妊娠高血圧症候群は，従来，妊娠中毒症とよばれてきた妊娠後半期を中心に発症する合併症である。定義を ⮕ 表 4-1 に示す。

　　重症例では，母体は高血圧と全身浮腫をきたし，全身の臓器障害を併発する。痙攣発作（**子癇発作**）をおこすこともあり，適切な治療を行わないと母児ともに死亡することもある。妊娠末期の合併症としては最も多く，また母児の経過を大きく左右する最も深刻な疾患である。妊婦の健康診査は，妊娠高血圧症候群の予防と早期発見，早期治療がおもな目的の１つである。

特徴●　妊娠高血圧症候群は，妊娠中以外には発症しない。初産婦に多く，分娩後は数か月以内に症状が軽快し，もとの状態に戻ることが多い。高血圧体質者，腎機能低下のある人，糖尿病患者，妊娠負荷への抵抗力の弱い人（若年妊娠・高齢妊娠，極端なやせ・肥満）に発症しやすい。

病態●　非常に多様な症状と経過を示す。その本態はよくわかっていないが，「妊娠という負荷に対して母体が適応できなくなり，身体上のバランスを保つことができなくなった状態」と考えられている。本症では，母児に次のような変化がおこっている。

　　①**母体の変化**　循環系の異常と腎機能低下が主だが，進行すれば，循環不全のために全身の臓器障害がおこる（高血圧・全身の血管攣縮〔収縮〕・循環血液量の減少・凝固系の亢進・腎機能低下・全身浮腫）。

　　②**胎児・胎盤の変化**　胎盤機能の低下のために，胎児は慢性的な低酸素状態におかれる。このため，胎児発育は障害され，さらに悪化すれば，胎児機能不全（⮕ 157 ページ）にいたる。

治療●　妊娠高血圧症候群は，発症すると妊娠が終了しない限り，完全に治癒することはない。症状が長引くと，とくに母体の腎機能が低下し，分娩後も回復できなくなる場合がある。このため母体にとっては，重症の妊娠高血圧症候群では，早期に妊娠を中断し，分娩とすることが望ましい。一方，児にとっては，子宮内環境が児の発育や成熟が可能な状態であれば，未熟な状態で出生するよりは，子宮内にとどまるほうが有利である。しかし，症状が進行し，子宮内環境が悪化した場合は，児の状態が良好なうちに分娩としたほうがよい。

----

1 ）妊娠高血圧症候群の英語名は，以前は pregnancy induced hypertension（PIH）とされていたが，hypertensive disorders of pregnancy（HDP）に変更された。

⊃ 表 4-1　妊娠高血圧症候群の定義・分類

1. **定義**：妊娠時に高血圧をみとめた場合，妊娠高血圧症候群とする。妊娠高血圧腎症，妊娠高血圧，加重型妊娠高血圧腎症，高血圧合併妊娠に分類される。
2. **病型分類**
    a. 妊娠高血圧腎症 preeclampsia（PE）
        1) 妊娠 20 週以降にはじめて高血圧を発症し，かつ，タンパク尿をともなうもので分娩 12 週までに正常に復する場合。
        2) 妊娠 20 週以降にはじめて発症した高血圧に，タンパク尿をみとめなくても，基礎疾患のない肝腎機能障害，脳卒中・神経障害，血液凝固障害のいずれかをみとめる場合で，分娩 12 週までに正常に服する場合。
        3) 妊娠 20 週以降にはじめて発症した高血圧に，タンパク尿をみとめなくても子宮胎盤機能不全（胎児発育不全【FGR】，臍帯動脈血流異常，死産）をともなう場合。
    b. 妊娠高血圧 gestational hypertension（GH）　妊娠 20 週以降にはじめて高血圧を発症し，分娩 12 週までに正常に復する場合で，かつ妊娠高血圧腎症の定義にあてはまらないもの。
    c. 加重型妊娠高血圧腎症 superimposed preeclampsia（SPE）
        1) 高血圧症が妊娠前あるいは妊娠 20 週までに存在し，妊娠 20 週以降にタンパク尿，もしくは基礎疾患のない肝腎機能障害，脳卒中，神経障害，血液凝固障害のいずれかをともなう場合。
        2) 高血圧とタンパク尿が妊娠前あるいは妊娠 20 週までに存在し，妊娠 20 週以降にいずれかまたは両症状が増悪する場合。
        3) タンパク尿のみを呈する腎疾患が妊娠前あるいは妊娠 20 週までに存在し，妊娠 20 週以降に高血圧が発症する場合。
        4) 高血圧が妊娠前あるいは妊娠 20 週までに存在し，妊娠 20 週以降に子宮胎盤機能不全をともなう場合。
    d. 高血圧合併妊娠 chronic hypertension（CH）
        高血圧が妊娠前あるいは妊娠 20 週までに存在し，加重型妊娠高血圧腎症を発症していない場合。
3. **妊娠高血圧症候群における高血圧とタンパク尿の診断基準**
    a. 収縮期血圧 140 mmHg 以上，または，拡張期血圧が 90 mmHg 以上の場合を高血圧と診断する。
    b. 以下のいずれかに該当する場合をタンパク尿と診断する。
        ① 24 時間尿で 300 mg/日以上のタンパク尿が検出された場合。
        ② 随時尿でタンパク／クレアチニン（P/C）比が 0.3 mg/mg・CRE 以上である場合。
        ③ 2 回以上の随時尿を用いたペーパーテストで 2 回以上連続して尿タンパク 1＋以上陽性が検出された場合（24 時間蓄尿や随時尿での P/C 比測定のいずれも実施できない場合）。
4. **症候による亜分類**
    a. 重症の定義について：次のいずれかに該当するものを重症と規定する。なお，軽症という用語はハイリスクでない妊娠高血圧症候群と誤解されるため，原則用いない。
        ① 妊娠高血圧・妊娠高血圧腎症・加重型妊娠高血圧腎症・高血圧合併妊娠において，血圧が次のいずれかに該当する場合
            収縮期血圧　160 mmHg 以上の場合／拡張期血圧　110 mmHg 以上の場合
        ② 妊娠高血圧腎症・加重型妊娠高血圧腎症において，母体の臓器障害または子宮胎盤機能不全をみとめる場合
    b. 発症時期による病型分類
        妊娠 34 週未満に発症するものは，早発型（early onset type：EO）
        妊娠 34 週以降に発症するものは，遅発型（late onset type：LO）

付記
a. 妊娠タンパク尿：妊娠 20 週以降にはじめてタンパク尿が指摘され，分娩後 12 週までに消失する場合をいうが，病型分類には含まれない。
b. 高血圧の診断：白衣・仮面高血圧など，診察室での血圧は本来の血圧を反映していないことがある。特に高血圧合併妊娠などでは，家庭血圧測定あるいは自由行動下血圧測定を行い，白衣・仮面高血圧の診断およびその他の偶発合併症の鑑別診断を行う。
c. 関連疾患：以下の疾患は，病型分類には含まれないが，いずれも重篤で HDP と深い因果関係があると考えられている。
    1) 子癇（eclampsia）　妊娠 20 週以降にはじめてけいれん（痙攣）発作をおこし，てんかんや二次性けいれんが否定されるものをいう。発症時期により妊娠子癇・分娩子癇・産褥子癇とする。子癇は大脳皮質での可逆的な血管原性浮腫によるけいれん発作を考えられているが，後頭葉や脳幹などにも浮腫をきたし，各種の中枢神経障害を呈することがある。
    2) HDP に関連する中枢神経障害　皮質盲，可逆性白質脳症（posterior reversible encephalopathy syndrome：PRES），高血圧にともなう脳出血及び脳血管攣縮などが含まれる。
    3) HELLP 症候群　妊娠中・分娩時・産褥期に溶血所見（LDH 高値），肝機能障害（AST 高値），血小板減少を同時にともない，他の偶発合併症によるものではないもの。いずれかの症候のみを認める場合は，HELLP 症候群とは記載しない。
    4) 肺水腫　HDP では血管内皮機能障害から血管透過性を亢進させ，しばしば浮腫をきたす。重症例では，浮腫のみでなく肺水腫を呈する。
    5) 周産期心筋症　心疾患の既往のなかった女性が，妊娠・産褥期に突然心不全を発症し，重症例で死亡に至る疾患である。HDP は重要なリスク因子となる。

（日本妊娠高血圧学会：妊娠高血圧症候群の診療指針，2021 による）

①**安静**　母体への負担を最小限にする。重症例では刺激によって子癇発作がおこることがあるので，部屋を暗くし，できるだけ刺激を排除する。

②食事療法

(1) エネルギー摂取量：

　非妊娠時の BMI (◐64 ページ) が 24 未満：30 kcal×標準体重[1] ＋ 200 kcal

　非妊娠時の BMI が 24 以上：30 kcal×標準体重

(2) 塩分摂取量：7〜8 g/日 (正常妊婦は 10 g/日)

(3) タンパク質摂取量：1.0 g/日×標準体重 (予防には 1.2〜1.4 g/日×標準体重)

(4) 食事内容：高ビタミン食とし，魚 (エイコサペンタエン酸)，野菜・果実 (カリウム) の摂取を心がける。動物性脂肪や糖質は控える。

③薬物療法

(1) 降圧薬：血管攣縮を緩和し，子宮胎盤循環や腎臓の血流量を増加させることを目標とする。血圧を下げすぎると胎盤循環がさらに悪化し，児の状態が悪化するので，注意が必要である。ヒドララジン塩酸塩 (アプレゾリン®) やメチルドパ水和物 (アルドメット®)，ニフェジピンなどのカルシウム拮抗薬 (アダラート®) を用いることが多い。

(2) 鎮静・鎮痙薬：子癇発作の場合，血圧が不安定で子癇発作をおこす危険がある場合は，硫酸マグネシウム水和物やジアゼパムを投与する。

❷HELLP 症候群

　妊娠高血圧症候群に関連した産科救急疾患で，溶血，肝逸脱酵素 (ALT/AST) 上昇，血小板減少がみとめられる。診断と対応が遅れると，母児ともに予後不良となる可能性がある。重症の HELLP (ヘルプ) 症候群では，妊産婦死亡率 0〜24%，周産期死亡率 5〜37% といわれており，重症例は 10,000 妊娠に 2〜10 例である。診断の目安は，血小板数 10 万/μL 以下，末梢赤血球形態異常，ビリルビン 1.2 mg/dL 以上，乳酸脱水素酵素 (LDH) 600 IU/L 以上，AST 70 IU/L 以上とされる。

症状と徴候●　症状としては，右上腹部痛と心窩部痛が特徴的で，全身倦怠感，吐きけ・嘔吐などを訴えることがある。妊娠高血圧症候群重症の場合が多く，高血圧，タンパク尿，浮腫がみとめられることが多いが，約 10% ではこれらの症状がない。また，多胎妊娠例に多い。

管理・治療●　母体の全身管理を行い，早期に児を娩出させ，妊娠を終了させる。

④ 糖尿病・妊娠糖尿病

糖尿病●　糖尿病は，インスリンのはたらきが不十分となり，血糖を一定範囲に保つことができなくなって高血糖となる疾患である。高血糖状態は全身の血管や臓器を障害し，糖尿病網膜症や腎症，末梢神経障害などを引きおこす。

---

1) 標準体重 = 身長(m)^2×22

表4-2 妊娠糖尿病のスクリーニング検査法(例)

	初期	中期
対象者	全妊婦	初期検査で妊娠糖尿病,または"妊娠中の明らかな糖尿病"と診断されなかった妊婦
時期	妊娠のできるだけ早い時期	妊娠24週から28週
方法	随時血糖測定[1](95または100mg/dL以上陽性)	50g GCT[2](140mg/dL以上陽性)または随時血糖測定(100mg/dL以上陽性)
陽性の場合の対応	75g OGTT[3],またはHbA1c値測定	75g OGTT
	空腹時血糖値が126mg/dLの場合は,75g OGTTは行わず"妊娠中の明らかな糖尿病"と診断。随時血糖値が200mg/dLの場合は,空腹時血糖値およびHbA1c値を測定し"妊娠中の明らかな糖尿病"について検討する。	

1) 食後2〜4時間後に採血する。
2) 50g glucose challenge test の略。食後でも実施できる。50gのブドウ糖液を服用し,1時間後に採血する。
3) 75g oral glucose tolerance test の略。空腹時に実施。75gのブドウ糖液の服用前,服用1時間後,2時間後に採血する。
(日本産科婦人科学会・日本産婦人科医会編集・監修:産婦人科診療ガイドライン 産科編2020をもとに作成)

妊娠による● 妊娠すると,母体の糖代謝に変化がおきる。空腹時血糖は軽度低下する一
糖代謝の変化 方,食後血糖値は高くなる。このため,糖尿病は妊娠によって悪化する。

糖尿病が胎児に● 胎児への母体からの栄養供給は,胎盤を介して,グルコース(ブドウ糖)・
与える影響 アミノ酸・脂肪酸などのかたちで行われる。グルコースは胎盤を容易に通過
するので,母体が高血糖状態にあると,胎児は過剰なグルコースにさらされ
ることになる。胎児では正常なインスリンの反応がおこるので,過剰なグル
コースに対してインスリンが分泌され,グルコースの過剰な細胞内への取り
込みがおこる。そのため,胎児発育が促進され,巨大児となることがある。
また,子宮内胎児死亡,低出生体重児,奇形,出生後の低血糖・高ビリルビ
ン血症などの異常がおこりやすくなる。

妊娠糖尿病● 非妊時にはとくに糖代謝異常がみとめられない人も,妊娠によって高血糖
状態となることがある。妊娠中にはじめて発見または発症した,糖尿病にい
たっていない糖代謝異常を**妊娠糖尿病(GDM[1])**という。明らかな糖尿病は,
妊娠糖尿病に含まれない。

検査● 妊娠糖尿病は無症状のことが多いので,妊娠初期から中期にスクリーニン
グ検査(糖負荷試験など)を行う必要がある(**表4-2, 3**)。

管理● 高血糖状態は,母体より胎児に大きな影響を与えるので,妊娠中は胎児の
合併症をおこさないように母体血糖を管理することが重要である。管理方法
は,糖尿病の場合も妊娠糖尿病の場合も同様である。
妊娠中は早朝空腹時血糖値95mg/dL以下,食前血糖値100mg/dL以下,

1) GDM:gestational diabetes mellitus の略。

⊃ 表4-3　妊娠中の糖代謝異常の診断基準

1) 妊娠糖尿病（GDM）：75 g OGTT において次の基準の1点以上を満たした場合に診断する。
   ①空腹時血糖値 ≧ 92 mg/dL　②1時間値 ≧ 180 mg/dL　③2時間値 ≧ 153 mg/dL
2) 妊娠中の明らかな糖尿病[1]：以下のいずれかを満たした場合に診断する。
   ①空腹時血糖値 ≧ 126 mg/dL　②HbA1c値 ≧ 6.5%
   ＊随時血糖値 ≧ 200 mg/dL あるいは 75 g OGTT で2時間値 ≧ 200 mg/dL の場合は、
   妊娠中の明らかな糖尿病の存在を念頭におき、①または②の基準を満たすかどうか確認
   する[2]。
3) 糖尿病合併妊娠
   ①妊娠前にすでに診断されている糖尿病
   ②確実な糖尿病網膜症があるもの

1) 妊娠中の明らかな糖尿病には、妊娠前に見逃されていた糖尿病と、妊娠中の糖代謝の変化の
   影響を受けた糖代謝異常、および妊娠中に発症した1型糖尿病が含まれる。いずれも分娩後
   は診断の再確認が必要である。
2) 妊娠中、とくに妊娠後期は妊娠による生理的なインスリン抵抗性の増大を反映して糖負荷後
   血糖値は非妊時よりも高値を示す。そのため、随時血糖値や75 g OGTT 負荷後血糖値は非
   妊時の糖尿病診断基準をそのままあてはめることはできない。

（日本糖尿病・妊娠学会：糖尿病と妊娠15(1)，2015による）

　食後2時間血糖値120 mg/dL以下を目標として管理を行う。厳格な栄養指導を行い、妊娠時に必要なエネルギー量を摂取させたうえで、血糖値の自己測定などでコントロール状態を把握する。分食などの食事療法だけでは十分でない場合は、インスリンを使用する。インスリンは胎盤を通過しないので、妊娠中に投与しても胎児には影響しない。経口の血糖降下薬は胎盤を通過して胎児の血糖値を下げ、胎児に重大な悪影響を与えることがあるので妊娠中には使用しない。

⑤ 多胎妊娠

多胎妊娠とは●　複数個の妊卵が子宮内に着床して発育した状態を**多胎妊娠**といい、2児のときは双胎、3児のときは品胎、4児のときは四胎あるいは要胎とよぶ。自然の条件下では双胎は100妊娠に1例、品胎は10,000妊娠に1例程度の発生率である。不妊治療とくに体外受精・胚移植（IVF-ET）技術の導入に伴って、多胎妊娠の頻度は増加していたが、近年は複数胚移植が減少したため、多胎妊娠も減少しつつある。多胎妊娠には、1つの受精卵が複数に分離して発生する一卵性多胎と、複数個の受精卵が同時に別々に発生する複数卵性多胎とがある。

双胎妊娠の分類●　①**一卵性双胎**　受精卵が細胞分裂を行う際に、ある時点で分離して別々に発生することで成立する。分離の時期によって、胎盤と卵膜の共有の程度（絨毛膜腔と羊膜腔の共有の有無で分類する）に違いがおこる。2細胞期に分離すると、すべてが別々の二絨毛膜二羊膜双胎になる。初期胚盤胞期に分離すると、胎盤を共有するが、胎児は別の羊膜腔内に存在する一絨毛膜二羊膜双胎となる（⊃図4-6-a）。また二層性胚盤胞期に分離すると、羊膜腔を共有する一絨毛膜一羊膜双胎となる。いずれの場合も、児の性別は必ず同一になる。

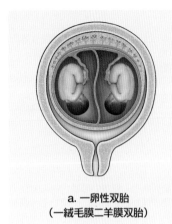
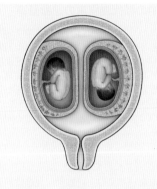
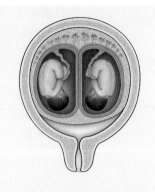

a. 一卵性双胎　　　　　　　　b. 隔たって着床した二卵性双胎　　　　c. 相接して着床した二卵性双胎
（一絨毛膜二羊膜双胎）

◯ 図 4-6　双胎妊娠

　　　　②二卵性双胎（◯ 図 4-6-b，c）　別々に着床がおこるので，必ず二絨毛膜二
羊膜双胎となる。児の性別は一致しないこともある。
　　　　③品胎以上の組み合わせ　品胎以上では，両者の組み合わせによる「二絨
毛膜三羊膜品胎」など，多様な組み合わせがおこりうる。

双胎妊娠の●　①早産　子宮の増大が著しいため，切迫早産や早産をおこしやすい。双胎
　問題点　妊娠の分娩週数は平均 37 週前後で，約半数は早産する結果となる。
　　　　②母体への影響　母体への負荷が大きいため，妊娠高血圧症候群・妊娠糖
尿病・妊娠性貧血になりやすい。
　　　　③胎児への影響　胎児異常（奇形）の発生頻度が高い。また一絨毛膜性双胎
では，二絨毛膜性双胎に比べて異常が発生する可能性が高い。

一絨毛膜性双胎●　①双胎間輸血症候群　一絨毛膜性双胎は，胎盤循環を共有していることが
特有の病態　多いので，両児間で血液の交流がおこることがある。両児間で血液循環に差
が生じると，多いほうの児は，多血・浮腫状・羊水過多傾向となり，少ない
ほうの児は，貧血・羊水過少傾向になる。この差が極端になると，双方の児
の状態が悪化する。
　　　　②一絨毛膜性双胎における双胎一児死亡　一絨毛膜性双胎で片方の児が死
亡すると，胎盤循環を共有しているもう 1 人の児の状態が急激に悪化するこ
とがある。

双胎妊娠の管理●　妊娠初期の超音波検査で，一絨毛膜性か二絨毛膜性かを判定する（妊娠後
半には判定が困難）。子宮頸管が弱いと判断される例では，予防的子宮頸管
縫縮術を行うことがある。
　　　　妊娠 20 週以降は，切迫流産・早産徴候の早期発見に努める。妊娠 28 週以
降は安静を指示し，必要に応じて入院管理とする。両児の発育を的確に把握
し，状態悪化の徴候を見逃さないことが重要である。児の状態が良好であれ
ば経腟分娩が可能なことが多いが，児の胎位の組み合わせによっては，帝王

切開が選択されることがある。

⑥ 常位胎盤早期剝離

胎盤の剝離 ●　正常な胎盤の剝離は，児の娩出と子宮の収縮のあとにおこる。児が出生して子宮腔に余裕が生じると，子宮は急速に収縮するが，そのとき子宮腔の内壁に付着している胎盤との間にずれが生じ，胎盤の剝離が始まる。剝離部位には出血がおこり，胎盤と子宮壁との間に血腫ができる（胎盤後血腫）。この血腫がくさびの役割をして，剝離がさらに進行する。剝離面からの出血は，子宮の収縮により圧迫されて止血する。胎盤剝離の際の出血量は，胎盤の構造によって，哺乳動物のなかでも大きな違いがある。ヒトの胎盤の構造は，剝離のときに比較的出血がおこりやすい傾向がある。

常位胎盤早期 ●
剝離　正常位置（子宮体部）に付着している（つまり前置胎盤ではない）胎盤が，妊娠中または分娩経過中，胎児の娩出以前に，子宮壁から剝離してしまうことを**常位胎盤早期剝離**という。この場合，胎児が存在するために，子宮は収縮して剝離面の出血を抑制することができない。出血は短時間のうちに大量となり，胎盤の剝離をさらに促進する。子宮腔は急速な出血のために急激に内容量が増大し，子宮内圧の上昇をまねく。その結果，母体と胎児双方に大きな影響が生じる。

　①**母体への影響**　子宮に激痛が生じ，下記のような合併症をもたらす。
(1) 貧血：子宮内への大量出血のために貧血状態となる。
(2) 播種性血管内凝固症候群（DIC）：子宮内圧が上昇するため，子宮内で一度凝固した血液成分が，胎盤の剝離面の露出した静脈から母体循環に逆流し，これが全身の血管で血管内凝固を引きおこす。そのため，凝固成分が欠乏し，全身で出血がとまらない状態になる。
(3) ショック：子宮内の出血も凝固しないので，出血量はさらに増大し，母体はショック状態となり，対処が遅れれば死亡する。

　②**胎児への影響**
(1) 低酸素症と循環不全：胎盤が剝離しはじめると，胎児への酸素供給が減少し，胎児は低酸素状態になる。子宮内圧が上昇すると，胎児循環系も圧迫を受け，循環不全状態となる。
(2) 胎盤が完全に剝離すると，母体から胎児への酸素供給が絶たれ，胎児は死亡する。

発生頻度 ●　常位胎盤早期剝離の発生頻度は全妊娠の 0.5％ 程度で，50〜70％ は妊娠高血圧症候群に合併する。

治療 ●　早期に発見し，診断がつきしだい，できるだけ迅速に分娩を終了させる。DIC の進行を抑える最善の手段は，子宮内容をすみやかに除去することである。輸血を行い，DIC に対する治療を行う。

　児が生存している場合は，原則として帝王切開を行う。児が死亡している

場合は，母体に十分な凝固因子，血液を補充し，全身状態を安定化させたうえで経腟分娩をすすめることもある。子宮内圧を低下させるために，未破水例では人工破膜を行う場合がある。

⑦ 羊水過多症・羊水過少症

妊娠後半期には，羊水の主要な供給源は胎児尿である。その一方で，胎児は羊水を飲み込んで消化管で吸収している。胎児を中心とするこのような羊水の流れを，羊水循環という。羊水循環に異常が生じると羊水過多や羊水過少がおこる。

■1 羊水過多症

妊娠の時期を問わず，羊水量が 800 mL をこえる場合を羊水過多という。実際に羊水量を計測できるのは分娩時だけなので，臨床上は超音波検査によって羊水量を評価する。頻度は全妊娠の 0.2〜1％程度である。羊水過多のために，動悸，呼吸困難，胸内苦悶感などの症状をみとめる場合を，羊水過多症とよぶ。著明な羊水過多がみとめられるときには，なんらかの胎児異常が存在する可能性が高い。

原因　母体側の原因には，糖尿病・妊娠糖尿病のほか，胎盤異常(胎盤血管腫)があり，胎児側の原因としては，食道閉鎖・十二指腸閉鎖・横隔膜ヘルニア・腹壁破裂・臍帯ヘルニア・無脳症・髄膜瘤・双胎間輸血症候群・先天性筋無力症・胎児水腫などがある。原因がわからないことも多い。

管理　原因となっている異常によって異なる。症状が著明な場合は，対症療法として経腹的に子宮を穿刺し，羊水を吸引除去する。

■2 羊水過少症

羊水量が異常に少ない状態で，100 mL 以下の場合をいう。全妊娠の 1〜2％程度の頻度でみられる。

原因　胎児になんらかの異常があることが多い。器質的異常として，尿が排出されない胎児腎奇形(ポッター症候群など)，機能的異常として，胎児発育不全による尿量の減少などがある。また前期破水後，羊水の流出が持続した状態で長期間妊娠期間が延長された場合にもおこる。

症状　母体には子宮が小さいこと以外には大きな変化は生じない。胎児は羊水のクッション作用がなくなると子宮壁に圧迫され，四肢や顔面の変形や肺低形成を生じることがある。

⑧ 前置胎盤

胎盤が子宮下部に付着し，内子宮口をおおっている状態を**前置胎盤**という(◯図 4-7)。前置胎盤では，妊娠後半期になると軽い子宮収縮によっても，子宮下部が伸展するときに胎盤付着部位が剝離し，出血をおこすようになる。これが反復し，ときに大出血をおこす。本格的な陣痛が始まれば，出血量は

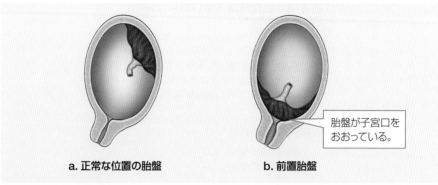

a. 正常な位置の胎盤　　　　　　　　b. 前置胎盤

胎盤が子宮口を
おおっている。

● 図 4-7　前置胎盤

きわめて大量になる。頻度は全妊娠の約 0.6％である。

原因● 　妊卵の下方着床。頻繁な人工妊娠中絶，炎症による子宮内膜の損傷，多産，帝王切開既往例に多い。

診断● 　以前は非常に困難で，大出血によって気づかれることも多かったが，現在は経腟超音波検査によって診断可能となった。

治療● 　出血が少量の場合は，安静と子宮収縮抑制によって妊娠期間の延長をはかる。出血が大量となった場合は，十分な血液を準備し，帝王切開によって妊娠を終了させる。

⑨ 胎児発育不全

　胎児はつねに発育し，大きくなっていく存在である。子宮内の胎児の発育が遅延または停止した場合，それは胎児にとって，きわめて異常な状態と考える必要がある。このような状態を**胎児発育不全**（**FGR**[1]）という。

診断● 　子宮内の胎児の情報を得るために，超音波検査や胎児心拍数モニターが行われるが，なかでも超音波検査装置による胎児の大きさの測定は，ある程度の定量性が期待できる信頼のおける検査である。正常な胎児発育から大きく逸脱している場合（全体の 5〜10％未満）を，FGR と診断する。

原因と管理● 　原因を検索し，それに応じて適切な管理を行う（● 表 4-4）。FGR の胎児は予備能に乏しく，子宮収縮などの負荷が加わると急激に状態が悪化することがあるので，児の状態のモニターを厳重に行う。

⑩ 過期妊娠

　妊娠が分娩予定日を 2 週間以上こえて継続する場合，妊娠 42 週 0 日以降を**過期妊娠**とよぶ。頻度は 2〜3％前後である。

---

1) fetal growth restriction の略。

○ 表 4-4　胎児発育不全(FGR)の原因

(1) 胎児側の問題
①遺伝・体質 ②子宮内感染症(風疹, トキソプラズマ症, サイトメガロウイルス 　感染症, 単純ヘルペスウイルス感染症, 梅毒など) ③染色体異常(ダウン症候群など) ④胎児奇形
(2) 胎盤・臍帯の異常
①胎盤機能不全 ②臍帯卵膜付着
(3) 母体の異常
①妊娠高血圧症候群・高血圧　　⑥腎疾患 ②糖尿病　　　　　　　　　　　⑦膠原病 ③心疾患　　　　　　　　　　　⑧喫煙 ④喘息　　　　　　　　　　　　⑨麻薬 ⑤甲状腺機能亢進症
(4) 原因不明

過期妊娠の●　(1) 原因はよくわかっていない。
問題点　(2) 妊娠期間が長くなると胎盤機能の低下がおこることが多い。その結果,
　　　　陣痛の際に胎児の状態が悪化し, 胎児機能不全(●157ページ)を発症する
　　　　可能性が高くなる。
　　　(3) 妊娠期間が長くなっても胎盤機能の低下がおきない場合は, 逆に児の発
　　　　育が持続する結果, 児が母体の産道と比較して大きくなりすぎて, 難産
　　　　となる頻度が高くなる。

管理●　妊娠 40 週以降は, 胎盤機能の低下がおこる可能性を考え, 慎重に胎児の
状態を評価する。児の状態が良好で, 産道の状態がゆるせば, 誘発分娩を行
う。産道の条件がそろわなければ, 妊娠 42 週まで待機し, 難産が予測され
る場合は帝王切開を行うこともある。

4　妊娠の異常と看護

1　妊娠悪阻の看護

看護目標●　脱水, 栄養不足をおこさず経過し, 正常な妊娠生活が送れる。

観察●　脱水症状から電解質異常がおこりやすいため, 体温, 脈拍などのバイタル
サイン, 気分不快や嘔吐の回数などの消化器症状と食事摂取状況, そして体
重の変化, 尿性状(ケトン体の有無)を観察する。

看護ケア●　妊娠初期には, ホルモンの変動から吐きけがおこりやすい状態であること
を説明し, 食べたいものや水分を摂取するように指導する。食事はゼリー,
果物など, のどごしのよいものを少量ずつ分食で摂取するとよい。また, 過
度のストレスは悪阻を悪化させることがあるため, ゆっくりと休息をとるよ

うに説明する。

看護評価● 症状へのセルフケア行動がとれるようになり，水分および栄養の摂取ができ，体重減少が改善できた状態で妊娠が継続できているかを評価する。

② 流産，胞状奇胎，異所性妊娠の看護

看護目標● 大量に出血することなく，状況を理解でき，治療・手術を受けることができる。

観察● 出血の量や性状，下腹部痛の程度や性状，バイタルサインなどを観察し，ショック症状に注意する。

看護ケア● 治療および手術についての説明を行う。経過観察の場合には，安静にし，下腹部痛や出血，発熱の有無を把握するよう指導する。症状が悪化し手術が必要になる場合には，医師より禁食，点滴確保，採血などの指示が出るため，それを実施する。突然の状況変化に妊婦や家族はとまどいや悲しみが強いため，不安などの軽減の支援をする。

看護評価● 状況が理解できて，ショック症状に陥らずに治療や手術を受けることができたか。また，悲しみの表現，不安が軽減できたか。

③ 早産・切迫早産の看護

看護目標● 切迫症状が軽快し，妊娠が継続できる。また，早産にいたる場合には母児の安全を確保し，不安が最小限の状態で分娩が終了する。

観察● 下腹部の緊満感，下腹部痛，出血・破水を観察し，子宮収縮の程度(間隔，収縮時間)，胎児の健康状態を分娩監視装置により把握する。産科歴，既往歴，胎児の推定体重などを確認しておく。

看護ケア● 切迫早産の場合，子宮収縮抑制薬，抗菌薬などの薬剤の投与があるため，医師の指示に従い投与し，体熱感，動悸など副作用への対症療法を行う。日常生活が制限されるため，清潔，排泄，睡眠，食事などの基本的な日常生活支援を行う。採血，尿検査，超音波検査，胸部X線検査などの指示がある場合，介助する。早産を避けられない場合には，母児の安全を確保した出産を支援する。

看護評価● 身体状況を理解して治療を受けることができ，母児が健康な状態で妊娠継続がはかれたか。また，切迫症状が悪化した場合には，母児ともに安全に分娩を終了できたか。

④ 妊娠性貧血の看護

看護目標● 妊娠性貧血について理解でき，貧血を改善するために必要な食生活行動がとれる。

観察● 食事記録(3日分)，体重，身長，採血結果(ヘモグロビン，ヘマトクリット，アルブミンなど)，一般状態(顔色，貧血症状の有無)から，栄養状態をアセ

スメントする。

看護ケア● 鉄分，タンパク質，葉酸，ビタミンCなどが多く含まれている食事を摂取できるように指導する。また，鉄剤を処方された場合は，内服方法，服用時の注意などを説明する。

看護評価● バランスのよい食行動がとれ，妊娠性貧血が改善されたか。

5 妊娠高血圧症候群の看護

看護目標● 血圧がコントロールされ，母児ともに良好な状態で妊娠が継続できる。

観察● 妊婦健診時に，血圧，タンパク尿を確認し，ほかに体重増加，浮腫，頭痛や動悸などの昇圧症状などを観察する。また胎児の発育状況，健康状態を把握する。

看護ケア● 妊娠高血圧症候群の病態を理解して，安静や食事などの生活指導を行う。安静を保つことで血圧の上昇を予防することができるため，医師の指示を確認して適切な動静がとれるように指導する。また，栄養士の協力を得て，体重に合わせたエネルギー制限，塩分制限などができるように指導する。症状が悪化した場合には，妊娠を中断し出産(早産)の方針となる場合がある。出産への心身の準備も指導する。

看護評価● 妊娠高血圧症候群の悪化がなく，妊娠が継続できたか。

6 糖尿病・妊娠糖尿病の看護

看護目標● 糖尿病について理解し，栄養やインスリン療法が自己管理でき，血糖コントロールしながら妊娠継続できる。

観察● 低血糖・高血糖症状，感染徴候などを観察する。また，胎児心拍モニタリングにより胎児の健康状態を把握する。

看護ケア● 妊娠糖尿病が疑われる場合，採血および糖負荷試験の介助を行う。糖尿病・妊娠糖尿病は，妊娠中の食事管理が重要であり，栄養士による指導を受けることができるようにする。日常生活では，適度な運動，清潔，感染予防などを心がけるように説明する。出産が終了するまで食事管理が必要になるため，継続できるように支援する。

看護評価● 糖尿病・妊娠糖尿病について正しく理解でき，食事療法，インスリン療法が実行でき，血糖コントロールができたか。

7 多胎妊娠の看護

看護目標● 正期産まで合併症なく経過でき，母児ともに健康な状態で分娩が終了できる。

観察● 妊娠中は，切迫早産，妊娠高血圧症候群などの合併症の症状を観察する。また，複数児の胎児健康状態を把握する。分娩経過中は，陣痛が弱くなり分娩の進行がとまることがあるため，子宮収縮状態を観察し，胎児の健康状態

を把握する。分娩後は子宮収縮状態を観察し，出血多量の場合には医師に報告する。

看護ケア●　切迫早産，妊娠高血圧症候群になりやすいため，安静，適切な食事，体重増加など合併症が予防できるように日常生活行動を指導する。育児用品，育児支援者の確保ができるように，妊娠中より指導する。合併症状をみとめると，入院管理が必要になる場合もある。状況を理解して治療を受けることができ，安楽に過ごせるように支援する。

　　　分娩は胎位によって，分娩様式が異なる。また，分娩経過中に緊急の帝王切開となることもあるため，心理的準備ができるように支援する。分娩後は，多胎児の育児が開始するため，産褥早期から家族にも育児指導を行い支援がえられるようにする。また，保健センター，自助グループなどを紹介する。

看護評価●　母児ともに健康な状態で妊娠継続ができ，合併症を予防できたか。正期産で，母児ともに安全に出産できたか。家族の支援を得られて育児が開始できているか。

8 常位胎盤早期剝離の看護

看護目標●　母児ともに重篤な状態にならずに，分娩が終了する。また，産後の母児の安全が確保される。

観察●　子宮収縮，子宮の疼痛，性器出血，胎動減少などの自覚症状，貧血症状，ショック症状の有無を把握する。また，既往歴，産科歴を確認する。出血多量によるショック症状を呈することがあるため，バイタルサイン，採血結果，胎児の健康状態の把握，水分出納バランスを確認する。

看護ケア●　医師の指示に従い，輸液開始の介助，採血，超音波，胸部X線などの検査の介助を行い，分娩の準備をする。必要に応じて輸血準備を行う。分娩様式は帝王切開の可能性もあり，不安が軽減するように支援する。母体は，播種性血管内凝固症候群(DIC)をおこしやすい。また，新生児も仮死で出生する可能性があり，母児ともにリスクが高いため，高度医療機関での対応が必要となる。

看護評価●　母児ともに生命の危険が回避できたか。疾患について理解でき，治療・分娩にのぞめたか。

9 羊水過多症・羊水過少症の看護

看護目標●　病態とリスク要因を受け入れ，適切な処置を受け分娩にいたる。

観察●　羊水過多の場合は，子宮収縮(切迫早産徴候)，動悸，呼吸苦の有無や程度などを観察する。羊水過少の場合は胎動の減少の観察を行う。現状について，妊婦および家族の受けとめ方を把握する。

看護ケア●　医師から検査結果を説明する場を設ける。胎児疾患が存在する場合もあり，予期的に悲嘆状態にある家族を援助し，自助グループなどを紹介する。

看護評価● 本人とその家族が問題に対応することができ，胎児と母体の健康が維持されたか。

⑩ 前置胎盤の看護

看護目標● 妊婦と胎児の健康状態が悪化することなく，分娩にいたる。

観察● 出血の量・性状，子宮収縮状態を観察する。採血，超音波検査の介助を行う。出血が持続するときには出血量を測定し，性状を医師・看護師に報告する。

看護ケア● 安静を心がけ，子宮収縮と出血に注意して，増強するようなら連絡するように指導する。入院となった場合には，安静療法，子宮収縮抑制薬などの治療が行われるため，理解して入院生活が送れるようにする。出血が増量すると，緊急の帝王切開が行われることもあり，オリエンテーションを行う。帝王切開決定時は，経口摂取を禁止し，輸液を開始する。産褥期も，出血多量に注意する。

看護評価● 出血によるショック状態に陥ることなく，母児の健康が維持された状態で分娩を終了できる。

⑪ 胎児発育不全の看護

看護目標● 胎児の発育が促進され，健康な状態で分娩が迎えられる。

観察● 胎児の健康状態を，分娩監視装置によりモニタリングする。胎動の減少，子宮収縮などを把握する。超音波検査，胎盤機能の諸検査などを定期的に観察する。胎児への不安，現状の不安について把握する。

看護ケア● 胎児の状況を観察するとともに，胎児の発育促進のため，十分な栄養と休息・睡眠をとり，リラックスして休めるように支援する。

看護評価● 安静を中心とした生活ができ，胎児の発育が促進されたか。

⑫ 過期妊娠の看護

看護目標● 妊婦とその家族が過期妊娠について理解し，分娩誘発・促進の必要性を理解したうえで分娩にいたる。

観察● 分娩監視装置により子宮収縮，胎児心拍を継続的にモニタリングする。急激に陣痛が強くなったり，間隔が短くなったときには，医師・看護師に報告する。性器出血，破水・羊水の性状を把握する。

看護ケア● 医師から分娩の方針を説明する場を設け，処置への承諾を得る。指示により子宮収縮薬の輸液準備，分娩の準備を整える。分娩進行時は，呼吸法，マッサージなどの疼痛緩和を家族とともに行う。

看護評価● 妊婦や家族が病態と分娩誘発・促進の必要性について理解し，母児ともに安全に分娩が終了したか。

B 分娩の異常と看護

1 胎児機能不全

1 胎児機能不全とは

　　胎児機能不全とは，胎児が元気な状態であることが確認できない状態を意味する用語であり，英語における non-reassuring of fetal status（NRFS）「胎児が安心できない状態にある」と同義とされている。胎児機能不全は，真に胎児の状態が不良である場合だけではなく，実際は胎児の状態は良好であるが，それを確認するための所見が得られていないという場合も含まれた概念である。臨床現場においては，胎児の状態悪化が顕在化するより前の段階での対応が胎児の安全な娩出につながるということが，胎児機能不全の考え方の根本にある。

2 胎児機能不全の診断法

　　妊婦の胎動自覚の頻度，経腹超音波法での観察所見（羊水量，胎児筋緊張，呼吸様運動），胎児心拍数モニタリングの所見などが，胎児の状態の判断の指標となる。とくに，分娩進行中には，胎児心拍数の変化パターンに基づく判断の重要性が高い。以下の所見が単独あるいは複合してみとめられる場合には，胎児機能不全の診断につながる（● 図 4-8）。

(1) 胎児徐脈（＜100 回/分）もしくは胎児頻脈（＞160 回/分）
(2) 心拍数基線細変動の減少・消失
(3) 遅発一過性徐脈の出現
(4) 高度変動一過性徐脈の出現
(5) 遷延一過性徐脈の出現

3 胎児機能不全の治療

　　分娩進行中に胎児機能不全と判断した場合には，その原因に応じた対応を実施する。後述の臍帯圧迫，過強陣痛などに起因した胎児機能不全で胎児の状態回復が見込める場合には，以下の子宮内蘇生法を実施する。子宮内蘇生法による状態回復が見込めない，あるいはさらに胎児の状態悪化が進行する場合には，急速遂娩により可及的すみやかな胎児の娩出を行う。

子宮内蘇生法 ● 　分娩進行中に胎児心拍変化パターンから胎児機能不全をみとめた場合に，最初に実施される方法である。具体的には，母体に対して体位変換，酸素投与，子宮収縮抑制薬（リトドリン塩酸塩）の投与，人工羊水注入などの方法を実施する（● 表 4-5，図 4-9）。

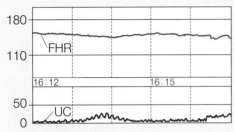

a. 基線細変動の消失
胎児心拍の細変動が非常に乏しく, 胎児心拍数の明らかな低下はみとめないが胎児の状態不良と考えられる所見である。

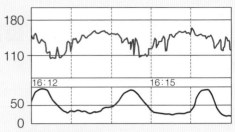

b. 遅発一過性徐脈
子宮収縮のピークに遅れて次第に徐脈が生じて最下点に達して回復する。毎回の子宮収縮に対して類似の変化が生じる。

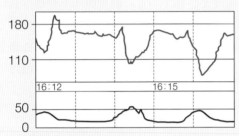

c. 変動一過性徐脈
子宮収縮のピークと徐脈出現のタイミングは子宮収縮のたびに異なる。心拍低下の程度や長さも子宮収縮ごとに異なる。

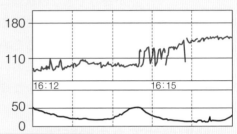

d. 遷延一過性徐脈
徐脈が 2 分以上持続して 10 分以内に正常範囲に回復する。

——	胎児心拍数基線〔bpm〕(FHR)
——	子宮収縮曲線〔mmHg〕(UC)

⊃ **図 4-8 胎児心拍パターンの異常**

急速遂娩 ● 　胎児機能不全と判断されて, その改善が見込めない場合にはできるだけ早く児を娩出させることが必要となる。これを**急速遂娩**とよび, 娩出の方法としては帝王切開術と器械分娩がある。器械分娩には娩出に用いる器具の種類により吸引分娩と鉗子分娩がある(⊃ 208 ページ)。

2 分娩経過の評価法

　正常な分娩進行では, 分娩第 1 期では子宮口開大度, 分娩第 2 期では児頭下降度がそれぞれ経時的に変化する。定期的な内診における観察で経時的な変化の停滞をみとめた場合, 分娩の 3 要素である産道, 陣痛, 胎児のそれぞれの異常の有無をとくに検討したうえで, 原因に応じた対応を行う。

3 産道の異常

　産道を構成する骨産道および軟産道(⊃ 84 ページ)の異常により分娩進行が停滞する場合には, 結果として子宮収縮が微弱となったり, 二次的に胎児の

⚫ 表 4-5　子宮内蘇生法

子宮内蘇生法の対応	目的	方法
体位変換	臍帯圧迫の解除	まず側臥位となり、胎児心拍の回復がなければさらに胸膝位(四つばい)の姿勢(⚫ 図 4-9)をとる。
酸素投与	胎児の低酸素状態の改善	酸素マスクにより、流速は 10 L/分以上などを最大量で実施する。
子宮収縮抑制薬投与	子宮収縮の抑制による胎盤血流量の増加	リトドリン塩酸塩を希釈して投与する。
人工羊水注入	臍帯圧迫の解除	37℃程度にあたためた生理食塩水を子宮内に注入する。

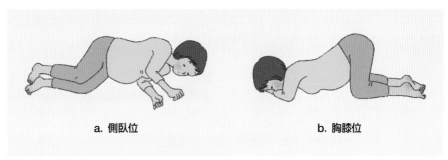

a. 側臥位　　　　　　　　　b. 胸膝位

⚫ 図 4-9　体位変換による臍帯圧迫解除

状態悪化をまねいたりするおそれがある。

① 骨産道の異常・児頭骨盤不均衡

狭骨盤●　胎児の大きさ(とくに児頭の大きさ)が正常範囲であっても、骨盤骨が小さい場合や病的な形状であることにより児の通過が困難である場合を**狭骨盤**という(⚫ 表 4-6)。骨盤 X 線検査による骨産道の計測法としては、横方向から撮影して骨産道の前後方向の距離を確認するグースマン法と、上方から撮影して骨盤入口部(恥骨上縁－腸骨－仙骨前面)の形状を確認するマルチウス法がある。

児頭骨盤不均衡●　骨産道に対して児頭の大きさが相対的に大きすぎることで胎児が通過できない状態を**児頭骨盤不均衡(CPD)**という。狭骨盤以外に、巨大児である場合や、先天的な疾患により児頭のサイズが大きい場合などにも生じやすい。骨盤 X 線検査に基づいて判断される場合のほかに、分娩の経過において、適切な陣痛がある状態で子宮口が十分開大しているにもかかわらず、児頭が骨盤内に嵌入しない場合には CPD であると判断される。分娩進行中に子宮下部が過度に伸展し、収縮輪(⚫ 図 4-10)が形成されて腹壁上から確認される場合は CPD が強く疑われる。

● 表4-6　骨盤の大きさの基準

	産科的真結合線(cm)	入口部横径(cm)
正常骨盤 (平均値)	10.5〜12.5 (11.5)	11.5〜13.5 (12.3)
比較的狭骨盤	9.6〜10.4	10.5〜11.4
狭骨盤	〜9.5	〜10.4

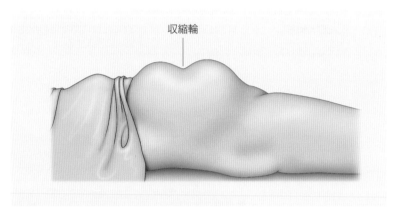

収縮輪

● 図4-10　収縮輪が生じた腹部の様子

❷ 軟産道の異常

子宮の異常●　子宮筋腫は頻度の高い疾患であり，子宮筋腫を有する妊婦も多い。筋腫が大きく位置が下方にある場合には，胎児の通過の妨げとなることがある。先天的な子宮形態の異常がある場合(とくに重複子宮など)では，陣痛が微弱となったり，子宮口の開大が不良となり分娩進行が停滞したりするおそれがある。子宮頸部に子宮筋腫やその他の腫瘤がある場合には，頸管が開大せず分娩が進行しない場合がある。

腟・会陰の異常●　腟や会陰部に腫瘍あるいは腫瘍以外の原因による腫瘤が生じ，胎児の通過障害の原因となる場合がある。クローン病などの消化管の炎症性疾患では，会陰部が硬化して腟および会陰部の伸展が不良となり娩出を妨げることがある。

骨盤内の異常●　卵巣腫瘍やその他の骨盤内臓器における腫瘍性病変が生じていると，胎児の下降が阻害される場合がある。

軟産道強靱●　十分な陣痛があるにもかかわらず子宮頸管，腟，会陰の組織の軟化が不良で，開大や伸展が生じず分娩進行が停滞する場合を**軟産道強靱**とよぶ。

❹ 娩出力・陣痛の異常

陣痛の状態は，胎児心拍数陣痛図上にあらわれる陣痛周期，持続時間に基

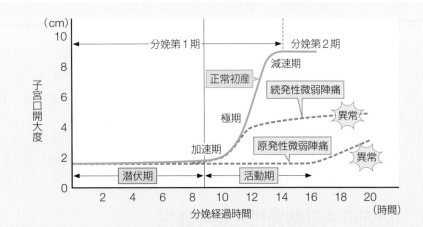

分娩第 1 期のはじめは子宮口は徐々に開大する（潜伏期）。子宮口が 4 cm ほど開いたころから進行は急速になる（活動期）。原発性微弱陣痛では潜伏期が延長する。

◯ 図 4-11　フリードマン曲線と異常の発見

づいて評価する。分娩の進行時期に応じた適切な陣痛から逸脱した状態として，微弱陣痛や過強陣痛がある。

❶ 微弱陣痛

　　正常と比較して子宮の収縮力が弱く，陣痛持続時間や陣痛周期が長い場合をいう。フリードマン曲線（◯ 90 ページ，図 3-17）において，潜伏期が長引く場合を原発性微弱陣痛とよび，当初は適切な強さの陣痛が生じていたが，活動期以降に陣痛が弱まり分娩の進行が停滞する場合を続発性微弱陣痛という（◯ 図 4-11）。弱い陣痛のままで 2 時間以上，子宮口開大度や児頭下降度に変化がない場合が微弱陣痛の目安となる。

原因●　　母体疲労・衰弱や高年齢などの母体背景因子，子宮筋腫や先天性子宮構造異常などの子宮因子，多胎や羊水過多など子宮筋が過度に伸展した状態などが微弱陣痛の原因となりうる。

対応●　　潜伏期において陣痛が微弱な場合は，母体の休息が可能な状態であれば母体のリラックスや食事・水分摂取を促し，体力の回復に伴い陣痛が再度増強するのを待つ。待機することが母体のさらなる疲弊や胎児の状態悪化につながる懸念がある場合には，オキシトシンやジノプロストン（プロウペス®）などの子宮収縮薬の点滴静脈内投与による陣痛促進を行う。

❷ 過強陣痛

　　正常と比較して子宮の収縮力，陣痛持続時間の長さ，陣痛周期の短さなどの点で過剰な状態である場合を**過強陣痛**とよぶ。子宮収縮に伴い胎盤血流が減少して胎児への酸素供給が低下することで，胎児機能不全を同時に生じる

場合が多い。過強陣痛では強い疼痛に伴い母体の不穏状態を生じる場合が多く，産道損傷が発生するリスクも増加する。

原因● 児頭骨盤不適合，巨大児，胎位や回旋の異常など，産道通過が困難な要因が存在する場合に，子宮筋の過度な収縮が出現することで生じる。また，常位胎盤早期剝離や切迫子宮破裂などが発生した場合や，子宮収縮薬の投与に対する反応が強く生じたときにも発症しうる。

対応● 子宮収縮薬使用中であれば，ただちに子宮収縮薬の投与を中止する。必要に応じて子宮収縮抑制薬の投与を行う。胎児機能不全が生じている場合には，母体酸素投与もあわせて行う。

5 胎児および胎児付属物の異常

1 胎位の異常

頭位(➡70ページ，図3-9)以外は異常であり，非頭位のなかで骨盤位(➡図4-12)が最も多く，満期における骨盤位の頻度は3〜4%とされている。

骨盤位● 骨盤位では，胎児の殿部や足部が先進するため，頭位と比較して産道と胎児の間のすきまが多く，そこに臍帯が下垂して圧迫を受けることによる胎児機能不全が生じやすい。さらに，胎児の最大部分となる頭が最後に娩出されるため，児頭の娩出困難が生じた場合には，すでに脱出している臍帯の圧迫などにより児の重篤な後遺症や死亡が生じる危険性が高い。そのため，近年は骨盤位の分娩様式として帝王切開が選択される場合が多い。一方で経産婦の場合には，骨盤位の経腟分娩の成功率は高いため，一律に帝王切開を実施することは母体への身体的負担の面でデメリットもある。

骨盤位の娩出方法は頭位の場合とは大きく異なっており，骨盤位牽出術

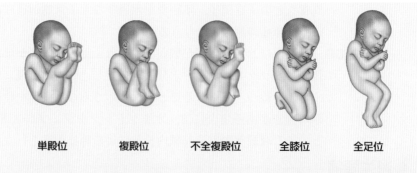

| 単殿位 | 複殿位 | 不全複殿位 | 全膝位 | 全足位 |

胎児の足の状態により骨盤位は単殿位，複殿位，膝位，足位に分類され，さらに足が両方そろった位置の場合は「全」，片方だけがその位置にある場合は「不全」の言葉をつけて呼称する。経腟分娩の選択肢があるのは単殿位と複殿位であり，膝位と足位では児頭娩出の困難度が高く経腟分娩は行われない。

➡ **図4-12 骨盤位の分類**

（◯208 ページ）により実施する。

横位●　陣痛開始時や破水時に横位（◯70ページ，図3-9））である場合には，経腟分娩は不可能である。子宮口開大や陣痛増強に伴い，臍帯脱出，子宮破裂，胎児機能不全などを生じる危険性が高いため，帝王切開術による娩出を行う。

② 回旋・胎勢の異常

分娩進行に伴う正常な回旋では，第1回旋から第4回旋までが順次進行する（◯92ページ，図3-20）。これら正常な回旋では骨盤内を通過する児頭の最大周囲径が最小である小斜径断面となり，児頭の産道通過が容易となる。しかし，とくに第1，第2回旋の異常が生じると，小斜径断面よりも大きな径の断面が産道を通過することとなるため分娩の遷延・停滞が生じやすい。

第1回旋の異常●　児頭の最大周囲径が骨盤入口部を通過して出口部に向かう際，胎児が頸部を屈曲した姿勢（屈位）を維持しながら第2回旋が生じることが正常であるのに対して，しだいに首を伸展しながら児頭下降が生じる場合があり，これを**反屈位**とよぶ（◯図4-13）。

第2回旋の異常●　児頭の骨盤腔の通過に伴い，後頭部が恥骨結合のほうに回旋して骨盤出口部では前方後頭位となるのが正常な第2回旋である（◯図4-14-a）。それに対し，前頭部が恥骨結合側のほうに回旋すると**前方前頭位**（前方前頂位ともいう）となる（◯図4-14-b）。また，第2回旋が生じずに，児頭が横向きのままとなっている場合を**低在横定位**という（◯図4-14-c）。さらに，そのほかの異常として，頻度は少ないが骨盤入口部で児頭が縦向きのままで骨盤に進入できない状態を高在縦定位といい，改善されない場合は帝王切開術による娩出を要する。

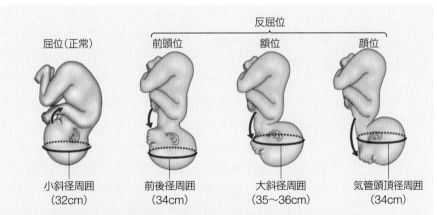

反屈の程度が軽度であれば前頭位となり，まれに極度に反屈が進行すると額位さらには顔位へと変化する場合がある。反屈位では産道を通過する児頭の最大通過断面が屈位の場合の小斜径断面よりも大きくなるため，経腟的な娩出が困難となる。

◯**図 4-13　第 1 回旋の異常**

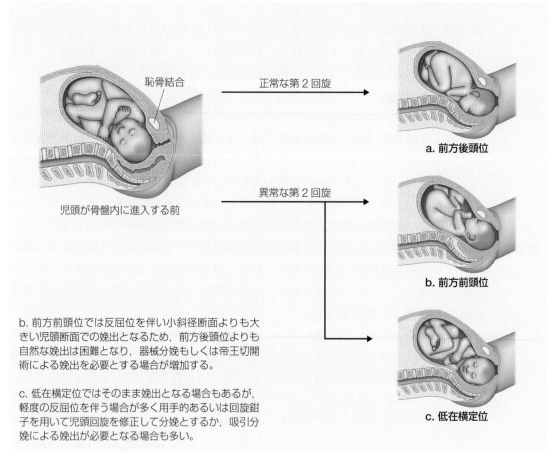

恥骨結合

正常な第2回旋

児頭が骨盤内に進入する前

異常な第2回旋

a. 前方後頭位

b. 前方前頭位

c. 低在横定位

b. 前方前頭位では反屈位を伴い小斜径断面よりも大きい児頭断面での娩出となるため，前方後頭位よりも自然な娩出は困難となり，器械分娩もしくは帝王切開術による娩出を必要とする場合が増加する。

c. 低在横定位ではそのまま娩出となる場合もあるが，軽度の反屈位を伴う場合が多く用手的あるいは回旋鉗子を用いて児頭回旋を修正して分娩とするか，吸引分娩による娩出が必要となる場合も多い。

○図4-14　第2回旋の異常

不正軸進入●　骨盤内を児頭が下降する場合，頭は体軸に対して左右に大きく傾くことなくほぼ正中位を保って下降する。それに対して，分娩の進行に伴い胎児が左右のいずれかに大きく首を傾けた状態となる場合を不正軸進入という。不正軸進入の場合には経腟分娩は困難であり，帝王切開術による娩出を要する。

③ 胎児の大きさの異常

巨大児●　胎児の出生体重が4,000gをこえる場合を巨大児という。出生体重は人種差があるが，日本人において巨大児の頻度は1%程度とされている。母体に妊娠糖尿病や糖尿病などの耐糖能異常があり，妊娠後半期の血糖のコントロールが不良である場合には巨大児の頻度が増加する。巨大児では産道通過が困難となり，母体側には重度の産道損傷のおそれがある。一方で胎児側においても，頭血腫・帽状腱膜下血腫・頭蓋内出血・眼損傷・腕神経叢麻痺・鎖骨骨折などのリスク増加が問題となる。

低出生体重児，●　児の出生体重について，分娩週数によらず2,500g未満の場合には低出生
不当軽量児　　体重児とよぶ。また，在胎週数に応じた出生体重の基準に照らして，10

パーセンタイル値以下の出生体重である場合に, **不当軽量児**(light-for-dates〔**LFD**〕児)とよぶ。経腟分娩において娩出される児の大きさが小さい場合, 正常な大きさの児と比較して陣痛のストレスに対する耐性も弱いため, 胎児機能不全の発生に注意が必要である。

④ 前期破水・早期破水

陣痛開始前に破水が生じる場合を**前期破水**(◯142ページ), 陣痛開始後から子宮口全開までの分娩第1期の間に生じる場合を**早期破水**という。破水後は病原性細菌が腟内から上行性に子宮内侵入することで感染が生じやすくなるため, 前期破水もしくは早期破水が確認された場合は抗菌薬の投与を行い母児の感染を予防する。破水後から分娩までの時間が長くなりすぎる場合には, 子宮収縮薬の投与により, 陣痛発来前であれば分娩誘発, 陣痛発来後の微弱陣痛の状態であれば陣痛促進が行われる。

⑤ 臍帯の異常

陣痛時の子宮収縮や破水による羊水減少など, 種々の要因により臍帯への圧迫が生じて臍帯血流が阻害されると, 胎児への酸素供給が低下して胎児心拍の変化が生じる。

臍帯下垂・脱出 ● 産道内で児頭の先進部より臍帯が下降している状態として, **臍帯下垂**と**臍帯脱出**がある。臍帯下垂は未破水の状態で臍帯が下降している状態であり, 臍帯脱出は破水した状態で, 児頭をこえて頸管内あるいは腟内まで臍帯が下降している状態である(◯図4-15)。骨盤位や横位などの胎位の異常, 羊水過多, 多胎などが臍帯下垂・脱出のリスク因子となる。また, 分娩誘発におけるメトロイリンテル(子宮頸管拡張器)の使用は, 児頭が挙上されて骨盤と児頭の間にすきまが生じやすくなるため臍帯脱出・下垂の発症要因となること

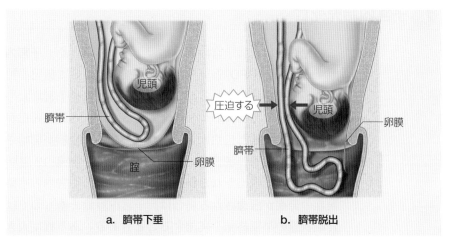

a. 臍帯下垂　　　　　　　　　　b. 臍帯脱出

◯ 図4-15　臍帯下垂と臍帯脱出

が知られている。臍帯脱出の際には児頭と骨盤の間で臍帯圧迫が生じ，高度な胎児心拍低下が出現する。臍帯脱出が確認された場合には，内診指で児頭を挙上しつつ，ただちに母体を胸膝位として臍帯圧迫をできる限り解除し，超緊急的な帝王切開術による娩出を行う。

臍帯過短，臍帯過長 ● 　臍帯の長さが25 cm以下の場合を**臍帯過短**，70 cm以上の場合を**臍帯過長**と定義している。臍帯過短では分娩の進行に伴う臍帯の牽引により，臍帯断裂，胎盤早期剝離，子宮内反症の危険性が高まる。一方で臍帯過長では，臍帯巻絡，臍帯下垂・脱出，臍帯真結節などの異常を合併しやすくなる。

臍帯辺縁付着・卵膜付着 ● 　臍帯が胎盤の外郭の縁に接続しているものを**臍帯辺縁付着**とよび，胎盤から離れた卵膜に接着しているものを**臍帯卵膜付着**という。臍帯辺縁付着・卵膜付着では，臍帯付着部分周辺が圧迫に弱いことから血流障害を生じやすく，分娩進行中に胎児機能不全の原因となる。

臍帯真結節 ● 　子宮内で胎児が動くことで，臍帯がひもを結んだようになった状態を**臍帯真結節**とよぶ。強く結ばれてしまうと，臍帯血管の血流障害により胎児が死亡する危険がある。一方で，臍帯内で血管が屈曲蛇行して，臍帯の一部が膨隆して結節上に見えるが実際は結び目となっていないものは**臍帯偽結節**とよばれ，血流障害の危険性は低く臍帯真結節とは区別される。

⑥ 胎盤剝離の異常

　正常な胎盤剝離の過程は脱落膜（子宮内膜が妊娠に伴い変化した層）が胎盤とともに子宮壁から剝離することで，子宮壁に胎盤絨毛が残存することなく終了する。それに対して，胎盤絨毛が脱落膜をこえて子宮筋層の表層もしくは内部に侵入した状態となっているものを**癒着胎盤**とよぶ。癒着胎盤では胎児の娩出後に癒着部分の自然剝離が生じず，胎盤の娩出が完了しない。用手的に牽引，あるいは切り離すことで癒着部分の胎盤を子宮壁からはがしたあとで，その部分では適切な止血機転が生じず大量出血となる危険性がある。

⑦ 子宮内胎児死亡

　胎児が娩出前に子宮内で心拍停止となる場合を，**子宮内胎児死亡** intrauterine fetal death（**IUFD**）という。超音波検査において胎児心拍の停止が確認されることで確定診断されるが，胎動自覚の消失や子宮増大の停止がそれに先行する徴候としてあらわれる場合もある。子宮内胎児死亡が生じて，ある程度日数が経過すると自然に頸管開大および子宮収縮が開始されて胎児および付属物が排出され，流産もしくは死産となる。妊娠12週以降まで成長した胎児が死亡して娩出された場合が**死産**である。子宮内の感染や後述の死胎児症候群の発症が懸念される場合は，子宮内容除去術もしくは分娩誘発により，妊娠状態の早期終結を実施することもある。ある程度大きく成長した胎児が死亡後に長時間経過しても分娩にいたらない場合には，胎児から出てくる壊

○表4-7　子宮内胎児死亡を生じうる代表的な要因

区分	具体的な要因
母体要因	妊娠高血圧症候群，過期妊娠，血液型不適合，薬物中毒，子宮形態異常，母体合併症（糖尿病，腎疾患，心疾患，内分泌疾患，膠原病，抗リン脂質抗体症候群など），低栄養，外傷
胎児要因	染色体異常，構造異常（心臓構造異常，中枢神経の異常など），感染症（サイトメガロウイルス，トキソプラズマ，梅毒トレポネーマ，風疹ウイルス，ヒトパルボウイルスB19など）
胎盤・臍帯の要因	常位胎盤早期剝離，前置胎盤，胎盤腫瘍，前置血管，臍帯真結節，臍帯血管血栓症，臍帯潰瘍，臍帯脱出
分娩中の要因	過強陣痛，分娩遷延，肩甲難産，子宮破裂，器械分娩に伴う児損傷，骨盤位分娩

死物質により母体に播種性血管内凝固症候群（DIC）を生じる場合があり，これを死胎児症候群とよぶ。

　子宮内胎児死亡の原因は多岐にわたり，母体側の要因，胎児側の要因，胎盤・臍帯の要因，分娩中の要因などに分類することができる（○表4-7）。

6 分娩時の母体損傷・異常出血

1 子宮破裂

　子宮破裂は子宮体部筋層に全層あるいは部分的に亀裂を生じた状態である。分娩陣痛の子宮収縮に伴い子宮内の圧力が高まり，脆弱な部位が破綻して生じる場合が多いが，妊娠期にも発症する場合がある。多産婦，帝王切開術既往，子宮体部の手術後（子宮筋腫摘出術など），子宮内腔手術中の子宮穿孔の既往，分娩時の産科処置（子宮底圧迫法，器械分娩，骨盤位牽出術など）が子宮破裂のリスク因子となる。

　突発的に生じて破裂部位の出血が腟出血として確認される場合もあるが，腟出血がなく，腹腔内あるいは後腹膜腔への出血に伴う母体の強い腹痛の訴えのみの場合もあるため注意が必要である。また，子宮破裂に先行して子宮頻収縮，母体の不穏状態，胎児心拍異常をしばしば伴い，診断の手がかりとなる。破裂部からの出血が多くなると母体のショックにいたるため，迅速な診断が重要であり，輸血，呼吸循環管理を含めた対応が必要である。

2 頸管裂傷

　分娩進行中に胎児の通過に伴い，子宮頸管に裂傷を生じた状態を**頸管裂傷**という。頸管熟化（○89ページ）が不良な状態での強い陣痛に起因する場合や，子宮破裂の危険因子と同様に分娩時の産科処置（子宮底圧迫法，器械分娩，骨盤位牽出術など）が原因となる場合もある。

胎児娩出後胎盤剝離前から持続的な腟出血が持続していることが診断の契機となる。また，子宮口全開大前の状態から急激に分娩が進行した場合には頸管裂傷の発生を念頭におく必要がある。頸管裂傷は内診や腟鏡下での目視で確認し，縫合による止血と修復を行う。

③ 会陰裂傷，腟壁裂傷

胎児の通過に伴う過度な会陰や腟壁の伸展により裂傷が生じる場合があり，それぞれ**会陰裂傷，腟壁裂傷**という。会陰裂傷の重症度には第1度から第4度の分類がある（◯図4-16）。第1度は表皮・粘膜とその直下の組織のみ，第2度は肛門括約筋以外の会陰周辺の筋組織に達する裂傷である。会陰裂傷が深く肛門側へ延長すると，肛門括約筋の断裂（第3度会陰裂傷），さらには直腸粘膜面に達する断裂（第4度会陰裂傷）を生じる場合がある。

対応● 会陰・腟壁の裂傷を防止，あるいは程度を軽減するためには，十分な会陰保護を行い，ゆっくりと児頭を娩出することが大切である。急激に飛び出すような娩出となった場合には第3度以上の高度な裂傷を生じる危険性が高まる。また，会陰の伸展が不十分で裂傷が不可避と考えられる場合には，あらかじめ会陰切開を行い高度な裂傷を回避することも大切である（◯207ページ）。

④ 弛緩出血

胎児・胎盤の娩出後には子宮筋層が収縮し，胎盤剝離面への血流が遮断される生理的結紮によって止血が生じる。この止血が生じない場合には，胎盤剝離面から子宮内腔への出血が持続する**弛緩出血**とよばれる状態となる。妊娠末期には子宮への循環血液量が大きいため，弛緩出血状態では短時間に大量の出血となり，母体がショック状態となる危険性がある。弛緩出血のリスク因子としては，遷延分娩，急激な進行の分娩，巨大児，多胎，無痛分娩などがある。

対応● 弛緩出血の第一の原因は子宮収縮不良であるため，子宮収縮作用のある薬

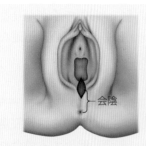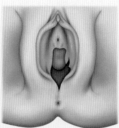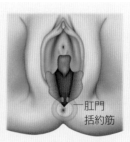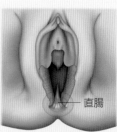

第1度　　　　　第2度　　　　　第3度　　　　　第4度

◯図4-16　会陰裂傷

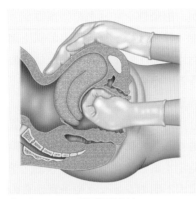

実施者の片手を腟内，もう片方の手を腹壁上に置いて，腟内の手は腟円蓋を通して子宮体部を腹壁表面側に押し上げる。腹壁上の手は腹壁直下に押し上げられた子宮体部を恥骨側に強く押しつけて圧迫止血をはかる。

○図 4-17　双手圧迫法

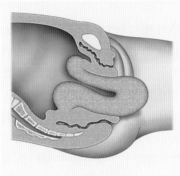

内反した子宮底部が腟外に脱出している。内反した子宮内腔面からの多量の出血が生じ，痛みと出血で母体はショック状態となる。

○図 4-18　子宮内反症

剤（オキシトシン，メチルエルゴメトリンマレイン酸塩）の投与が行われる。オキシトシンは点滴静脈内投与だけではなく，子宮体部への直接の局所投与が行われる場合もある。また，物理的な子宮の圧迫による止血のために，双手（双合）圧迫法が行われる場合もある（○図 4-17）。

⑤ 子宮内反症

　　胎児，胎盤の娩出後に，子宮底部が子宮内腔側に向かい陥凹して子宮体部の一部あるいは全体が裏返ることがまれに生じる。これを**子宮内反症**という（○図 4-18）。発症直後より，強い痛みと裏返った子宮内腔からの出血が多量となり，産婦はショックとなるおそれがあり危険な状態である。

対応●　できるだけすみやかに内反して突出している子宮底部を用手的に押し戻して整復を行う。

⑦ 産科ショック

　　妊産褥婦に生じるさまざまな原因によるショックをまとめて**産科ショック**とよぶ。産科ショックの原因では，分娩・産褥期の大量出血による出血性

ショックが多い。そのほか，感染性ショックや薬剤性ショックなどがある。また，仰臥位の状態の妊婦では，妊娠子宮の下大静脈圧迫により血液の心臓への還流が障害され，一過性の血圧低下により仰臥位低血圧症候群という一種のショック状態が生じうる。その場合はただちに左を下にした側臥位をとり，下大静脈への圧迫を解除することで改善する。

羊水塞栓症● 　羊水塞栓症は，羊水成分に対して母体心臓・脈管系が異常反応をおこしてショックにいたる疾患であり，急性に全身的な凝固機能障害や呼吸循環障害が生じる。頻度は低いが発症すると致死率が高いうえ，予知・予防が困難な疾患である。周分娩期に原因不明のショックや子宮からの大量出血を生じた場合には，羊水塞栓症の可能性を念頭におく。

8 産科 DIC

　妊産婦では，凝固因子が活性化しやすい状態となっており，これは分娩に伴う出血に備えた生体防御機構の1つと考えられている。とくに子宮胎盤境界の周辺組織では凝固反応の促進にはたらく組織因子が豊富であり，そのことが胎盤剝離面のすみやかな止血に重要である。その一方で，産科特有の異常に起因して，子宮胎盤に局所的に，または全身的に過剰な凝固活性化が生じて発症する播種性血管内凝固症候群（DIC）を**産科 DIC** とよぶ。

　産科 DIC は一般的な DIC と比較して発症が急激であるという特徴がある。その診断では，原因となる産科的基礎疾患，DIC に伴う臨床症状（臓器障害，出血傾向，ショック），検査値（血小板数，凝固・線溶系の機能にかかわる検査値）の組み合わせにより点数評価を行う産科 DIC スコアがしばしば用いられる（❑表4-8）。

　産科 DIC を生じやすい病態として，常位胎盤早期剝離，羊水塞栓症，弛緩出血，妊娠高血圧症候群（❑143ページ），死胎児症候群，HELLP 症候群（❑145ページ），急性妊娠性脂肪肝，胞状奇胎，子宮内感染などがある。

症状● 　産科的基礎疾患の影響と相まってショック状態となっている場合が多い。重篤な場合には腎機能障害に伴う乏尿・無尿となり，肝機能障害による肝酵素の上昇が生じる。分娩後では産道裂傷や子宮内の胎盤剝離面からの出血が止血困難となる。

治療● 　以下の対応を並行して進める。
（1）DIC を生じている背景疾患への治療。
（2）凝固因子欠乏や血小板数低下の改善のための輸血療法（とくに新鮮凍結血漿および血小板の輸血）の実施。
（3）バイタルサインのモニタリング下での，呼吸循環の管理。
（4）アンチトロンビン製剤，トロンボモジュリン製剤，合成プロテアーゼ製剤（ガベキサートメシル酸塩，ナファモスタットメシル酸塩）などの投与による，凝固線溶系の過剰な活性化の抑制。

○ 表 4-8　産科 DIC スコア

基礎疾患	点数	臨床症状	点数	検査		点数
常位胎盤早期剝離(児死亡)	5	急性腎不全(無尿)	4	FDP　　　　　　：10 μg/dL 以上		1
〃　　　　　(児生存)	4	〃　　　(乏尿)	3	血小板　　　　　：10 万/mm³以下		1
羊水塞栓症(急性肺性心)	4	急性呼吸不全(人工換気)	4	フィブリノゲン：150 mg/dL 以下		1
〃　　　(人工換気)	3	〃　　　(酸素療法)	1	PT　　　　　　：15 秒以上		1
〃　　　(補助換気)	2	臓器症状(心臓)	4	出血時間　　　　：5 分以上		1
〃　　　(酸素療法)	1	〃　　(肝臓)	4	その他の検査異常		1
DIC 型出血(低凝固)	4	〃　　(脳)	4			
〃　　(出血量：2 L 以上)	3	〃　　(消化器)	4			
〃　　(出血量：1〜2 L)	1	出血傾向	4			
子癇	4	ショック(頻脈：100 以上)	1			
その他の基礎疾患	1	〃　　(低血圧：90 以下)	1			
		〃　　(冷汗)	1			
		〃　　(蒼白)	1			

注)以上に該当する項目の点数を加算し，8 点〜12 点：DIC に進展する可能性が高い，13 点以上：DIC

(真木正博ほか：産科 DIC スコア．産婦人科治療 50(1)：119, 1985 による，一部改変)

 9　分娩の異常と看護

① 胎児機能不全の看護

看護目標●　胎児循環が維持でき，健康状態を保つことができる。

観察●　胎児心拍モニターで胎児機能不全を示唆する徴候(◎157 ページ)をみとめた場合には，医師に報告し胎児状況をアセスメントする。子宮収縮状態，出血の有無，母体バイタルサインなどを把握する。分娩監視装置は継続して装着することになるため，必要性を伝えて理解を促す。

看護ケア●　胎児機能不全の徴候をみとめた場合，体位変換を行い，医師の指示に従い酸素投与，子宮収縮抑制薬の投与，人工羊水注入の介助を行う。場合によっては，急速遂娩となることもあるため，吸引分娩術，鉗子分娩術の準備，帝王切開の準備を行う。産婦の不安を軽減できるよう声をかけたり疑問にこたえたりし，実施する処置が理解できるようにする。医師や看護師からの説明が理解できているかを確認し，報告する。

看護評価●　胎児が良好な状態で分娩が経過し，新生児仮死とならずに出生したか。また，新生児仮死となった場合には，蘇生術により，アプガースコア(◎123 ページ)が改善したか。

② 産道の異常の看護

看護目標● 分娩異常や胎児および母体の損傷なしに分娩が進行する。緊急帝王切開を要する場合は，産婦や家族が状況を十分に理解し受け入れられる。

観察● 子宮収縮に対する産婦の自覚やバイタルサイン，胎児健康状態を継続的に把握する。

看護ケア● 産道が広くなるように，緊張を緩和できる呼吸法を説明し，腰背部にマッサージ・圧迫法を行い，苦痛を緩和しリラックスできるようにする。2～3時間ごとに排尿を促す。膀胱の充満があり，排尿困難な場合は，指示により導尿を行う。

緊急の帝王切開が決定した場合は，医師の説明に立ち会い，産婦・家族が理解できているかを把握する。不安が表出された場合には，話を聞き，医師・看護師に報告する。手術の準備は，必要な検査を介助し，膀胱留置カテーテルの挿入・除毛・術前のケアなどを実施する。産婦と家族の不安の軽減に努め，帝王切開によって感じる喪失感が残らないようにする。

看護評価● 産道異常による後遺症を残すことなく分娩が経過し，帝王切開にいたった場合も，産婦・家族が必要性を理解し受け入れることができたか。

③ 娩出力・陣痛の異常の看護

看護目標● 産婦・家族が分娩の進行と陣痛異常について理解し，適切な処置により安全に分娩が進行する。

観察● 分娩監視装置を装着し，継続的に観察する。子宮収縮の強さ，間欠・発作時間，産婦の行動，バイタルサイン，産婦の疲労感，排泄，陣痛時の対処状況，胎児心拍などを把握する。

看護ケア● 産婦に付き添い，家族とともに呼吸法・腰部圧迫法を行い，緊張が緩和できるように支援する。医師の指示により薬剤を投与し，つねに急速遂娩ができるように準備する。また，治療や分娩進行・胎児状況について，医師からの説明が理解できるように支援する。

看護評価● 娩出力異常に対し，十分な説明のもとに適切な治療・処置が行われ，母児ともに健康状態を維持して，分娩が進行したか。

④ 胎児および胎児付属物の異常の看護

看護目標● 胎位・胎勢・回旋異常では，胎児と母体の損傷を防ぐとともに，体力の消耗を最小限にしてすみやかに娩出にいたる。前・早期破水では，破水に対して適切に対応し，臍帯脱出や感染をおこさず娩出にいたる。

観察● 前・早期破水では，羊水の流出を確認し，さらに破水の時期，羊水の性状，胎児心音を確認して，医師の診察を受けることができるようにする。感染の徴候として，体温の上昇・羊水の悪臭・胎児心拍数などに注意する。

看護ケア● 　胎位・胎勢・回旋異常では，分娩進行を促すために，排尿をすすめたり座位をとるなどして，胎児が回旋しやすい状況をつくる。緊張緩和をはかり，外陰部を清潔にする。羊水が流出していれば，横になり羊水が流出しないようにする。また，胎児の状態を把握するため，すみやかに分娩監視装置を装着する。

看護評価● 　回旋異常に対して適切な処置・治療が行われたか。母児ともに感染をおこさずに，分娩を終えることができたか。

⑤ 胎児死亡の看護

看護目標● 　現実を受けとめ，母親とその家族が正常な悲嘆過程を経過することができる。

観察● 　子どもを失ったことに対する母親とその家族の気持ちを把握する。

看護ケア● 　子どもとの面会を通して，子どもに触れたり抱いたり，子どもとの別れができるように支援する。心身の回復がはかれるように個室を準備し，児と家族とが一緒に過ごせるように支援する。亡くなった子どもの手続きについても，時機をみて説明する。同じ経験をしている自助グループを紹介し，悲嘆の感情に適応できるように継続して支援する。

看護評価● 　母親とその家族が悲しみを表現し，現実を受け入れることができたか。

⑥ 分娩時の母体損傷・異常出血，産科ショックの看護

看護目標● 　産婦・家族が適切な時期に処置と援助を得られ，母体損傷による異常出血が最小限で経過する。

観察● 　子宮収縮状況を把握し，出血量を早期に確認して正確に記録する。バイタルサイン，出血量と性状，子宮底の高さと子宮収縮状態，一般状態（意識，チアノーゼ，冷感など）を，5〜10分ごとに観察する。投与された薬剤の作用と副作用についても観察を行う。

看護ケア● 　子宮収縮が不良の場合は医師に報告し，子宮底の輪状マッサージ（◎103ページ，図3-29）と氷枕による冷罨法を実施する。出血量を計測し，随時医師に報告を行う。子宮収縮不良が持続する場合は，子宮収縮薬が投与されることが多く，副作用を念頭においた慎重な観察を行う。また，褥婦の膀胱を空にするため，排尿困難があれば医師の指示により導尿や尿道留置カテーテルの挿入が行われる。輸血が実施される場合には，輸血および血液製剤の準備を2人以上で確認しながら行う。

　家族には，褥婦の状態を伝えるとともに，行われる処置や使用される薬剤についても説明し，家族が状況を把握できるよう努める。

看護評価● 　出血・障害による影響を最小限にして回復をはかることができたか。また，家族が適切な説明により状況を理解することができたか。

❼ 産科 DIC の看護

看護目標● 産婦・家族が適切な時期に処置と援助を得られ，全身状態が安定する。

観察● バイタルサイン，悪露量や出血傾向，水分出納量を正確に記録する。呼吸・循環モニターを装着し，記録する。病態・処置に関する医師の説明が正確に理解されているかどうかを観察し，医師に報告する。

看護ケア● 子宮復古促進のケアを行う。輸液が行われるため，手順に従って準備する。また輸血のための検査・準備を，間違いを防ぐために 2 人以上で確認しながら行い，指示に従い輸血・新鮮凍結血漿を準備し，輸血の介助を行う。

産婦・家族ともに現状を理解できるように支援する。生命の危機状態になることもあるため，受容的に接する。

看護評価● 産婦や家族の不安を受けとめ，すみやかな処置を受けることができ，生命の危機状態を脱することができたか。

C 産褥の異常と看護

❶ 産褥熱

産褥熱とは，分娩とその前後に，主として分娩の際に生じた創傷から，ある一群の細菌が感染しておこる熱性疾患の総称である。分娩後 24 時間以降，産褥 10 日以内に，2 日以上にわたって 38℃ 以上の発熱をきたすものをいう。かつては妊産婦死亡の主要原因だったが，自宅分娩から施設分娩への移行，消毒法の発達，抗菌薬の発達によって，発生率は激減している。適切な抗菌薬を投与し，悪露の滞留を早期に発見することによって，発症を予防するとともに重症化を防ぐことができる。

原因● 分娩時および産褥期には，感染をきたしやすい多くの誘因が存在する。

①分娩時 頻回の内診，子宮内操作(帝王切開・鉗子分娩・骨盤位牽出術・胎盤用手剝離など)，会陰裂傷創部，ガーゼタンポンなどの異物の挿入，前期破水，早期破水。

②産褥期 胎盤・卵膜の遺残，分娩時大出血による抵抗力の低下，悪露排泄遅滞など。

種類● **①悪露滞留** 子宮腔内からの悪露の排泄が阻害され，それに細菌感染が加わって発症する。子宮は大きくやわらかくなって，圧痛がある。産褥 2〜3 日目から発熱をみる。

②産褥子宮内膜炎 悪露滞留が長く続き，子宮内膜の比較的深層にまで感染と炎症が及んだ場合におこる。子宮内膜全体が壊死に陥ることもある。産褥 3〜5 日ごろ発症し，発熱・下腹部痛，子宮の圧痛と悪臭を伴う悪露がみ

られる。

　③**産褥子宮筋炎**　産褥子宮内膜炎の炎症が，さらに筋層にまで及んだものである。産褥 3～4 日ごろより高熱・悪寒戦慄があり，悪露は膿血性で悪臭を伴う。

　④**産褥付属器炎**　最初，産褥子宮内膜炎の症状で始まり，数日後に突然新たに高熱を発するとともに，疼痛が下腹部の両側あるいは片側におこる。産褥卵管炎・卵管留膿腫・卵巣膿瘍などがある。

　⑤**産褥子宮傍結合組織炎**　子宮内の炎症がリンパ系を介して子宮傍結合組織に波及したものである。

　⑥**産褥骨盤腹膜炎**　産褥子宮内膜炎の症状に続いて，下腹部の強い圧痛，吐きけ・嘔吐などを訴え，腹膜刺激症状を示す。

　⑦**産褥敗血症**　細菌が血流内に侵入し増殖して全身感染症となったもので，産褥熱のなかでも最も重症型となる。敗血症性ショックや播種性血管内凝固症候群（DIC），多臓器不全を発症することもある。

② 産褥静脈血栓・塞栓症

静脈血栓症●　静脈内で血液が凝固して血栓を形成することを，**静脈血栓症**という。産褥期に，骨盤から下肢の静脈でおこることが多い。炎症を伴う場合を**血栓性静脈炎**とよぶ。妊娠中の長期間の安静，帝王切開術などが誘因となる。

　血栓症の予防には，早期離床と下肢の運動を心がけることが大切である。血栓が皮膚に近い表在性の静脈にできる場合と，深部静脈にできる場合がある。表在性の場合は，血栓形成部位に一致して圧痛を伴う索状物を触知する。発熱を伴うこともある。深部静脈に血栓形成がおこると，下腿の腫脹，浮腫，疼痛，表在静脈の怒張がみとめられる。

肺塞栓症●　深部静脈にできた血栓が遊離して大静脈から心臓へと流れると，右心系を経て肺血管に詰まる**肺塞栓症**をおこす。致死的な場合もあるので，深部静脈血栓症が発生したら，抗凝固療法など，肺塞栓症の予防を行う必要がある。

③ 子宮復古不全

　子宮収縮不全のために産褥の子宮復古が障害されるもので，胎盤片・卵膜片などの子宮内残留が原因であることが多い。そのほか，極端な早期離床，過度の安静，膀胱・直腸の充満，分娩時出血多量，産褥子宮の位置異常，子宮筋腫の合併，子宮内感染などが原因となる。

　悪露および出血が長く持続し，ときに大量出血をきたす。胎盤片が長く遺残すると胎盤ポリープを形成し，大量出血の原因となることがある。産褥熱発症の原因となることもある。

　必要に応じて子宮収縮薬の投与や子宮内清掃術を行う。

4 尿路感染症

分娩時の児頭による圧迫や，外陰部の不完全な消毒，産道感染，産褥期の膀胱麻痺（まひ）による排尿障害などによって，産褥期には尿路感染をおこしやすい。悪露の交換，導尿に際しては十分な消毒を行い，膀胱炎・腎盂（じんう）腎炎の予防に努める。

5 乳房の異常

産褥期には，母体ケアを綿密に行う必要がある。乳房トラブルには早期に対処し，**乳腺炎**を予防することが大切である。乳腺炎となった場合は，早期より抗菌薬を用いて治療を行う。

乳頭損傷● 新生児が強く吸引すると，乳頭の皮膚の弱い褥婦では，乳頭に亀裂や表皮の剥脱がおこる。授乳の際に強い疼痛があり，出血することもある。

うつ乳● 乳汁の排出が不完全なために乳腺が緊満し，かたいしこりができる。圧痛があり，軽度の発熱をみとめることもある。

乳腺炎● 乳頭損傷・うつ乳を誘因として，細菌感染が乳腺に及んだものである。産褥2～5週ごろに多い。悪寒・高熱を発し，炎症をおこした乳房に熱感・疼痛・硬結をみとめる。経過が長くなると化膿し，膿瘍を形成する。その場合は切開し，排膿することが必要となる。

6 産褥期の精神障害

妊娠は，短期間にきわめて大きな身体的・社会的変化を当事者にもたらす。精神的にもきわめて大きなストレスであり，周囲のサポートは，妊婦がこの時期のストレスをのりこえるうえできわめて重要である。妊娠中の精神障害の発症率は，妊娠していないときの十倍から数十倍といわれている。また産褥期には，分娩による身体的な疲労・消耗に加えて，児の世話や授乳などを主体的に行わなければならず，これらの負担のために，精神的に抑うつ状態となる褥婦が相当数存在している。そのなかには，精神疾患の素因のある人がストレスをきっかけに発症する例も含まれるが，最も多いのは**マタニティブルーズ**とよばれる一時的な抑うつ気分である。褥婦の精神状態についてはつねに注意をはらい，感情の表出を促すよう心がける必要がある。

マタニティ● 分娩後5日前後に発症する精神的な抑うつ気分，涙もろさを総称してマタ
ブルーズ ニティブルーズという。定義にもよるが，全妊娠の30％程度は存在すると考えられており，けっしてめずらしいものではない。周囲の精神的サポートにより，大多数は自然軽快する。

産後うつ病● 産褥1か月ごろを中心として発症するうつ状態であり，全妊娠の5～10％に発症する。精神科医による治療が必要である。

統合失調症● 産褥2週間前後に発症することが多い。幻覚妄想を伴う場合もあり，自殺

や児への傷害の危険もあるので，精神科医による治療が必要である。

　精神疾患の既往のある妊婦では，妊娠によるストレスのために再発・増悪する可能性があるので，十分な注意が必要である。

■産褥期の精神障害のスクリーニング方法

　①妊娠中のリスク評価　産後うつ病は，妊娠中の経過やうつ状態，不安状態と関連する。そのため，妊娠中から妊婦健診などの際にリスク評価を行うことが重要である。『産婦人科診療ガイドライン　産科編2020』では，英国国立医療技術評価機構（NICE）によるリスク評価の方法を推奨している。この方法では，「過去1か月の間に，気分が落ち込んだり，元気がなくなる，あるいは絶望的になって，しばしば悩んだりしたことがあるか」，「過去1か月の間に，物事をすることに興味あるいは楽しみをほとんどなくして，しばしば悩んだことがあるか」という2つの質問のうち，どちらか一方でも当てはまると回答した妊婦は精神的にハイリスクな状態にあると位置づけている。

　②産褥期のスクリーニング　褥婦全員を対象として，産褥2週間から4週間の時期に日本版エジンバラ産後うつ病質問票（EPDS）を用いて評価を行い，9点以上を産後うつ病の疑いと判断し，専門家を紹介するなどの支援を行うことが推奨されている（⟳表4-9）。

7　産褥の異常と看護

1　産褥熱の看護

看護目標●　感染が悪化することなく，子宮復古が促進される。

観察●　子宮収縮状態，下腹部の圧痛の有無，会陰切開創部の感染徴候の有無，悪露の量・性状・においを観察する。バイタルサインは随時測定し，発熱，頻脈に注意する。疲労状態や顔面蒼白，食欲不振，悪寒などの一般状態にも注意を要する。

看護ケア●　産褥熱の徴候がみられたら，すぐに医師に報告し，指示により子宮収縮促進薬，抗菌薬，鎮痛薬などの薬剤の投与を介助する。日常生活では，外陰部の清潔，ナプキンの交換など感染予防に注意するように伝え，栄養・水分摂取，休息・睡眠，早期離床と歩行などについて指導する。発熱による脱水に注意する。

　敗血症の診断がされたら，原因菌の特定とそれに対する薬剤投与，感染管理などの支援を行う。

看護評価●　感染症状が改善し，子宮復古が順調に行われているか。

⊃表4-9　エジンバラ産後うつ病質問票（EPDS）

母氏名 _____　　　実施日　　年　　月　　日（産後　　日目）

ご出産おめでとうございます。ご出産から今までのあいだにどのようにお感じになったかをお知らせください。今日だけでなく，**過去7日間**にあなたが感じたことに最も近い答えに○をつけてください。必ず10項目全部に答えてください。

例）幸せだと感じた。
　（　）　はい，常にそうだった
　（○）　はい，たいていそうだった
　（　）　いいえ，あまり度々ではなかった
　（　）　いいえ，まったくそうではなかった

"はい，たいていそうだった"と答えた場合は過去7日間のことをいいます。このような方法で質問にお答えください。

1) 笑うことができたし，物事のおかしい面もわかった。	6) することがたくさんあって大変だった。
（0）　いつもと同様にできた。	（3）　はい，たいてい対処できなかった。
（1）　あまりできなかった。	（2）　はい，いつものようにはうまく対処しなかった。
（2）　明らかにできなかった。	（1）　いいえ，たいていうまく対処した。
（3）　まったくできなかった。	（0）　いいえ，普段通りに対処した。
2) 物事を楽しみにして待った。	7) 不幸せなので，眠りにくかった。
（0）　いつもと同様にできた。	（3）　はい，ほとんどいつもそうだった。
（1）　あまりできなかった。	（2）　はい，ときどきそうだった。
（2）　明らかにできなかった。	（1）　いいえ，あまり度々ではなかった。
（3）　ほとんどできなかった。	（0）　いいえ，まったくなかった。
3) 物事が悪くいった時，自分を不必要に責めた。	8) 悲しくなったり，惨めになった。
（3）　はい，たいていそうだった。	（3）　はい，たいていそうだった。
（2）　はい，時々そうだった。	（2）　はい，かなりしばしばそうだった。
（1）　いいえ，あまり度々ではない。	（1）　いいえ，あまり度々ではなかった。
（0）　いいえ，そうではなかった。	（0）　いいえ，まったくそうではなかった。
4) はっきりした理由もないのに不安になったり，心配した。	9) 不幸せなので，泣けてきた。
（0）　いいえ，そうではなかった。	（3）　はい，たいていそうだった。
（1）　ほとんどそうではなかった。	（2）　はい，かなりしばしばそうだった。
（2）　はい，時々あった。	（1）　ほんの時々あった。
（3）　はい，しょっちゅうあった。	（0）　いいえ，まったくそうではなかった。
5) はっきりした理由もないのに恐怖に襲われた。	10) 自分自身を傷つけるという考えが浮かんできた。
（3）　はい，しょっちゅうあった。	（3）　はい，かなりしばしばそうだった。
（2）　はい，時々あった。	（2）　時々そうだった。
（1）　いいえ，めったになかった。	（1）　めったになかった。
（0）　いいえ，まったくなかった。	（0）　まったくなかった。

注）採点のために（　）内に点数が示されているが，実際の評価票では（　）内は空欄として使用する。

（岡野禎治ほか訳：産後うつ病ガイドブック．南山堂，2006．Cox, J. L. et al.：Detection of postnatal depression. Development of the 10-item Edinburgh Postnatal Depression Scale. *British Journal of Psychiatry*, 150：782-786, 1987による）

② 子宮復古不全の看護

看護目標●　子宮復古が促進される。

観察●　子宮収縮状態，悪露の性状・量を観察する。子宮復古不全は産褥熱の原因となりやすいため，あわせて産褥熱の観察も行う。

看護ケア●　子宮復古不全の徴候がみられたら，医師に報告し原因の特定がされるように検査・処置を介助する。そして，子宮復古促進のために子宮収縮促進薬の投与，早期離床，排尿介助を行う。授乳刺激による子宮復古を促すため，可

能であれば早期授乳を行う。

看護評価●　子宮復古不全が改善し，産褥経過が順調であるか。

③ 尿路感染症の看護

看護目標●　褥婦が病態と治療について理解し，セルフケアができることにより排尿パターンが回復する。

観察●　尿路感染症状の程度・状態を把握する。尿検査により，尿タンパク質，尿中白血球などを継続的に観察する。

看護ケア●　褥婦に尿路感染症の症状および治療について説明し，処方された薬の服薬方法，水分摂取，外陰部の清潔の重要性について指導する。完治までには時間を要するため，症状が消失してもセルフケアと治療を継続することの必要性を理解してもらう。

看護評価●　治療とセルフケアの継続によって，症状が改善したか。

④ 乳房の異常の看護

看護目標●　乳房の症状が軽減し，正常な授乳が可能になる。

観察●　乳房の緊満・熱感・発赤，乳頭部の傷の有無を観察する。バイタルサインを測定し，体温が38℃以上のときには医師に報告する。母乳の性状を観察し，感染徴候の有無を確認する。

看護ケア●　乳房の一部分に硬結，緊満，熱感をみとめる場合には，乳腺炎が疑われるため乳管が詰まっていないかを確認し，乳腺開口するように乳頭マッサージを実施する。乳頭のトラブルがあり直接授乳がむずかしい場合は，搾乳を行う。また冷罨法を行い乳房緊満の緩和をはかる。

乳頭を痛がる場合は，浅めの吸着になっていることがあるため，授乳のポジショニング（◎112ページ），吸着状況を確認し，疼痛が少なくなるように支援する。乳房の緊満が強く，マッサージなどで改善せず炎症が進行したときには，医師の診察を受けることができ，治療が開始されるように支援する。

看護評価●　乳房のセルフケアができ，乳房緊満が改善され，正常な授乳が可能となったか。

⑤ 産褥期の精神障害の看護

看護目標●　産褥期の精神状態を理解し，家族の支援を受け育児を行うことができる。

観察●　気持ちの落ち込み，涙もろい，不眠などの精神症状を把握し，食事摂取状況，清潔などの日常生活行動を確認する。育児への意欲の有無，自信の有無を把握する。産後2週間健診，1か月健診でエジンバラ産後うつ病質問票（◎表4-9）において9点以上の場合，医師に報告する。

看護ケア●　母親役割行動（育児，授乳など）が習得できるようにかかわりながら，少しずつ自信がもてるように支援する。産褥早期には，軽い気分の落ち込みであ

るマタニティブルーズや産後うつ病になる褥婦が多いことを伝え，ホルモンの変化や新しい環境に適応するうえで精神的に不安定になりやすい状況であることを理解できるように説明する。育児を母親ひとりで行うのではなく，家族と一緒に行えるよう，家族の協力を得られるようにしたり，保健センターを紹介したりする。

看護評価● 母親役割行動に自信がもて，気分の落ち込みが改善できたか。

D 新生児の異常と看護

1 新生児仮死

ガス交換障害に伴い，低酸素血症，高二酸化炭素血症，循環不全によって，新生児の全身の組織・臓器に障害を引きおこす状態であり，臍帯圧迫，常位胎盤早期剥離（はくり），母体低血圧，胎児発育不全（FGR），胎児奇形，胎児貧血，気道閉塞などさまざまな要因でおこりえる。胎児モニタリングによって胎児機能不全のある児は，新生児仮死で出生する可能性が高いので，新生児蘇生（そせい）法に習熟したスタッフが分娩に立ち会うことが重要である。

アプガースコア● アプガースコア（◯124ページ，表3-25）は，出生時の仮死の状態を評価する方法である。生後1分，5分に判定し，5分後のスコアが神経学的予後と相関するといわれている。10点満点で計算し，10〜8点が正常，7〜4点が軽症仮死，3〜0点が重症仮死である（10〜7点を正常とすることもある）。5分後のスコアが7点未満の場合は，5分ごとに判定し，記録を残しておく。アプガースコアは児の状態をあらわす客観的な記録であり，新生児蘇生の開始や蘇生処置の必要性を判断する指標にはならない。

羊水の胎便混濁● 羊水が胎便で混濁している場合は，**胎便吸引症候群**（MAS，◯321ページ）
がある場合 の発症に注意が必要である。羊水の胎便混濁があり，口・鼻吸引が必要な場合には，太めの吸引カテーテル（12 Fr または 14 Fr）を使用する。

蘇生の実際● 正期産児の約85％は出生後10〜30秒以内に呼吸を開始するが，約10％は皮膚乾燥と刺激が，約5％は挿管を含めた陽圧換気が，呼吸開始に必要である。また，出生10人に1人は酸素投与を含む新生児蘇生が，100人に1人は気管挿管を含む高度な新生児蘇生が必要であるので，すべての出産には，出生した児のケアのみに専念できるスタッフが最低1人は必要である。

出生直後の児は，正常な呼吸をしているか，泣いているか，筋緊張は良好か，在胎週数は満期かを確認して，心肺蘇生法が必要かを判断し，確認項目のいずれかの異常をみとめたら，アルゴリズム（◯図4-19）に従って心肺蘇生を開始する。

保温，体位保持と気道開通，皮膚乾燥と刺激を行って，さらに呼吸，心拍

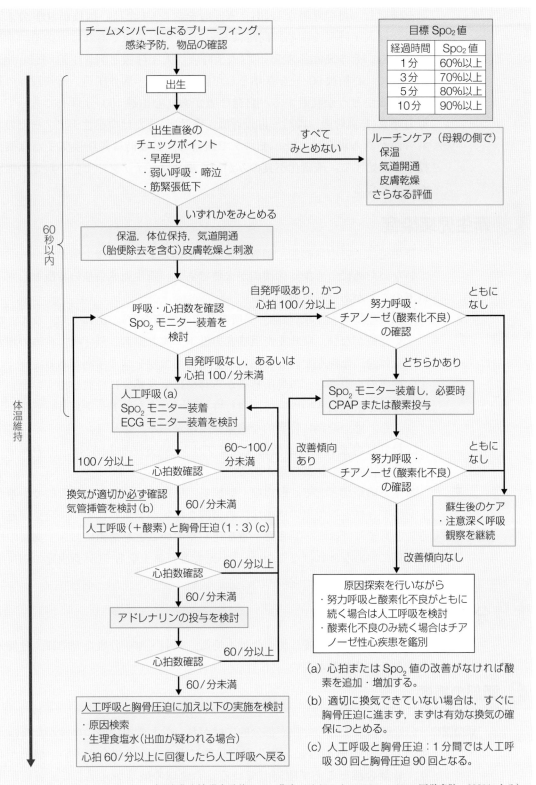

目標 SpO$_2$ 値	
経過時間	SpO$_2$ 値
1 分	60％以上
3 分	70％以上
5 分	80％以上
10 分	90％以上

（a）心拍または SpO$_2$ 値の改善がなければ酸素を追加・増加する。

（b）適切に換気できていない場合は，すぐに胸骨圧迫に進まず，まずは有効な換気の確保につとめる。

（c）人工呼吸と胸骨圧迫：1 分間では人工呼吸 30 回と胸骨圧迫 90 回となる。

（日本蘇生協議会監修：JRC 蘇生ガイドライン 2020．p.234，医学書院，2021 による）

◆ 図 4-19　新生児心肺蘇生アルゴリズム

数を確認し，自発呼吸なし（あえぎ呼吸を含む）または心拍数が 100/分未満の場合は人工呼吸を開始，同時に SpO_2 モニタや可能であれば心拍モニタを装着する。その後は各ステップ（人工呼吸，人工呼吸と胸骨圧迫）を 30 秒間施行後に，心拍数 60/分を基準とした評価により，胸骨圧迫，薬剤投与の適応があるかどうか判断する。自発呼吸があり心拍数 100/分以上であっても，努力呼吸（鼻翼呼吸，呻吟，陥没呼吸，多呼吸）または中枢性チアノーゼのどちらかがある場合は，SpO_2 モニタで観察し，必要時は陽圧換気または酸素投与を開始する。酸素化不良のみが続く場合は，チアノーゼ性心疾患の鑑別が必要となる。

2 新生児感染症

　新生児は，好中球機能，細胞性免疫，補体および抗体産生能が十分成熟していないために，感染防御機能が未熟である。新生児感染症の特徴として，以下のことがあげられる。

(1) 感染症特有の症状（発熱，局所の発赤，疼痛など）が出にくく，なんとなく元気がない，嘔吐または哺乳力低下，腹部膨満，無呼吸，黄疸の増強，低体温，発疹などの非特異的な感染初期徴候を呈す傾向がある。

(2) 皮膚の小膿瘍などの局所感染から容易に全身感染に発展しやすい。

(3) 母体感染に引きつづいて，血行性（経胎盤）または上行性（経腟）感染をおこし，感染経路に特異的な病原微生物がある。

(4) 母乳に含まれる分泌型免疫グロブリン A（分泌型 IgA）は，児の気道，消化管の感染防御作用がある。

　新生児感染症として，敗血症，髄膜炎，尿路感染症などが代表的であるが，上記のように，新生児の感染症は典型的な症状が発現しにくく，発見が遅れることもまれではない。また，重症化しやすいことを念頭におき，異常の早期発見に努めなければならない。「小児看護」第 4 章 B-5-5「新生児の細菌感染症」を参照（● 321 ページ）。

3 分娩外傷

　巨大児，骨盤位分娩，児頭骨盤不均衡，吸引・鉗子分娩などでは，分娩外傷をおこすリスクが高い。

1 頭部の損傷

頭血腫● 分娩時に頭蓋骨の骨膜が部分的にはがれ，骨と骨膜の間に血液がたまったものである（● 図 4-20-a）。出生翌日以降に大きくなる場合が多い。波動があり，骨縫合部をこえず限局している。赤血球の破壊が亢進して，黄疸が増悪・遷延することがある。通常，数か月かけて吸収・消失し，自然治癒する。

産瘤● 分娩時の圧迫による児頭先進部皮下組織の浮腫である。骨縫合部をこえる。

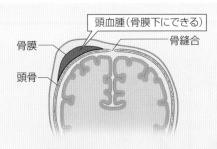
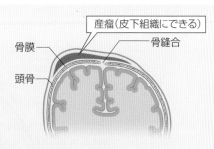

頭血腫（骨膜下にできる）

骨膜
頭骨
骨縫合

・骨膜下の出血
・出生翌日以降に大きくなることが多い
・骨縫合はこえない
・波動性あり
・複数個できることもある

a. 頭血腫

産瘤（皮下組織にできる）

骨膜
頭骨
骨縫合

・皮下のリンパ液貯留
・分娩直後より著明，2〜3日で消失
・骨縫合をこえることがある
・波動性なし
・先進部に1つのみできる

b. 産瘤

◯ 図4-20　頭血腫と産瘤

出生時に最も著明で，無処置でも数日で消失する（◯ 図4-20-b）。

帽状腱膜下血腫●　吸引分娩や鉗子分娩にみられることが多い。帽状腱膜下の結合組織が断裂し，その静脈から出血したものである。出生時には目だたないが，数時間後に著明となり，眼瞼にまで広がることがある。大量の出血を伴うことが多く，著明な貧血や出血性ショック，播種性血管内凝固症候群（DIC），重篤な黄疸などの経過をとる場合がある。

② 末梢神経の損傷

分娩の際に，児の末梢神経が過度に伸展されたり，周囲の出血や浮腫で圧迫されたりすると，その支配領域に麻痺が生じる。

横隔神経麻痺●　第3，4頸神経（C_3，C_4）の傷害で，横隔膜が麻痺して挙上するため，呼吸障害が出現する。呼吸障害の程度はさまざまで，人工呼吸管理を必要とする場合もある。3〜4か月で回復することが多いが，治癒せず，外科的に横隔膜縫縮術が必要となる場合もある。

腕神経叢麻痺●　肩が強く引き下ろされ，首が過伸展状態になって上腕神経叢が傷害を受けると，上肢の麻痺が生じる。伸展が軽度で，神経線維が圧迫されているだけであれば麻痺は一時的であるが，強い伸展で断裂してしまうと回復は望めない。良肢位を保ち，3〜4か月で自然治癒を期待する。神経の浮腫が改善する生後3週間ごろから，拘縮を予防するためのリハビリテーションを開始する。傷害を受けた神経根の高さによって2つの型に分けられる。エルプ麻痺のほうが頻度が高い。

　①**エルプ麻痺（上腕型）**　第5，6頸神経（C_5，C_6）の傷害で，上肢が伸展・内転し，上肢が挙上できなくなるが，手指の把握は可能である。

　②**クルムプケ麻痺（前腕型）**　第7，8頸神経（C_7，C_8），第1胸神経（Th_1）の

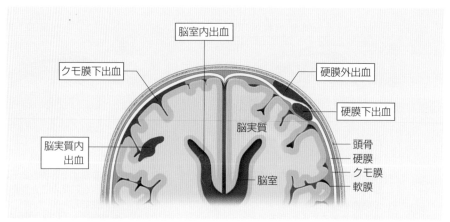

🔵 図 4-21　頭蓋内出血

傷害で，手関節や手指の屈筋群が麻痺する。手関節や手指が動かなくなり，把持できなくなる。

顔面神経麻痺● 　耳管を通って頭蓋骨から表面に出てくる顔面神経が，分娩時に鉗子や母体の産道によって強く圧迫損傷されると，顔面神経麻痺を生じる。症状は啼泣時に明らかとなる。麻痺側の眼裂は閉じることができずに眼は開いたままで，啼泣しても口角が下がらない。多くは2〜3週で自然回復する。

③ 骨折

　鎖骨骨折が最も頻度が高く，無症状のことが多い。骨折部位を触ると児が痛がる。胸部のX線撮影で偶然発見される場合も多い。特別な治療は必要とせず，安静のみで自然治癒する。

④ 頭蓋内出血

　分娩外傷には，硬膜外出血，硬膜下出血，クモ膜下出血，脳実質内出血，脳室内出血などがあり，難産児に多く，哺乳不良・無呼吸・痙攣などの症状をみとめる（🔵図4-21）。診断は頭部CTで行う。血腫が小さい場合は保存的治療とし，血腫が大きく脳が圧迫されている場合は血腫除去術を要する。

硬膜外出血● 　おもに頭蓋骨の骨折により，硬膜に関連した血管が損傷・断裂し，頭蓋骨内面と硬膜の間に出血する。

硬膜下出血● 　出生時の過度の頭部圧迫により脳表面血管に損傷・断裂が生じ，硬膜とクモ膜の間の硬膜下腔に出血し，しばしば脳実質の脳挫傷を伴う。

クモ膜下出血●（SAH）　仮死，低酸素，外力などにより，クモ膜下腔や脳軟膜表面に血管が損傷・断裂を生じ，クモ膜下腔に出血する。のちに水頭症を合併することもある。

脳実質内出血● 　外傷，仮死，虚血・梗塞後の血液再還流時などの脳実質内の血管の損傷・断裂によって生じる。脳実質の出血は大脳出血，小脳出血などがある。

脳室内出血●
（IVH）
早産児で多くみられ，重症例では水頭症を合併することがある（➡319ページ）。分娩外傷とは関係なく生じることも多い。

④ 新生児黄疸

黄疸は新生児に特有の生理現象で，ほとんどすべての児に発現する（**生理的黄疸**）。しかし，病的な重度の黄疸は，脳に**ビリルビン脳症（核黄疸）**という不可逆的な脳障害をおこし脳性麻痺を発症する可能性があり，注意深い観察，経皮黄疸計によるモニタリング，必要時の検査・治療の開始が重要となる。

原因●　黄疸は，血液中のビリルビン濃度が上がることによっておこる。ビリルビンは老廃した赤血球内から，間接ビリルビン（非抱合型ビリルビン）として血液内に放出され，肝臓でグルクロン酸抱合を受けたあと，直接ビリルビン（抱合型ビリルビン）となって，胆汁とともに消化管内に放出される。一部は消化管で再吸収されて血液内に戻り（腸肝循環），尿中に放出されるが，大部分は糞便とともに体外に排出される（➡図4-22）。

血中ビリルビンが上昇する原因には，おもにビリルビンの産生過剰と肝臓におけるビリルビン処理の減少が考えられる。新生児は生理的に多血であり，また赤血球寿命が短いため，ビリルビン産生が増加することが，生理的黄疸の一因と考えられている。

症状・治療●　生理的黄疸は，生後2〜3日ごろに出現し，1〜2週間で消失する。ただし，母乳栄養の児では生理的黄疸が1〜2か月続くこともある（母乳性黄疸）。生後24時間以内に黄疸が出現する場合（早発黄疸）は重症感染症や溶血性疾患

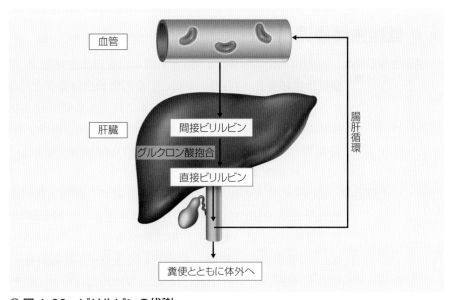

血管

肝臓

間接ビリルビン

グルクロン酸抱合

直接ビリルビン

腸肝循環

糞便とともに体外へ

➡図4-22　ビリルビンの代謝

が疑われ，早期の検査・治療が必要となる。生後2週間以上続く場合も先天性胆道閉塞症など疾病が原因となっている可能性があり，検査が必要となる。

治療で最初に行われるのは**光線療法**である。光線療法だけでは血清ビリルビン値が低下しない場合は，交換輸血を施行する。

病的な黄疸の検査，治療などの詳細については，「小児看護」第4章 B-5-8「新生児黄疸」で述べる（➡325ページ）。

５ 新生児出血性疾患

新生児出血性疾患として，**ビタミンK欠乏性出血症**が代表的である。

ビタミンKは肝臓でつくられる凝固因子（第Ⅱ・Ⅶ・Ⅸ・Ⅹ因子）の産生に必要であるが，新生児はビタミンK欠乏状態となりやすく，ビタミンK欠乏性の出血をきたしやすい。出血部位は，消化管や頭蓋内などが多い。

消化管出血は，生後2～4日ごろ吐血や下血で発症することが多く，これを**新生児メレナ（真性メレナ）**とよぶ。一方，分娩時に母体血を児が飲み込んだために便や吐物中に血液がまじってみられるものは，**仮性メレナ**とよばれる。乳児ビタミンK欠乏性出血症による頭蓋内出血は，生後1～3か月ごろに突然発症することが多い。

治療・予防● ①**治療的投与**：ビタミンK欠乏性出血を発症した場合は，ビタミンKの静脈内注射を行う。輸血が必要な場合もある。

②**予防的投与**：すべての新生児を対象に，ビタミンK欠乏性出血の発症予防を目的としてビタミンK製剤の予防的投与を行う。1回目は経口哺乳確立後，2回目は生後1週間または退院時に，3回目は生後1か月に経口的に投与する。この方法では予防が完全ではないため，初回投与後以降1週間ごとに生後3か月までビタミンKシロップ投与を継続する方法もある。

６ 低出生体重児

低出生体重児● 出生体重によって，2,500 g未満の児を**低出生体重児**，1,500 g未満の児を
の分類 **極低出生体重児**，1,000 g未満の児を**超低出生体重児**と分類している。

さらに，在胎週数と出生体重の両者による分類では，在胎週数に比して出生体重が10パーセンタイル未満の児をLFD（light-for-dates）児とよび，身長も10パーセンタイル未満の児をSFD（small-for-dates）児とよぶ（➡119ページ）。

原因● 低出生体重児の原因には，大きく分けて，在胎週数が短い場合（早産）と，胎児発育不全（FGR）がある。早産の原因としては，母体側の原因として母体合併症（心疾患，糖尿病，甲状腺疾患など），母体年齢（若年または高齢妊娠），母体低栄養，喫煙，産道・子宮感染症，妊娠高血圧症候群，頸管無力症，子宮疾患（奇形，子宮筋腫など）などがあげられ，胎児・胎盤の原因として多胎妊娠，絨毛膜羊膜炎，胎盤機能不全，前置胎盤，常位胎盤早期剝離，

胎児奇形などがあげられる。FGR の原因としては，胎盤からの栄養が不十分な場合（胎盤機能不全や妊娠高血圧症候群），胎児の先天感染，先天異常や染色体異常などがあげられる。

低出生体重児は未熟性が強いため，それに起因するさまざまな疾患が生じやすく，新生児集中治療室（NICU）や新生児治療回復室（GCU）でのケアが必要となる場合が多い。低出生体重児に特徴的な疾患については，「小児看護」第 4 章 B-4-2「低出生体重児に特徴的な疾患」で述べる（➲318 ページ）。

7 先天異常

形態発生の過程において，各臓器・器官がさまざまな催奇形因子の影響を受けると奇形が生じる。この影響を受けやすい時期を臨界期というが，受精後 8 週（妊娠 10 週）までの，各臓器・器官の原基が完成する胎芽期と臨界期とが重なっていることが多い（➲図 4-23）。

催奇形因子としては，母体の飲酒・喫煙，抗痙攣薬・抗がん薬投与，放射線被曝，トキソプラズマ・風疹ウイルス・サイトメガロウイルス・ヘルペスウイルス感染（TORCH 症候群，➲191 ページ），母体加齢，母体糖尿病・甲状

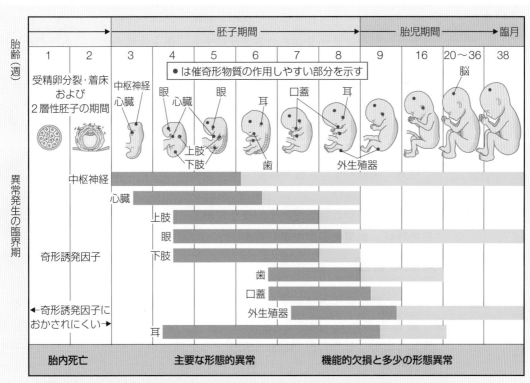

ヒトの発生におけるそれぞれの臓器・器官の臨界期（催奇形因子に対する感受性が高い時期）を示す。
■ は最も感受性の高い時期，■ はそれよりは低いが感受性のある時期を示す。

➲ 図 4-23　ヒトの形態発生と臨界期

腺機能異常などがある。

　一般的に，出生した新生児のうち，約1%が単一遺伝子疾患，約0.9%が染色体異常症，2〜3%が多因子遺伝性疾患，約1.5%が環境要因による疾患，これらを合わせて5%くらいがなんらかの先天異常に罹患していると考えられている。

　疾患や症状にかかわる染色体異常の頻度は，新生児全体では約0.4%であるが，受精卵の約50%はなんらかの染色体異常を有しており，その多くは妊娠継続にいたらない。染色体異常の発生はけっしてまれなことではない。

　染色体異常の詳細および個々の疾患については，「小児看護」第4章B-2-2「染色体異常症」で述べる（⊃313ページ）。

8 新生児の異常と看護

1 新生児仮死の看護

看護目標● 適切な治療により，早期に呼吸・循環状態が安定する。

観察● アプガースコア1分値，5分値を測定し，心拍数・呼吸・体温を観察する。パルスオキシメータや呼吸循環モニターを装着する。新生児の状況について，母親および家族の不安の内容を把握する。

看護ケア● 仮死出生が予測される場合，新生児科医に連絡し待機してもらい，出生直後から医師の診察が受けられるようにする。出生直後のケアはあたたかい環境で行うことがのぞましく，インファントウォーマーまたは保育器の電源を入れてあらかじめ保温しておく。羊水をぬぐうため，あたたかいバスタオルを2〜3枚準備する。また，蘇生の道具（小児用聴診器，バッグバルブマスク，挿管カテーテル，吸引カテーテル，酸素吸入器，薬剤，手袋など）を準備し，指示に従って蘇生処置の介助を行う。

　母親と家族のそばに付き添い，医師の処置について理解できるように支援する。

看護評価● 両親・家族が救急処置の必要性を理解し，適切な蘇生を受け，早期に新生児の呼吸・循環動態が安定したか。

2 新生児感染症の看護

看護目標● ほかの新生児への感染を予防し，与薬により感染症状の回復をはかる。

観察● 哺乳力の低下，無呼吸・不規則な呼吸，活気の低下，低体温，不安定な体温などの，感染の早期徴候を把握する。破水後24時間以上を経過して生まれた児，母体GBS感染症，過期産児，早産児の場合は，とくにこれらの症状に注意する。

看護ケア● 医師の指示により，各種検査・処置，抗菌薬の投与などを介助する。母親の不安を傾聴し，行われる治療・処置・検査などが正しく理解できるように

支援する。保温や十分な手洗い，早期授乳などについても指導する。母子接触ができるようにして，新生児期の母子相互作用に十分に配慮する。

看護評価●　感染症状が軽快し，早期に回復できたか。

③ 分娩時外傷のある児の看護

看護目標●　すみやかに適切な処置をうけ，患部の治癒を促進し，後遺症を残さない。

観察●　患部の観察を行い，記録に残す。

看護ケア●　指示に基づき，治療の処置介助を行う。医師から母親・家族に外傷の原因と予後について説明が行われるため，理解できるように支援し，自宅での養育について指導する。鎖骨骨折の場合には，患部の安静に留意しながら沐浴や授乳を実施する。

看護評価●　患部の早期治癒がはかれ，自宅での養育が可能となったか。

④ 新生児黄疸の看護

看護目標●　両親が新生児黄疸の原因について理解し，成熟児の血清ビリルビン値が，2日目で15 mg/dL，6日目で19 mg/dL以下に維持される。

観察●　経皮黄疸計による検査を，毎日実施する。高ビリルビン血症の徴候である活動性や哺乳力の低下，傾眠傾向，筋緊張の低下，モロー反射の消失などに留意する。また，バイタルサイン，水分出納を把握する。医師の指示により，血清ビリルビン値の測定，ヘマトクリット値の測定を行う。

看護ケア●　高ビリルビン血症と診断され，医師の指示のもと光線療法を実施する場合には，おむつとアイマスクを着用し，性器と眼に光線があたらないようにする。体温・水分出納管理を厳重に行う。授乳時間には，母乳を与えるようにし，母子相互作用の機会を確保する。

看護評価●　両親が病態を理解し，黄疸が改善して退院できたか。

⑤ 低出生体重児の看護

低出生体重児は，一般に通常の新生児よりも未成熟なため，十分な観察とケアが必要である。低出生体重児の具体的な看護については，「小児看護」第4章 B-6-2「低出生体重児の看護」を参照（◐ 327ページ）。

E 合併症をもつ妊産褥婦とその管理

1 ハイリスク妊娠

1 ハイリスク妊娠とは

ハイリスク妊娠とは「母児のいずれか，または両者に重大な予後が予想される妊娠」のことである（日本産科婦人科学会定義）。「医学的ハイリスク妊娠」と「社会的ハイリスク妊娠」に大別される（●表4-10）。

2 母体管理の必要性

ハイリスク妊娠の管理● ハイリスク妊娠の管理とは，さまざまな危険が現在みとめられているか，または将来生じる可能性がある妊娠を早期に選別して，必要かつ適切な処置を行い，母児の危険の回避を目的として妊娠を管理することである。

とくに，ハイリスク妊娠の母体管理はきわめて重要である。疾患や状況によっては，妊娠のさらなる継続が母体の生命にかかわることもある。一方，母体への適切な治療介入により，母体の健康状態が改善して妊娠期間が延長でき，それにより出生児の予後向上が期待できる場合も多い。

妊娠継続のメリット・デメリット● 妊娠継続期間の延長が，母児双方の予後にとって相反する影響を与える場合があることを念頭におく必要がある。つまり，妊娠週数の延長が児にとっては未熟性の回避という予後改善の意味をもつのに対して，母体にとってはさらなる合併症の併発・増悪や，妊娠終了後の長期的後遺症の残存などのリスクにつながることもある。妊娠継続が母児双方に及ぼすメリットとデメリットを慎重に検討して，最も適切と考えられる分娩時期を決定しなければならない。

合併症をもつ妊婦の管理● さまざまな合併症をもつ妊婦の場合，それらの合併症が妊娠分娩に与える影響のほかに，妊娠・分娩・産褥が合併症の予後に及ぼす影響を考慮する必要がある。合併症によっては，妊娠・産褥のそれぞれの時期に，軽快・不

● 表 4-10 ハイリスク妊娠

医学的ハイリスク妊娠
高齢妊娠，若年妊娠，低身長，肥満，喫煙，飲酒，薬物常用，低栄養，各種疾患合併症妊娠，血液型不適合妊娠，感染症，過期妊娠，羊水過多，羊水過少，妊娠高血圧症候群，前置胎盤，抗リン脂質抗体症候群，多胎妊娠，胎位異常，生殖医療補助技術による妊娠，流早産の既往，既往妊娠分娩異常，既往出産児異常，胎児発育不全，胎児異常など。

社会的ハイリスク妊娠
母体が社会的，経済的，心理的に恵まれない状態にあるもの。たとえば，未婚，貧困，望まざる妊娠など。

変・増悪のいずれかの傾向を示しやすいものがあるため，各疾患に対する知識は必須であるが，同じ疾患でも母体によって経過が異なる場合がある。各疾患に対する一定の知識をもちつつも，症例ごとに経過を慎重に観察して母体管理を行っていく必要がある。

2　感染症

1　妊婦の感染症の特徴

妊婦への影響● 　母体にとって異物である胎児が子宮内で生育するためには，免疫学的拒絶反応を抑える必要があり，妊娠中はそのような機序がはたらいているために感染症にかかりやすいと考えられてきた。しかし最近は，妊婦では胎児・胎盤に免疫寛容（特定の抗原に対して免疫応答がおこらない状況）が成立しており，妊娠中の自然免疫能自体はむしろ亢進状態にあって，妊婦が細菌感染をおこしても重症化することはあまりないが，ウイルスには感染しやすい状態であるともいわれている。

　　ただし，妊娠中はさまざまな器官に変化がみられるために，ひとたび感染症がおこると，このような生理機能の変化が感染症の増悪をもたらす可能性がある。

胎児への影響● 　妊娠・分娩・授乳を通じて母体に感染している病原微生物が胎児・新生児・乳児に感染することを，**母子(児)感染**または**垂直感染**とよんでいる。感染を受ける児は免疫学的に未熟であるために，成人とは違った影響があらわれる。また，発達中の胎児には奇形をもたらすことがある。

　　母子感染時の影響は，児の発達段階により異なる。感染時期としては，胎内感染，分娩時（周産期）感染，（出）生後感染に分けられる。感染経路には，経胎盤感染，上行性感染，産道感染，母乳感染がある（●表 4-11）。母子感染の影響はさまざまで，流産・早産・死産・胎児発育不全（FGR）・奇形・慢性感染症・がん発症などが知られている。

TORCH 症候群● 　胎児や新生児の感染症として，TORCH（トーチ）症候群，つまり T（トキソプラズマ *Toxoplasma gondii*），O（その他梅毒トレポネーマなどの病原体 others），R（風疹ウイルス *Rubella virus*），C（サイトメガロウイルス cytomegalovi-

● 表 4-11　母子感染の経路

経胎盤感染	胎盤を通して胎児に病原体が感染。風疹，トキソプラズマ症，サイトメガロウイルス感染症など。
上行性感染	腟や子宮頸管部の病原体が子宮内に入り，胎児に感染。
産道感染	経腟分娩時に子宮頸管・腟・外陰部などの病原体が胎児に感染。B 型肝炎や B 群溶血性レンサ球菌感染症など。
母乳感染	授乳を介し，母乳中の病原体が児に感染。成人 T 細胞白血病など。

rus；CMV），H（単純ヘルペスウイルス herpes simplex virus；HSV）と，各病原体の頭文字をとって総称されるものがある。

　ただし近年では症状でグループ化するより個々の病因を追求することが重視されており，TORCH 症候群という分類の意義は薄れてきている。実際に，共通した症状のほかに感染微生物に比較的特有な症状があり，たとえば風疹では白内障や心奇形，トキソプラズマ症では脳内石灰化や脳室拡大がみられやすい。したがって，鑑別診断が重要となる。

② トキソプラズマ症

　トキソプラズマ症は，ネコ科動物を終宿主とし，ヒトを含む哺乳動物や鳥類などの恒温動物を中間宿主とする原虫による，人畜共通感染症の1つである。妊娠中の初感染が児の先天性トキソプラズマ症の発症につながるので，妊娠初期検査で抗体陰性の妊婦は，妊娠中に感染しないように注意する必要がある。食肉を十分に加熱して食べること，ネコとの接触を避けること，土との接触や糞尿処理後の十分な手洗いが推奨される。

症状　妊婦自身は症状のおきない不顕性感染が多いが，経胎盤胎児感染がおこると，超音波検査で胎児発育不全，脳内石灰化，脳室拡大，肝腫大，腹水，胎盤肥厚などがみられることがある。新生児の症状は，水頭症，小頭症，脳内石灰化，網脈絡膜炎，失明，てんかん，精神運動発達遅滞，血小板減少に伴う点状出血，貧血などである。

対応　妊娠中にトキソプラズマ抗体陽性が判明した場合，特異的 IgG，IgM 抗体検査を行い感染時期の推定を行う。妊娠成立後の感染と考えられる場合には，スピラマイシン酢酸エステルの投与を行う。胎児感染が強く疑われる場合には，妊娠 16〜27 週の間ピリメタミンとスルファジアジン投与を考慮する。

③ 梅毒

症状　梅毒の大部分は性行為により罹患する。母体から経胎盤的に胎児に感染して，先天梅毒を発症する可能性がある。未治療の場合，胎児死亡・周産期死亡にいたることがある。梅毒疹や骨軟骨炎などの症状が生じる一方，乳幼児期は症状を示さずに経過して，学童期以降にハッチンソン 3 徴候（実質性角膜炎，内耳性難聴，ハッチンソン歯）などの症状を呈することもある。

対応　梅毒の病原体である梅毒トレポネーマが胎盤を通過する妊娠 16 週から 20 週以前に母体を十分に治療すれば，胎児への感染は予防できると考えられ，妊婦に対するスクリーニング検査が先天梅毒の割合を低下させると報告されている。そのため，妊娠初期にカルジオリピンを抗原とする非特異的検査（STS）と，梅毒トレポネーマを抗原とする特異的検査（TPHA 法，FTA-ABS 法）のうちどちらかを組み合わせて，スクリーニング検査を行う。そして感染があったと判断された場合は，すみやかにペニシリンを中心にした抗

菌薬投与を行う。

④ 風疹

症状●　妊娠初期の女性が風疹に罹患すると，経胎盤感染により胎児に白内障や緑内障などの眼症状，先天性心疾患，感音性難聴などの症状が生じる**先天性風疹症候群（CRS）**を引きおこすことがある。CRS 発症のリスクは，妊娠週数が進むにつれて減少する。母体に症状のあらわれない不顕性感染でも，CRS は発生する。

対応●　胎児の感染を防ぐ治療法はないため，予防が重要である。予防を目的に，妊娠初期に風疹抗体値（HI）測定を行う。それにより，抗体陰性または低抗体価（HI 抗体値 16 倍以下）の妊婦に対して，人ごみや子どもの多い場所を避け，同居家族への風疹ワクチン接種を推奨するなどの生活指導を行い，風疹の罹患予防に努める。また妊娠初期問診項目として，風疹患者との接触，発疹，発熱，頸部リンパ節腫脹，小児との接触が多い就労，の 5 点が過去 3 か月以内になかったかを確認する。これらがあった場合や妊娠初期の検査で HI 抗体値が 256 倍以上の場合には，風疹感染診断検査としてペア血清 HI 抗体値および風疹特異的 IgM 抗体値測定を行う。

風疹 HI 抗体値が 16 倍以下の妊婦には，産褥早期の風疹ワクチン接種をすすめることを考慮する。ワクチン接種歴があっても再感染による CRS はまれに生じうるが，風疹抗体のない，または低値の女性は，妊娠する前にワクチン接種により風疹に対する免疫を獲得しておくことが望まれる。

⑤ サイトメガロウイルス感染症

症状●　サイトメガロウイルス（CMV）による感染症で，初感染妊婦では，発熱，肝機能異常，頸部リンパ節腫脹，肝脾腫などをみとめることもあるが，無症状で経過する場合もある。経胎盤感染した場合の児の症状は多彩であり，低出生体重，小頭症，水頭症，脳室周囲石灰化，黄疸，出血斑，肝脾腫，難聴，脈絡膜炎，知能障害などを呈する。出生時には無症状で，のちに難聴などの症状が出る場合もあるので，先天感染児には聴力機能のフォローアップが必要である。妊娠中の初感染だけではなく妊娠前の感染でも胎児感染をおこすことがあるが，再感染ないしは再発（再活性化ともいう）での児の障害は，初感染にくらべて軽度である。

対応●　超音波検査で，胎児発育不全，脳室拡大，小頭症，脳室周囲の高輝度エコー，腹水，肝脾腫などをみとめた場合には，胎児感染を疑う。妊娠初期に母体 IgG 型 CMV 抗体が陰性であった妊婦が妊娠中に IgG 型 CMV 抗体陽性になった場合には，妊娠中初感染と診断する。また，母体 IgM 型 CMV 抗体陽性の場合には一般的には最近の初感染を疑うが，IgM 型 CMV 抗体陽性が長期間持続する現象（persistent IgM）が知られており，必ずしも妊娠

中の初感染ではない場合もあるので，注意を要する。

　胎児治療については，現時点で確立されたものはない。臍帯血 IgM 型 CMV 抗体陽性，もしくは生後 2 週間以内の新生児尿から CMV が検出された場合，胎児感染がおこったものと判断する。

⑥ 単純ヘルペスウイルス感染症

症状●　性器ヘルペスは，単純ヘルペスウイルス(HSV-1，HSV-2)による感染症である。病原診断により単純ヘルペスウイルスを検出して性器ヘルペスであることを確認したら，血清抗体の測定により初発初感染か再発かを知る。潜伏期間は 2～12 日で，皮膚・粘膜に浅い潰瘍と水疱をみとめ，局所の疼痛・排尿困難・錯知覚・リンパ節腫脹・発熱・頭痛など症状は多岐にわたる。初感染では症状が強く出現する傾向がある。

対応●　妊娠初期に感染した場合は性交を禁止し，局所のアシクロビル軟膏塗布を行う。おもな感染経路は分娩時の産道感染であるが，まれに胎内感染も報告されており，強い症状がある場合にはアシクロビルの全身投与も考慮される。妊娠中期・末期の初発では，抗ウイルス療法(通常は内服，重症感染では静脈内投与も考慮)がすすめられる。産道感染による新生児ヘルペスのなかでも，痙攣などの中枢神経症状を呈する中枢神経型と，全身の臓器がおかされる全身型は児の予後が不良であるため，分娩時に外陰部にヘルペス病変があるかその可能性が高い場合には，予定帝王切開にする。

⑦ 水痘

症状●　多くの妊婦は小児期に水痘に罹患して抗体をもっているので問題ないが，未罹患妊婦が水痘に罹患すると非妊娠時よりも重症化しやすく，妊娠末期では肺炎合併が増加して，その死亡率は 2～35% と報告されている。また，水痘-帯状疱疹ウイルス(VZV)は，経胎盤的に胎児に移行し，その時期により種々の影響が出る。妊娠 20 週以前の罹患では，四肢低形成，四肢皮膚瘢痕，眼球異常などが出現する(**先天性水痘症候群**)。したがって，水痘感染の既往がなくワクチン接種歴もない妊婦は，水痘患者との接触を避ける。

対応●　妊娠前 3 か月以内に，あるいは誤って妊娠中にワクチンの接種を受けた場合，現在までの報告では先天性水痘症候群あるいはワクチン接種に起因する奇形の報告はないが，妊婦に対して水痘ワクチン接種は行わない。妊娠末期の感染では母体の重症化，分娩前 5 日～分娩後 2 日の罹患では児の水痘の重症化のリスクが高いため，アシクロビルの投与を考慮する。

⑧ B 型肝炎

　B 型肝炎ウイルス(HBV)は DNA ウイルスで，ウイルス粒子外被を構成するタンパク質が HBs 抗原である。妊婦スクリーニング検査で HBs 抗原陽性

と判定された人は，ほとんどが HBV に持続的に感染している HBV キャリアである。また，HBe 抗原は，感染した肝細胞の中で HBV が増殖する際に過剰につくられ血液中に流れ出したタンパク質であり，HBe 抗原が陽性ということは血中のウイルス量が多く，感染力が強いことを意味する。

　妊婦が HBV キャリアの場合，感染防止策をとらずに放置すると児の約 30％が HBV キャリアとなるが，児が HBV キャリアになるか否かには妊婦の HBe 抗原が関係しており，HBe 抗原陽性妊婦（ハイリスク群）から出生した児を放置した場合のキャリア化率は HBe 抗原陰性妊婦（ローリスク群）からの出生児に比べてきわめて高い。

対応●　母子感染は通常分娩時におこるとされているが，胎内感染がおこる場合もある。分娩時の感染は，厚生省（現・厚生労働省）による **B 型肝炎母子感染防止事業**による対策にのっとり防ぐことができるが，胎内感染をした場合は児のキャリア化を防ぐことはできない。

　現在の B 型肝炎母子感染防止対策は，HBs 抗原陽性妊婦より出生したすべての児が対象となっており，出生直後の HB グロブリン・HB ワクチン投与と，生後 1 か月・6 か月の HB ワクチン投与が定められている。適切な感染予防策がとられていれば，母乳栄養を禁止する必要はない。なお，2016（平成 28）年 10 月から，HB ワクチンは定期接種となり，妊婦が HBV キャリアでない場合は生後 2，3，7〜8 か月の 3 回接種する。

⑨ C 型肝炎

　C 型肝炎ウイルス（HCV）は RNA ウイルスで，血液を介して感染する。肝炎のなかで肝硬変や肝がんへの移行率が最も高いとされ，長期間のフォローアップが必要である。輸血による感染がほぼなくなってきた現在，おもな感染経路は分娩時の母体から児への血液移行による母子感染になってきている。

対応●　HCV 抗体陽性者には HCV 持続感染者（キャリア）と感染既往者が含まれ，鑑別のために HCV-RNA 定量検査を行う。キャリアでは陽性となり感染既往者では陰性となる。キャリアの場合のみ，母子感染のリスクを念頭におく必要がある。血中 HCV-RNA が高い場合，予定帝王切開は，経腟分娩・緊急帝王切開に比べて HCV 母子感染率を明らかに低くする可能性があるが，母体に対する帝王切開のリスクなどを勘案すると，絶対的な適応とは考えられない。また，適切な感染防止策がとられていれば，母子感染予防目的のために授乳を制限する必要はない。

⑩ 成人 T 細胞白血病（ATL）

　成人 T 細胞白血病（ATL）は予後不良な疾患である。ATL 患者の大多数は，母子感染によるヒト T 細胞白血病ウイルス I 型（HTLV-1）感染でキャリアとなり，成人になってから発症する。この点で原因ウイルスである

HTLV-1 の母子感染予防対策は重要であるが，キャリアが将来 ATL を発症する確率は必ずしも高いとはいえない。

対応● 現在，妊婦全例での HTLV-1 スクリーニングがすすめられている。HTLV-1 感染の診断は，スクリーニング検査とスクリーニング検査陽性例に対する確認検査(LIA 法)の，2 段階の手順で行う。

LIA 法で陽性の場合には HTLV-1 キャリアと診断する。本法が判定保留の場合には，HTLV-1 核酸検出(PCR 法)を実施し，これが陽性の場合はキャリアと診断する。キャリアと診断した場合には慎重に本人に告知する。検査結果をパートナーや家族などへ説明するか否かについては，妊婦本人の意思に従う。

HTLV-1 はおもに経母乳感染するが，低頻度ながら子宮内感染や産道感染もある。経母乳感染を完全に予防するためには母乳を遮断する必要があり，原則として完全人工栄養をすすめる。

⑪ HIV 感染症

有効性の高い薬剤の開発と多剤併用療法の導入により，現在ではヒト免疫不全ウイルス(HIV)に感染しても，長期にわたり後天性免疫不全症候群(AIDS)の発症を抑えることができるようになってきた。

HIV 母子感染は経胎盤感染，産道感染，母乳感染のいずれによってもおこりえるが，妊娠中から予防対策をすることで防ぐことができるようになってきた。したがって妊娠初期に HIV スクリーニング検査を行う。スクリーニング検査陽性の場合の確認検査は，WB 法と PCR 法の両者を同時に施行する。

対応● HIV 感染の疑いがある場合は，各地域の HIV/AIDS 拠点病院に相談する。妊娠中から母体にジドブジン(AZT)を中心とした抗 HIV 薬を投与することにより，母子感染率は減少する。また，分娩方法については，予定帝王切開術により母子感染が減少するとの報告が多いため，現時点では予定帝王切開術がすすめられる。

哺乳については，人工乳により母子感染率が減少するために，出生直後からの人工栄養哺育がすすめられる。また，HIV 感染妊婦から出生した新生児には出生後 6 週間 AZT シロップを投与する。

⑫ 伝染性紅斑(リンゴ病)

症状● ヒトパルボウイルス B19(B19)は，伝染性紅斑(リンゴ病)の原因ウイルスである。B19 は赤血球系前駆細胞に感染して，造血を一時的に抑制する。妊婦が感染すると経胎盤胎児感染をおこすことがあり，胎児の貧血，心不全，胎児水腫から胎児死亡にいたることもある。妊婦の感冒様症状，それに伴う発疹(紅斑)，関節痛などは B19 感染を疑う。

　　胎児水腫は母体感染から1〜8週間の間に発症し，胎児水腫発症後，数日から数週間で胎児死亡となるか，自然に軽快する。胎児水腫の約1/3が自然寛解するが，一方で，重症胎児水腫の自然寛解はまれであるとされている。妊娠20週未満の感染例では，20週以降感染例にくらべて胎児死亡率が高い。

　　B19感染による催奇形性はない。胎児感染後の生存例においては，その後の新生児期の問題点は指摘されていない。また，長期予後・成長・発達についても，非感染妊婦から出生した児と差がないという報告もある。

対応●　妊婦B19感染を疑った場合には，ヒトパルボウイルスB19抗体を測定する。胎児輸血が，予後改善に有効である可能性がある。

⓭ 性器クラミジア感染症

　　クラミジア-トラコマチスによる性器クラミジア感染症は，わが国の性感染症のなかできわだって患者数が多い。母子感染予防目的で行う性器クラミジア感染妊婦に対する治療と，妊婦に対する性器クラミジア感染スクリーニング検査は，新生児クラミジア感染症を減少させると報告されている。

対応●　産道感染による結膜炎，咽頭炎，肺炎などの**新生児クラミジア感染症**を防ぐためには，臨床症状が乏しいクラミジア頸管炎のスクリーニング検査を妊娠中に行い，陽性者は分娩前に治療しておく。検査に際しては子宮頸管の分泌物や擦過検体からクラミジア-トラコマチスの検出を行うことが望ましい。妊娠中の性器クラミジア感染症は，絨毛膜羊膜炎をおこして，流早産の原因となることもある。

　　治療にはアジスロマイシン水和物，もしくはクラリスロマイシンを用いる。

⓮ B群溶血性レンサ球菌感染症

　　B群溶血性レンサ球菌(GBS)は，約10〜30%の妊婦の腟や大便中から検出され，新生児の肺炎・敗血症・髄膜炎などの原因となる。妊婦は無症状で母児感染率は低いが，児に感染すると死亡や後遺症を残し予後不良となる。新生児GBS感染症は，生後7日未満に発症する早発型と7日以後に発症する遅発型に分類されて，どちらも上行性子宮内感染・産道感染が関連している。

対応●　妊娠33〜37週に腟周辺の培養検査を行う。①前児がGBS感染症，②GBS陽性妊婦(破水/陣痛のない予定帝王切開の場合以外)，③GBS保菌状態について不明の妊婦の場合には，経腟分娩中あるいは前期破水後，母体へのペニシリン系薬剤静注による母子感染予防を行う。

③ 心疾患

① 重症度の判定

NYHA● 心疾患合併妊娠において重要なものの1つは，心機能の判定である。これ
心機能分類 には，ニューヨーク心臓協会(NYHA)の分類が用いられることが多い(⊙表
4-12)。

妊娠の可否● NYHAのⅠ・Ⅱ度であれば，母体の死亡率は低いため妊娠可能であるが，
Ⅲ度以上の場合には母体の死亡率が高くなるために，原則として妊娠は禁忌
であり，中絶の適応となる。

② 妊娠・分娩時と産褥期の管理

妊娠中の管理● 妊娠中は，母体の生理学的変化により，循環血液量と心拍出量が増加する。
とくに心拍出量は，妊娠32週前後をピークに非妊娠時より30～50%も増
加するといわれている。したがって，妊娠初期(理想的には妊娠前)から心臓
専門医に相談して，心機能評価と妊娠継続可否の判断を行う。妊娠継続可能
と判断された場合でも，定期的な心機能評価を行い，慎重に管理していく。
とくに心臓に最大の負担がかかっていく時期である，妊娠28～32週に注意
する。

分娩中の管理● 心疾患合併妊婦の分娩方法は，一般的には帝王切開の産科的適応がない限
りは経腟分娩が原則とされているが，疾患の種類や程度によっては予定帝王
切開が考慮される。その場合には，とくに産科，小児科，麻酔科，循環器科，
ICU，CCUなどのチームで，あらかじめ術前から周術期管理方針について
十分な議論をしておく必要がある。

経腟分娩時は，子宮収縮時に脈拍数が増加する。また，子宮収縮に伴い酸
素消費量が増加する。心疾患の状態により，分娩第2期を短縮して努責をか
けないですむように，鉗子分娩や吸引分娩を考慮する。また心疾患のない妊
婦に比べて，分娩第3期以降の大量出血によって循環動態が急激に変化しな

⊙表4-12 NYHA心機能分類

分類	症状
Ⅰ度	日常的な身体的活動ではなんら不快症状は発症しない。
Ⅱ度	安静時は快適であるが，日常的な身体活動で不快感が発生し，身体的活動がやや制限される。
Ⅲ度	身体的活動が著しく制限されているもので，安静時は気持ちがよいが，ふつう以下の活動で過労，動悸，呼吸困難，狭心症などの不快症状が発生する。
Ⅳ度	心不全の状態で，いかなる身体的活動によっても急性の不快その他，呼吸困難などが発症する。

いように注意しなければならない。

　弛緩出血に対する麦角剤使用については，昇圧作用と冠動脈収縮作用による副作用に注意を要する。妊娠中または分娩中に心疾患症状がみられなかった患者でも，分娩直後にショックや急性心不全に陥り，治療を要することもありうることを念頭におく。

産褥期の管理●　産褥期は，胎盤循環消失や子宮復古により，心臓へ還流する静脈還流量が急激に増加する。したがって，分娩直後の産褥早期も心臓に大きな負担がかかる。心機能に問題がなければ授乳は可能であるが，疲労が心不全の原因とならないように留意し，十分な休養をとるように指導する。

　忘れてはならないのは，退院後に，授乳や育児に追われて生活が不規則になり体調をくずしたり，心疾患のフォローアップがおろそかになりがちなことである。したがって，とくにリスクの高い心疾患においては，産褥期も長期にわたり厳重なフォローアップ体制が必要であり，産科から循環器科へ切れ目なく受診できるようにする。

④ 高血圧

　高血圧症には，本態性高血圧と，その他の原因（血圧を上げるような疾患をもつなど）による高血圧がある。高血圧症の原因と程度によって，妊娠・分娩・産褥期の母体のリスク，さらには児のリスクも大きく異なり，治療法も異なってくるため，高血圧合併の妊婦が初診した場合には，既往歴と家族歴の聴取が重要であり，鑑別を要する場合には各種血液検査などによる精査が必要になる。

　したがって，高血圧合併の妊婦は，早期に妊婦健診を受けることが大切である。妊娠継続の場合には，定期的な血圧測定を行うとともに，腎障害などの臓器障害発生の予防と早期発見に努める。また，結果により重症と判断されれば，母体の生命にかかわる可能性もあり，妊娠中絶も検討されなければならない。

高血圧合併妊娠●　高血圧合併妊娠は，妊娠高血圧症候群の定義が変更されたことに伴い，妊娠高血圧症候群の病型分類に含まれることとなった（2018年5月，日本産科婦人科学会臨時総会承認，●144ページ，**表4-1**）。この定義において，妊娠高血圧症候群は，①妊娠高血圧腎症，②妊娠高血圧，③加重型妊娠高血圧腎症，④高血圧合併妊娠に分類されている。また，高血圧合併妊娠とは，高血圧が妊娠前あるいは妊娠20週までに存在し，加重型妊娠高血圧腎症を発症していない場合とされている。

⑤ 糖尿病

　糖尿病合併妊娠は，妊娠初期の血糖コントロールが不良の場合に胎児奇形発生の頻度が高く，また，重篤な血管合併症をもったまま妊娠した場合には，

母児の予後が不良となることが知られている。したがって，糖尿病で妊娠を望む女性は妊娠前から血糖コントロールを行い，血管合併症を評価・治療し，それらが良好な状態で妊娠する必要がある。詳細は第4章 A-3-4「糖尿病・妊娠糖尿病」を参照(○145ページ)。

6 甲状腺疾患

1 甲状腺機能亢進症

未治療やコントロール不良な甲状腺機能亢進症の場合は，流早産，死産，低出生体重児，妊娠高血圧症候群，心不全，新生児甲状腺機能異常などの発症リスクが高い。

代表的な甲状腺機能亢進症であるバセドウ病の妊娠中の治療法は薬物療法であるが，催奇形性の点から妊娠初期はプロピルチオウラシルが第一選択薬であり，中期以降はチアマゾールとなる。バセドウ病は妊娠中に軽快することが多いが，産後に悪化することがしばしばみられ，抗甲状腺薬の投与や増量が必要になる場合があることに注意を要する。

2 甲状腺機能低下症

未治療の甲状腺機能低下症も，流早産，低出生体重児，児の発達への影響などがおこる可能性があるため，妊娠中の適切な管理が必要である。

妊娠中の甲状腺機能低下症の原因の多くは，慢性甲状腺炎である。妊娠初期から甲状腺ホルモンの需要が増大するために，妊娠中は非妊時以上の甲状腺ホルモンが必要となる場合が多い。

治療は，レボチロキシンナトリウム水和物の内服を行う。本剤を内服しながらの授乳は，まったく問題ない。

7 腎疾患

妊娠に合併する腎疾患のなかでは**慢性糸球体腎炎**が最も重要であるため，本項ではこれについて述べる。腎機能障害の程度によっては，妊娠をすすめられない場合もある。

妊婦・胎児への●
影響

糸球体腎炎患者の妊娠例においては，妊娠による母体の原疾患への影響，つまり高血圧の発症や増悪，尿タンパク質の増加，腎機能の低下に注意しなければならない。また，腎疾患の増悪に伴い，母体妊娠経過と胎児への影響，つまり流早産，胎児発育不全，周産期死亡，妊娠高血圧腎症の頻度も高くなる。さらに腎炎治療薬の胎児への影響，たとえば妊娠初期では催奇形性，妊娠中期以降は胎児発育などへの影響を考慮する必要がある。

薬物療法の●
注意点

とくに妊婦には禁忌とされている腎炎治療薬として ACE 阻害薬，アンジオテンシンⅡ受容体拮抗薬(ARB)がある。これらの使用中に妊娠が判明し

た場合には，ただちに使用を中止する。妊娠中期から末期にこれらの薬剤を使用すると，胎児腎への影響によって乏尿から無尿になり，羊水過少の原因となる。

8 血液疾患

1 特発性血小板減少性紫斑病（ITP）

妊娠中の治療と管理● 　妊娠の経過中に ITP が悪化するケースがあるため，血液専門医と連携して経過観察を行うことが望ましい。ITP 妊婦における治療目的は，出血予防である。したがって血小板数が 3 万/μL 程度に保たれており出血傾向がない場合には，治療は不要である。非妊娠時女性と同様に，妊婦においても副腎皮質ステロイド療法または大量γ（ガンマ）グロブリン療法が推奨される。分娩が予定より早まる場合や，帝王切開などの産科的処置が緊急に必要になることに備えて，妊娠中期以降は血小板数を 5 万/μL 以上に保つことを提唱する者もいる。

胎児への影響● 　抗血小板抗体は胎盤を通過するため，新生児血小板減少を生じる場合がある。新生児頭蓋内出血についても，頻度は低いものの念頭におく必要がある。

2 白血病

　白血病合併妊娠での母体の治療は非妊時と同じであるので，抗腫瘍薬が胎児に催奇形性や造血障害などを引きおこすか否かが，臨床的に問題となる。妊娠初期は胎児器官形成期にあるため，とくに注意を要し，なかでも葉酸拮抗薬は催奇形性が高いとされている。しかし，妊娠中期以降はこれらの副作用の発現はほとんどなく，妊娠を継続しつつ寛解導入・維持化学療法を行えることも多い。

9 気管支喘息

　妊娠が喘息に与える影響としては，妊娠中に悪化するもの，改善するもの，不変のもの，のいずれもが約 1/3 である。一方，喘息が妊娠に与える影響として，重症の場合には，母体の慢性低酸素状態による胎児への影響が危惧される。

妊娠中の治療と管理● 　妊娠中の管理として，発作の引きがねとなる誘因を避けるように心がける。呼吸器系感染症は喘息の増悪因子なので，早期に治療を行う。喘息の薬物療法としては基本的に非妊娠時と同様であり，各種の吸入薬，経口薬，注射薬が用いられる。

注意を要する薬● 　陣痛誘発や促進などの分娩管理に使用される薬剤で注意を要するものに，**プロスタグランジン製剤**がある。これには気管支収縮作用があり，喘息発作を誘発する可能性があるので，喘息患者への使用は絶対的禁忌である。

⑩ 自己免疫疾患

① 全身性エリテマトーデス（SLE）

　SLE は抗核抗体などの自己抗体の出現と多臓器障害を特徴とする自己免疫疾患で，生殖年齢の女性に発症することが多い。一般的に，6 か月以上臨床症状および検査値の異常がなく，重篤な臓器合併症がないことが，妊娠許可条件とされている。これに加えて，治療が低用量のステロイド薬（プレドニゾロン）投与のみであることが望ましい。

妊婦・胎児への影響 ●　SLE 合併妊娠では，流早産，死産，胎児発育不全の発生頻度が健常の妊娠と比較して高い。妊娠高血圧腎症の発症率も，健常妊婦より高いとされる。また，とくに抗 SS-A および抗 SS-B 抗体陽性妊婦から出生した新生児は，**新生児ループス**という合併症をおこすことがある。これは心臓房室ブロックや皮膚のループス様皮疹などを症状とする症候群であるが，なかでも房室ブロックは重篤で，胎児期に発症し，胎児心不全や胎児水腫を合併して予後不良なことがあり，出生後も永久的なペースメーカーを要する。

　SLE は産褥期に悪化しやすいとされており，その点にも注意を要する。

② 関節リウマチ（RA）

　RA は関節を主とした慢性非化膿性炎症で，女性に好発する。おもな症状は関節炎であるが，進行すれば関節外症状として皮下結節，心・肺病変，眼・神経病変，血管炎などもみられるようになる。妊娠中は RA 症状が改善することが多く，産褥期には悪化しやすい。

　一般的に RA は，重症の関節外症状がない限りは妊娠経過に影響を及ぼすことは少ないと考えられている。

⑪ 婦人科疾患

① 子宮筋腫

妊娠・分娩に与える影響 ●　子宮筋腫が妊娠・分娩に与える影響は，筋腫の発生部位，数，大きさなどによって異なる。おもな影響を，◯**表 4-13** にまとめる。

妊娠が子宮筋腫に与える影響 ●　妊娠によるホルモンの影響や子宮筋腫血流変化により，筋腫増大・疼痛・変性・感染がおこりうる。また有茎性の漿膜下子宮筋腫の茎捻転や筋腫被膜血管の破綻による腹腔内出血も，まれではあるが報告されており，緊急開腹手術を要することがある。

妊娠中の治療と管理 ●　妊娠中の子宮筋腫による症状に対しては，一般的には保存的治療が原則である。しかし，筋腫による圧迫症状や疼痛が保存的治療で改善せずに増悪する場合，筋腫の大きさなどにより妊娠継続が困難と判断される場合，有茎漿

◐ 表 4-13　子宮筋腫による妊娠・分娩へのおもな影響

圧迫症状	子宮の増大とともに周囲臓器や腹腔を圧迫することによる症状。
(切迫)流早産	筋腫による着床障害，子宮腔の変形や狭窄，筋腫変性による子宮収縮の増加による。
胎盤の異常	低置胎盤，前置胎盤，癒着胎盤など。
胎児への影響	筋腫による子宮内腔変形のため，骨盤位や横位などの胎位異常や胎勢異常。胎児発育不全もおこりうる。
分娩時の胎児産道通過障害	とくに頸部筋腫や，子宮体部下方に位置する大きな筋腫の場合。
分娩時の子宮収縮不良	筋層内筋腫は子宮筋収縮不全の原因となり，分娩中の微弱陣痛や分娩後弛緩出血の要因となりうる。
産褥期の異常	子宮復古不全，悪露排出障害，子宮内感染のリスクがある。

膜下筋腫の茎捻転や筋腫被膜血管の破綻による緊急時の場合などには，妊娠中の筋腫核出術を考慮する。

　筋腫核出術後の分娩方法は，その手術所見から経腟分娩にするか予定帝王切開術にするかを決定する。筋腫による胎児産道通過障害の場合には帝王切開術を行う。

② 卵巣腫瘍

　卵巣腫瘍の有無と良性・悪性の評価のためには，まず超音波検査を行う。妊娠中に頻度の高い黄体化卵胞囊胞(ルテイン囊胞)は，通常妊娠 15 週前後までには縮小するために，超音波による経過観察を行う。

手術適応●　良性腫瘍が疑われる場合，直径が 6 cm 以下の場合には茎捻転の危険性が低いため経過観察，10 cm をこえる場合には捻転・破裂・分娩障害のリスクが高まるので手術を考慮する。手術時期は，胎盤からのプロゲステロン分泌が確立する妊娠 12 週以降が望ましい。

　悪性または境界悪性腫瘍が疑われる場合には，大きさや妊娠週数にかかわらず手術を行う。また，強い疼痛などがあり，捻転，破裂，出血などが疑われる場合にも，良性・悪性や妊娠週数にかかわらずに手術を行う。

③ 子宮頸がん

　妊娠初期の子宮頸部細胞診異常がみとめられれば，原則として，コルポスコピー(子宮腟部拡大鏡診)と組織診を行う。

　組織診が上皮内がんまでであり，細胞診で浸潤がんを疑う所見がない場合，妊娠中には子宮頸部円錐切除術をせずに経過観察できる。

　一方，①組織診が微小浸潤がんの場合，②組織診は上皮内がんまでであるが，細胞診で浸潤がんを疑う所見がある場合，③組織診が上皮内腺がんの場合には，円錐切除術を施行する。円錐切除の病理所見が Ia1 期までで脈管侵

襲陰性であれば経過観察できるが，Ia1 期で脈管侵襲陽性の場合や Ia2 期以降の場合，一般的には妊娠継続は不可能と考えるべきで，母体の根治治療を優先する。

12 精神・神経疾患

1 うつ病

妊娠出産は心理的にも身体的にも大きな負担をもたらし，妊娠中や産褥期にうつ病を発症することがある。とくに産褥期は，育児による精神的肉体的疲労により，母親の不安は長期化・深刻化して，精神科的治療が必要になることがある。

2 統合失調症

統合失調症は，個々のケースにより症状や重症度が大きく異なる。とくに症状のコントロール不良例は，妊娠・分娩・産褥期を通して母体・胎児・新生児に多大なリスクが生じることがあるために，精神科専門医や家族とも十分な連携をとって管理することがきわめて重要である。

3 てんかん

てんかんは，長期にわたる服薬継続が必要である。女性患者が服薬を継続しながら妊娠・出産を無事に終えるためには，計画妊娠とそれに従った薬物の調整が望ましい。

軽症のてんかん患者の場合，妊娠に先だって抗てんかん薬を中止する選択肢もあるが，妊娠中も抗てんかん薬の服用が必要なてんかん患者は多い。服薬継続のメリットは，てんかん発作による母体や胎児の危険予防である。一方，服薬の最大のリスクは催奇形性である。したがって，なるべく安全な薬を必要最小限使うことが原則である。できるだけ単剤処方が望ましい。単剤で十分な発作抑制が得られない場合には，複数薬剤併用もやむをえないが，なるべく少ない種類にとどめておく。

F 産科手術・手技

1 子宮頸管拡張術

適応● 流産手術や人工妊娠中絶施行前，分娩誘発時に行う。進行流産などで頸管がすでに拡張している場合を除いて，未産婦は必ず，経産婦でもできるだけ，術前に以下に述べる拡張器を用いて緩徐な頸管拡張を行うことが望ましい。

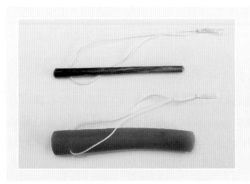

子宮頸管内に留置し，水分を吸収して膨張することにより子宮頸管を拡張させる。
上：使用前
下：使用後（外径が2～3倍に膨張）

（写真提供：日本ラミナリア株式会社）

➲ 図4-24　ラミナリア桿

方法●　ラミナリア桿（➲図4-24），ダイラパン，ラミセルなどの頸管拡張器が用いられる。それぞれの特徴を知ったうえで取捨選択する。天然海藻を用いたラミナリアが最も広く用いられている。親水性ポリマーのダイラパンや高分子材料のラミセルは，ラミナリア桿による頸管拡張が12時間かかるのに比し，短時間の4時間程度ですむ。

腟内をよく消毒し，塚原腟部鉗子にて子宮腟部を把持し，あらかじめ行っておいた経腟超音波検査で得られた子宮所見を念頭におき，頸管損傷をおこさないように注意して，これら頸管拡張器のいずれかを挿入する。

2 人工妊娠中絶

適応●　①妊娠の継続または分娩が，身体的・経済的理由により母体の健康を著しく害するおそれのあるもの。②暴行もしくは脅迫によって，または抵抗もしくは拒絶することができない間に姦淫されて妊娠したもの。

方法●　母体保護法による人工妊娠中絶は，本人の同意と配偶者の同意を得たのちに実施する。

①妊娠12週未満　手術前に内診および経腟超音波検査で，子宮の大きさ，子宮の前後屈の程度，初期胎盤の付着位置，子宮奇形の有無，子宮筋腫の有無を確認する。麻酔後に，子宮ゾンデを用いて子宮腔の向きと長さを確認する。とくに未産婦や子宮腟部の小さい症例などでは，あらかじめラミナリア桿，ダイラパンやラミセルを用いて頸管拡張しておくことが望ましいが，未拡張時にはヘガール拡張器により頸管拡張を行う。胎盤鉗子でおもな子宮内容物の除去が終わったのち，キュレットで子宮内腔全面を搔爬する。

②妊娠12週以降22週未満（いわゆる中期中絶）　十分な頸管拡張ののちに，ゲメプロスト腟坐薬投与による陣痛誘発を行う。

看護●　妊娠12週未満の手術においては，術前は禁飲食で，指示に従い輸液の準備を行う。手術後は，麻酔の覚醒状態を把握し，下腹痛の有無や出血量を確認する。医師の指示に従い，手術後3時間ほどで歩行開始を行う。子宮収縮

薬, 抗菌薬を与薬する。退院は, 医師の診察で決定する。退院後は, 次の検診まではシャワー浴とし, 出血量や下腹痛などに注意するように指導する。

③ 子宮頸管縫縮術

適応● ①既往妊娠が頸管無力症(⬦140 ページ)であったと疑った場合に, 予防的頸管縫縮術を考慮する。施行する場合には妊娠 12 週以降のなるべく早期に行う。②妊娠中の症状から頸管無力症と診断された, または疑われた場合には, 治療的頸管縫縮術を考慮する。

方法● 頸管縫縮術で現在最も一般的に行われている方法には, シロッカー法とマクドナルド法があるが, どちらも経腟操作により子宮頸部を結紮する方法である。シロッカー法はマクドナルド法に比較して, より内子宮口に近い位置で結紮する術式である。マクドナルド法は, 膀胱下縁より足方で縫合するために, 膀胱を頭側に圧排して結紮するシロッカー法に比べて外子宮口側で縫合することになり, 十分な頸管長を保つことが困難となってくる。感染徴候(発熱, 高度の白血球増多や高 CRP 血症)がある場合には頸管縫縮術が逆効果となり分娩を誘発してしまう可能性が高いため, 原則として感染の治療を優先する。

④ 分娩誘発・促進法

適応● 経腟分娩の条件を満たしていて, ⬦表 4-14 の場合が適応となる。

方法● 分娩を人工的に誘発・促進するためには, 頸管熟化薬や子宮収縮薬(陣痛促進薬)の投与が行われる。子宮収縮薬としては, オキシトシンやプロスタグランジン F_{2a} の点滴静注, ジノプロストン内服などが用いられる。いずれの方法も, 分娩監視装置などによる連続モニタリングをしながら行う。

分娩誘発の方法については, 『産婦人科診療ガイドライン——産科編 2020』に定められた内容を順守しなければならない。複数の子宮収縮薬の同

⬦表 4-14 分娩誘発・促進の適応

1. 医学的適応	
胎児側の因子	**母体側の因子**
• 児救命等のために新生児治療を必要とする場合 • 絨毛膜羊膜炎 • 過期妊娠またはその予防 • 糖尿病合併妊娠 • 胎児発育不全 • 巨大児が予想される場合 • 子宮内胎児死亡 • その他, 児早期娩出が必要と判断された場合	• 微弱陣痛 • 前期破水 • 妊娠高血圧症候群 • 墜落分娩予防 • 妊娠継続が母体の危険をまねくおそれがある場合
2. 非医学的適応	
• 妊産婦の希望など	

時併用による誘発・促進は行わない。また，極端な頸管熟化不良例には，原則として子宮収縮薬は用いない。

看護●　医師の指示により頸管熟化薬や子宮収縮薬の投与が開始されたら，分娩監視装置を装着し，子宮収縮の強さ・間欠・発作時間，胎児心拍数などを観察する。急激な痛みをみとめ，胎児の健康状態が悪化した場合には医師に報告し，診察を受けるようにする。分娩誘発・促進を行う際には医師から説明があるため，本人・家族が理解できるように支援する。

⑤ 会陰切開

適応●　会陰切開は，会陰部の伸展が不良で，複雑な会陰裂傷(●168ページ)や第3度，第4度会陰裂傷の発生が予想される場合，胎児機能不全の場合や，鉗子分娩・吸引分娩などの急速遂娩の必要がある場合に行われる。そのほか，巨大児や肩甲難産，骨盤位分娩での牽出術，児頭回旋異常などにより児頭娩出が順調に進行しないときも適応となる。また，心疾患などの母体合併症を考慮して，できるだけ分娩第2期の母体への侵襲を少なくするために，すみやかに分娩を終了させる必要のある場合にも行われることがある。

方法●　会陰切開の部位により，正中切開，側切開，正中側切開がある(●図4-25)。おもに，正中切開と正中側切開が行われている。正中切開は会陰部開大度の効果が大きく，出血は少量で，創部疼痛も軽度ですむメリットがあるが，児娩出の際に切開が延長すると第3度，第4度会陰裂傷にいたる可能性がある。一方，正中側切開は正中切開に比べて，第3度・第4度会陰裂傷発生のリスクが少ないというメリットがあるが，会陰部開大度効果はやや少なく，出血はやや多く，創部疼痛が強いというデメリットがある。

　会陰切開のタイミングは，その適応による。一般的には児頭がつねに3〜4cm発露する時期まで待ち，会陰部がある程度伸展した時点で，陣痛発作

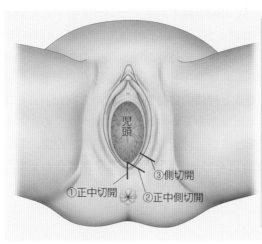

● 図4-25　会陰切開

① **正中切開**
・会陰部開大効果が大きい
・出血少量，疼痛軽度
・第3度，第4度裂傷にいたりやすい

② **正中側切開**
・第3度，第4度裂傷にいたりにくい
・会陰部開大効果がやや少ない
・出血やや多い，疼痛強い

③ **側切開**
・第3度，第4度裂傷にいたりにくい
・出血多い

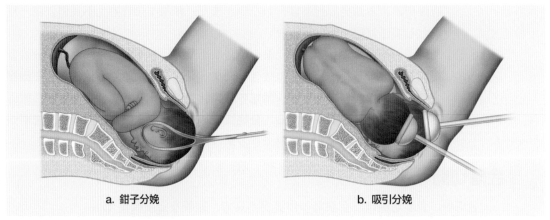

a. 鉗子分娩   b. 吸引分娩

◯ 図 4-26　鉗子分娩と吸引分娩

に合わせて行う。局所浸潤麻酔施行後に左手の示指と中指を児頭と会陰の間に挿入して，方向と長さを決めて切開術を行う。切開が早すぎると児娩出までに時間がかかり出血量が増え，遅れると会陰裂傷や腟壁裂傷が生じてしまう。切開創は，胎盤娩出後に縫合する。

6 鉗子・吸引分娩

急速遂娩●　急速遂娩とは，分娩経過中に母児に危険が生じ，自然の分娩進行を待っていては遅すぎるために，分娩経過を短縮させ，ただちに児を娩出させることである。鉗子分娩と吸引分娩は，分娩第2期における経腟的急速遂娩術である。

適応●　①分娩第2期遷延例や分娩第2期停止。②母体合併症（心疾患合併例）や母体疲労が重度のために，分娩第2期短縮が必要と判断された場合。③胎児機能不全。

実施条件●　鉗子・吸引分娩を実施する場合には，①子宮口全開大，②児頭が骨盤内に嵌入している，③児頭骨盤不均衡がない，④破水していることが条件である。

方法●　①鉗子分娩（◯ 図4-26-a）　鉗子の挿入は左葉，右葉の順に，必ず陣痛間欠時に行う。鉗子の接合，把持，試験牽引ののち，次回の陣痛がくるまで接合を解除しておく。陣痛発作と産婦の努責に合わせてただちに鉗子を再度接合させて，ゆっくりと持続的に骨盤誘導線の方向に沿って牽引を行う。牽引の中止時期は，児頭発露あるいは児頭の額部が見えるころが最適である。続いて鉗子の抜去を行うが，挿入時とは逆に右葉，左葉の順にゆっくりと行う。

②吸引分娩（◯ 図4-26-b）　吸引は陣痛発作に合わせて行う。牽引する方向はカップ面に対して垂直方向で，かつ骨盤誘導線に沿って行う。

7 骨盤位牽出術

適応●　膝位，足位，低出生体重児，早産，児頭骨盤不均衡のいずれか，またはそ

れを疑わせる場合には，帝王切開を行う。以下の2点をともに満たす場合には，上記以外の骨盤位に対して経腟分娩も選択できる。①骨盤位牽出術への十分な技術を有する医療スタッフが常駐すること。②経腟分娩と帝王切開双方の危険と利益とを，妊婦に十分説明すること。

方法●　骨盤位牽出術を施行する分娩第2期での重要な点は，娩出より前の陣痛発作までは努責をがまんさせ，児殿部先進部をぎりぎりまで押さえこみ，これ以上産婦ががまんできない状況まで牽出しないで待つことである。また，必要によってはオキシトシンの点滴静脈内注射を行い，十分に有効な陣痛にしておく。

これらにより，娩出時の陣痛と努責によって骨盤位牽出術時にスムーズに娩出させ，上肢の挙上や後続児頭娩出困難を防止することができる。骨盤位牽出術には，横8の字型娩出法，ブラハト法，古典的上肢解出法などがある。後続児頭娩出困難時に備えて，鉗子を用意しておくことが望ましい。

8　帝王切開術

適応●　帝王切開術の適応は，**◎表4-15**のとおりである。

方法●　帝王切開術には，子宮壁の切開方法により，体部縦切開術(古典的帝王切開術)や深部横切開術などがある(**◎図4-27**)。

成熟児の通常の帝王切開術としては，一般には深部横切開術が行われている。その利点としては，体部縦切開に比べて切開創が小さく侵襲が少ないこと，出血が少ないこと，子宮切開創が子宮筋の走行に沿っているために次回の妊娠分娩時に子宮破裂をおこしにくいことなどがある。体部縦切開術は前置(癒着)胎盤などに対して行われる。

深部横切開では①開腹，②膀胱子宮窩腹膜切開，③膀胱の下方への剝離，④子宮下節横切開，⑤児娩出，⑥胎盤娩出，⑦子宮切開創縫合，⑧膀胱子宮窩腹膜縫合(行わないこともある)，⑨閉腹の手順となる。

看護●　帝王切開術が決定したら，採血，採尿，胸部X線撮影，心電図，超音波などの必要な検査の介助を行う。帝王切開の経過について，本人および家族が理解できるようにオリエンテーションを実施する。術後は，一般の術後看護に加え，子宮収縮状態と悪露の量・性状に注意し，異常をみとめた場合に

◎表4-15　帝王切開術の適応

1. 母体適応
児頭骨盤不均衡，前置胎盤，多胎妊娠，妊娠高血圧症候群，常位胎盤早期剝離，軟産道強靱，切迫子宮破裂，前回帝王切開術，子宮手術の既往，子宮頸がん，重篤な母体合併症

2. 胎児適応
胎児機能不全，胎児・羊水感染，胎位異常，児頭回旋異常，臍帯・上肢脱出，巨大児，胎児疾患

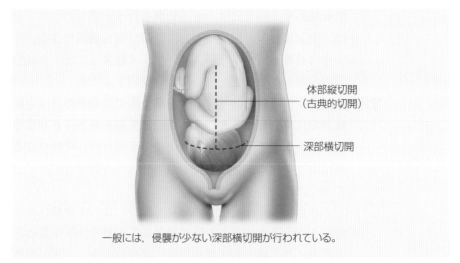

体部縦切開
（古典的切開）

深部横切開

一般には，侵襲が少ない深部横切開が行われている。

⊃ 図 4-27　帝王切開術における子宮壁の切開方法

は医師に報告する。術後 1 日より早期離床を促し，血栓症を予防するとともに，早期母児接触を開始する。帝王切開により，経腟分娩ができなかったことに対する後悔など，さまざまな心理的喪失（そうしつ）を体験していることがあるため，褥婦の思いを傾聴し，受容できるように支援する。

⑨ 子宮全摘術・子宮腟上部切断術

　①経腟分娩後に弛緩出血や子宮破裂などにより大量出血がおこり，子宮摘出以外の方法では止血困難な場合，②前置癒着胎盤や前置胎盤剝離面からの止血が，子宮摘出以外の方法では困難な場合，帝王切開術による児娩出に引きつづいて行われる。

　子宮体部のみを摘出すれば止血目的が達せられる場合には，子宮腟上部切断術によって，よりすみやかに手術を終了することも可能である。

⑩ 産科麻酔

硬膜外麻酔●　硬膜外麻酔は，硬膜外腔に局所麻酔薬を注入して脊髄神経をブロックする麻酔法である。帝王切開時の麻酔としても有用性が高い。麻酔のレベルが調節しやすく，急激な血圧低下もおこしにくい。硬膜外チューブから麻酔薬の追加投与が可能であり，麻酔後の頭痛がなく，手術時間が延長した場合や術後疼痛の緩和にも利用できる。硬膜外麻酔の問題点は，効果が得られるまでに時間がかかることと，ときに効果が不十分なことである。

　本法は経腟分娩時の無痛分娩の麻酔としても使え，この場合には経腟分娩進行中に緊急帝王切開術が必要になった場合の麻酔法としても，そのまま移行できるメリットがある。

陰部神経麻酔●　両側または片側の陰部神経を局所麻酔薬を用いてブロックする方法である。

分娩第 2 期の会陰と産道の痛みを緩和するのに有効である。また，鉗子分娩，会陰切開・縫合時の麻酔としても有用である。

脊椎クモ膜下●麻酔　クモ膜下腔に局所麻酔薬を注入して，脊髄神経をブロックする方法である。帝王切開時の麻酔法として，効果発現が早くて除痛効果も高い。妊娠子宮によりクモ膜下腔が圧迫されて狭くなっているので，非妊時より使用局所麻酔薬の量は少なくてすむ。したがって，麻酔レベルが上がりすぎて呼吸抑制をおこしたり，仰臥位低血圧症候群をおこしたりしやすいことに注意が必要である。また，麻酔持続時間に制限があり，麻酔後の頭痛がおこることがある。

●参考文献
1）日本産科婦人科学会・日本産婦人科医会編集・監修：産婦人科診療ガイドライン産科編 2020．日本産科婦人科学会，2020．
2）日本産科婦人科学会・日本産婦人科医会編集・監修：産婦人科診療ガイドライン婦人科外来編 2020．日本産科婦人科学会，2020．
3）日本蘇生協議会監修：JRC 蘇生ガイドライン 2020．医学書院，2021．

まとめ

- 妊娠初期の妊婦の多くにつわり（悪阻）がみられる。
- 妊娠 22 週未満で妊娠が終了することを流産という。
- 異所性妊娠とは，子宮内膜以外の場所に着床した場合をいう。
- 妊娠 22 週から 36 週までの間に分娩がおこることを早産という。
- 妊娠高血圧症候群の重症例では，母体に高血圧と全身浮腫をきたし，全身の臓器障害を併発する。
- 常位胎盤早期剝離では，子宮に激痛をもたらし，DIC・ショックなどの合併症をおこす。
- 胎児の発育が遅延または停止した状態を，胎児発育不全（FGR）という。
- 胎児機能不全とは，胎児が元気な状態であることが確認できない状態であり，分娩進行中にみとめられた場合には，その原因に応じた対応を実施する。
- 分娩時に児頭の正常な回旋がおこらないものを回旋異常とよぶ。
- 胎児が母体から完全に娩出される前に死亡することを子宮内胎児死亡（IUFD）という。
- 弛緩出血は，分娩後の子宮収縮不良により胎盤離面の止血が不十分になり，大出血をおこすことをいう。
- 産褥熱は，主として分娩とその前後に生じた創傷から細菌感染をおこして発症する。
- 産褥期の精神障害には，マタニティブルーズ，産褥うつ病，統合失調症などがみられる。
- 新生児仮死の評価には，アプガースコアが用いられる。
- 新生児黄疸の初期治療は光線療法で，単独で効果がない場合，交換輸血を施行する。
- 新生児出血性疾患としてビタミン K 欠乏性出血症があげられ，これにより新生児メレナが生じることがある。

復習問題

❶ 次の文章の空欄を埋めなさい。

▶流産のうち，胎児はすでに死亡しているが流産の臨床的症状は出現していないものを（①　　　　　）という。

▶妊娠高血圧症候群の食事療法では，エネルギー制限や（②　　　　　）制限を行う。

▶妊娠中にはじめて発見または発症した，糖尿病にいたっていない糖代謝異常を（③　　　　　）という。

▶双胎で胎盤循環を共有している場合，両児間で極端に血液循環に差が生じると（④　　　　　　　　）となる。

▶胎盤が子宮下部に付着して内子宮口をおおっている状態を（⑤　　　　　）という。

▶妊娠中の長期間の安静や帝王切開術などが誘因となり，静脈内で血液が凝固し血栓を形成することを（⑥　　　　　）という。

▶（⑦　　　　　　　）は，産褥1か月ごろを中心に発症するうつ状態で，全妊娠の5〜10%に発症するとされている。

▶新生児の重度の黄疸は（⑧　　　　　　　）という不可逆的な脳障害をおこす。

▶妊娠初期に風疹に罹患すると，児に白内障や心疾患，感音性難聴などが生じる（⑨　　　　　　　　）の発症率が高まる。

❷ 次の問いに答えなさい。

①正常位置の胎盤が，妊娠中または分娩経過中，胎児の娩出より前に子宮壁から剝離してしまうことをなんというか。

答（　　　　　　　　　）

②胎位の異常のうち，児の殿部が頭部より先進するものをなんというか。

答（　　　　　　　　　）

③分娩後5日前後に発症する精神的な抑うつ気分，涙もろさを総称してなんというか。

答（　　　　　　　　　）

④出生体重が2,500 g未満の児をなんとよぶか。

答（　　　　　　　　　）

❸〔　　〕内の正しい語に丸をつけなさい。

①異所性妊娠の発生部位で最も多いのは〔卵巣・卵管膨大部・子宮頸管〕である。

②妊娠高血圧症候群は，妊娠〔初期・中期・末期〕に好発する。

③アプガースコアは，生後〔1・3・7〕分と〔5・15・30〕分に測定し，〔5・10・15〕点満点で計算する。

小児看護

第 1 章

小児看護概論

● 小児看護を学ぶためには，子どもとはどんな存在か，また，成人とは異なる小児看護の特徴とはなにかを理解する必要がある。
● 本章では，最近の小児医療を取り巻く環境をふまえながら，小児看護に求められる役割について学んでいく。

A 子どもとは

わが国において子どもは昔から「子宝」といわれ，家を継ぐ存在として大事にされていた。一方で，貧窮したときには，子どもが犠牲になったり労働力となってきたほか，戦時中には「産めよ増やせよ」という風潮となり，子どもも戦力として考えられ，子どもの人権は軽視されがちだった。西洋においても，産業革命以降の労働の担い手として「小さい大人」と考えられていた時代もあった。

その後，1989年に国際連合の総会で採択された「**児童の権利に関する条約**」では，子どもは権利を有する主体とされ，子どもの権利に関する具体的内容が示された。

小児医療の●
対象期間　小児医療は，従来は，生まれてからの子どもを対象としてきた。しかし，今日の科学の進歩や小児医療・周産期医療の発展により，現在では受精の時点からを対象とするようになっている。また，日本小児科学会は2006（平成18）年に，小児科が診療する対象年齢を「中学生まで」から「成人するまで」に引き上げた。わが国の民法では，2022（令和4）年4月より，18歳以上が成人とされているが，それ以前には20歳以上を成人としてきた。現在では，慢性疾患や障害をもつ子どもの増加と小児科学の進歩により，疾患や障害をもちながら思春期を経て成人への経過をたどる人も増えてきている。これらのことから，小児看護の対象となる期間は，受精から成人となり，移行期の支援を必要とするころまでととらえてよいと考えられる。

B 小児看護とは

1 小児看護の目的と対象

小児看護の目的● 小児看護の目的は，1人ひとりの子どもが到達可能な最高レベルの健康状態を維持する生活と成長・発達をすることができるように，援助をすることである。

小児看護の対象● 小児看護は，あらゆる健康レベルの子どもと家族を対象とする。

子どもにとって，母親との関係が家族のなかでも身近で大切なことが多いが，小児看護においては母子関係に焦点をあてるだけでなく，子どもの家族をケアの対象として位置づける。子どもの家族とは，親，祖父母やきょうだいなどを含み，家族像には多様性がある。

従来の小児看護の対象は病児中心でとらえられていたが，現在では，病気があるか，ないかにかかわらず，あらゆる健康レベルの子どもと家族が対象となった。また，小児看護の場も，病院などの施設にとどまらず，子どもが生活している家庭，保育所，幼稚園，学校など地域社会に広がった。

子どもとその家族には，療養に伴う日々の生活における心配ごとや不安，さらには友人関係，受ける教育，受験，就職，結婚など，成長・発達に伴う問題が生じる場合がある。保健・医療・福祉・教育が連携するなかで，子どもの権利をまもり，子ども自身の理解と納得を得ながら，信頼関係を築いて援助や支援をすることが重要である。

2 子どもの権利

子どもの権利を● 子どもは，権利をもつ主体である。また，子どもは，日々の生活をしなが
まもる看護 ら成長・発達している存在であることを認識することが大切である。子どもの気持ちに寄り添い，子どもの反応を確認しながら子どもの権利をまもる看護の提供は，私たち1人ひとりの看護職の力にゆだねられている。

病院や施設にいる子どもの権利についての気づきが生まれたのは，20世紀半ばである。たとえば，第二次世界大戦後のわが国の病院では，完全看護と感染防止という名のもとに親は入院しているわが子との面会が制限され，子どもは大切な人との接触から遠ざけられてしまった。こうした状況が子どもに与えている影響の深刻さが指摘され，子どもの心の痛みの深さや，成長・発達に与える影響が明らかにされた。

病院のこども● 1988年には，病院の子どもヨーロッパ協会により，入院中の子どもの権
憲章 利を10項目であらわした「病院のこども憲章」がまとめられた。看護職は，子どもも大人と同様にひとりの人間としての権利をもつことを心にとめ，子どもの権利についての感受性を高めることが大切である。

○ 表 1-1　児童憲章前文

> われらは，日本国憲法の精神にしたがい，児童に対する正しい観念を確立し，
> すべての児童の幸福をはかるために，この憲章を定める。
> 児童は，人として尊ばれる。
> 児童は，社会の一員として重んぜられる。
> 児童は，よい環境のなかで育てられる。

子どもと家族に●
関する法律

また，わが国では 1947（昭和 22）年に「**児童福祉法**」，1951（昭和 26）年に「**児童憲章**」（○表 1-1），1965（昭和 40）年に「**母子保健法**」，2000（平成 12）年に「児童虐待の防止等に関する法律」（**児童虐待防止法**），2005（平成 17）年に，のちに「障害者の日常生活及び社会生活を総合的に支援するための法律」（**障害者総合支援法**）へと改正された「**障害者自立支援法**」が制定されている。2022（令和 4）年には，子どもの権利を擁護し，社会全体として子ども施策に取り組むことを目的とする「**こども基本法**」が成立し，**こども家庭庁**が設置されることとなった。わが国の子どもと家族に関する法律，および子ども観を理解することも，小児看護を実践するうえで大切である。

児童の権利に●
関する条約

わが国は，1994（平成 6）年に国際連合の「**児童の権利に関する条約**」を批准した。この条約では，①子どもの最善の利益，②養育に関する親の一義的責任，③必要に応じた国の親への支援を大前提として，子どもの人権と必要な保護を保障している。条約の影響もあり，医療における子どもの権利への意識は高まりつつあるが，まだ十分とはいえない。

3　インフォームドコンセント，インフォームドアセントとプレパレーション

インフォームド●
コンセントと
インフォームド
アセント

従来，わが国では，子どもは医療を受ける主体であるが，決定権は保護者にあり，子どもへのインフォームドコンセントの基準はなかった。アメリカ小児科学会の倫理委員会では，15 歳以上の子どもにはインフォームドコンセントを行うべきという原則のもと，学齢期の子どもには**インフォームドアセント**が適切であるとしている。

インフォームドアセントとは，子どもに法的な責任は付加されずに子どもが同意することであり，子どもが理解できる内容・方法によって，これから自身が受ける治療などについて理解するプロセスである。医療を受ける子どもが，なにも知らされないまま保護者の同意のみで医療が実施されることがないようにするためのものであり，保護者が子どものために同意や承認した内容について，子ども自身が納得していくことが必要である。

プレパレー●
ション

小児医療では，子どもの成長・発達に応じて，検査や処置などにおいて，子ども自身になにがおこるかを話すことが重要であり，**プレパレーション**の重要性がいわれている。プレパレーションは，病気・入院・検査・処置などへの子どもの不安や恐怖を最小限にして，子どもの対処の力を引き出すため

に、その子どもに適した方法で心の準備や環境を整えるケアをすることであり、子どもへの広い範囲のかかわりにおいて、遊びの要素を取り入れることも重要である（⊕276ページ）。

4 小児看護における看護職の役割

看護職は、すべての子どもに対して、ひとりの人間として尊重する誠実な姿勢と態度をもつことが必要である。誕生した子どもを、成長・発達しつづけているひとりの人間として尊重し、子ども自身が気持ちや意見を述べて意思決定に参加していくことができるように、子どもと家族を援助する。子どもの到達しうるよりよい状態、子どもがよりよく生活するという、看護の本質への方向づけを意識してのぞむことが大切である。

アドボケイト● 小児医療において、看護職は子どもの**アドボケイト**（権利の**擁護**）をする役割をもち、また、保護者が子どもを養育する責任を果たすことができるように、支援していく責務がある。

チーム医療に● 現在、子どもを取り巻く環境におけるチーム医療のあり方として、多職種
おける役割　が連携する重要性が強調されている。看護職は、医師、保育士、薬剤師、教師、養護教諭、作業療法士、理学療法士、栄養士、臨床検査技師、医療ソーシャルワーカー、児童福祉士や行政職などと連携していくことが求められる。多職種の専門性と協働して、子どもの生活を中心にとらえたコーディネート能力を発揮していくことが必要である。

看護倫理● 日本看護協会は、1999（平成11）年に「小児領域の看護業務基準」において、日常のケアで留意すべき子どもの権利などについて示し、「看護職の倫理綱領」（2021〔令和3〕年）では看護職の行動指針や基本的責務を明示した。看護職は、そのケアによって子どもの最善の利益がまもられているかどうか、子どもの最善の利益になるかどうかを考えることが大切である。

C 小児看護を取り巻く環境

1 社会の変化と小児医療の現状

社会環境の変化● 現在のわが国は、産業構造の変化、情報量の増加、女性の社会進出、出生率の低下、核家族化など、社会全体が激変期を迎えている。わが国の母子保健は、世界的にみても高水準であるが、これらの社会環境の変化に伴い、子どもを取り巻く環境や育児のありようは、急速にかわってきている。こうした環境における生活は、アレルギー疾患の増加、子どもの体力低下、肥満や思春期の摂食障害、いじめ、不登校、親の育児困難、児童虐待などにつながり、子どもの身体と心の健康に大きな影響を与えている。また、災害や犯罪

が子どもにもたらす影響も大きい。

　子どもは，環境の影響を大きく受ける存在である。子どもの心のケアについて，その親や家族への支援とともに，専門的にアプローチすることが重要視されている。

小児医療の現状●　近年，医療技術の進歩や社会環境の変化により，小児医療における疾病構造が複雑化・重症化してきている。子どもの疾患のなかには，進歩した高度先進医療をもってしても，予防と治療の方法の定まっていない難病がある。

2 小児看護の動向

1 地域・在宅看護へのニーズ

　近年，低出生体重児や先天性疾患の子どもの救命率が年々向上するとともに，在院日数が短縮化している。これに伴い，急性期の治療を終えて，医療的ケアを必要とする子どもが地域で生活する地域・在宅看護との連携が重要になってきている。経管栄養法や酸素療法を行っていたり，人工呼吸器などの医療機器を装着して在宅ケアに移行する子どもも増えている。

　このような子どもと主たる在宅看護の担い手となることが多い母親，そして家族を，地域で受け入れて支援していくために，病院・診療所の連携を基盤とした地域医療システムと，小児医療に精通した訪問看護師へのニーズが高まっている。また，2021(令和3)年には「**医療的ケア児及びその家族に対する支援に関する法律**」(**医療的ケア児支援法**)が公布され，医療的ケア児への支援は国や地方自治体の責務と定められた。

2 小児救急医療

　小児救急医療では，核家族化や育児不安をかかえる親が増加していることから，比較的軽症者の受診が多い傾向にある。しかし，子どもの特徴として，急激に重症化することも多く，実際に重症な子どもも受診をしている。

　こうした小児救急患者が適切な医療を受けることができるように，厚生労働省は1999(平成11)年から初期救急医療機関である在宅当番医および休日・夜間救急センターと，輪番制で医療機関を確保する**小児救急医療支援事業**や，広域的な対応を行うための**小児救急医療拠点病院**による二次救急医療の確保を進めてきた。2004(平成16)年からは，全国共通番号「♯8000」で，病気やけがについて家族が夜間などに相談できる窓口を設定している。この子ども医療電話相談では看護師・保健師・助産師が相談を受け対応しており，看護職の活躍の場も広がっている。

　小児救急医療の場で急激に重篤化しやすい子どもや，虐待，災害や不慮の事故に遭遇した子どもなどとその家族の現状に即した看護は，重要である。災害時には，災害サイクルを考慮して小児看護の知識をいかし，子どもと家

族へのケアや支援を行う。

③ 成育医療

近年，医療の発展に伴い小児医療の専門分化が進む一方で，患者を全人的・包括的にみることの重要性も指摘されている。小児悪性腫瘍，腎臓疾患，心臓疾患，糖尿病，小児リウマチ性疾患などの小児慢性疾患をもつ子どもが成人となる過程での，小児医療から成人医療への移行支援や，高度先進医療を受ける子どもの QOL の確保などの課題もある。

そうしたなか，子どもをめぐる小児医療の問題に伴い，**成育医療**の概念が提唱された(◐図1-1)。成育医療とは「受精卵から出発して，胎児，新生児，乳児，幼児，学童，思春期を経て生殖世代となり，次の世代を生み出すというサイクルにおける心身の病態を包括的・継続的に診る医療[1]」とされている。従来，ライフステージによって仕切られてきた医療体系を，人間のライ

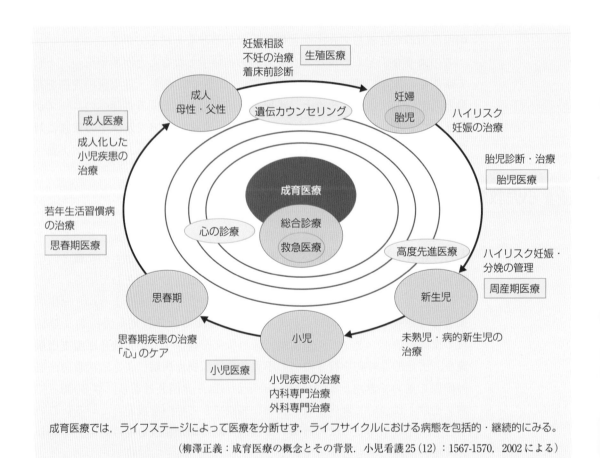

成育医療では，ライフステージによって医療を分断せず，ライフサイクルにおける病態を包括的・継続的にみる。

(柳澤正義：成育医療の概念とその背景．小児看護25(12)：1567-1570，2002による)

◐図1-1　成育医療の概念図

フサイクルにそってとらえる医療のあり方である。

　成育医療は，患者を総合的にみる立場から，基礎医学，教育，倫理，保健，福祉との連携のなかで展開される医療を目ざすものであり，日々の医療や看護にこの考え方をいかすことが求められている。

●参考文献
1）日本看護協会：小児看護領域の看護業務基準. 1999.
2）日本看護協会編：看護職の倫理綱領. 2021.
3）柳澤正義：成育医療の概念とその背景. 小児看護 25(12)：1567-1570, 2002.

まとめ

- 小児看護の目的は，1人ひとりの子どもが到達可能な最高レベルの健康状態を維持する生活と成長・発達をすることができるように，援助することである。
- 「児童の権利に関する条約」において，子どもは権利をもつ主体であるとされている。
- 学齢期の子どもには，インフォームドアセントが適切である。
- プレパレーションとは，子どもの不安や恐怖を最小限にして対処能力を引き出すために，その子どもに適した方法で心の準備や環境を整えるケアをすることである。
- 成育医療は，心身の病態をライフサイクルにそってとらえる医療のあり方である。

復習問題

❶ 次の文章の空欄を埋めなさい。

▶小児看護の対象は，あらゆる健康レベルの子どもとその（①　　　　）である。

▶自身が受ける治療などの内容に，子どもが法的な責任は付加されずに同意することを（②　　　　　　　　　）といい，学齢期の子どもにはインフォームドコンセントよりも適している。

▶小児医療では，不安や恐怖を最小限にして子どもの対応力を引き出すために，その子どもに適した方法で心の準備や環境を整える（③　　　　　　　　　）の重要性がいわれている。

▶小児医療において，看護職は子どもの（④　　　　　　　　　）（権利の擁護）をする役割となる。

❷ 次の問いに答えなさい。

①1989年に国際連合で採択され，日本も1994年に批准した，子どもの権利に関する具体的内容が示された条約はなにか。

答（　　　　　　　　　）

②子どもをめぐる小児医療の問題に伴って生まれた，小児期だけに限らず，心身の病態をライフサイクルにそってとらえ，患者を総合的にみる概念をなんというか。

答（　　　　　　　）

小児看護の基礎

- 本章では，小児保健を中心とした母子保健の動向，子どもの成長・発達や生理的な特徴，栄養や養護，予防医療，精神保健，現代社会における子どもなど，小児看護を学ぶうえで基礎となる事項を学習する。
- これら小児看護の基礎を学ぶことで，臨床における実践的な看護につなげることを目ざす。

A 母子保健の動向

1 小児保健をめぐる諸統計

出生に関する統計は，「母性看護」の第 1 章 C-2「母子保健統計の動向」を参照(◯20 ページ)。

1 周産期死亡

妊娠満 22 週以後の死産と生後 1 週未満の早期新生児死亡をあわせたものを，**周産期死亡**という。わが国の周産期死亡は，第二次世界大戦以降減少を続け，2022(令和 4)年の周産期死亡率は 3.3 で，前年より 0.1 下降している(◯24 ページ，図 1-13)。

2 新生児死亡

生後 4 週間未満の死亡である**新生児死亡**，なかでもとくに生後 1 週間未満の**早期新生児死亡**は，先天的な要因によるものが多い。新生児期以降になると，感染症や不慮の事故などの後天的な原因による死亡が多くなる。

3 乳児死亡

生後 1 年未満の死亡を**乳児死亡**という。**乳児死亡率**は，出生 1,000 対であらわされる(◯図 2-1)。乳児死亡率は，その国や地域の衛生状態や経済・教育などを含めた社会状態を反映する指標の 1 つと考えられている。

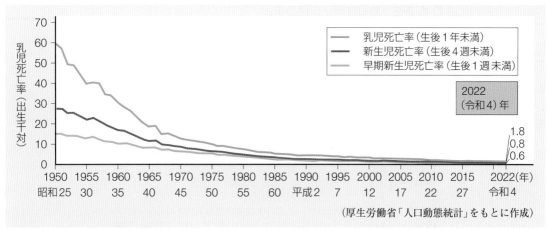

● 図 2-1　乳児死亡率の推移

● 表 2-1　小児の年齢階層別死因順位と死亡率の比較（人口 10 万対，2022 年）

	第 1 位	第 2 位	第 3 位	第 4 位	第 5 位
0 歳	先天奇形，変形および染色体異常 62.7	周産期に特異的な呼吸障害等 26.2	不慮の事故 7.8	乳幼児突然死症候群 5.7	妊娠期間等に関連する障害 5.4
1〜4 歳	先天奇形，変形および染色体異常 3.4	不慮の事故 1.7	悪性新生物 1.4	心疾患 0.8	肺炎 0.5
5〜9 歳	悪性新生物 1.8	先天奇形，変形および染色体異常 0.6	不慮の事故 0.6	その他の新生物 0.3	心疾患 0.3
10〜14 歳	自殺 2.3	悪性新生物 1.6	不慮の事故 0.6	先天奇形，変形および染色体異常 0.5	心疾患 0.4
15〜19 歳	自殺 12.2	不慮の事故 3.6	悪性新生物 2.3	心疾患 0.8	先天奇形，変形および染色体異常 0.5

（厚生労働省「人口動態統計」をもとに作成）

　　2022（令和 4）年の乳児死亡の原因は，第 1 位が「先天奇形・変形及び染色体異常」，ついで「周産期に特異的な呼吸障害等」「不慮の事故」「乳幼児突然死症候群」である（●表 2-1）。第二次世界大戦後，それまで多かった感染性の疾患が著しく減少したことにつれ，新生児期以降の乳児死亡も大きく減少した。

② おもな母子保健施策の歩み

　　小児の保健に関する行政は，小児保健と母性保健とを一体とした母子保健施策を中心に実施されている。世界初の妊婦登録制度でもある**母子健康手帳**

○表 2-2　おもな母子保健の歩み

年	できごと
1947(昭和 22)	厚生省に児童局を新設,「児童福祉法」公布
1948(　　23)	「母子衛生対策要綱」通達,妊産婦・乳幼児の保健指導
1954(　　29)	育成医療制度創設
1958(　　33)	未熟児養育医療と保健指導,母子健康センターの設置
1961(　　36)	新生児訪問指導,3 歳児健康診査
1964(　　39)	厚生省の児童局が児童家庭局に改組
1965(　　40)	母子保健法公布
1974(　　49)	小児慢性特定疾患治療研究事業(公費負担制度)
1977(　　52)	1 歳 6 か月児健康診査,先天性代謝異常マススクリーニング検査
1994(平成 6)	「保健所法」を「地域保健法」に改正
	「エンゼルプラン」策定
1997(　　9)	母子保健サービスの実施主体が市町村となる
1999(　　11)	「少子化対策推進基本方針」「新エンゼルプラン」策定
2000(　　12)	「児童虐待の防止等に関する法律」公布,新生児聴覚検査開始,「健やか親子 21」策定
2003(　　15)	「少子化社会対策基本法」公布,「次世代育成支援対策推進法」公布
2004(　　16)	「少子化社会対策大綱」「子ども・子育て応援プラン」策定
2010(　　22)	「子ども・子育てビジョン」策定
2011(　　23)	「子どもの健康と環境に関する全国調査(エコチル調査)」開始
2014(　　26)	妊娠・出産包括支援事業創設
2015(　　27)	小児慢性特定疾病の対象疾病拡大
	小児慢性特定疾病児童等自立支援事業の開始
2016(　　28)	「児童福祉法」改正
2017(　　29)	「児童虐待防止法」改正
2018(　　30)	「成育基本法」公布
2019(令和 元)	「子ども・子育て支援法」改正
2020(　　2)	少子化社会対策大綱(4 次)
2021(　　3)	「医療的ケア児及びその家族に対する支援に関する法律」公布

の原形は,1942(昭和 17)年に始まった妊産婦手帳制度にみることができる。第二次世界大戦後の 1947(昭和 22)年,厚生省への児童局母子衛生課(現「厚生労働省母子保健課」)の設置と「**児童福祉法**」の公布が行われ,1948(昭和 23)年には母子衛生対策要綱が決定された。その後のおもな歩みは,○表 2-2 のようになっている。

① 母子保健施策

母子保健施策の現状をみてみると,健康診査・保健指導・療養援護・医療対策を柱としている(○図 2-2)。そして,思春期から妊娠・出産・育児期,新生児期,乳幼児期を通じた一貫した体系のもとで,総合的に進めることを目ざしている。

健やか親子 21 ●　「健やか親子 21」は 21 世紀の母子保健の主要な取り組みを示すものであり,関係機関・団体が一体となって推進する国民計画運動として策定された。当初は 2001(平成 13)年から 10 年間の計画として開始されたが,都道府県・市町村の次世代育成行動計画と連携して効果を上げるねらいから,期間が延長され 2014(平成 26)年までとなった。2015(平成 27)年からは,「健やか親

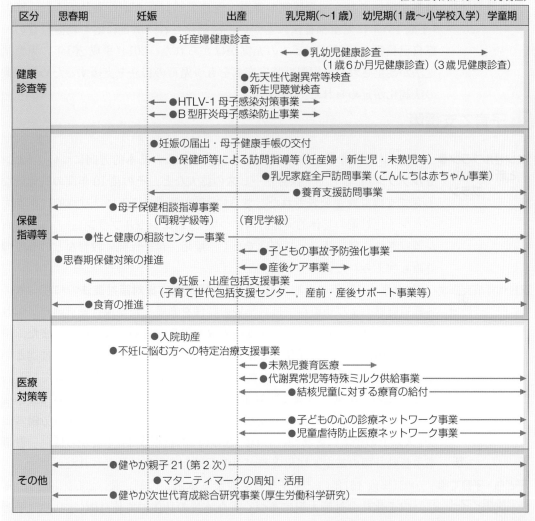

（2022〔令和 4〕年 4 月現在）

区分	思春期	妊娠	出産	乳児期（〜1 歳）	幼児期（1 歳〜小学校入学）	学童期

健康診査等
- ←●妊産婦健康診査→
- ←●乳幼児健康診査→
- （1 歳 6 か月児健康診査）（3 歳児健康診査）
- ●先天性代謝異常等検査
- ●新生児聴覚検査
- ←●HTLV-1 母子感染対策事業→
- ←●B 型肝炎母子感染防止事業→

保健指導等
- ●妊娠の届出・母子健康手帳の交付
- ←●保健師等による訪問指導等（妊産婦・新生児・未熟児等）→
- ●乳児家庭全戸訪問事業（こんにちは赤ちゃん事業）
- ←●養育支援訪問事業→
- ←●母子保健相談指導事業→
- （両親学級等）　（育児学級）
- ←●性と健康の相談センター事業→
- ●思春期保健対策の推進
- ←●子どもの事故予防強化事業→
- ←●産後ケア事業→
- ←●妊娠・出産包括支援事業→
- （子育て世代包括支援センター，産前・産後サポート事業等）
- ←●食育の推進→

医療対策等
- ●入院助産
- ●不妊に悩む方への特定治療支援事業
- ←●未熟児養育医療→
- ←●代謝異常児等特殊ミルク供給事業→
- ←●結核児童に対する療育の給付→
- ←●子どもの心の診療ネットワーク事業→
- ←●児童虐待防止医療ネットワーク事業→

その他
- ←●健やか親子 21（第 2 次）→
- ●マタニティマークの周知・活用
- ←●健やか次世代育成総合研究事業（厚生労働科学研究）→

（「厚生労働白書」令和 5 年版による，一部改変）

⊃ 図 2-2　おもな母子保健施策

子 21（第 2 次）」がスタートし，2019（令和元）年に中間評価が行われた。2018（平成 30）年に公布された「成育過程にある者及びその保護者並びに妊産婦に対し必要な成育医療等を切れ目なく提供するための施策の総合的な推進に関する法律」（**成育基本法**）と合わせ，子どものすこやかな成育を確保するため，妊娠期から子育て期にわたる切れ目ない施策が推進されている。

エコチル調査 ●　「子どもの健康と環境に関する全国調査（**エコチル調査**）」は，胎児から 13 歳になるまでの健康状態を定期的に集団で追跡する出生コホート調査であり，2011（平成 23）年 1 月から開始された。わが国ではかつてないほどの，大規模で長期的な調査である。この調査の目的は，子どもの成長や健康に影響を与える環境要因をさがし，解明していくことである。

<table>
<tr><td>小児慢性特定●
疾病対策</td><td>1974（昭和 49）年に，厚生省の研究事業として**小児慢性特定疾患治療研究事業**が開始され，治療研究の推進，医療費給付などが行われてきた。2004（平成 16）年に児童福祉法に基づいて法制化され，所得に応じた医療費の一部自己負担と福祉サービスの充実がはかられた。2014（平成 26）年に児童福祉法が改正され，小児慢性特定疾病をもつ児童の自立を支援するための事業の法制化が定められた。</td></tr>
</table>

② 子育て支援策

エンゼルプラン●
と新エンゼル
プラン
　1994（平成 6）年に「今後の子育て支援のための基本的方向について（**エンゼルプラン**）」として，保育サービスの拡大など，その後 10 年間の具体的な子育て支援計画が公表された。さらに 1999（平成 11）年に「重点的に推進すべき少子化対策の具体的実施計画について（**新エンゼルプラン**）」の 5 年計画が策定され，保育サービスだけでなく，雇用，母子保健，教育などの分野の計画も加えられた。

次世代育成支援●
対策推進法
　2003（平成 15）年に公布された「**次世代育成支援対策推進法**」に基づき，各都道府県および市町村では，地域の特性を考慮した地域行動計画が策定され，それに基づいた次世代育成支援の取り組みが進められている。また，一般企業や国，地方公共団体などにおいても，仕事と子育ての両立の推進という視点などを盛り込んだ行動計画に基づいて，取り組みが進められている。

　その後の「次世代育成支援対策推進法」改正により，2009（平成 21）年度から一般事業主行動計画の公表と労働者への周知が，常時雇用する労働者が 301 人以上の企業に義務づけられ，さらに 2011（平成 23）年度からは，一般事業主行動計画の策定・届出義務が 101 人以上の企業に拡大された。

子ども・子育て●
応援プラン
　2003（平成 15）年の「**少子化社会対策基本法**」の制定後，2004（平成 16）年に「少子化社会対策大綱に基づく重点施策の具体的実施計画について（**子ども・子育て応援プラン**）」が策定された。子ども・子育て応援プランでは，4 つの重点課題にそって，若者の自立や働き方の見直しなどを含めた幅広い分野で，5 年間に講ずる具体的な施策の目標をあげた。

子ども・子育て●
ビジョン
　2010（平成 22）年には，「少子化社会対策基本法」に基づく少子化社会対策大綱として「**子ども・子育てビジョン**」が策定された。2020（令和 2 年）には，「少子化社会対策基本法」に基づく総合的かつ長期的な少子化に対処するための施策の指針として，2004（平成 16）年，2010（平成 22）年，2015（平成 27）年に続く第 4 次「少子化社会対策大綱」が示された。平常時とあわせて非常時の対応にも留意しながら「希望出生率 1.8」の実現に向け，国民が結婚，妊娠・出産，子育てに希望を見いだせるとともに，男女が互いの生き方を尊重しつつ主体的な選択ができる社会をつくることを目標としている。

近年の少子化●
対策
　2006（平成 18）年には，はじめて少子化担当の大臣がおかれ，翌 2007（平成 19）年に「**仕事と生活の調和（ワーク・ライフ・バランス）憲章**」および「**仕**

事と生活の調和推進の行動指針」が策定された。2009(平成 21)年には，男女ともに子育てなどをしながら働きつづけられるように，短時間勤務制度の創設や父親の育児休業取得を促す方向で「育児休業，介護休業等育児又は家族介護を行う労働者の福祉に関する法律」(育児・介護休業法)が改正された。

　2012(平成 24)年には，「子ども・子育て支援法」をはじめとする「子ども・子育て関連 3 法」が成立し，2015(平成 27)年より**子ども・子育て支援新制度**が施行されている。2019(令和元)年に，「子ども・子育て支援法」が改正され，生涯にわたる人格形成の基礎をつちかう幼児教育と保育の重要性に鑑み，子育てを行う家庭の(子どもの保護者の)経済的負担の軽減をはかるため，市町村の確認を受けた幼児期の教育および保育等を行う施設等の利用に関する給付制度が創設された。

B 子どもの成長・発達と生理

1 子どもの成長

　わが国では児童福祉法において 18 歳未満を児童と定めているが，医薬品などの使用上の注意等での小児の扱いは 15 歳未満とされる。さらに小児保健上の特性に基づき，便宜上出生から 28 日未満を**新生児期**，1 歳未満を**乳児期**，1 歳から小学校就学前までを**幼児期**，小学生を**学童期**としている。成人への移行期であり第二次性徴発現の時期は，**思春期**とよばれる。身体が形態的に大きくなることを**成長**といい，運動・精神・生理機能が成熟することを**発達**という。成長・発達は，子どもの大きな特性である。成長速度は一定ではなく時期により異なり，また個人差も大きく，子どもの各期における成長・発達の特徴を理解することが大切である。

1 小児各期の成長

　身長・体重は，子どもの成長の評価として最も一般的に使用される(●表2-3，233 ページ，図 2-7)。乳幼児においては，身長・体重に加えて頭囲，胸囲も指標となる。身長・体重は身体全体の大きさを知る手がかりとなり，頭囲は中枢神経の発達を，胸囲は体幹部・臓器の発達を反映している。

　子どもの身体のバランスには，成人に比べ頭部が大きいという特徴があるが，脳・中枢神経系の発達は骨格・内臓の発達より先行し，とくに脳は 2 歳までに急激な発達をとげる(●図 2-3)。出生時に 350〜400 g 程度の脳は，1年で 2 倍，3〜4 年で 3 倍の重量となる。乳幼児健診において頭囲の測定を行うことは重要であり，また頭囲の異常から疾患の診断にいたる場合もある。

新生児期●　出生時の平均体重は約 3,000 g であり，身長は約 50 cm，頭囲約 33 cm，

● 表 2-3　乳幼児身体発育値

年・月・日齢	男						女					
	身長(cm)			体重(kg)			身長(cm)			体重(kg)		
	(10)	中央値(50)	(90)	(10)	中央値(50)	(90)	(10)	中央値(50)	(90)	(10)	中央値(50)	(90)
出生時	46.0	49.0	51.5	2.45	3.00	3.50	45.5	48.5	51.0	2.41	2.94	3.41
30日	50.4	53.5	56.3	3.37	4.13	4.85	49.7	52.7	55.3	3.22	3.89	4.54
0年　1～　2月未満	52.5	55.6	58.4	3.94	4.79	5.59	51.6	54.6	57.3	3.73	4.47	5.20
2～　3	56.1	59.1	62.0	4.88	5.84	6.76	54.9	57.9	60.6	4.58	5.42	6.27
3～　4	59.0	62.0	64.8	5.61	6.63	7.62	57.6	60.7	63.4	5.25	6.15	7.08
4～　5	61.3	64.3	67.2	6.17	7.22	8.25	59.9	63.0	65.7	5.77	6.71	7.70
5～　6	63.3	66.2	69.1	6.60	7.66	8.71	61.8	64.9	67.6	6.17	7.14	8.17
6～　7	64.9	67.9	70.8	6.94	8.00	9.07	63.4	66.5	69.2	6.49	7.47	8.53
7～　8	66.4	69.3	72.2	7.21	8.27	9.36	64.8	67.9	70.7	6.75	7.75	8.83
8～　9	67.7	70.6	73.6	7.44	8.50	9.61	66.0	69.2	72.0	6.97	7.97	9.08
9～10	68.8	71.8	74.8	7.64	8.70	9.83	67.1	70.4	73.2	7.15	8.17	9.29
10～11	69.8	72.8	75.9	7.81	8.88	10.03	68.1	71.4	74.3	7.31	8.34	9.49
11～12	70.8	73.8	77.0	7.98	9.06	10.23	69.1	72.4	75.4	7.46	8.51	9.68
1年　0～　1月未満	71.7	74.8	78.0	8.15	9.24	10.44	70.0	73.4	76.4	7.62	8.68	9.87
1～　2	72.7	75.8	79.1	8.32	9.42	10.65	71.0	74.4	77.5	7.77	8.85	10.07
2～　3	73.6	76.8	80.1	8.49	9.60	10.86	71.9	75.3	78.5	7.93	9.03	10.27
3～　4	74.5	77.7	81.1	8.67	9.79	11.08	72.9	76.3	79.6	8.08	9.20	10.47
4～　5	75.4	78.7	82.2	8.84	9.97	11.29	73.8	77.3	80.6	8.24	9.38	10.67
5～　6	76.3	79.7	83.2	9.01	10.16	11.51	74.7	78.2	81.6	8.39	9.55	10.87
6～　7	77.2	80.6	84.2	9.18	10.35	11.73	75.6	79.2	82.7	8.55	9.73	11.08
7～　8	78.1	81.5	85.1	9.35	10.53	11.95	76.5	80.1	83.7	8.71	9.91	11.28
8～　9	78.9	82.4	86.1	9.52	10.72	12.17	77.4	81.1	84.7	8.86	10.09	11.49
9～10	79.8	83.3	87.1	9.69	10.91	12.39	78.3	82.0	85.6	9.02	10.27	11.70
10～11	80.6	84.2	88.0	9.86	11.09	12.61	79.2	82.9	86.6	9.18	10.46	11.92
11～12	81.4	85.1	88.9	10.03	11.28	12.83	80.0	83.8	87.6	9.34	10.64	12.13
2年　0～　6月未満	82.9	86.7	90.6	10.60	11.93	13.61	81.5	85.3	89.3	9.89	11.29	12.90
6～12	87.0	91.1	95.4	11.51	12.99	14.90	85.8	89.8	94.1	10.85	12.43	14.27
3年　0～　6月未満	90.7	95.1	99.6	12.35	13.99	16.15	89.6	93.8	98.4	11.76	13.53	15.64
6～12	94.1	98.6	103.4	13.10	14.90	17.34	92.9	97.4	102.2	12.61	14.56	16.95
4年　0～　6月未満	97.1	101.8	107.0	13.80	15.76	18.51	96.0	100.8	105.7	13.39	15.51	18.21
6～12	100.0	104.9	110.3	14.50	16.62	19.71	99.0	104.1	109.1	14.15	16.41	19.43
5年　0～　6月未満	102.8	108.0	113.7	15.23	17.56	20.95	101.8	107.3	112.5	14.92	17.32	20.65
6～12	105.8	111.3	117.1	16.02	18.63	22.19	104.7	110.6	115.9	15.75	18.27	21.91
6年　0～　6月未満	109.0	114.9	120.8	16.84	19.91	23.43	107.6	114.0	119.4	16.68	19.31	23.21

(10), (50), (90)はパーセンタイルを意味し, 10パーセンタイルは小さいほうから数えて10%目, 50パーセンタイルは50%目(すなわち中央値), 90パーセンタイルは90%目の数値を示している。

（厚生労働省「平成22年乳幼児身体発育調査報告書」による）

胸囲約32cmである。生後2～4日ごろまで一時的に体重が減少する，**生理的体重減少**がみられる。胎便の排泄・排尿・不感蒸泄などにより水分の喪失が哺乳量より多いためであり，通常体重の3～10%程度減少する。生後7～10日でもとに戻る。この時期の体重増加は，1日約18～30gである。

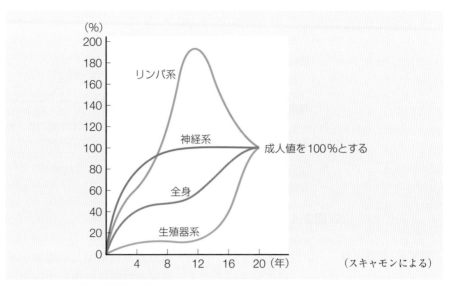

◯ 図 2-3　組織・臓器の成長

◯ 表 2-4　乳児期に期待される体重増加

月齢	1 日あたり体重増加の目安
0〜3 か月	25〜30 g
3〜6 か月	15〜20 g
6〜12 か月	10〜15 g

乳児期●　乳児期は，1 年間で出生時と比較して体重は約 3 倍，身長は約 1.5 倍となり，人生において最も成長する時期である。乳児期の平均的な 1 日あたりの体重増加量は**◯ 表2-4**のとおりであり，月齢が進むにつれ増加率は少なくなる。一般に，母乳栄養児では人工乳で育つ乳児に比べ体重増加がゆるやかであり，生後 6 か月までは 1 週間に 100〜200 g の体重増加を目安とする基準もある。体重は一定の割合で増えつづけるとは限らず，個人差も大きいことを理解する必要がある。1 歳の時点での平均体重は 8〜11 kg，平均身長は 70〜80 cm で，頭囲の平均は約 45 cm であり，胸囲とほぼ差がなくなる。

　左右の前頭骨と頭頂骨で囲まれた菱形_{ひしがた}のすき間を**大泉門**_{だいせんもん}といい，乳児期早期には頭皮上からやわらかく触知される（**◯図2-4**）。通常生後 9〜10 か月ごろには縮小してきて，1 歳ごろには触知しにくくなり，1 歳 3〜6 か月ごろに閉鎖することが多い。脱水症のときには大泉門は陥凹し，髄膜炎罹患時など頭蓋内圧が亢進すると，膨隆_{りかん}する。

幼児期●　3 歳児の平均体重は 15 kg，身長は 95 cm 前後であり，5 歳児では平均体重 17 kg，身長は 105〜110 cm になる。幼児期には，胸囲が頭囲を上まわるようになる。子どもは年齢が小さいほど身体のほかの部分に比べ頭部が大きいが，幼児期には 5 頭身程度になってくる。

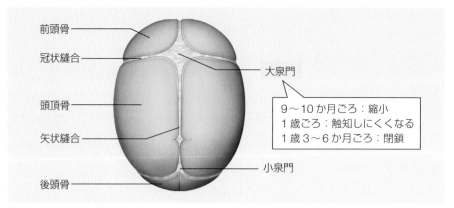

前頭骨
冠状縫合
頭頂骨
矢状縫合
後頭骨

大泉門

9〜10か月ごろ：縮小
1歳ごろ：触知しにくくなる
1歳3〜6か月ごろ：閉鎖

小泉門

🔵 図 2-4　大泉門

学童期・思春期● 　小学校低学年では，身長・体重ともに安定した増加を示す。小学校高学年になり，思春期を迎えると成長速度は急激に増加するが，これを思春期の**成長スパート**とよぶ。成長スパートは，男児では13〜15歳半の間におこり，14歳前後でピークに達する。女児の成長スパートは11〜13歳半の間におこり，12歳前後でピークに達する。成長スパートがピークに達する歳には，1年間に男児で約10 cm，女児で約8 cmの身長増加がみられる。また，思春期には**第二次性徴**もみとめられる。第二次性徴は，女児は乳房の発達から，男児は精巣容量の増大から始まる（🔵 図 2-5）。

② 骨・歯の成長

骨● 　骨は，身長ののびと平衡して成長する。骨の成熟程度を暦年齢と比較したものを骨年齢といい，手根骨のX線写真で判定する。手根骨の化骨は年齢に応じて一定の順序で進行し，化骨の数は暦年齢とほぼ同じである。

歯● 　乳歯は，6か月ごろに下顎の乳中切歯からはえはじめる。平均的には，生後12か月までに6本，生後18か月までに12本，2〜3歳ごろまでにすべての歯（20本）がはえそろう。永久歯は，6歳ごろに第1大臼歯，いわゆる6歳臼歯がはえるのが最初であり，12〜13歳ごろまでにはえかわる（🔵 図 2-6）。第3大臼歯，いわゆる親知らずは，18〜20歳ごろにはえることが多い。歯のはえる順番や時期には個人差がある。

③ 体表面積

　子どもは体重あたりの体表面積が成人に比べて大きく，とくに新生児は体重あたりの体表面積が成人の3倍である。不感蒸泄量は体表面積に比例するため，子どもは体重あたりの不感蒸泄量が多く，脱水になりやすいという特徴がある。子どもの薬用量を体表面積から換算すると，🔵 **表 2-5**のようになる。

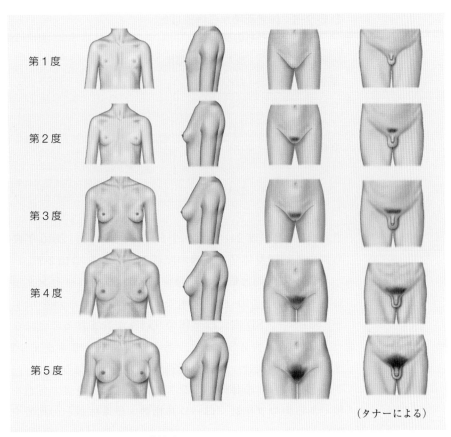

第 1 度

第 2 度

第 3 度

第 4 度

第 5 度

（タナーによる）

◯ 図 2-5　第二次性徴の成熟度

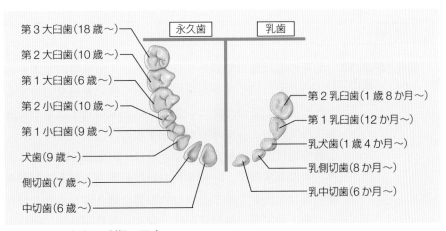

| 永久歯 | 乳歯 |

第 3 大臼歯（18 歳〜）

第 2 大臼歯（10 歳〜）

第 1 大臼歯（6 歳〜）

第 2 小臼歯（10 歳〜）

第 1 小臼歯（9 歳〜）

犬歯（9 歳〜）

側切歯（7 歳〜）

中切歯（6 歳〜）

第 2 乳臼歯（1 歳 8 か月〜）

第 1 乳臼歯（12 か月〜）

乳犬歯（1 歳 4 か月〜）

乳側切歯（8 か月〜）

乳中切歯（6 か月〜）

◯ 図 2-6　生歯の時期の目安

❹ 成長の評価

　乳幼児の発育の基準値には，厚生労働省が 10 年ごとに行っている乳幼児身体発育調査の結果が用いられる。最近では 2010（平成 22）年に調査が実施

○ 表2-5 体表面積から換算した
子どもの薬用量

年齢(月齢)	成人量に対する比
新生児	1/8
6か月	1/5
1歳	1/4
3歳	1/3
7歳	1/2
12歳	2/3

注：このほか，
小児薬用量＝成人量×体表面積(m²)/1.73 で
計算する方法もある。

され，2012(平成24)年度の母子健康手帳から，2010年に行われた調査で得られた乳幼児身体発育曲線が記載されている(○図2-7)。

身長・体重の評価には，標準偏差(SD)やパーセンタイル値(100%値ともいい，その点より下に全体の何%が存在するかを示す)が用いられる。−2SD〜＋2SD内には全体の95.4%が含まれることになり，身長・体重が−2SD以下，＋2SD以上，あるいは3パーセンタイル以下，97パーセンタイル以上の場合，精査や経過観察が必要となる。

子どもの身体全体のバランスの評価には，身長・体重を組み合わせた計算値であるカウプ指数，ローレル指数，標準体重との比較をみる肥満度などが用いられる(○表2-6)。

2 子どもの生理

1 呼吸

発達と呼吸の
変化 ●　胎児の肺は肺水で満たされているが，分娩時に産道を通過する際に圧迫されることで，口や鼻から排出される。狭い産道を通過すると，それまで圧迫されて虚脱していた肺に一気に空気が吸い込まれ第一吸気がおこり，続いて第一呼気がおこって呼吸が開始する。

新生児は呼吸中枢が未熟なために，出生後しばらくは正常新生児でも呼吸リズムは不規則で，5〜10秒の無呼吸がみられることがある。乳児期でも，呼吸筋の発達が十分でないため胸郭の動きはわるく，おもに腹式呼吸である。その後，幼児期に胸腹式呼吸となり，学童期以降にいわゆる胸式呼吸が成立する。

乳児期30〜40回/分と多かった呼吸数も，成長するにつれて減少し，学童期以降成人と同程度に近づいていく(○表2-7)。

乳幼児の気道 ●　乳幼児期の気道は内腔径が小さいため，下気道感染などにより浮腫や分泌物が貯留したり，頭部の屈曲や伸展により喉頭や気管軟骨が圧迫されると閉塞がおこりやすい。また，肋間筋があまり発達していないため強制呼吸を横

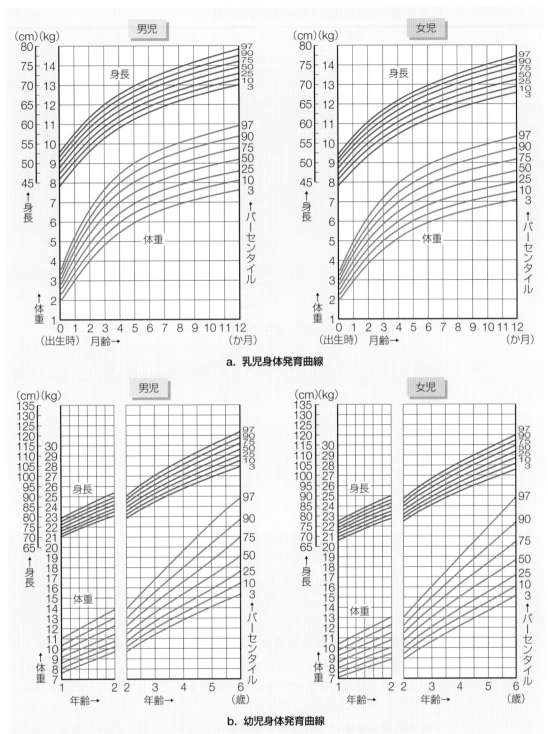

a. 乳児身体発育曲線

b. 幼児身体発育曲線

（厚生労働省「平成 22 年乳幼児発育調査報告書」による）

⮕ 図 2-7　乳幼児の身体発育パーセンタイル曲線

○ 表2-6　発育指数による身体発育の評価

指数	対象	計算式
カウプ指数 (BMI)	乳幼児	〔体重(g)/身長(cm)^2〕×10 成人の場合25以上を肥満とするが，乳幼児期は年齢によって数値が変動しBMIの絶対値では評価できない。性別・年齢ごとのBMI曲線を用いてBMIパーセンタイル値を評価し，95パーセンタイル以上を肥満と判定する。
ローレル指数	学童期	〔体重(kg)/(身長(cm)^3〕×10^7 　100未満：やせすぎ 　130付近：標準 　160以上：肥満
肥満度	幼児期 学童期	〔体重(kg)－標準体重(kg)〕/標準体重(kg)×100 (幼児期)　　　　　　　　　　　(学童期) －15%以下：やせ　　　　　　－20%以下：やせ ±15%未満：標準体重　　　　±20%未満：標準体重 ＋15〜19%：軽度肥満　　　＋20〜29%：軽度肥満 ＋20〜29%：中等度肥満　　＋30〜49%：中等度肥満 ＋30%以上：高度肥満　　　　＋50%以上：高度肥満

○ 表2-7　呼吸数・脈拍数・血圧の目安

	呼吸数 (1分間)	脈拍数 (1分間)	血圧(mmHg)	
			収縮期(最高)血圧	拡張期(最低)血圧
新生児	30〜50	120〜140	60〜 80	60
乳児	30〜40	110〜130	80〜 90	60
幼児	20〜30	90〜110	90〜100	60〜65
学童	18〜20	80〜100	100〜110	60〜70
成人	16〜18	60〜100	110〜130	60〜80

隔膜に依存しており，新陳代謝が速く酸素消費量が大きいためにより速く呼吸することも必要とされている。これらの解剖学的，生理的特徴を理解して，迅速に呼吸困難症状を見きわめることが重要である。

❷ 脈拍

　乳幼児の脈拍数は成人と比較すると非常に多く，乳児の脈拍数は成人の1.5倍程度である(○表2-7)。小児期は酸素消費量が多い一方，心拍出量が少ないため脈拍数は若年者ほど多いが，成長するにつれて成人と同じようになる。

　また興奮や運動によって著しく増加するので，正しい脈拍数を測定するには，安静時あるいは就寝中が最適である。体温上昇により脈拍数が増加する(一般に，体温1℃の上昇で脈拍数は15〜20/分増加する)ことや，吸息時に脈が速くなる呼吸性不整脈もみられることがあるが，それぞれ病的意義はない。

③ 血圧

子どもの血圧は成人よりやや低く，成長するにつれて成人値に近づく（○表 2-7）。

子どもの血圧の特徴として，①生理的機能が未熟なため，環境や個人的条件により変動しやすい，②血圧の基準値が年齢によって異なる，③発達段階や体格に適した測定器具，測定方法，測定技術が必要である，などがあげられる。このため，子どもの年齢に応じた適切な幅のマンシェットを選ぶ必要があり（マンシェット幅のおおよその目安は，上腕の長さのほぼ 2/3），啼泣により血圧値が高くなるため，測定は安静時に行う。

④ 体温

乳幼児の体温は生まれて 1 か月くらいは高めで，3～4 歳児と比べ 0.3～0.5℃程度高い。生後 3～4 か月以降は少しずつ下がっていく。乳幼児は成人に比べ，体重あたりの体表面積が大きく，また皮下脂肪が少ないため皮膚から熱が逃げやすいという性質をもっている。このため，とくに小さく生まれた新生児では適正な環境温に保温する必要がある。

子どもは新陳代謝が盛んで，身体が産生する熱量も多いため，体温は成人よりやや高めであり，腋窩温で 37.0℃をこえることもよくみられる。また，食事・運動・入浴などで体温が上昇しやすく，体温には個人差があるので，健康時の体温を測定し，平熱を知っておく必要がある。体温は測定部位によって異なることに留意する（○282 ページ）。

⑤ 睡眠

睡眠時間●　乳児の睡眠時間は 16 時間以上，幼児は約 12 時間，学童は約 10 時間と，一般に成人より子どものほうが，また年齢の小さい者のほうが長い。

レム睡眠と●
ノンレム睡眠　睡眠中に，急に眼球が素早く動き出す，いわゆる急速眼球運動（rapid eye movement，略して REM〔レム〕）がみとめられるときがある。このレムのある眠りのことを**レム睡眠**，レムのない眠りのことを**ノンレム睡眠**という。ノンレム睡眠とレム睡眠は一組になって出現し，これに要する時間のことを睡眠周期とよぶが，5 歳以上の子どもや成人の睡眠周期は約 90 分で，一晩の睡眠 6～9 時間に 4～6 回の睡眠周期を繰り返す。レム睡眠が全睡眠時間に占める割合は発育とともに減少し，新生児で 50％，乳幼児期には 30～40％，学童期以後は 20％となる。

成長と睡眠の●
変化　新生児や乳児では，脳の発達が未完成で，全体の睡眠のなかでレム睡眠が占める割合が大きいため，眠りが浅くて目をさましやすく，うつらうつらしている時間が比較的長い。幼児期になると，昼寝の時間も徐々に減少し，睡眠全体に占めるノンレム睡眠の割合が増えてくる。幼児期は一生のうちで最

も熟睡の程度が大きく，熟睡している幼児を無理に起こしてもなかなか起きない。かりに起きたとしても，感覚や身体の動きをつかさどる脳の機能にばらつきが生じて，睡眠時遊行症や夜驚症（やきょうしょう）がみられることもある。

睡眠と身体のリズム● 睡眠は，夜間に分泌される成長ホルモンをはじめとする各種ホルモンの分泌や体温リズムと，密接な関係があることがわかっている。また，子どもの生活リズムの形成にとっても重要である。

⑥ 水分代謝

体内水分量● 子どもの体重に占める体内水分量の割合は，成人よりも大きい。成人では体重の約60%が水分であるのに対し，新生児では約75%，乳児では約70%，幼児では約65%が水分で占められている。また，とくに乳幼児は，成人に比べて体重あたりの体表面積が大きいため，不感蒸泄によって失われる水分が多く，体重あたりの不感蒸泄は，乳児は成人の2.5〜3倍である。

必要水分量● 子どもの水分必要量は，年齢が小さいほど大きい。1日に必要な水分量は，体重1kgあたり，乳児で150mL，幼児で100mL，学童期で80mLとされている。

子どもの脱水● 乳幼児が脱水症をおこしやすいのは，上に述べたような特性のためである。発熱時などの水分の摂取量の減少や，嘔吐（おうと）・下痢（げり）などによる排泄量の増加には，十分な注意が必要である。

⑦ 尿

排尿調節● 1歳6か月ごろまでに蓄尿機能が完成し，2歳6か月ごろには自覚的排尿が可能となって昼間の失禁が消失してくる。それに引きつづいて，抗利尿ホルモンの日内リズムは4歳ごろに完成し，夜間の排尿調節も可能となる。小学校入学児童の20%，中学入学生徒の5%に夜尿症がみられるが，思春期以降は消失する。

尿量・排尿回数● 1日あたりの尿量は年齢にしたがって多くなるが，摂取水分量や気候，発汗などの状態により大きく左右される。排尿回数は排尿調節ができるようになると減少するが，個人差が大きい（○表2-8）。

○表2-8 1日あたりの尿量と尿回数

	尿量(mL)	尿回数
新生児	30〜300	10回以上
乳児	100〜500	15回程度
幼児	500〜700	6〜10回程度
学童	650〜1400	

⑧ 便

便● 新生児の生後すぐに排泄される便は，黒褐色で胎便といわれる。通常，
生後 24 時間以内に排泄される。その後，生後 3〜4 日ごろから黄色のまじっ
た移行便となり，さらに乳児の黄色便となる。

便の色● 便の色は，黄色やそれに緑がまざるのがふつうである。薄いクリーム色や
白い便では肝臓や胆汁の通り道の異常が疑われ，生後すぐなら先天性胆道閉
塞症や乳児肝炎が疑わしいため，緊急を要する。米のとぎ汁様便ならロタウ
イルス腸炎を，粘血便に加え繰り返す腹痛・啼泣があるなら腸重積を考慮
するなど，便の色からさまざまなことが推察できる。

便の性状● 便の性状は，栄養法によって異なる。通常，母乳栄養児のほうが便がやわ
らかく，酸臭を発する。便がかたいために自力排便が困難な場合には，肛門
刺激をするのはよいが，無理な排泄は試みない。

便の回数● 回数は，実にさまざまである。1 日に 10 回程度のこともあり，また，2〜
3 日に 1 回の乳児もいるが，新生児から乳児までに回数は減ってくるのが通
常である。回数が多くても，便性などから下痢様でなければ問題はない。回
数が少なくても，自力でしっかり排便できているようであれば便秘とはいわ
ない。

⑨ 血液

血液中の血球成分の数や比率は，年齢によって異なる。

循環血液量● 子どもは，体重に比べて循環血液量が多い。成人では体重の 1/13 程度だ
が，乳幼児では体重の 1/9 を占める。

赤血球数と 赤血球数・血色素量ともに，新生児期には高い数値を示す。その後，乳児
血色素量 期前半に急速に減少する生理的貧血がみられるが，それ以後は次第に増加し，
10 歳代には成人と同程度となる。

白血球数● 白血球数は，新生児期に最も多い。小児期は一般に成人よりも白血球数が
多く，加齢に伴って減少していく。白血球の種類についても時期によりその
割合が異なり，新生児では好中球が多いが，乳幼児期にはリンパ球が増加す
る。4〜5 歳くらいに好中球とリンパ球の割合がほぼ同率となり，その後，
再び好中球が多くなって，しだいに成人の値に近づく。

⑩ 免疫

免疫には，液性免疫と細胞性免疫とがある。

①液性免疫　液性免疫の主体は，リンパ球の一種の B 細胞により産生され
る抗体（免疫グロブリン）および補体である。免疫グロブリンには，IgA，
IgG，IgM，IgD，IgE の 5 種類があり，感染防御にはたらくのは IgG，IgA，
IgM の 3 つである。胎盤を介して母体内の IgG が胎児内に移行し，これは

出生後減少するが，生後約半年間は種々の感染症を防止する。また，母乳哺育の場合は，母親が感冒などの感染症にかかると，母乳中にその感染症に対する分泌型 IgA が分泌され，乳児の感染症の予防，治療に役だつ。

②**細胞性免疫**　主体はリンパ球の一種である T 細胞である。B 細胞やマクロファージなどとともに，ウイルス，細菌・真菌などに対する防衛反応や，抗体産生をコントロールするなどして，身体を感染からまもる。乳幼児の細胞性免疫は，ウイルスや細菌などの異物が体内に適宜侵入することで成熟していく。人体は，はじめて侵入した異物に対して免疫応答に時間を要するため，乳幼児の感染は長引きやすい。しかし，一度侵入した異物に対しては，免疫系がそれを記憶しているため，再度の侵入時に比較的早く免疫応答可能となる。そのため，年長になるにしたがって感染症による症状が軽くなる。

3 子どもの精神・運動機能の発達

1 発達の目安

子どもの発達を評価するには，粗大運動(立ち上がる，歩くなどの全身運動)の発達・知的発達だけでなく，微細運動(物の持ち方，スプーンや箸，ハサミの使い方など)の発達，社会性(他者の認識，人見知り，友達との関係づくり)の発達などを含め，総合的に判断する必要がある。発達に影響を及ぼす因子として，基礎疾患の有無以外に，環境要因や個人差もあり，発達の遅れがあるかどうかの判断には経過観察を要する場合もある。

原始反射の消失●　新生児や乳児には原始反射(⦿122ページ)があり，原始反射は脳の発達に伴って消失する。通常，吸啜反射は 4〜6 か月ごろ，モロー反射は 4〜5 か月ごろには消失し，これらの消失は脳の正常な発達の目安となる。

発達の●
マイルストーン　発達経過の指標となる目安を，**発達のマイルストーン**という。歩行獲得までの運動発達経過の目安を示す(⦿表 2-9)。定頸(首すわり)が 3〜4 か月，寝返りが 5〜6 か月，座位 7〜8 か月，つかまり立ち 9〜10 か月，独歩 12〜13 か月がおおよその目安である。

はいはいは 7〜8 か月で獲得することが多いが，はいはいをせずにつかまり立ちをする場合もあり，はいはいをしないからといって異常とはいえない。また，正常発達のバリエーションの 1 つとして座ったまま移動する子どももおり，シャフリングベビー[1]とよぶ。

---

1) 5〜6 か月ごろからうつぶせで過ごすのを嫌い，はいはいをすることはまれである。7〜8 か月で座位を獲得すると，座ったまま移動をするようになる。つかまり立ちや歩行開始が 18〜24 か月と通常より遅れることがあるが，その後の運動発達に異常はなく，知的障害も伴わない。しばしば家族内発生をみとめる。

○ 表 2-9　発達のマイルストーン

年齢（月齢）	行動
出生時	ほとんどの時間寝ている。吸啜する。不快なことに泣いて反応する。
4 週	両手を目や口に持ってくる。腹臥位で頭を左右に動かす。顔の 15〜20 cm 上を弧状に動く物体を正中まで追視する。音に対してびくっとする，泣く，静かになるなど，なんらかの反応を示す。
4 か月	仰臥位から両手を持って引き起こすと頭が安定して保たれる。仰臥位から腹臥位へ，半分寝返りをする。上下・左右に追視する。物に手をのばす。あやすと声をたてて笑う。
7 か月	支えなしで座る。腋下を支えて立たせると両足に体重をかける。手から手に物体を移す。自分の名前に反応する。欲しいものがあると声を出す。人見知りをする。
10 か月	つかまり立ちをする。両手両膝をついてはいはいをする。バイバイ，パチパチなどの模倣動作がみられる。「だめ」という言葉に反応して手を引っ込める。
12 か月	家具につかまって，または手につかまって歩く。支えなしで 1，2 歩進むことがある。一度に数秒間，立っていられる。ママ，パパなどの単語を話す。
1 歳 6 か月	じょうずに歩く。つかまって階段を上れる。本の数ページを一度にめくる。意味のある単語を数語話す。絵本を見て知っている物を指さす。
2 歳	じょうずに走る。ひとりで階段昇降ができる。本を 1 ページずつめくる。簡単な着衣をする。二語文を話す。
3 歳	三輪車に乗る。赤，青などの色を認識する。大きなボタンならはめることができる。三語文以上で話す。
4 歳	交互に足を出して階段昇降ができる。オーバーハンドでボールを投げる。片足でとぶ。十字形を書き写す。手や顔を洗う。
5 歳	スキップする。はずんでいるボールをつかむ。三角形を書き写す。4 つの色を知っている。手だすけなしで着衣と脱衣をする。

② 発達の評価

　発達段階の評価の基準として，**日本版デンバー式発達スクリーニング検査**（○ 図 2-8）や**遠城寺式乳幼児分析的発達検査**，**津守式乳幼児精神発達検査**が用いられる。発達がどの段階まで進んでいるかを簡便に知ることができ，また運動，知的発達，社会性の発達などのかたよりも知ることができる。

　これらの検査はスクリーニングとして用いられ，発達遅滞があるかどうかをより詳しく検査する場合は，臨床心理士によって発達検査を行う。幼児でよく行われる**新版 K 式発達検査**は，発達レベルを姿勢・運動，認知・適応，言語・社会の 3 分野に分けて評価し，その平均値から発達年齢を測定する。幼児期後期から学齢期では，知能検査で知的段階の評価を行う。**田中ビネー式知能検査**や **WISC-Ⅳ・Ⅴ知能検査**などが行われることが多い。

　発達検査，知能検査から得られた発達年齢・精神年齢と実際の年齢（生活年齢）の比を用いて，発達指数（DQ），知能指数（IQ）を求めることができる（○ 表 2-10）。

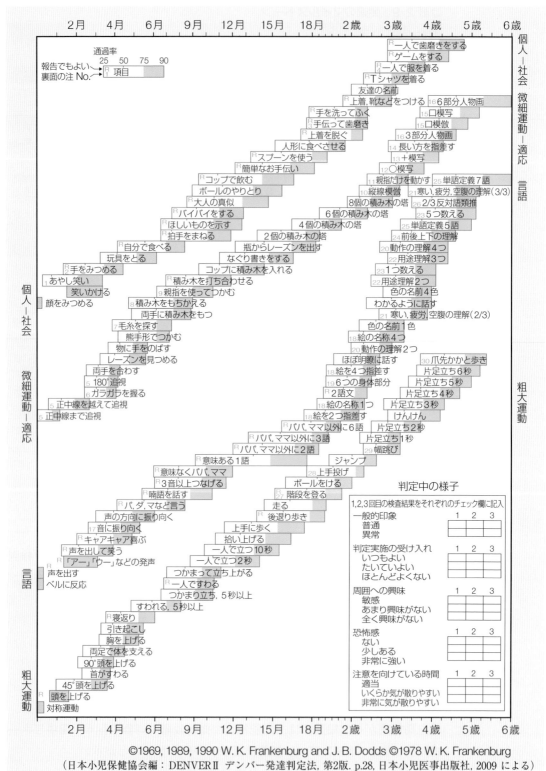

©1969, 1989, 1990 W. K. Frankenburg and J. B. Dodds ©1978 W. K. Frankenburg
（日本小児保健協会編：DENVER Ⅱ デンバー発達判定法, 第2版. p.28, 日本小児医事出版社, 2009 による）

⟡ 図 2-8　日本版デンバー式発達スクリーニング検査

◯表 2-10　DQ・IQ

指数の計算式
DQ（発達指数）＝発達年齢／生活年齢×100 IQ（知能指数）＝精神年齢／生活年齢×100
評価
DQ・IQ　85 以上：正常知能　　　　　84〜74：境界域 　　　　　50〜75：軽度知的障害　　　35〜49：中等度知的障害 　　　　　35 未満：重度知的障害

C　子どもの栄養

1　子どもと食事

子どもにとっての食事の意義　子どもにとって栄養は，生命や健康，日常生活の活動を維持し，成長・発達を促すために必要なエネルギーや栄養素を体外から取り入れることである。しかし，子どもの食事には，現在の健康の維持だけでなく，さらに将来の体格や健康に影響を及ぼすという重大な面がある。また，子どもにとって食事とは，人とともに楽しく食事をとる経験を通して好ましい食習慣を獲得し，好ましい家族関係をはぐくむ場として大切な意味をもっている。食事は，単に栄養素やエネルギーをとることにとどまらず，子どもの情緒発達にも影響を及ぼす重大な意義をもっているのである。

食事摂取に必要な要件　子どもが十分に食事摂取するためには，捕食（口を使って取り込む），咀嚼（食物をつぶして唾液とまぜる），嚥下（咀嚼された食物を飲み込む），消化・吸収の機能が備わっていなければいけない。最初は哺乳反射によって摂食が行われ，徐々に協調機能を獲得し，運動機能が発達するとともにみずから摂食行動がとれるようになっていく。

　子どもの食事の原則は，①成長・発達に必要な栄養とエネルギーを含んでいること，②成長・発達に適した摂取方法であること，③成長・発達に適した形態であること，である。

食事の自立　乳幼児期は，今後の発達と食習慣を大きく左右する時期であり，食事内容と食事のマナーを身につけることには十分な配慮が必要である。また，食行動が発達していく時期であり，発達の個人差を考慮し，子どもに合わせて自立を促す援助も重要となる。発達の目安は以下の通りである。

(1) 1 歳 6 か月ごろ：自分でスプーンを使って食べる。コップを持って飲む。
(2) 2 歳 6 か月ごろ：両手を使い，スプーンと茶碗を持って食べる。
(3) 3 歳ごろ：自分で箸を持って食べる。
(4) 3 歳 6 か月ごろ：介助なしに 1 人で食べられる。

(5) 5歳ごろ：大人と同じように箸を持って食べられる。

2 子どもの食事摂取基準

「日本人の食事摂取基準」の一部を➡ **表 2-11** に示す。これは，国民の健康の維持・増進と健康障害の予防を目的に，エネルギーと各栄養素の摂取量の基準を示すものである。現状の社会の傾向を反映し，各栄養素の欠乏症の予防とともに，過剰摂取による健康障害の予防の観点から策定されている。

子どもの栄養素の体重 1 kg あたりの必要量は年齢が小さいほど大きく，成長のさかんな乳幼児期に多くの栄養が必要なことがわかる。エネルギーの配分比は，タンパク質 13～20%，脂質 20～30%，炭水化物 50～65%程度が適切である。

➡ 表 2-11　日本人の食事摂取基準(抜粋)

年齢(歳)	参照体重(kg)		推定エネルギー必要量[1](kcal/日)		タンパク質(g/日)[2]		脂質[4](% エネルギー)	カルシウム[2](mg/日)		鉄[2](mg/日)	
	男	女	男	女	男	女		男	女	男	女
0～5(月)	6.3	5.9	550	500	10[3]		50[3]	200[3]		0.5[3]	
6～8(月)	8.4	7.8	650	600	15[3]		40[3]	250[3]		5.0	4.5
9～11(月)	9.1	8.4	700	650	25[3]						
1～2	11.5	11.0	950	900	20	20	20～30	450	400	4.5	4.5
3～5	16.5	16.1	1,300	1,250	25	25	20～30	600	550	5.5	5.5
6～7	22.2	21.9	1,550	1,450	30	30	20～30	600	550	5.5	5.5
8～9	28.0	27.4	1,850	1,700	40	40	20～30	650	750	7.0	7.5
10～11	35.6	36.3	2,250	2,100	45	50	20～30	700	750	8.5	12.0[5]
12～14	49.0	47.5	2,600	2,400	60	55	20～30	1,000	800	10.0	12.0[5]
15～17	59.7	51.9	2,800	2,300	65	55	20～30	800	650	10.0	10.5[5]

年齢(歳)	ビタミン A[2](μgRAE/日)		ビタミン B_1[2](mg/日)		ビタミン B_2[2](mg/日)		ナイアシン[2](mgNE/日)		ビタミン C[2](mg/日)	ビタミン D[3](μg/日)	
	男	女	男	女	男	女	男	女		男	女
0～5(月)	300[3]		0.1[3]		0.3[3]		2 mg/日[3]		40[3]	5.0	
6～8(月) 9～11(月)	400[3]		0.2[3]		0.4[3]		3[3]		40[3]	5.0	
1～2	400	350	0.5	0.5	0.6	0.5	6	5	40	3.0	3.5
3～5	450	500	0.7	0.7	0.8	0.8	8	7	50	3.5	4.0
6～7	400	400	0.8	0.8	0.9	0.9	9	8	60	4.5	5.0
8～9	500	500	1.0	0.9	1.1	1.0	11	10	70	5.0	6.0
10～11	600	600	1.2	1.1	1.4	1.3	13	10	85	6.5	8.0
12～14	800	700	1.4	1.3	1.6	1.4	15	14	100	8.0	9.5
15～17	900	650	1.5	1.2	1.7	1.4	17	13	100	9.0	8.5

1)身体活動レベルⅡ(ふつう)の場合　2)推奨量　3)目安量　4)目標量　5)月経血あり

(「日本人の食事摂取基準」2020 年版をもとに作成)

3 乳児の栄養

　　乳児期は身体の発育が著しく，多くのエネルギーや栄養素を必要とするが栄養を処理する消化吸収能力は未熟である。乳児の栄養摂取方法は**乳汁**(授乳)から始まり**離乳食**へと大きく変化する。授乳の種類には，①母乳栄養，②人工栄養(母乳のかわりに育児用ミルクを用いる)，③混合栄養(母乳と育児用ミルクの両方を用いる)がある。

　　母乳栄養は減少しつつあったが，近年，子どもの感染防御や母子愛着形成の側面からその重要性が訴えられるようになり，母乳栄養が見直されている。

1 母乳栄養

　　母乳は子どもを育てるために母体でつくられる乳汁であり，乳児は母乳で育てられるのが原則である。母乳は，乳児にとって最も理想的な栄養法である。

母乳栄養の利点●　①**栄養素**　生後5か月ごろまでの乳児の発育に必要な栄養素を，十分に含んでいる。

　　②**消化吸収**　消化吸収にすぐれ，代謝への負担が少なく吸収されやすい。そのため，生理的機能が未熟な乳児に最適な方法である。

　　③**感染制御**　母乳，とくに初乳(分娩後3〜4日ごろまでに分泌される乳汁)には，抗体である免疫グロブリン(分泌型 IgA)も多いため，感染への抵抗力が弱い新生児には大切な免疫源である。

　　④**アレルギー**　母乳は乳児と同質のタンパク質であるため抗原性がなく，アレルギー反応をおこしにくい。

　　⑤**母子相互作用の促進**　授乳を通じて，子どもの泣き声やしぐさに対する母親の反応，肌の触れ合い，互いの満足感などから，母子間の愛着形成が促進され，母子関係の確立につながる。

初乳●　分娩後3〜4日間に分泌される母乳を**初乳**とよぶ。栄養価が高く，タンパク質や無機塩類が多く含まれており，新生児の栄養に適している。感染制御因子(分泌型 IgA，ラクトフェリンなど)，細胞成分(リンパ球・マクロファージなど)やビフィズス菌増殖因子などが含まれており，新生児の感染防御に役だつ。

授乳時間と●　乳児の要求に応じて，ほしがるときにほしがるだけ与える**自律哺乳**とする。
授乳間隔　啼泣時にすぐに授乳するのではなく，児が泣いている理由が空腹によるものか，ほかの欲求であるのかを見きわめて行う。授乳間隔の目安として，生後1か月ごろは3時間おきで1日6〜7回，生後2か月以降では4時間程度の間隔で1日6回となり，2〜3か月では夜間を1回抜いて1日5回程度の授乳となる。

　　母乳の分泌が十分であれば，1回の授乳時間は10〜15分程度で，児は満

⬆ **表 2-12　母乳分泌不足を疑う状況**

- 授乳時間が長く(20〜30分以上)，なかなか乳房から離れない。
- 授乳後，短時間で空腹を訴え泣く。
- 便の回数や量が減少する。
- 体重増加不良。
- 眠りが浅く，少しの刺激ですぐに覚醒する。

⬆ **表 2-13　授乳禁止(または慎重実施)が必要な場合**

- 母親の感染性疾患や保有する病原体が児に感染する危険がある場合
　　成人T細胞白血病・梅毒など
- 母体に重篤な疾患があり授乳が母体の負担となる場合
　　心不全・悪性腫瘍・糖尿病・活動性の肺結核・腎臓病など
- 母親に投与されている薬剤が母乳に移行し，児に影響を与える危険がある場合
　　向精神薬・ステロイド薬など→一定期間授乳を中止
- 児の養護に問題がある場合
　　母親が精神疾患患者であったり，育児放棄が疑われる場合など
　　→育児環境や児の発育状態を注意して観察し実施

腹になり自分から乳房を離す。⬆ **表 2-12** のような場合には，母乳分泌不足を疑う必要がある。母乳分泌不足が疑われたら，授乳前後の体重を測定しその差より摂取量の平均をみたり，乳児の1日の平均体重増加量を算出し，標準体重増加量と比較する。哺乳量が十分でない場合には，授乳困難の原因をさぐり授乳方法の検討が必要である。

授乳困難●　うまく授乳できない原因は，母体側にある場合と乳児側にある場合がある。母体側の要因としては，乳頭の形態異常(陥没乳頭・扁平乳頭・小乳頭など，⬆ 113ページ)，乳頭の裂傷，乳腺炎などがある。乳児側の要因としては，低出生体重児など未熟な場合，口唇裂・口蓋裂のように解剖学的な問題がある場合，染色体異常や心疾患などの疾患がある場合などである。

　このような場合，状態に応じて特殊な乳首を使用したり，授乳回数を調整したり，治療の一環として育児用ミルクを用いたりする。また，児の入院中などで母親から直接授乳できない場合には，搾乳した母乳を清潔に冷凍して持参してもらい，病棟で解凍して与える方法もある。

授乳禁止●　母乳を与えてはならない，または慎重に行う必要があるのは，⬆ **表 2-13** の場合である。

② 人工栄養

　母乳が出ない場合や，母体が感染症などで授乳できない場合などに，人工栄養を行う。人工栄養には**育児用ミルク**あるいは**特殊用途粉乳**を用いる。

育児用ミルク●
の特徴
　乳児用調製粉乳(育児用粉ミルク)は「牛乳もしくは特別牛乳などを加工し，これに乳幼児に必要な栄養素を加えて粉末状にしたもの」と規定されている。牛乳の成分をできるだけ母乳に近づけるために，微量元素の添加，電解質や

タンパク質の含有量を減らす，タンパク質の組成をかえるなどの加工がされている。ビタミン K や鉄など母乳に不足がちな栄養素も加えられている一方，母乳に含まれる免疫グロブリン(IgA)は添加できない。現在は，乳児用調整液状乳(乳児用液体ミルク)も販売されている。

特殊用途粉乳の ●
**　　　特徴**
　特定の疾患の病態を矯正し，発病の予防や症状の改善を目的としてつくられた粉ミルクである。牛乳アレルギーや乳糖不耐症児のためのミルク，低出生体重児用ミルクや先天性代謝異常児用の特殊用ミルク，心疾患・腎疾患・肝疾患児用の低ナトリウムミルクなどがある。目的に合わせて栄養素の一部を特殊な成分に置換したり，成分の一部が除去または減量されている。

授乳の方法 ●
　基本的には，母乳と同様に自律哺乳で行う。以下に，育児用粉ミルクの場合の方法を示す。

　①調乳の手順
(1) 手洗いを行い，調乳に必要な器具(哺乳びん・乳首・粉ミルク・湯・計量スプーンなど)を準備する。
(2) 一度沸騰させてからさました 70℃ 以上の湯を，できあがり量の 1/2～2/3 量程度，哺乳びんに入れる。
(3) 乾いた計量スプーンで正確にはかった粉ミルクを哺乳びんに入れる。
(4) 哺乳びんを静かに振って，粉ミルクを完全にとかす。
(5) 哺乳びんを目の高さにして，湯をできあがり量まで注ぐ。
(6) 乳首を取りつけ，哺乳びんごと冷水につけるなどして体温程度にさます。

　②授乳の手順
(1) ミルクの温度を確かめる。手首の内側や頰にあてて熱く感じないくらい，または，手首の内側に数滴たらし，人肌程度であることを確認する。
(2) よだれかけ，またはタオルを児の胸もとにあてる。らくな姿勢で椅子に座り，児を膝の上に抱き安定させる(◎図 2-9-a)。

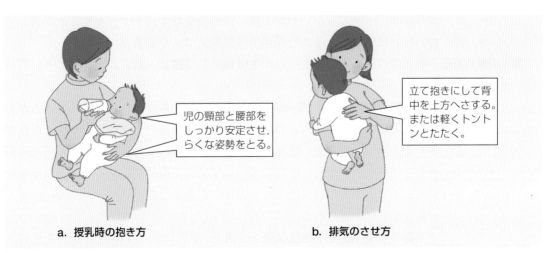

児の頸部と腰部をしっかり安定させ，らくな姿勢をとる。

立て抱きにして背中を上方へさする。または軽くトントンとたたく。

a. 授乳時の抱き方　　　　　　b. 排気のさせ方

◎図 2-9　授乳の方法

(3) 児の口角に乳首を触れ，口を開けたら乳首を舌の上にしっかりとくわえさせる。

(4) 哺乳力に応じて，乳首の穴の大きさや哺乳びんのキャップの締め方をかえ，1回量が10分前後で飲み終わるように調整する。

(5) 授乳後に排気させる（◎図2-9-b）。排気が不十分な場合には，誤嚥を防ぐために右側臥位に寝かせ顔を横に向ける。

感染予防の観点から，飲み残したミルクはすべて廃棄する。また，授乳されなかったミルクも，原則として調乳後2時間以内に廃棄する。

混合栄養時の注意点　混合栄養の場合は，母乳の分泌の減少を防ぐために，母乳を飲ませたあとで育児用ミルクを飲ませる。母乳を長時間与えないままにしておくと母乳分泌が低下するので，ときどき搾乳して乳房を空にしておく必要がある。

3 離乳

離乳とは　離乳とは，母乳または育児用ミルクなどの乳汁栄養から幼児食に移行する過程をいい，授乳をやめることをさすものではない。また**離乳食**とは，乳児が乳汁栄養から幼児の食形態に移行する際に与えられる食事である。

離乳の必要性　離乳は，栄養と食習慣の両面から必要となる。月齢が進むにしたがい乳児に必要な栄養が増大するため，乳汁のみで補うことがむずかしくなり，固形食への移行が必要となる。乳汁に不足する栄養素のうち，とくに鉄・ビタミン・タンパク質は問題で，不足により貧血・栄養状態の悪化の原因となる。

また，乳児の咀嚼・嚥下機能の発達や味覚の発達をうながすこと，食習慣の基本をつくることなども，離乳を通じてはぐくまれる。

離乳の過程　子どもにとって離乳期は，食べる楽しさを体験できることで食べる力をはぐくむ重要な時期である。子どもにはそれぞれ個性や成長・発達に個人差があるため，家庭の食習慣なども考慮したうえで，無理のない具体的な離乳の進め方，離乳食の内容や量を個々に検討する。基準に合わせた画一的な離乳は必要なく，子どもがいやがる際には無理をせずに，子どもや家族が楽しくおいしい食事ができるような環境・雰囲気づくりが重要である。

離乳の進め方　離乳食の進め方の目安は，厚生労働省の『**授乳・離乳の支援ガイド**』に示されている（◎図2-10）。

①**離乳開始**　離乳の開始は，生後5〜6か月あたりが適当である。人が食べる様子をじっと見るようになったり，口をパクパク動かしたり，よだれが多くなったりしたころが離乳開始の目安といわれている。子どもの発達段階としては首すわりがしっかりしている，支えて座位が保てる，食物に興味を示し，スプーンを口に入れても舌で押し出さなくなる（哺乳反射の減弱）などが目安としてあげられる。

②**離乳初期（離乳開始後ほぼ1か月）**　離乳開始〜1か月ごろの乳児は，食物を口に入れると口唇を閉じることを学び，舌の前後運動で食物を咽頭の

		離乳の開始 ———————————————→ 離乳の完了			
		以下に示す事項は，あくまでも目安であり，子どもの食欲や成長・発達の状況に応じて調整する。			
		離乳初期 生後5~6か月ごろ	離乳中期 生後7~8か月ごろ	離乳後期 生後9~11か月ごろ	離乳完了期 生後12~18か月ごろ
〈食べ方の目安〉		●子どもの様子をみながら，1日1回1さじずつ始める。 ●母乳やミルクは飲みたいだけ与える。	●1日2回食で，食事のリズムをつけていく。 ●いろいろな味や舌ざわりを楽しめるように食品の種類を増やしていく。	●食事のリズムを大切に，1日3回食に進めていく。 ●共食を通じて食の楽しい体験を積み重ねる。	●1日3回の食事のリズムを大切に，生活リズムを整える。 ●手づかみ食べにより，自分で食べる楽しみを増やす。
〈食事の目安〉	調理形態	なめらかにすりつぶした状態	舌でつぶせるかたさ	歯ぐきでつぶせるかたさ	歯ぐきでかめるかたさ
1回あたりの目安量	Ⅰ 穀類（g）	・つぶしがゆから始める。 ・すりつぶした野菜なども試してみる。 ・慣れてきたら，つぶしたとうふ・白身魚・卵黄などを試してみる。	全がゆ50~80	全がゆ90~軟飯80	軟飯90~ご飯80
	Ⅱ 野菜・果物（g）		20~30	30~40	40~50
	Ⅲ 魚（g） または肉（g） またはとうふ（g） または卵（個） または乳製品（g）		10~15 10~15 30~40 卵黄1~全卵1/3 50~70	15 15 45 全卵1/2 80	15~20 15~20 50~55 全卵1/2~2/3 100
〈歯の萌出の目安〉			乳歯がはえ始める。	1歳前後で前歯が8本はえそろう。	離乳完了期の後半ごろに奥歯（第一乳臼歯）がはえ始める。
〈摂食機能の目安〉		口を閉じて取り込みや飲み込みができるようになる。	舌と上あごでつぶしていくことができるようになる。	歯ぐきでつぶすことができるようになる。	歯を使うようになる。

（厚生労働省：授乳・離乳の支援ガイド．p.34，2019による，一部改変）

◯ 図2-10　離乳食の進め方の目安

　奥に送り嚥下することを練習する。飲みこむことや舌ざわり・味に慣れることが主目的である。離乳食は1日1回で，母乳または育児用ミルクは授乳のリズムにそって子どもの欲するままに与える。はじめは，アレルギーの心配の少ないおかゆなどを中心に1品1さじから開始する。下痢やいやがる様子がなければ，裏ごしのとうふ・野菜・白身魚・乳製品などを1品目ずつ増や

していく。新たに与える食品では，アレルギーの出現に注意する。

　　③**離乳中期（離乳開始 1 か月以降）**　離乳食開始後 1 か月程度経過し，摂取量も増加してきたら食事回数を 1 日 2 回に増やす。全がゆのほかに全卵，魚肉類は白身魚・赤身魚・トリささみなどの脂肪分の少ない食品をゆでたりつぶしたり細かく切ったりして食品の種類を増やす。母乳または育児用ミルクは離乳食後に与え，そのほかに，授乳のリズムにそって母乳は子どもの欲するままに，育児用ミルクは 1 日に 3 回程度与える。

　　④**離乳後期**　生後 9 か月以降を目安に，3 回食へと進めていく。子どもは上下の歯茎でややかたいものでもすりつぶし，唾液とまぜて食べることができるようになる。離乳食のあとに，母乳または育児用ミルクを与える。このほかに，授乳のリズムにそって母乳は子どもの欲するままに，育児用ミルクは 1 日に 2 回程度与える。生後 9 か月以降は鉄が不足しやすいので，栄養を補う目的で離乳期幼児期用粉乳（フォローアップミルク[1]）を用いることもある。鉄欠乏を予防するために赤身の魚や肉，レバーを取り入れ，調理用に使用する牛乳・乳製品のかわりに育児用ミルクを使用するなどの工夫をする。

離乳の完了●　離乳の完了とは，形のある食物をかみつぶすことができるようになり，栄養素の大部分を母乳または育児用ミルク以外の食物からとれるようになった状態をいう。通常は，生後 12 か月から 18 か月ごろである。離乳の完了とは，母乳や育児用ミルクを飲まない状態（卒乳）を意味するものではない。

離乳期の栄養の●
留意点

(1) 離乳は，咀嚼・嚥下・消化吸収などの各機能の発達段階，アレルギー・下痢などの症状の出現，児の意欲などを細かく観察しながら十分に注意して進める必要がある。

(2) 食物アレルギーが疑われる場合，自己判断で対応せず，必要な栄養素を過不足なく摂取できるよう医師の診断に基づく具体的な指導が必要である。

(3) 乳児は感染防御機能が未熟であるため，新鮮な材料と清潔な調理器具を用い，調理者も手洗いなど清潔に十分注意する必要がある。

(4) 味覚の発達を促すために素材の味をいかし，薄味にして，香辛料などの刺激物は避ける。

(5) 離乳過程が進行すると離乳食が主要な栄養摂取源となるため，栄養素のバランスには十分注意する必要がある。

(6) ハチミツは，乳児ボツリヌス症の予防のため，満 1 歳までは与えないようにする。

4 幼児の栄養

幼児期の栄養の●
特徴

幼児期も，成長・発達が盛んな時期であり，十分な栄養を必要とする。幼

1）母乳や育児用調製粉乳から離乳食に引き継がれる時期におきやすい鉄欠乏を補うための調製粉乳。母乳や育児用ミルクの代替食品としては使用できず，開始は 9 か月以降とする。

児期に必要な体重1kgあたりのエネルギー量は，成人の約2〜3倍に相当する。また，筋肉組織の発育のためにタンパク質の摂取が重要である。カルシウムや鉄の不足にも注意が必要である（各栄養素の摂取量の基準については，◎242ページ，**表2-11**を参照）。

　生活習慣の基礎を確立する時期であるため，時間を決めて規則的に食事を与えることが大切である。幼児期は身体がまだ小さく消化吸収力が未熟であるのに対して，エネルギーや栄養素の必要量が多く，3回の食事だけでは摂取しきれないことが多い。不足する栄養素や水分を補うために，1日2回の間食も食事の一部として重要である。

幼児期の栄養の ●
留意点

　①偏食　幼児期の食物に対する好き嫌いは味覚の発達や自己主張の強まりなどの発達段階の特徴と考えられ，年齢とともに増加する。無理に食べさせることは，その食品に不快な体験を重ねることになり，さらに摂取が困難になるため避ける。栄養をほかの食品で補いながら，調理法や盛りつけを工夫するなど子どもの興味・関心を高め，みずから食べようと思う楽しい雰囲気をつくることが望ましい。

　②食べ遊び　幼児期には食事に集中することができず，食物を指でつまんだりこねたりなげたり，食器をたたいたり落としたりすることもある。また食卓を離れて遊びにいくといった行動も見られる。自分で食べられるようになるとしだいに落ち着くので，子どもを叱るのではなく30分程度に食事時間を決め，テレビを消す・おもちゃをかたづけるなど，子どもが落ち着き集中して食事ができる環境を整えることが重要である。

　③むら食い・小食　幼児の食事量は個人差が著しく，体調や気分によっても大きくかわる。とくに自我が発達する幼児期にはそのときの感情で食欲が左右されやすい。体重増加や全身状態に注意し，問題がない場合には食事を無理に食べさせようとはせず，生活リズムを整えたり，間食の量や時間を注意したり，十分に活動を促すなど，子どもが空腹な状態で食事になるようにリズムを整えることが重要である。

　④孤食　近年，共働き世帯が増加するなどの社会背景の変化より，子どもが1人で，あるいは子どもたちだけで食事をする孤食が増加傾向である。品数や栄養バランスの面で問題が生じやすく，早食いから肥満につながるなどが指摘されている。また，食事に対する情緒的な満足が少ないことから，食習慣・生活習慣の乱れや心理発達面での成長・発達に影響を及ぼす可能性が高い。1日のうちに一度は，家族で楽しい雰囲気のなかで食事をするような配慮が必要である。

5 食育

　近年の子どもの食生活の乱れや生活習慣病の低年齢化などの健康問題に対して，家庭や学校，その他の社会生活における人との交流のなかで子どもの

栄養に関する価値観・知識・行動・習慣・文化を育て，積極的に子どもに栄養教育（**食育**）を行うことが推奨されている。2005（平成 17）年には「食育基本法」が施行され，学校における食育が推進され，全国道府県における栄養教諭の早期配置や栄養教諭を中心に食に関する指導がなされている。

しかし，食育のはじまりは基本的には家庭であり，家庭と地域の連携により子どもに適切な食事や環境および食に関する教育が与えられることが求められている。医療従事者として，食事に関する子どもと家族への援助は重要であると考えられる。

D 子どもの養護としつけ

1 衣服

1 衣服の選択

衣服は子どもが清潔で安全に過ごせるように，また子どもの成長・発達や日常生活習慣に合わせたものを考慮して選択し調整する。保温性・吸湿性・通気性にすぐれた素材が望ましい。子どもは新陳代謝が活発であり，食事や遊びなどで衣服をよごす機会が多い。衣服をよごさないように活動を制限するのではなく，よごしてもよい服装や環境を整えること，よごれた衣服は着がえて清潔を保つことが大切である。

また，活発な運動を妨げず，容易に着脱できるもの，子どもの好きな派手すぎない色やデザインのものを選択するのが望ましい。また，厚手のものを1枚着用するよりは薄手のものを重ね着したほうが保温力にすぐれており，室内や屋外での気温の変化には重ね着などで調整するとよい。

2 おむつ

おむつには，紙おむつと布おむつがある（◎ 表 2-14）。利便性やコスト・環境問題を考慮し，家族の生活に合ったものを選択する。外出時だけ紙おむつにしたり，昼間は布おむつ，夜は紙おむつなどと組み合わせて使用することもできる。

3 子どもへの援助

乳児● 更衣の際は，子どもに声をかけながら，迎え袖（袖口から手を入れて子どもの手を受け取る）で行うのが基本である。子どもの首，上腕，大腿，膝の裏などに触れ，あたたかさや発汗の様子で衣服や掛け物を調節する。とくに生後3か月までは体温調節機能が未熟なため十分に配慮する。

⊖表 2-14　おむつの種類と特徴

種類	特徴	選択の理由
紙おむつ（使い捨ておむつ）	• 高分子吸収材，ポリエチレン，ポリプロピレンなどの不織布でできている。 • パンツタイプとパッドタイプがある。	• 夜間や外出時など，交換間隔があいてしまう場合。 • 時間や労力の節約。
	• 体重と体型でサイズを選べる。 • 利点：吸収性にすぐれ，もれにくい。手軽に使用できる。 • 欠点：商品によっては高価。ごみが出る。不快感が少ないため，布おむつに比べ快・不快を感じる機会が少ない。	• 尿量の測定が必要な場合。
布おむつ	• やわらかく吸収性のよい木綿素材でできている。 • 利点：繰り返し使用でき経済的。紙おむつに比べごみが少ない。 • 欠点：洗濯に手間がかかる。	• 環境面や経済面への配慮。 • 子どもの快・不快などの情緒発達を促す。

幼児● 　幼児期には，衣服の着脱が自分でできるようになる。1 歳を過ぎるころから，子どもは衣服の着脱に興味をもち，靴下や靴を脱ごうとする。2〜3 歳ごろには，1 人で着脱をしようとする。更衣にかかわる援助者は，子どもの着がえを見まもり待つ姿勢が必要であり，このようなかかわりが子どもの衣服着脱の自立を促す援助となる。

2 清潔

　乳幼児は新陳代謝が盛んであり，遊ぶことでの皮膚のよごれが激しい。また，おむつの時期は，便や尿による皮膚汚染も生じる。身体を清潔に保つことは，人間の基本的なニードである。また，清潔の援助は子どもとのコミュニケーションの機会となる。

1 沐浴

　体調がよければ毎日行う。夏など発汗が多いときには，1 日に 2 回沐浴を行ってもよい。生後 1〜2 か月の間はベビーバスで沐浴を行うことが多いが，それ以降は家庭の浴槽であれば大人と一緒に入浴してもよい。入浴時間は 10 分程度とし，授乳や食事の直後は消化不良や嘔吐を引きおこすため，また空腹時は不きげんになることがあるため避けるようにする。

沐浴の手順● （1）必要物品（ベビーバス，洗面器，湯温計，石けん，ガーゼ〔小タオル〕，バスタオル，着がえ用の衣類，おむつ一式，綿棒，ヘアブラシ）を準備する。
（2）環境を整える。
　• 室温は 25℃前後，湯の温度は 38〜40℃程度に調節する。
　• 着がえの衣類はすぐに着られるように袖を通して準備しておく。

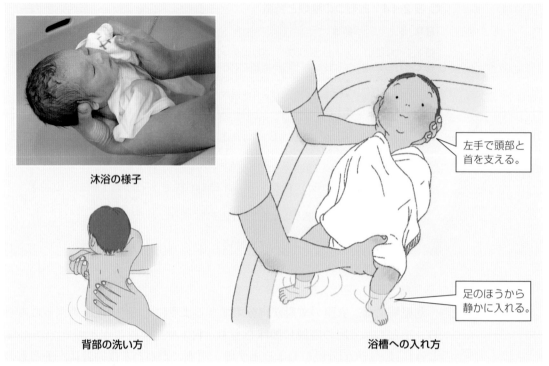

沐浴の様子

背部の洗い方

浴槽への入れ方

左手で頭部と首を支える。

足のほうから静かに入れる。

○ 図 2-11　沐浴

(3) 左手で子どもの頭部と首を支え，右手で殿部を支えて足のほうから静かに湯に入れる（○ 図 2-11）。

(4) 洗面器に湯を入れ，ガーゼをひたして顔をふく。

(5) 毛髪全体をぬらし，石けんを手のひらにつけて頭を洗う。大泉門や小泉門が閉鎖していないため，頭頂部を強く圧迫しないように注意する。

(6) 首，上肢，胸腹部，下肢を洗ったら，子どもを右腕の上にのせるようにしながら背面にして，背部・殿部を洗う。

(7) 再び子どもをあおむけにして，外陰部を洗う。

(8) 2〜3分間湯のなかで身体をあたため，上がり湯で全身を洗い流す。

(9) 湯から上げ，バスタオルでくるみ水分をふきとってから，おむつをあて新しい衣類を着せる。

(10) 耳と鼻を綿棒でぬぐい，毛髪をブラシでとかし整える。

(11) 湯上がりに必要に応じて水分補給をする。

❷ 入浴

　子どもの発達段階をふまえ，可能な範囲で自分でできることは行わせ，できない部分は介助して，清潔習慣を身につけさせるように援助する。入浴中の子どもから目を離さず，溺水^{できすい}などの事故に注意する。また排尿が自立している子どもであれば入浴前に排尿させる。ある程度の年齢になったら男女別

に入浴させるなどの配慮も必要である。

③ 清拭

　入浴が不可能な場合，毎日の清拭により清潔を保ち，更衣することが望ましい。清拭には，両手で石けんを泡だててから全身につけ，熱いタオルでふきとる方法や，洗面器に準備した熱めの湯に沐浴剤を適量入れ，しぼったタオルで身体をふく方法などがある。

④ 殿部浴

　乳幼児は排泄が自立していないため陰部・殿部の清潔が保ちにくく，下痢などもおこしやすいために殿部浴を行うことが望ましい。また，おむつかぶれや殿部・陰部のびらんのときなどにも行う。洗面器に用意した湯に子どもの殿部をつけ，石けんで鼠径部や陰部・殿部を洗う。小さい容器でおむつを外すだけでできるので，容易に何度も行うことができる。

⑤ 口腔の清潔・歯みがき

　歯みがきは齲歯（むし歯）を予防し，子どものころから清潔習慣としての歯みがきの習慣を身につけることが大切である。歯がはえはじめたらすぐに遊びの一環として歯ブラシを口に入れることに慣らし，いやがらず自然に口に入れられるようにするとよい。最後に，大人が仕上げみがきをすることも大切である。

③ 排泄

　幼児期になると，身体機能の発達に伴い，尿意や便意を感じて自分でトイレに行き，排泄できるようになる。この過程を支援することを**トイレトレーニング**という。

排尿の訓練●　個人差はあるが，1 歳 6 か月を過ぎたころから膀胱に尿がたまった感覚や排尿時の感覚を経験し，排尿前後に特定の行動（動作や言葉）をみせ尿意を伝えるようになる。こうした様子がみられるようになったタイミングで，本格的なトレーニングを始める。最初は失敗することが多いが，失敗を叱ると子どもはトイレに行きたがらなくなったり，神経質になってかえって失敗が増えてしまったりするため，叱らずに見まもることを心がける。

排便の訓練●　1 歳を過ぎるころにはかたい便が出るようになり，便の回数も 1 日 2 回程度になる。また，便意を感じることもできるようになる。いきむ様子がみられたら，それを合図にトイレやおまるに誘導する。便秘にならないように，子どものころから規則的な排便習慣を整えるようにする。

4 睡眠と休息

　　　　　　新生児は授乳以外の時間は入眠しているが，生後6週間ごろから，徐々に昼間に覚醒し夜間に眠るという睡眠・覚醒リズムが確立されていく。個人差はあるが，3歳前後ぐらいまでは，夜間の睡眠だけでなく昼寝も必要である。

寝具● 　敷ふとんは窒息を防ぐためにやわらかすぎないかためのもの，シーツは吸湿性のよい素材を使用するとよい。掛けふとんは，軽く保温性のあるものを用い，室温に合わせて汗をかかない程度にふとんや毛布などを組み合わせて使用する。

規則的な睡眠● 　睡眠時間が少ないと，朝起きられなかったり，日中の活動に支障をきたす。家族の生活時間に影響を受けて子どもの入眠時間が遅くなってしまわないよう，十分な睡眠時間を確保するための配慮が必要である。

就寝時の世話● 　睡眠を阻害する環境要因には，心理的因子(興奮や不安など)，身体的因子(空腹や痛みなど)，環境因子(室温・明るさ・騒音など)がある。これらを取り除き睡眠環境を整えることで，子どもが安心して眠れるようにする。また，入眠時にぬいぐるみやお気に入りのタオルなどを置くと安心できる子どももいる。

5 遊び

　　　　　　子どもの生活のなかで遊びの果たす役割は大きく，社会性(自己と他者と協調的関係)の発達は遊びと密接に関係している。子どもは家庭や保育所・幼稚園などでの仲間との遊びを通じて協調性やゆずり合い，たすけ合い，また，競争することや自己主張することなどを学び，社会のルールも身につけていく。

遊びの分類と● 　年齢や発達段階に合わせた遊びの環境やおもちゃを提供する。子どもの自
おもちゃ　　由に遊ばせるが，必要時には援助する。●表2-15に遊びの分類をあげる。

6 事故防止

　　　　　　子どもの事故死は多く，死亡原因の上位となっている(●223ページ，表2-1)。事故の防止は，家庭および社会全体の課題である。

　　　　　　●表2-16に，年齢別不慮の事故による死亡数を表示する。子どもの事故と子どもの発達との間には密接な関係があり，事故防止のためには，子どもの発達や行動パターンを理解して，的確に危険回避することが必要である。

乳児期の対策● 　乳児期は身体能力・知的能力ともに未発達で危険回避能力がきわめて未熟であるため，家庭内の環境すべてが事故につながる可能性がある。なんでも口にしてしまう乳児の不慮の死亡事故のおもな原因は，窒息である。吐乳の誤嚥，異物(硬貨や小さなおもちゃ，アクセサリーの部品など)の誤飲，寝返りをした際にやわらかすぎるふとんで口鼻がふさがれるなどである。確実

◯表 2-15　遊びの分類とおもちゃ

遊びの分類	月齢・年齢	特徴	おもちゃや遊びの例
感覚遊び	1か月前後〜2歳	見る・聞く・触るなど五感や知覚をはたらかせて楽しむ	見る(風車・モビールなど) 聞く(ガラガラ・ベビーメリーなど) 触る(抱っこ・ベビーマッサージなど)
運動遊び	6か月ごろ〜青年期	身体を動かすことを楽しむ	乳児期：手遊び 幼児期：すべり台やブランコ,三輪車 学童期以降：自転車,スポーツ
象徴遊び	2歳ごろ〜学童期	なにかに見たてて遊ぶ,ある役になりきって遊ぶなど,自分の経験に基づいてつくり出したイメージに応じた遊び	ままごと,ヒーローごっこ,お店屋さんごっこ
構成遊び	2歳ごろ〜学童期	なにかをつくったり描いたりする創造的な遊び	積木やブロック,粘土,折り紙,絵を描く,工作
受容遊び	6か月ごろ〜青年期	視聴覚を通じて,見たり聞いたりすることで未知のものを知る受け身的な遊び	絵本・紙芝居・テレビ
社会的遊び	3歳ごろ〜青年期	模倣遊びやルールのある遊び	鬼ごっこ,ドッジボール,トランプ,ゲーム

◯表 2-16　年齢階級別,不慮の事故の死因別死亡数(2022 年)

死因	年齢(歳)				
	0	1〜4	5〜9	10〜14	15〜29
交通事故	3	18	10	9	336
転倒・転落・墜落	1	7	—	4	72
溺死および溺水	1	7	14	15	99
窒息	53	19	3	2	32
煙・火および火災への曝露	—	—	—	2	8
中毒	—	—	—	2	54
詳細不明など	2	2	—	—	24

(厚生労働省「人口動態統計」をもとに作成)

に排気させる,子どもの周囲に誤飲の可能性のあるものは置かないなどの危険回避援助が必要である。

幼児期の対策●　3歳ごろまでは,関心の向いた事象に対して衝動的に行動する傾向が強い。また危険を予測し察知し回避する知的・身体能力が低いため適切な危険回避行動をとることができない。さらに,幼児は興味の対象や行動範囲が拡大することで危険も増加する。そのためこの時期は,交通事故や溺水などが死亡原因の上位となる。これらによる事故では,命をとりとめても重篤な機能

障害を生涯かかえる場合が多い。

　周囲の大人は幼児のこうした傾向を理解し，危険を予測し，あらかじめ危険を排除した安全な環境を整えること(危険予測援助)が大事である。近づいてはいけない場所や，やってはいけないこと(危険回避)，危機にあったらどうするか(危機対処)などの安全教育を，子どもの理解度に合わせて行う。

事故死と虐待● 　近年，家庭における幼児 虐 待で死亡する子どもが増加している。不慮の事故(熱傷・骨折・頭部外傷など)で医療機関を受診するケースには，虐待に起因するものが混在している可能性がある。医療従事者には，事故で動転している家族の援助を優先しながらも，事故状況や家族の発言，子どもの身体・心理・発育状況などを評価して虐待ケースを発見し，早期に適切な援助につなげる役割も求められている。

E 疾病の予防と予防接種

1 疾病の予防

二極分化する● 　従来の小児医療には，プライマリケアとしての一次医療，短期間の入院治療を必要とする医療を行う二次医療，高度医療を要する重症疾患を扱う三次医療と，おおまかなカテゴリーがあった。

小児医療 　近年，生活水準の向上，公衆衛生や福祉行政の充実などに伴い子どもの疾病構造が変化している。予防接種や抗菌薬の普及により，感染症を中心とする急性疾患は減少し，かつては十分手の及ばなかった各種の先天性疾患や周産期異常，白血病やその他の悪性腫瘍などが積極的な医療の対象になってきた。そのため，小児の疾患が軽症化し，二次医療を必要とする疾患が減少する一方で，一次医療の外来では乳幼児健診や予防接種などの保健活動，慢性疾患の日常生活管理やカウンセリングの需要が増大してきた。この結果，一次医療と三次医療という医療構造の二極化が進んでいる。

疾病予防の● 　疾病の予防は，以下の３つに大きく分けられる。
面からみた
小児医療 (1) 第一次予防：疾病の発生予防。
　　• 各種予防接種や社会衛生状態の改善による感染症の発生防止。
　　• 遺伝相談や婚前指導による先天性疾病の発生予防。
　　• 食生活などの見直しによる，肥満や糖尿病などの生活習慣病の発生防止。
(2) 第二次予防：疾病の早期発見による，発症ないしは進行の防止。
　　• 定期健康診断の実施。
　　• 新生児タンデムマススクリーニング検査(➡316ページ)の実施。
(3) 第三次予防：すでに発症した疾患の進展の防止。
　　• 発症した疾患の慢性化の防止。

・疾患のために発現した障害の回復やリハビリテーションの導入。

とくに，現代病といえる肥満や糖尿病などの生活習慣病の増加には，小児期の食生活の変化が大きくかかわっていることが判明している。家庭での手づくり料理が少なくなり，離乳のときから既製品が多用され，しだいにファストフードやスナック菓子を好むようになり，かたいものを食べない子どもが増加しているなどの問題があげられている。また，年長児では 1 日 3 食でなく，2 食や 4 食，5 食のケースがみられたり，両親が働きに出ているため食事の管理が不十分になりやすいなどの問題も生じているとされている。

② 予防接種

予防接種の意義　予防接種は，ウイルスや細菌によるさまざまな感染症に対する免疫を獲得し，その病気にかからないようにするために行われる。母から子どもに移行した病気に対する免疫は，通常，生後 6 か月ごろまでに自然に失われていく。そのため，この時期を過ぎると，子ども自身で免疫をつくって病気を予防する必要が生じてくる。その援助をするのが予防接種である。

予防接種が行われる病気には，感染力が強く一度発症すると有効な治療法がなかったり，あるいは死亡率が高かったり後遺症を残す頻度が高いなど，重篤な疾患が多く含まれている。予防接種を受けることによって，それらの被害を極力避けたり，軽減することができる。

また，予防接種は過去に世界に脅威を与えた天然痘という病気を地球上から消滅させたように，多くの人々が接種を受けることによって，その病気自体を撲滅したり，流行を阻止することにも役だつ。予防接種を受けるということは，本人が病気にかからず健康でいられるようにすることと同時に，その人の家族や友人，未来の子どもたちの健康をもまもることにもつながる。予防接種がもたらす恩恵としては，①病気の予防による子どもへの恩恵，②子どもが病気にならないことで経済的負担・精神的負担が軽減されることによる家族への恩恵，③発熱児に対してその病気のことをある程度心配せずに安心して診療できるという医療従事者への恩恵などがある。

予防接種の種類　予防接種には，**定期接種**と**任意接種**がある。定期接種は，予防接種法で定められた予防接種で，一定の年齢になったら受けることが望ましいとされ，保護者には接種の努力義務が課せられている。定期接種は予防接種の対象年齢の期間が決められていて，その期間内であれば，自治体による接種費用の公費助成が行われ，多くの自治体では無償で接種できる。

一方，任意接種は保護者が接種するかどうかを選択できる予防接種のことで，希望者が各自診療所などへ行って接種し，費用は，自治体によっては一部助成があるものの自己負担が生じる。ただし，任意接種であるからといって，定期接種と比べて接種の重要性が低いというわけではけっしてない。

定期接種にはジフテリア・百日咳・破傷風・不活化ポリオの四種混合，

◎ 表 2-17　定期接種ワクチンの接種時期と方法（2022年10月1日現在）

対象疾病（ワクチン）		対象年齢	標準的な接種年齢	回数	間隔	接種量	方法
ジフテリア 百日咳 破傷風 ポリオ	沈降精製百日咳ジフテリア破傷風不活化ポリオ混合ワクチン（DPT-IPV）	1期初回：生後3〜90か月未満	生後3〜11か月	3回	20〜56日	各0.5 mL	皮下
		1期追加：生後3〜90か月未満	1期初回接種（3回）後12〜18か月	1回	1期初回接種（3回）終了後6か月以上の間隔をおく	0.5 mL	
	沈降精製ジフテリア破傷風混合トキソイド（DT）	2期：11・12歳	11歳に達したときから12歳に達するまでの期間	1回		0.1 mL	
麻疹 風疹	乾燥弱毒生麻疹風疹混合ワクチン（MR）	1期：1〜2歳未満		1回		0.5 mL	皮下
		2期：5〜7歳未満（未就学児[1]）		1回		0.5 mL	
水痘		1〜3歳未満	初回：生後12〜15か月	1回		0.5 mL	皮下
			追加：生後18か月〜3歳未満	1回	1回目の接種から3か月以上あけて		
日本脳炎		1期初回：生後6〜90か月未満	3歳	2回	1〜4週	0.5 mL（3歳以上）	皮下
		1期追加：生後6〜90か月未満	4歳	1回	1期初回終了後おおむね1年おく	0.25 mL（3歳未満）	
		2期：9〜13歳未満	9歳	1回			
BCG		12か月未満[2]	生後5〜8か月未満	1回		規定のスポイトで滴化	経皮
細菌性髄膜炎[3]（Hibワクチン）		生後2か月〜4歳	初回：生後2〜4か月	3回	4〜8週（医師が必要と認めた場合には3週間の間隔で接種も可）	各0.5 mL	皮下
			追加：1歳〜1歳5か月	1回	3回目の接種から7〜13か月あけて		
小児用肺炎球菌[4]（13価）		生後2か月〜4歳	初回：生後2〜4か月	3回	27日間以上の間隔をあけて	各0.5 mL	皮下
			追加：1歳〜1歳3か月	1回	3回目の接種から60日以上あけて		
子宮頸がん		12〜16歳	中学1年生	3回	ワクチンの種類によって異なる	各0.5 mL	筋肉
B型肝炎[5]		12か月未満	2〜8か月	3回	1か月間隔で2回, その後20週以上あけて1回	0.25 mL	皮下

◎ 表 2-17　（続き）

種類	対象年齢	標準的な接種年齢	回数	間隔	接種量	方法
ロタウイルス感染症	1価：生後 6〜24 週 5価：生後 6〜32 週	初回：生後 6 週〜14 週	1価：2 回 5価：3 回	1価，5価とも 4 週以上 （1価は 8〜14 週が望ましい）	1価：1.5 mL 5価：2.0 mL	経口

注：1）就学 1 年前から就学日の前日まで。
　　2）結核の発生頻度が高い地域では早期の接種が必要。
　　3）接種回数は，接種開始年齢が生後 7〜11 か月では 2 回＋追加 1 回，1〜4 歳では 1 回。
　　4）接種回数は，接種開始年齢が生後 7〜11 か月では 2 回＋追加 1 回，1 歳では 2 回，2〜5 歳では 1 回。7 価ワクチン 4 回接種者は任意で追加 1 回を接種。
　　5）Hbs 抗原陽性妊婦から出生した児には，生後 12 時間以内を目安に 1 回，初回注射 1，6 か月後に 1 回ずつ，計 3 回を接種する。

◎ 表 2-18　おもな任意接種ワクチンの接種時期と方法（2021 年 10 月 1 日現在）

種類	対象年齢	回数	間隔	接種量	方法
インフルエンザ	生後 6 か月以上の全年齢（とくに保育所・幼稚園・小学校・中学校の児童生徒，高齢者）	2 回 （13 歳以上は 1 回）	2〜4 週 （4 週が望ましい）	0.5 mL （3 歳以上） 0.25 mL （3 歳未満）	皮下
流行性耳下腺炎	1 歳以上の未罹患者	1 回		0.5 mL	皮下

　麻疹・風疹の混合（MR），日本脳炎，BCG，細菌性髄膜炎（Hib），小児用肺炎球菌，子宮頸がん（ヒトパピローマウイルス），B 型肝炎，ロタウイルス感染症が含まれ，任意接種にはインフルエンザ，流行性耳下腺炎（おたふくかぜ）などが含まれている。

　日本小児科学会が推奨する予防接種スケジュールを示す（◎ 表 2-17, 18）。

　また，◎ 表 2-19 で，世界中の国々に対して標準的な意見を提唱している世界保健機構（WHO）が推奨しているワクチンと，日本の現状を示した。比較すると明らかだが，これまで日本のワクチン事情はかなり世界から遅れをとっていた。世界で標準的なワクチン政策をどのように日本が導入したらよいか，どうしたら将来の子どもたちに有効で安全なワクチンをしっかりとした補償制度のなかで進めていけるのか，私たち医療側だけでなく行政側そして家庭内でも一緒に考えていく必要がある。

　子どもは発育とともに外出の機会が多くなるため，予防接種で抵抗力をつけ，感染症にかからないように予防することが大切である。最近「病気がはやっていないので，予防接種はもう必要ないのでは」という声を耳にすることがあるが，けっしてそのようなことはない。適切な時期に予防接種でしっかり免疫をつけ，感染症にかからないように予防することは，親の子どもに対する責務である。

○ 表 2-19　WHO 推奨ワクチンと日本の予防接種（2022 年 10 月 1 日現在）

疾病対象	WHO[1]	日本（予防接種法）
ジフテリア	推奨	定期接種
破傷風		
百日咳		
結核（BCG）		
ポリオ（小児麻痺）		
麻疹		
風疹		
インフルエンザ菌 b 型（Hib）		
肺炎球菌（13 価結合型）		
子宮頸がん（ヒトパピローマウイルス）		
B 型肝炎		
ロタウイルス胃腸炎		
日本脳炎	推奨（特定の地域）	定期接種
黄熱病		任意接種（おもに渡航者）
ダニ媒介性脳炎		―
水痘	推奨（特定の対象者）	定期接種
インフルエンザ		任意接種（高齢者のみ定期接種）
流行性耳下腺炎		任意接種

注：1) Summary of WHO Position Paper（September 2016）

F　子どもの精神保健

1　精神保健とはなにか

　精神保健という言葉には，精神疾患を予防すること，精神疾患をもつ人たち（子どもたち）に必要な治療やケアを提供すること，そして慢性の精神疾患をもった人たちが差別や偏見をもたれずに尊重されて生活できるように支援することが含まれている。

　かつての精神保健についての考え方は，精神的に健康な状態を目ざすというよりも，明確な精神疾患をもつ人たちを中心にすえたものであった。しかし，わが国の人が一生涯のうちにうつ病などの主要な精神疾患にかかる率は，最近の厚生労働科学研究費補助金による調査で約 2 割と報告されている。この数字が示すように，誰でも精神疾患にかかる可能性があるという考え方が，今日では普及している。精神保健は，一部の人たちの問題ではなく，一般の人たちの関心事になっている。子どもたちについても，同じことがいえるだ

ろう。

2 精神的健康について

身体的健康と ● 　身体の健康の場合は，多くの人が学校や職場で健康診断を受けているし，
精神的健康 健康維持のために食事に気をつかったり運動をしたりしている。身体の健康
は，自覚的な症状がなく健康診断で異常がなければ，ほぼ健康といえると多
くの人が考えるだろう。

　しかし，精神的健康については定義そのものがむずかしい。精神症状は，
精神疾患に罹患（りかん）している人でも自覚していないことがあるし，血液検査やX
線検査で判断できるわけではない。憂うつさやイライラ感が長く続かず，勉
強や仕事に支障がなく，家族や友人との関係もそれほどわるくなくて，生活
のなかでほどほどの楽しみがある人は健康といえるかもしれない。

子どもの精神的 ● 　子どもの多くは，このようなことをうまく言葉で表現できないので，精神
健康 的な健康状態を判断するのは，さらにむずかしい。親しい人物からみて元気
があって表情がいきいきしており，食欲があり睡眠もとれていて，勉強や身
のまわりのことをこなし，家族と交流し友達とふつうに遊べていて，明らか
な心身の症状がないなら，その子どもは精神的に健康だろうといえる。つま
り，精神的健康は，気分，食欲，睡眠，遊び方，家族との交流，集団への適
応，心身の自覚症状といった点についての評価を総合して判断することにな
る。

3 子どもと精神保健

子どもの精神 ● 　この半世紀の間に子どもの精神保健についての考え方は大きくかわってき
保健の変遷 た。かつては，児童精神科医や臨床心理士など，子どもの精神保健の専門家
は，知的障害や自閉症のような比較的重い発達障害の子どもたちや明らかな
精神疾患の子どもたち，それに非行少年たちにかかわってきた。看護職は，
児童精神科病棟などに配属されなければ，子どもの精神保健にかかわること
は少なかった。

　ところが，1960年代から学校に行きづらい子どもたちが医療機関で治療
を受けるようになり，さらに神経性やせ症，チック，強迫症など，一過性に
心身の症状を示す子どもたちも医療機関を受診するようになった。1990年
代に入ると注意欠如多動症やアスペルガー障害（軽症の自閉スペクトラム症）
などの比較的軽い発達障害と診断される子どもたちが，急速に増えてきた。
また，災害や虐待（ぎゃくたい），慢性疾患を経験している子どもたちに対する心理的な
ケアに対する認識が高まった。こうして，精神保健上の問題で医療機関を受
診する子どもは増加の一途をたどっている。

　さらに，精神科以外の医療現場でも子どもの精神保健についての配慮が強
く求められるようになり，子どもの身体的医療の現場に**臨床心理士**や**公認心**

理師，保育士，リエゾン精神看護専門看護師，チャイルド・ライフ・スペシャリスト[1]などの精神保健に関連する職種の人たちが参入するようになった。看護職は，医療現場における心理的なケアの重要な担い手であるが，今後はさらに，発達や精神保健に関するより深い理解と心理ケアの技術の習得が求められるようになるだろう。

G 子どもと社会

子どもを保護すべき対象と考え，大人とは違う存在として位置づけるようになったのは，近代になってからという学説がある[2]。わが国でも，江戸時代には，子どもは寺子屋で学ぶ場合もあったが，子もりをして農作業や家事を手伝うことがあたり前だった。明治以降に近代化が進むなかで，子どもも労働力として搾取されることになった。1933（昭和8）年に施行された旧「児童虐待防止法」は，家計の困窮のために子どもが危険な場所で働かせられたり，大道芸や見せ物小屋に売られたりしたことが背景にあった。

今日，いわゆる先進国においては，子どもは保護すべき存在であり，教育すべき存在として位置づけられているが，多くの開発途上の国で，貧しい家庭の子どもは生産活動や戦争の担い手になっている。

子どもは，社会の犠牲者になりやすい存在である。小児医療を担う者は，医療のことだけを考えるのではなく，広く社会の動きを知っていることが望まれる。

1 家庭環境

社会に出会う● 家庭は，子どもを社会からまもる場所でもあるが，はじめて社会に出会う
場所　　　　場所でもある。家庭は小さな社会ともいえるし，社会の情報は親を介して子どもたちに伝わるからである。

家族構成の変化● 家族の構成は，20世紀後半から21世紀初頭の間にも大きく変化してきた。第二次世界大戦後に3世代同居の世帯が減少，核家族が増加した。そして，近年は晩婚化が進み，離婚も減らないために，ひとり親世帯や単身世帯が増加している。また，少子化も加速している。厚生労働省の「ひとり親家庭の現状と支援施策について」によれば，2020（令和2）年の母子世帯は123万2000世帯，父子世帯は18万7000世帯と推計されている。

1）病気とたたかいながら慣れない病院生活を送る子どもの精神的負担を軽減し，子どもの発達を支援する医療専門職。仕事内容は，診断・治療についての子どもの理解力に応じた説明，病院内での遊びの援助，治療の際の精神的サポート，その子のきょうだいへの支援など多岐にわたる。
2）フィリップ＝アリエス著，杉山光信・杉山恵美子訳：〈子供〉の誕生．みすず書房，1980．

家庭環境の変化● 　女性の就業率が上がって，保育所や学童保育などを利用する親も増えている。子どもが多くの家族・きょうだいに囲まれて育つことは少なくなり，子育ての機能の一部は外部にゆだねられるようになった。子どもが少なくなった分，1人の子どもへの親の関心や期待は高くなり，親子が密着しすぎる傾向が生じているといわれているが，一方で親が子どもとふれあう時間が乏しくなっている家庭が増えているともいわれている。子どもの精神保健上の問題と，家庭環境の変化とを安易に結びつけて論じることはできないが，親を支援する際には，このような変化を念頭において，親が孤立して追いつめられないように気を配ることが望まれる。

2 社会構造の変化

現代社会の変化● 　現代社会の急速な変化は，子どもの発達や精神保健にさまざまな影響を与えている可能性がある。たとえば，少子化や住宅の高層化，農村部の過疎化（かそ）は，地域のなかでの子どもどうしの交流を少なくしている。ゲーム機の普及は，遊びのあり方を大きく変化させている。また，インターネットやスマートフォンの普及は，人とのつながりや情報収集のあり方を大きくかえている。現代社会における貧富の格差の拡大により，子どもの貧困の問題が注目されており，貧困が子どもの精神保健に悪影響を及ぼすことが考えられる。学習塾の普及と親の高学歴化は，学校や教師から権威を失わせ，外食産業やコンビニエンスストアの展開は，食生活や生活リズムに大きな影響を与えている。さらに，農林水産業が衰退し，小売業，外食産業，娯楽（ごらく）産業，教育・福祉サービスなどの対人関係のスキルを求められる仕事につく人が多くなっている。

社会の変化に◗
　よる影響　　このような急速な変化は，子どもの情緒発達や精神保健に大きな影響を与えていることは容易に予想できるが，どの変化がどのような影響を与えているかについては，確たる証拠はない。しかし，急速で大きな変化が社会におきていて，子育て，家族関係，子どもたちの生活の仕方，友達関係，教師の役割，恋愛，職業についての考え方などが変化してきている。そのようななかで，「ふつうの子ども」の発達の過程がどのようなものなのか，定型的でない発達とはどのような場合か，私たちはよく考える必要に迫られている。

3 現代社会と子ども

　現代社会は多様な社会変動が進行しており，子どもたちはその変動に巻き込まれながら生きている。このため，子どもたちの心や行動に，医療や教育，福祉の専門家にとっても理解しにくいような変化がおきているように思われる。

① 対人関係の質的変化

社会の変化と●
対人関係の変化

1世帯あたりの子どもの数や地域のなかの子どもの人口の減少によって，空き地や公園で一定の秩序をもちながら遊んでいた「子ども集団」がすがたを消した。小学校の高学年になれば，多くの子どもは塾やスポーツクラブに所属している。放課後に遊ぶ相手は，同学年の子どもが多い。子どもだけが一緒に過ごす世界が縮小し，子どもたちは大人の目の届く所にいることが多くなっている。きょうだいの数が減ることで，きょうだいげんかの経験が減り，きょうだい葛藤（かっとう）を感じることも減ってきているようである。

その一方で，子どもたちは携帯電話やスマートフォンを通じて連絡を取り合っていて，それが大人の目の届かない世界となっている。家族がそろって食事をとることは減っているが，大事なことを相談する相手は親であると答える子どもは増えている。

人間関係や家族関係が希薄化（きはく）していると単純にはいえないが，画像や文字などの視覚情報によるコミュニケーションが主流になり，身体や五感をフルに使った交流は減少している。もっとも，子どもたちが性的な体験を始める年齢は早い者と遅い者に二極分化しており，メールやソーシャルネットワークサービス（SNS）を通して自分の気持ちを告白するような情報だけのやりとりから，急速に身体を介した交流へ向かうことも少なくない。子どもたちは髪の毛を染めてメイクをほどこし，流行のファッションを身にまとって，生（なま）の自分をさらすことを恐れているようにみえる。21世紀は，対人関係において人間の歴史のなかで誰も経験したことのない状況が進行しているように思われる。

このような対人関係の変化が根本的な人の心の変化につながるものなのかについては，まだ結論が出ているわけではない。しかし，現代社会では対人サービスを行う仕事が増えており，対人関係のスキルに障害がある発達障害をもつ人たちが適応しにくい状況が生まれている。このため，対人関係面の発達支援が，教育や精神保健の分野で大切になっている。

子どもの対人●
関係の支援

子どもの対人関係面の発達支援を考える際に，乳幼児期の安定した養育環境，大人や仲間との全身と五感を使った遊びや共同作業，子どもだけの秘密の世界，大人の適度な権威と承認，段階的な親離れと子離れといった要素が大切であるという認識は，現代でも有効と思われる。どんな時代がきても，人間の発達において大切な要素は大きくはかわらないのかもしれない。とはいえ，現代社会の変動に対応した心の病理が増加する可能性はあり，そのような病理をもつ子どもへの支援を考えるときに，現代社会の特徴を頭においておく必要はある。

➋ 無気力と暴力

子どもの無気力●　たてまえ上は職業選択の自由があっても，社会階層の固定化が進み終身雇用制も崩壊して，なににでもなれそうで，なにになったらいいかわからない子どもたちが増えていると思われる。高校生であっても具体的に働くことのイメージが乏しく，女優やスポーツ選手など，ごくひとにぎりの人しかなれない仕事や自分の望んだ仕事が簡単にできると思っていることがある。子どもたちは，社会の未来も自分の将来も，思い描くことがむずかしくなっている。子どもたちの無気力を嘆くよりは，気力や意欲が低下するのはあたり前という認識をもったほうがいいだろう。そして，身近なところで学ぶことや働くことに生きがいを見つけられるような体験を提供することが，社会に求められている。

子どもの暴力●　子どもたちの暴力については，過剰な報道によってかなり増加しているような印象があるが，未成年の子どもや青年による殺人は統計上増えていない。警察が扱った少年の家庭内暴力の件数は，ほぼ横ばいである。ただし，学校で把握した学校内外の暴力に関しては，近年小学校で増えている傾向がある（➲図2-12）。また，子どもがおこした動機がわかりにくい殺人事件が詳しく報道されるようになり，インターネットを媒介とした言葉の暴力やいじめが問題となるなど，子どもの暴力に不安を感じる人は増えているだろう。数はともかく，子どもたちの暴力のパターンが変化している可能性はある。

　動機のわかりにくい暴力の一部に，発達障害が背景にあるケースや，ゲームやインターネットなどの影響が考えられるケースもあるだろう。ただし，発達障害があるから犯罪をおこしやすいとか，暴力的なゲームをするから暴力をふるいやすくなるといったことを示す証拠はない。ゲームやアニメが発

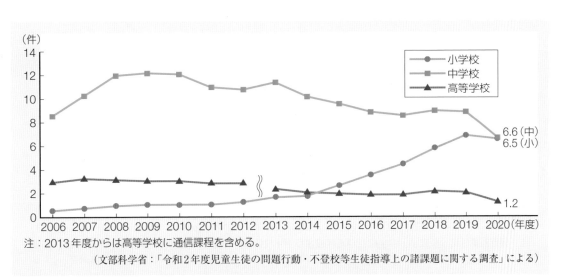

注：2013年度からは高等学校に通信課程を含める。

（文部科学省：「令和2年度児童生徒の問題行動・不登校等生徒指導上の諸課題に関する調査」による）

➲ **図 2-12　学校管理下・管理下以外における暴力行為発生率の推移（1,000 人あたり）**

達しているわが国において，アメリカやヨーロッパの主要国と比べたときに殺人・強盗・強姦などの凶悪な少年犯罪は少ない。発達障害に関連した暴力は，発達障害への教育関係者や一般の人たちの理解が進むことで減少するかもしれない。

❸ 不登校

不登校の状況●　身体疾患や親のネグレクト（育児放棄）以外の理由で小・中学校に登校しない子どもたちの割合は，近年増加傾向にある。2020（令和2）年度の中学生では，全生徒1,000人に約40人程度が不登校状態にある（⟳図2-13）。

不登校の要因と●
対応　学校へ行けないことの背景にある要因はさまざまであり，よく調べると強迫性障害やうつ病などの精神疾患と診断できるケースもあるが，その子どもにとって一時的に学校から離れていることが発達上必要だったのだと思われるケースもある。学校の側に問題がある場合もあるだろうし，家族関係に巻き込まれて家を出られない子どももいる。学校へ行くように促すのがよいか，そっとしておくのがよいかと悩む親も多いが，それぞれの子どもの状況や時期によって対応の仕方はかわってくるし，どれが正解ということはない。

　不登校だから病気だとはいえないが，明らかな精神疾患がある場合なら，児童精神科医の診断を受けて医学的治療を受けることが役だつこともある。カウンセリングや遊戯療法・家族療法が役だつこともあるし，フリースクー

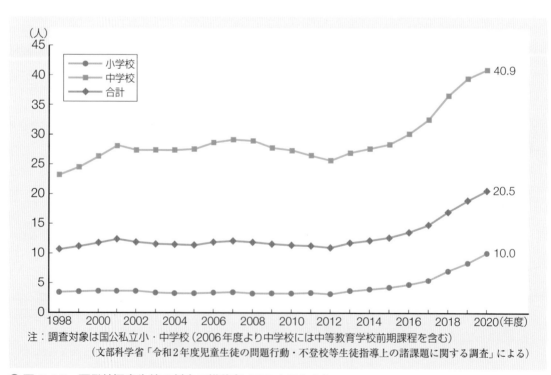

注：調査対象は国公私立小・中学校（2006年度より中学校には中等教育学校前期課程を含む）
（文部科学省「令和2年度児童生徒の問題行動・不登校等生徒指導上の諸課題に関する調査」による）

⟳**図2-13　不登校児童生徒の割合の推移（1,000人あたり）**

ルなどの利用がよいこともあるだろう。大切なことは，子どもを学校に行か
せることだけを目的にせずに，その子どもの情緒的発達を促すための支援を
心がけることである。

④ 児童虐待

児童虐待の状況●　児童相談所における児童虐待の相談件数は，増加しつづけている(◎図
2-14)。社会の児童虐待の認識が高まっていることも増加の要因と思われるが，
地域社会や親戚からのサポートを得られない孤立した親が増えていることな
ども増加の要因であるかもしれない。

　　　虐待を受けやすいのは乳幼児であるが，小・中学生も少なくない。虐待を
する者は，実の父母が多く，ほかに，継父や継母，親の交際相手，きょうだ
いなどである。虐待をする者自身が虐待を経験していることが多いといわれ
ているが，2005(平成17)年度の東京都福祉保健局の調査では明らかな被虐
待体験のある者は9.5%である。虐待する者は経済的に困窮している場合が
多く，薬物依存や精神疾患が背景にある場合もある。しかし，どの社会階層
でも虐待はおこりうる。

虐待の分類●　児童虐待は，**身体的虐待，心理的虐待，性的虐待**，およびネグレクト(**育
児放棄**)に分類される。医療現場でも，虐待によって外傷や熱傷を受けてい
る可能性や性的虐待，心理的な傷を受けている可能性をつねに念頭におく必
要がある。親のかたよった信念や信仰のために適切な医療を受けさせない**医
療ネグレクト**や，親自身が注意を引きたいなどの心理的な問題をもっていて
子どもを病気にしたてあげること(**代理ミュンヒハウゼン症候群**)もあるので，

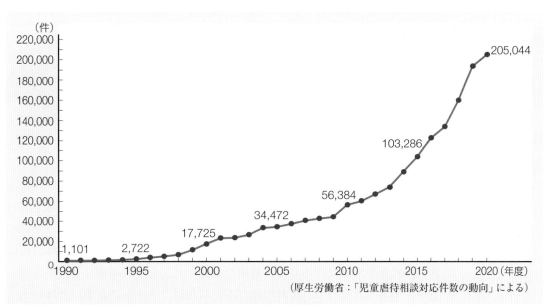

(厚生労働省：「児童虐待相談対応件数の動向」による)

◎ 図2-14　児童相談所での児童虐待相談対応件数の推移

注意が必要である。

虐待の通告● 2000（平成 12）年に施行された「児童虐待の防止等に関する法律」（児童虐待防止法）では，児童虐待を受けたと思われる児童を発見した人は，すみやかに市町村や都道府県の設置する福祉事務所もしくは児童相談所に通告しなければならないことを定めている。この場合，医師や看護職のように職業上の守秘義務があっても通告する義務が優先される。

虐待を受けた● 児童虐待を受けた子どもたちは，虐待が深刻であれば児童相談所によって
子どもへの対応 保護されて，虐待される危険性が高い間は，乳児院や児童養護施設や里親などに措置される。虐待が深刻でない場合には，親への在宅指導が行われることもある。虐待を受けた子どもは，人への信頼感が乏しく甘え方がへたで，自尊心も低く，自傷行為や他の子どもへの暴力などを行う者も少なくない。このため，単に保護するだけでなく，心理的なケアが必要であり，ときには精神医学的な治療や心理療法が必要となることもある。虐待を行ってしまった親に対しての心理的な支援も重要である。

４ 精神的健康と身体的健康

発達上の挫折や環境上のストレスにより心の健康がそこなわれたときに，さまざまな身体症状を示す子どもは多い。頭痛や腹痛，下痢や嘔吐，過呼吸，発熱，抜毛，食欲不振，体重減少など，身体症状も多様である。身体症状があるときには，まず重大な身体疾患がないかを確かめることが大切だが，身体症状の背景に心理的な問題が隠れていることも少なくない。一方，身体の健康がそこなわれれば，誰でも不安になったり気持ちが沈んだりする。身体疾患のために生活が制限されたり，通院や入院をしいられたりすること，治療のために親と離ればなれになることは，子どもたちには大きなストレスになりうる。

身体的な医療の現場では，まず身体面に注意が向くことはやむをえないが，子どもの心の健康や情緒的な発達にも配慮が必要である。子どもの心の動きや子どもの視点を理解するためには，知識を得るだけでなく，スーパービジョン（個別的な監督指導），日常的な同僚との意見交換，症例検討などによる研修を受けることが望まれる。

５ 社会のストレスと子どもの心

ストレスとは，なんらかの刺激によって生体に生じたゆがみを意味している。いまの子どもたちが昔より多くのストレスを受けているのかどうかについては，学問的に十分なデータがあるわけではない。第二次世界大戦直後は戦災孤児も多かっただろうし，貧困や食糧不足，犯罪の増加など，多くのストレスがあっただろう。それに比べて，現代は，ストレスが多いとはいえない。しかし，都市部では幼稚園から始まる「お受験」競争があり，親の失業

や単身赴任が増加していることなどを考えると，子どもたちのストレスが減っているともいえない。もっとも，子どもが成長し健全に発達していくためには，適度のストレスは必要であり，もって生まれた性格や体質によってもストレスの影響は違ってくる。

　確かなことは，ストレス状態にあり，心身の症状や行動上の異常を示して医療を受ける子どもたちは増えているということである。そして，そのような子どもに対しては，医療関係者だけでなく，教育関係者，福祉関係者などの専門家が連携して支援することが大切である。

●参考文献
1）厚生労働統計協会編：国民衛生の動向 2023/2024．2023．
2）厚生労働省：平成 22 年乳幼児発育調査報告書．2011．
3）マーク・H・ビアーズほか著，福島雅典総監修：メルクマニュアル日本語版，第 18 版．日経 BP 社，2006．
4）厚生労働省：日本人の食事摂取基準 2020 年版．2019．
5）厚生労働省：授乳・離乳の支援ガイド．2019．

まとめ

- わが国の周産期死亡率・乳児死亡率は，第二次世界大戦以降著しく減少している。
- 出生から 1 か月未満を新生児期，1 か月から 1 歳未満を乳児期，1 歳から小学校就学前までを幼児期，小学生を学童期，成人へ移行する第二次性徴発現の時期を思春期とよぶ。
- 生後 2〜4 日ごろまでに一時的に体重が減少することを，生理的体重減少という。
- 大泉門は，1 歳 3〜6 か月ごろに閉鎖することが多い。
- 成長の評価方法として，身長・体重を組み合わせたカウプ指数（乳幼児期）ローレル指数（学童期）や，標準体重との比較をみる肥満度がある。
- 子どもの呼吸数・脈拍数は，成人に比べて多い。
- 子どもの体重に占める体内水分量の割合は，成人よりも大きい。
- 新生児の生後すぐに排泄される黒褐色の便は，胎便とよばれる。
- 子どもの食事は，単に栄養やエネルギーをとることにとどまらず，情緒発達にも影響を及ぼす重大な意義をもっている。
- 離乳とは，母乳や育児用ミルクなどの乳汁栄養から幼児食に移行する過程をさす。
- 子どもの衣服は，保温性・吸湿性・通気性にすぐれた素材が望ましい。
- 沐浴は 10 分程度とし，授乳直後や空腹時を避ける。
- 子どもの生活のなかで遊びの果たす役割は大きく，遊びは社会性の発達とも密接に関係している。
- 予防接種には定期接種と任意接種がある。
- 児童虐待は①身体的虐待，②心理的虐待，③性的虐待，④ネグレクトに分類され，児童相談所における児童虐待の相談件数は増加しつづけている。

❶ 次の文章の空欄を埋めなさい。

▶生後4週未満の死亡を(①   )
といい,そのうち生後1週間未満の死亡
を(②   )という。

▶(③   )は,21世紀の母子
保健の主要な取り組みを示す国民計画運
動として策定された。

▶乳児期には,出生時と比較して身長は約
(④   )倍となり,体重は約(⑤
)倍となる。

▶(⑥   )は,乳児期早期には頭皮上
で触知でき,脱水症時は陥凹し,頭蓋内
圧亢進時は膨隆する。

▶(⑦   )は,感染症に対する免疫
を獲得し,罹患を防ぐとともに,病気の
流行を阻止することにも役だつ。

▶児童虐待には,(⑧   ),(⑨
         ),(⑩   ),(⑪
)が含まれる。

❷ 次の問いに答えなさい。

①乳幼児期の身体発育のバランスの評価に
用いる指数はなにか。

答(   )

②母乳,とくに初乳に多く含まれる感染制
御因子である免疫グロブリンはなにか。

答(   )

❸ 〔   〕内の正しい語に丸をつけなさい。

①乳児死亡の原因で最も多いのは,〔乳幼
児突然死症候群・周産期に特異的な呼吸
障害等・先天性奇形/変型および染色体
異常〕である。

②子どもの発達において,定頸(首すわり)
の目安は〔1～2・3～4・5～6〕か
月,座位の目安は〔3～4・5～6・7～
8〕か月である。

③離乳食の開始は〔1～2・3～4・5～
6〕か月ごろを目安とし,1日〔1・2・
3〕回から始める。

④麻疹・風疹混合ワクチンは〔定期接種・
任意接種〕である。

第3章

子どもの診療と看護

- 本章では，小児看護の実践において理解しておくべき基礎的な事項を学習する。
- 外来・入院時の子どもと家族への看護，バイタルサイン測定や与薬の方法など，子どもに特化した看護技術，症状に応じた看護の方法などについて学んでいく。

A 病気をもつ子どもの診療と看護

1 疾病・障害が子どもと家族に与える影響

1 子どもへの影響

病気に対する子どもの反応　病気に対する反応は，年齢によって異なる。幼児は，病気の原因は自分がわるいことをした罰だ（例：妹とけんかしたから）ととらえやすい。7歳以降になると，理論的な理解（例：ばい菌を吸ったら風邪をひいた）が始まり，12歳以降になると，大人と同様の理解が得られるようになるといわれている。

病気・治療に伴うストレス　病気や障害をもつ子どもは，①身体的苦痛や不快，②身体像の変化，③生活の変化や制限，④関係性の変化などに伴うさまざまなストレスをかかえている。病気に伴う発熱や痛みなどの身体的苦痛や不快，検査や治療に伴う痛みや苦痛は，子どもにとって心身の安楽をおびやかす体験となる。また，病気や事故，さらにその治療に伴い身体の外見や容貌が変化することは，とくに学童期以降の場合は，自己の身体像への不協和や劣等感にもつながりかねない。

　疾病によっては，運動や食事などの制限がある場合もある。乳幼児の場合は，こうした制限が生活習慣の確立や成長発達にも影響を及ぼす。学童期以降では，仲間と同じ行動がとれないことによる孤独感やあせりを強めたり，学校になじめずに遅刻や欠席を繰り返したりする子どももいる。

　さらに，入院した場合は，新しい環境での生活が始まる。とくに乳幼児は，母親と引き離されることに対して心理的混乱を示し，学童期以降では，仲間と離れることによる疎外感や孤独感をつのらせる。

② 家族への影響

家族の反応● はじめて子どもの病名やその予後・治療について説明を受けた家族は，大きな衝撃を受け，心理的混乱を示す。子どもの病気に対して自分をせめたり，「もっと早く受診すればよかった」と深く後悔したりする。また，「そんな病気であるはずはない」など，事実を否認することで心の均衡（きんこう）を保とうとする家族もいる。このような家族の反応は，家族の状況，病気に対する知識・経験，価値観，子どもの病気の種類や重症度などによって異なる。

家族の不安や●
ストレス 病気や障害をもつ子どもを養育する家族の負担やストレスとして，①子どもの病状・治療，将来への不安，②子どもの苦痛や不安に対する無力感，③子どもの世話に対する不安・負担，④家族の関係・生活の変化があげられる。さらに，入院が必要になると，これらに入院生活や経済面に関する不安なども加わる。

② 外来における子どもとその家族への支援

小児外来には，①日常的な疾患の診察を行う一般外来，②慢性疾患など長期的な診療を行う専門外来・特殊外来，③健康な子どもに対する健康診断や予防接種などを行う外来などがある。いずれも，受診する子どもと家族の状況を把握したうえで，子どもと家族に必要なケアをアセスメントし，支援することが求められる。ここでは，一般外来における看護を中心に説明する。

①**緊急性の把握と判断**　病状・既往歴の簡単な問診や子どもの様子の観察をし，受診の緊急性を判断する。体調に応じ，ベッドで休ませる，診察の順番を早めるなどの対応をする。

②**感染症への対応**　麻疹（ましん）や水痘（すいとう）などの伝染性の感染症に罹患（りかん）した子どもや，その潜伏（せんぷく）期にある子どもが来院する可能性もあるため，来院した子どもの感染徴候の有無，周囲の感染症の流行状況を確認する。感染が疑われる場合は，周囲の子どもへの感染を予防するため，説明を行ったうえで隔離する。

③**待ち時間への配慮**　子どもや家族は不安をかかえ，緊張している。不安をできるだけ最小限にするため，話しやすい雰囲気づくりに努め，診察・処置・検査などの流れや目的を説明する。また，子どもがリラックスできるプレイスペースやおもちゃ，本の整備，壁面のディスプレイの工夫も大切である（◎図3-1）。

④**診察時の配慮**　子どもや家族は，見慣れない人や医療機器に不安を感じている。診療や処置，検査については，その手順を説明するなどの**プレパレーション**（◎276ページ）が必要である。診察中は，診察の介助をしながら，医師の説明内容が理解できているか，家族が疑問に感じていることを質問できているかなどを観察し，必要に応じて補足説明や医師への橋渡しを行う。

⑤**家庭での看護方法の説明と情報提供**　子どもと家族が安心して生活を送

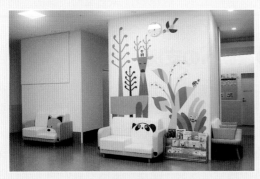
a. 外来待ち合い

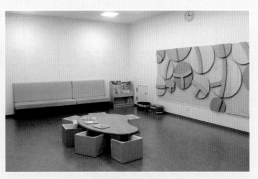
b. 外来のプレイルーム

◯ 図3-1　小児外来の様子

れるよう，家庭での適切な看護の方法や相談窓口の紹介などの情報提供を行う。

3 入院する子どもとその家族への支援

子どもの場合，入院の多くは緊急入院である。子どもの年齢や性別，疾患の種類，感染の有無などを考慮し，病室を決定する。入院初期の対応は，子どもや家族との信頼関係を築くうえで基盤となる，大切な時間となる。

①全身状態の観察とヘルスアセスメント　入院する子どもの受け入れをしたのち，全身状態の観察を行う。施設の記録用紙に基づいて，系統的に情報（基本的情報，主訴，現病・既往歴，身体的所見，日常生活の様子，発達状況，家族の状況など）を集め，ヘルスアセスメントを行い，必要とされる支援を導き出す。

②検査・処置時の対応　入院後，採血や点滴の挿入などの検査や処置が実施される。子どもの理解力に応じて説明し，納得して取り組めるようにかかわることが大切である。

③病状説明時の対応　入院初期の家族は動揺しているため，医師からの病状や治療計画の説明の内容を十分に理解できなかったり，医師に確認しようと思ったことを聞けずにいたりすることもある。家族の医師からの説明の受けとめ方を確認したり，わかりやすい言葉で看護職から補足説明したりするなどの対応も必要である。

④入院オリエンテーション　入院オリエンテーションは，子どもや家族の不安を軽減し，安心して病棟での生活が送れるようにするために行う。しかし，緊張と不安が入りまじる入院初期に受けた説明内容は，記憶していないことも多い。そのため，子どもや家族の反応をみながら段階的に説明したり，再確認するためのパンフレットを用意するなどの配慮をする。オリエンテーションでは，入院の目的，病棟内の諸施設・設備の配置や使用方法，医師や

看護師，保育士などの病棟スタッフの紹介，病棟の日課や規則の説明，同室児への紹介などを行う。

4 在宅療養をする子どもとその家族への支援

小児医療の進歩によって子どもの救命率は向上したが，健康問題や障害が残り，さまざまな処置や管理(酸素吸入や人工換気療法，経管栄養法など)を生涯必要とする子どもが増えてきている。

かつては，このような子どもは長期入院を余儀なくされていたが，医療保険制度の改革の流れや，子どもの健全な成長・発達や生活の質の向上をめざすことから，入院期間の短縮化や在宅医療が推進されるようになった。しかし，医療行為を継続しながらの生活は，家族にとって多大な負担やストレスが生じ，在宅療養の継続が困難になる場合もある。医療行為を中心とした健康管理だけでなく，子どもと家族のライフサイクルを視野に入れ，地域の保健師や訪問看護ステーション，教育機関と連携しながら支援することが大切である。

B 入院環境と患児・家族へのかかわり

1 病棟の環境

子どもの入院環境は，病気の回復のためだけでなく，子どもにとって楽しく，安全で，成長・発達を促進する環境を整えることが必要である。

1 物理的環境

病室● 病室は原則的に発達段階別に分け，学童期以降は男女別にする。年少児や重症児の場合は，ナースステーションに近い部屋を選択する。また，子どもの病状に応じて，感染症の子どもを収容する隔離室，易感染状態の子どもを収容するクリーンルーム，重症な子どもの全身管理と治療を目的とした集中治療室などを選択する。

病室内は，子どもの様子が観察しやすく，子どもからも看護師が見えるように，病室の壁面にはガラスがはめられていることが多いが，カーテンなどで仕切ることができ，プライバシーがまもれるような配慮が必要である。さらに，壁面やカーテンなどは子どもらしい色彩や模様を施すなど，子どもが安心して過ごせるような工夫をするとよい。

病室以外の設備● ベッドやトイレ，テーブル，洗面台，浴室などを，子どもの体格に合ったサイズや構造にすることは，子どもの安全確保や基本的生活習慣の自立を促すうえで欠かせない。

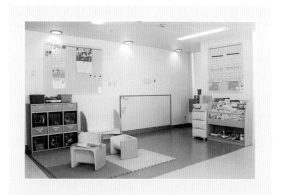

◆図3-2　病棟のプレイルーム

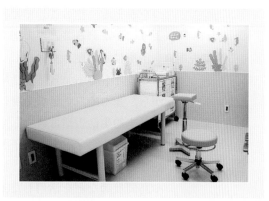

◆図3-3　処置室

　また，プレイルームや学習室は，小児病棟に特有な設備としてあげられる。**プレイルーム**(◆図3-2)には，おもちゃ，本，テレビ，DVDなどを準備し，子どもが安全に自由に遊べる楽しい空間をつくる。学習に専念できる場として**学習室**があるとよいが，施設の状況によっては，食堂を学習室として利用できるように工夫する場合もある。

　食堂も，子どもにとっては楽しみな場所の1つである。入院中の子どもたちが一緒に食事することで礼儀作法を学んだり，食事摂取が進んだりする利点もある。

　処置室(◆図3-3)は，子どもにとって不安や恐怖を感じやすい場所である。そのため，少しでも安心できる場になるよう，壁面や天井を装飾し，子どもが気晴らしできるようなおもちゃや本，音楽などを準備しておく。

　ナースステーションは，病棟全体がよく観察でき，子どもや来訪者の動きが把握しやすい，子どもからも看護職の動きが見えやすい場所が望ましい。

② 人的環境

　入院中におもにかかわるのは，医師，看護職，理学療法士などである。そのほかに小児病棟特有な職種として，**保育士やチャイルド・ライフ・スペシャリスト**(CLS)，**ホスピタル・プレイ・スペシャリスト**(HPS)，**学校教師**などもいる。看護職は，さまざまな職種と互いの専門性を尊重しつつ，連携をとり，子どもや家族にとって望ましい入院環境を整える役割を担う。

② 入院中の看護

① 日常生活への援助

乳児期●　乳児は泣くことで，空腹や不快などのすべての欲求を周囲に伝え，日常生活において全面的な援助が必要な時期である。乳児の成長・発達や病状を考慮しながら，基本的欲求を満たすようにかかわること，声をかけながらおむ

つをかえる，抱っこして授乳をするなど，できるだけ快の刺激を多く与えるようにかかわることが大切である。

幼児期● 　治療による制限や入院による影響から自立が妨げられたり，退行したりすることもある。日常生活場面において，子どもができる範囲を見きわめながら，基本的生活習慣を身につけられるように支援する。

学童・思春期● 　基本的生活習慣は自立しているが，治療中心の入院生活が続くと生活リズムが乱れることもある。子どもと一緒に日課表をつくり，規則正しい生活を送れるようにする。また，病状に応じて学習を継続できるように，院内学級や訪問教師などを活用したり，学習場所を提供したりする。

② プレパレーション

　プレパレーションとは，入院や医療処置によって引きおこされる子どもの心理的混乱を最小限にし，子どもなりにのりこえるための対処能力を発揮できる環境を整えることである。プレパレーションは，単に事前に処置について説明することだけではない。プレパレーションの流れは，次のようである。

(1) アセスメントと計画：子どもと家族の状況をアセスメントし，子どもに適したプレパレーションの方法を計画する。

(2) 狭義のプレパレーション：ぬいぐるみや絵本などの遊びを通し，子どもが医療処置について理解・納得し，心の準備ができるようにかかわる。

(3) 医療処置中のディストラクション：子どもの不安や恐怖を軽減するために，実際の処置中におもちゃなどを使って，子どもの関心を興味のあるものに引きつけ，気をまぎらわせることができるようにかかわる。

(4) 医療処置後の遊び：処置が終わったあと，子どもが達成感を感じられるように，子どものがんばりを認める。また，子どもとの遊びや会話を通して，子どもの感情を表現する場を設ける。

(5) 次の医療処置に向けてのアセスメントを行い計画をたてる。

③ 遊びと学習への支援

遊び● 　入院中の子どもは，疾患や治療に伴う不安や苦痛，日常生活上の制限や環境変化などを体験する。遊びは，そのような体験に伴う苦痛を軽減させるとともに，その子らしさを表現できる機会となる。

　また，子どもの気持ちを知る，処置や検査，疾患への子どもの理解を得るなど，子どもとのコミュニケーションの手段としても有用である。遊びを提供する際は，子どもの発達・興味・病状をふまえながら，安全に楽しく遊べるような工夫が必要である。

学習● 　学童期以降の子どもは，学習を通して達成感を得たり，仲間から離れている自分を支えたりするため，教育の機会を確保することが大切である。入院中の教育を継続するために，**院内学級**や**特別支援学校**が併設されている場合

もある。

　医師や教師と連携をとりながら，可能な限り，学習と治療の時間が重ならないような配慮をする。

④ 面会と付き添い

面会● 　子どもは慣れ親しんだ人と過ごすことによって，気持ちが安らぎ，ストレスが緩和される。また，家族にとっても面会時間は，子どもの病状や入院生活の様子を把握する機会となる。

　小児病棟では，感染予防の観点などから，面会人数や面会人の範囲などの規則が定められている。しかし，核家族化，働く母親の増加などにより，家族のニーズが多様化し，従来の面会規則では対応しきれない場面もある。また，子どもは入院中であっても，子どもに害が及ばない限り，いつでも家族と一緒にいる権利をもっている。そのため，子どもや家族の要望や状況に応じた柔軟な対応が必要である。

付き添い● 　付き添いの決定については，多くの場合は，病院主体となっている。乳児や年少幼児の場合には，分離不安が強いことから家族が付き添うことが多いが，食事や入浴設備が整っていないなど，付き添う家族自身の生活環境が保障されていない状況もある。子どもや家族の状況や意向をふまえながら，付き添いの決定やその期間など，子どもや家族にとって望ましいかたちを選択していくことが大切である。

⑤ 事故予防

　子どもは，周囲に対する注意や危険に対する認知が発達途上であるため，事故がおこりやすい。子どもの発達段階をふまえて，十分な観察や環境整備を行い，入院生活上でおこりうる事故を未然に防ぐことが大切である。院内でおこりやすい事故として次のようなものがあげられる。

転落・転倒● 　乳児や年少児では，ベッドや診察台，バギーや椅子（いす）からの転落がおこりやすい。子どもの成長発達に合わせたベッドを選択し，ベッド柵（さく）を必ず上げる，バギーなどのベルトの固定をするなどの対応をする。

　幼児以降では，身体バランスをくずしたり，体力の低下，点滴・ドレーン類挿入による体動困難による転倒がおこりやすい。水をこぼしたまま放置しない，つまずきやすいものは置かないなど，廊下や病室内の環境整備に努める。また，はき物は踵（かかと）のあるものを使用する。

点滴・チューブ類の自己抜去● 　乳児では活発な四肢の動きによって，幼児以降では，点滴やチューブの必要性の理解が不十分なこと，過度のストレスやルートの違和感などから，自分で抜いてしまうことがある。子どもの思いを傾聴（けいちょう）したうえで，点滴・チューブ類の必要性を説明する，気分転換をはかるなどの対応を行う。やむをえず抑制する場合は，複数の医療者でその必要性を検討するとともに，子

どもや家族に十分に説明を行う。

誤嚥● 身のまわりのものをなめたり口に含んだりする行為は，乳幼児にとっては，自分以外のものを知る学習過程である。しかし，手にとったものが食べられるものかどうかを判断する能力が発達途上であるため，予想外のものを誤飲・誤嚥する。ベッド内に小さいおもちゃやボタン電池を使ったものは置かないなど，家族とともにベッド内の環境整備を心がける。

窒息● 窒息の原因として最も考えられるのが，嘔吐や溢乳である。授乳後は十分な排気をし，軽く顔を横に向けるか側臥位にする。また，寝具やおもちゃによって口や鼻をふさがないように，ベッド内の整理整頓を行う。

熱傷● 罨法時に用いる用具は，使用前に破損がないか確認する。温枕には 60℃くらいの湯を用い，カバーをして身体に直接触れないようにする。罨法中は，局所の皮膚の発赤や皮膚色を観察する。

外傷● はさみなどの危険なものは，子どもの手の届く範囲に置かない。

❻ 家族への支援

子どもの入院に伴い，家族はさまざまな不安やストレスをかかえ，多様な反応を示す。また，入院という状況は，家族にとって子どもを人質に取られているのも同然の状態であり，医療者に言いたいことがあっても思うように主張することが困難な状況にもある。そのため，看護職のほうから積極的に声をかけて，家族の思いを傾聴する。そして，子どもを中心としながら，家族とパートナーシップを形成し，子どもの健康を回復するための方法をともに考え，実践する。その際，家族がもつ力を見きわめ，その力を発揮できるように支援することも大切である。

❼ 退院に向けての支援

退院に向けての支援は，入院当初から始まる。つねに「子どもはどのような状態になったら退院できるか」を意識し，子どもや家族と一緒にその状態を目ざすことが必要である。

入院期間の短縮化や在宅療養の推進に伴って，家庭で医療的ケアを行う子どもや，慢性疾患のコントロールを続けながら家庭生活を送る子どもとその家族が増えている。このような状況にある子どもや家族が，病気をかかえながら家庭生活や社会生活を送れるようになるためには，入院中のさまざまな場面のなかで，病状の変化，疾患に伴う日常生活上の注意点や治療薬の説明をしていくことが大切である。

C 小児看護の基礎技術

子どもにとって検査・処置は未知で非日常的な体験である。予測不能であるため，不安や恐怖を感じ，心理的混乱をきたす場合もある。処置や検査の際は，手順や留意点を把握し，必要物品や子どもの心の準備をしたうえで行う。また，衣服を脱ぐ検査や処置もあるため，プライバシーや保温にも配慮する。

1 身体の計測

身体計測は，①子どもの成長や栄養状態の評価，②疾病による身体の変化や異常を早期発見することを目的に行う。測定する際は，子どもの成長・発達に適した器具を用いて，測定条件(測定時間や測定時の子どもの状況，測定部位など)を一定にし，正確に測定することが大切である。前回の測定値に比べ増減が著しいときは再度計測し，測定値が正確かどうか確認をする。

1 体重測定

目的● ①発育や栄養状態，健康状態，②輸液量・与薬量，必要水分量，必要栄養量，③浮腫や脱水の病状経過の把握や治療効果を把握するために行う。

測定のポイント● (1) 発達段階に応じた体重計(乳児用デジタル体重計，一般体重計)を使用する。

(2) 体重計を水平な所に置く。乳児用デジタル体重計を使用するときは，バスタオルを敷いた時点で目盛が0gになっていることを確認する。

(3) 毎回同一条件となるように配慮して測定する。原則として食事，授乳，入浴，運動前とし，裸で計測する。幼児の場合は，あらかじめ排尿・排便をすませておく。

(4) 2歳未満は仰向けか座位で体重計の台の上に乗せ，2歳以上は体重計に正しく立たせて計測する。

(5) おむつを着用したまま測定したときや点滴でシーネを使用している場合は，計測後にそれらの重さを全体の体重から差し引く。

(6) 乳児用デジタル体重計を使用する場合は，計測中の転落を防ぐため，子どもから目を離さず，子どもに手をかざすようにして見まもる(⊙図3-4)。

(7) 身体の動きが激しく，体重計に乗せることが危険なときや計測をいやがるときには，看護職や家族が抱いたまま一般体重計に乗り，2人の合計体重値から抱いた者の体重を差し引いてもよい。

2 身長測定

目的● 子どもの発育状態や身体バランスを評価するために行う。

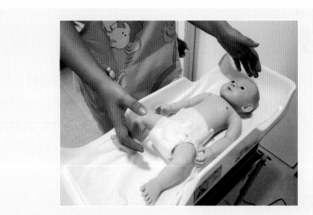

転落を防ぐため，手をかざすようにして見まもる。計測後におむつの重さを
差し引き，正確な体重を記録する。

●図3-4　体重測定

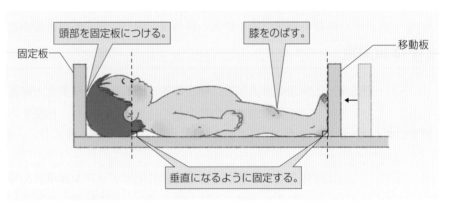

●図3-5　身長測定

測定ポイント● (1) 発達段階に合わせて，測定器具（乳幼児用身長計，一般身長計，メ
ジャー）を選択する。一般的には，2歳未満には，乳幼児用身長計を用
いて仰臥位で測定する。重症心身障害児や立位困難で身体に変形があ
る場合は，メジャーを用いる。

(2) 乳幼児用身長計による計測のときは，2人で実施する。1人が子どもの
頭部を固定板に密着させ，耳孔と眼窩下縁を結んだ線が台板と垂直にな
るように固定する。もう1人が膝を固定し，下肢を十分にのばして足底
が台に対して垂直になるようにする（●図3-5）。

(3) 一般身長計による計測のときは，靴や靴下を脱いで足先を30度くらい
の角度に開き，身長計の尺柱に両踵部，殿部，背部，後頭部が接する
ように立つ。眼窩と耳孔を結んだ線が尺柱と垂直になるように頭を固定
する。

(4) 1mm単位まで計測する。

❸ 頭囲測定

目的●　①頭蓋骨の発育状態の評価，②頭囲に変化をきたす疾患（水頭症，小頭症など）の早期発見や治療後の経過観察のために行う。

測定のポイント●　(1) 原則として計測時の体位は，2歳未満は仰臥位，2歳以上は座位または立位とするが，子どもが安静にしていられる体位を選択する。

(2) 前頭結節（眉間）と後頭結節（後頭部最突出部）を通るようにメジャーをあてて計測する（◯図3-6）。メジャーをきつく締めたり，よじれたりしないように注意する。

❹ 胸囲測定

目的●　①胸郭の発育状態の評価，②胸部の異常の把握のために行う。

測定のポイント●　(1) 上半身を裸にし，2歳未満は仰臥位で，2歳以上は立位で計測する。

(2) 背面は，肩甲骨直下部，前面は乳頭直上部にメジャーをあてて測定する（◯図3-7）。呼吸によって値が変化するため，自然の呼吸をしているときに，呼息と吸息の中間で計測する。

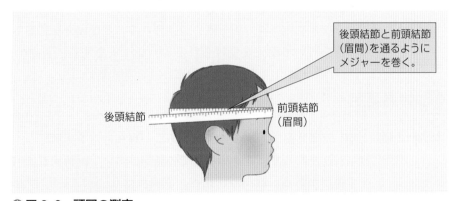

後頭結節と前頭結節（眉間）を通るようにメジャーを巻く。

後頭結節　前頭結節（眉間）

◯**図 3-6　頭囲の測定**

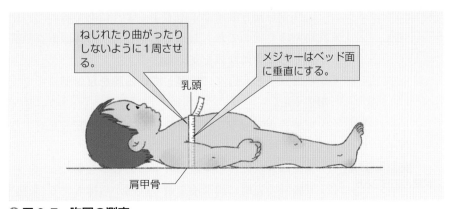

ねじれたり曲がったりしないように1周させる。

メジャーはベッド面に垂直にする。

乳頭

肩甲骨

◯**図 3-7　胸囲の測定**

(3) 1 mm 単位まで計測する。

5 腹囲測定

目的● 腹囲の増大をきたす疾患や症状による異常(腹水, 肝肥大, 腹部腫瘍など)の把握のために行う。

測定のポイント● (1) 仰臥位で膝をのばし, 臍上部を通る周囲にメジャーを一周させる。呼吸によって値が変化するため, 呼息終了時の値を計測する。

(2) 症状の変化を観察するために, マーカーで印をつけて, 同一部位の変化を把握することもある。

(3) 食事などの影響で値が変化するため, 条件を一定にして測定する。

(4) 1 mm 単位まで計測する。

2 バイタルサインの測定

子どもの場合, 病状の進行は大人に比べて速いが, 言語能力が発達途上であるため訴えが不明確であることが多い。異常の早期発見・早期対処には, バイタルサインの変動を注意深く観察することが重要である。

子どものバイタルサインの測定には, 発達段階に応じた測定器具, 測定方法, 測定技術が必要である。子どもにとっては, 測定中に同一体位を保持することや血圧計で腕を締めつけられることは大きな苦痛となるため, 安心し落ち着いて測定を受けられるような工夫をする。苦痛の少ないものから, 「呼吸→脈拍(心拍)→体温→血圧」の順に進めてもよい。

1 体温測定

体温計の種類と● 水銀体温計, 電子体温計がある。現在は電子体温計が一般的に使用されて**測定部位** おり, ここでは電子体温計での測定について説明する。口腔, 耳, 腋窩, 直腸用がある。腋窩温に比べ, 直腸温は 0.5～1℃, 口腔温は 0.2～0.5℃ 高いため, 測定部位を統一する。

腋窩検温の● (1) 発汗状態の確認後, 汗をかいていればふいて, 体温計の先端が腋窩中央**手順とポイント** より少し前方最深部に密着するようにあてる。

- 乳幼児は, 抱いておもちゃであやしたり, 体温計を腋窩に密着させた姿勢が保てるように身体を支える。

- 学童は, 子ども自身に検温している腕を反対側の手で支えてもらいながら測定する。

(2) 電子音が鳴ったら体温計を外し, 表示を読み記録する。

(3) 体温計を消毒し, ケースにおさめる。

直腸検温の● (1) 体位は仰臥位とし, 殿部の下におむつを敷く。**手順とポイント** (2) 直腸計の先端に潤滑油を塗り肛門から挿入する(未熟児:1～1.5 cm, 乳児:2～3 cm)。

- 挿入しすぎると肛門粘膜を傷つけるおそれがあるため，注意する。
- 検温中は，一定の位置で体温計が動かないように体位を保持する。

(3) 電子音が鳴ったら体温計を外し，表示を読み記録する。

(4) 測定後は，肛門部からの出血や体温計に血液が付着していないか観察する。

(5) 体温計を消毒し，ケースにおさめる。

電子耳式検温の手順とポイント ●
(1) 体温計のプローブの先にカバーをつけ，電源を入れる。

(2) 耳介を引き，外耳道が一直線になるように挿入する。

(3) 腋窩検温の手順(2)(3)と同様。

　耳垢や挿入の手技により，値が不正確になることがある。耳の疾患がある場合は，使用できない。

② 脈拍測定

測定方法とポイント ●
(1) 安静時または睡眠時に，橈骨動脈の上に測定者の第2〜4指を並べて軽くあてる。橈骨動脈のほかにも浅側頭動脈，総頸動脈，上腕動脈などが用いられる。

(2) 脈の緊張程度，リズム不整の有無を確認しながら1分間測定する。体動や啼泣で1分間測定することがむずかしい場合は，30秒測定して2倍する。

(3) 未熟児や新生児，2歳以下で橈骨動脈の触知が困難な場合，また心疾患，循環動態に影響を及ぼす疾患がある子どもの場合は，聴診器を用いて，心音や心雑音を聴診する際に心拍数を測定する。聴診器をあてるときは，「もしもしするよ」など子どもに応じた声かけや，ぬいぐるみを用いて子どもと一緒に測定するなど，工夫をすると協力を得られやすい。

③ 呼吸測定

測定方法とポイント ●
(1) 安静時または睡眠時に，1分間の呼吸数を測定する。測定方法として，子どもに触れずに胸腹部の動きを観察する方法，腹部や胸部に軽く手を置いて測定する方法，聴診器を用いる方法がある。

(2) 呼吸数だけでなく，呼吸音の性状，呼吸のリズム，深さ，呼吸運動のパターンも観察する。

④ 血圧測定

測定方法とポイント ●
(1) 子どもに合った(上腕の2/3をおおう)マンシェットを選択する。

(2) 安静時または子どもが落ち着いているタイミングで測定する。血圧計は，子どもにとって恐怖心と同時に興味を引く医療器具の1つである。腕に巻かずに加圧して遊ばせる，ぬいぐるみにマンシェットを巻いて測定のイメージをつけるなど，工夫すると協力が得られやすい。

(3) 仰臥位または座位で，上肢を心臓と同じ高さにし，マンシェットを巻く。

(4) 繰り返し加圧すると，泣いたり，体動が激しくなったりするので，聴診法と触診法を組み合わせ，なるべく1回で測定できるように工夫する。

(5) 水銀血圧計の場合，マンシェットを巻いたあとに腕を振りまわすと血圧計が倒れ，頭にあたる危険もあるため，血圧計を置く場所に十分注意する。

(6) 新生児で測定がむずかしい場合は，新生児用のデジタル血圧計で測定する。

3 与薬

1 経口与薬

子どもの嚥下，吸啜機能の発達，服薬体験に応じて，薬の形状や飲み方を検討する。

乳児の場合，満腹時に与薬するといやがったり，嘔吐したりすることがあるため，哺乳直前や空腹時にすすめる。ミルク嫌いや偏食の原因になるため，育児用ミルクや食事に薬をまぜない。

幼児以降の場合は，内服のタイミング，溶解方法などの好みがあるため，それらを把握しておくと協力が得られやすい。内服後は，白湯や子どもの好みに応じた水分を与える。牛乳やグレープフルーツなど，一部薬物の代謝に影響を与えるものもあるため注意する。

散剤● 与薬直前に少量の白湯でとき，スポイトやシリンジを用いて，舌の側面や頬粘膜に沿ってゆっくり注入する。少量の水分で練ったものを頬の奥や上顎などの口腔内に塗りつけてもよい。また，年齢や発達状況に応じて，スプーンや内服用ゼリー，カプセルなどを用いてもよい。

水薬● よく攪拌したのち，必要量を薬杯やスポイト，シリンジに準備する。舌の側面や頬粘膜に沿ってゆっくり注入したり，吸啜反射を利用し，乳首を用いて与薬したりする方法もある。

錠剤● 幼少の子どもには誤嚥の危険がある。一般的には，5～6歳から服用可能といわれている。錠剤やカプセルは，かまずにそのまま飲むよう説明する。

2 坐薬

下痢が頻回な場合や，肛門や直腸が損傷している場合は用いない。便塊があると①薬物の吸収が遅れる，②坐薬挿入の刺激で排便が促され，坐薬が出てしまうことがあるため，できるだけ排便後に挿入する。

坐薬は体温でとけやすいことと，感染予防の視点から，手袋を装着して挿入する。挿入しやすくするため，坐薬に潤滑油(オリブ油，ワセリンなど)を塗布するとよい。乳幼児は仰臥位，学童・思春期は腹圧がかかりにくい左側

臥位をとり，肛門括約筋を弛緩させるため，口呼吸をしてもらいながら，薬剤を挿入する。薬剤が排出される可能性があるため，しばらく肛門部を押さえる。

4 注射，輸液，輸血

1 注射

注射は苦痛を伴う処置である。穿刺による苦痛の緩和のため，穿刺部に外用局所麻酔薬を使用することもある。また，神経麻痺や機能障害などを引きおこす危険性もある。子どもが主体的に取り組め，安全に行えるよう支援する。

かかわり方のポイント
(1) 説明をする：「いつ，どこで，誰が，なんのために，どのように行うか」を子どもに事前に説明しておく。
(2) 体位を支える：穿刺時は，子どもの発達段階や希望に応じて体位を整え，穿刺部を動かさないでいられるように，必要な部位を支える。
(3) 穿刺のタイミング：子どもの発達段階や性格に合わせて，気をそらす遊びをする，または，子どもが覚悟を決めてやる気になったときに行う。
(4) 穿刺中の観察：子どもの状態（表情，顔色，痛みなど）を観察する。
(5) 子どものがんばりへのねぎらい：穿刺が終了したことを子どもに伝え，がんばったことをほめる。

皮内注射　ツベルクリン反応やアレルギー反応などの検査のときに行う。正確な判定ができないので，かいたり，こすったりしないように説明する。

皮下注射　薬剤の吸収がゆるやかであるため，薬の効果をゆっくり発揮させることを目的に，予防接種やインスリンなどを投与するときに行う。上腕（肩峰と肘頭を結ぶ線の下 1/3 部，または肩峰から３横指下の三角筋），大腿部外側広筋，腹部など，皮下組織が豊富でやわらかい部位を選択する（● 図 3-8-a）。

筋肉内注射　子どもは筋肉が発達過程にあり，筋線維拘縮や神経麻痺をおこす可能性があるため，あまり行われない。行う場合は，早期から比較的筋肉が発達し，大血管や神経も少ない大腿部外側広筋（大腿前中央やや外側）や，年長児以降は上腕三角筋を用いる。

静脈内注射　迅速かつ確実に薬剤の効果を得たい場合（抗がん薬，抗菌薬，利尿薬など），検査のための薬剤（造影剤など）を投与する場合に行う。
　部位は，肘正中皮静脈，橈側皮静脈，手背静脈や足背静脈を用いることが多い（● 図 3-8-b）。穿刺部位の血管を確保しにくいときは，温罨法を行うとよい。

2 輸液

水・電解質バランスの維持・調整のための補給，循環血液量の補給，栄養

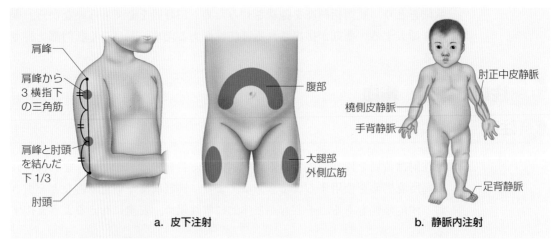

a. 皮下注射

肩峰
肩峰から3横指下の三角筋
肩峰と肘頭を結んだ下1/3
肘頭

腹部
大腿部外側広筋

b. 静脈内注射

肘正中皮静脈
橈側皮静脈
手背静脈
足背静脈

◯ 図 3-8　注射の穿刺部位

補給，治療薬の投与などを目的として行う。子どもの状態，輸液内容や期間によって，輸液の経路は，末梢静脈か中心静脈かを選択する。

　いずれの輸液経路においても，輸液中は1時間ごとに輸液量と輸液速度，ポンプの作動や接続部のゆるみ，空気の混入などの観察を行い，合併症や異常の早期発見に努める。また，輸液の必要性，輸液中の遊びや移動時の注意点などを説明し，安全に治療が継続できるように子どもや家族の協力を得る。

末梢静脈路●　部位は静脈内注射に準ずるが，長期間になるため，指しゃぶりする手や，利き手，関節運動の影響，本人の希望を考慮して選択する。

　留置針が静脈内に入ったら，針とチューブを接続し，絆創膏（ばんそうこう）で固定する。子どもの血管は細く輸液がもれやすいため，刺入部の観察をしやすいように，透明なフィルムドレッシング材を用いることもある。挿入部位と子どもの理解や動き，滴下の安定性と子どもの生活を考慮し，シーネの必要性を判断する。その際，子どもの動きを不用意に抑えないよう，シーネの長さ，固定する関節を見きわめる。輸液中は，刺入部（発赤・腫脹・痛み），テープかぶれを，またシーネを用いているときは，圧迫，循環不全なども観察する。

中心静脈路●　血管の刺激性が強い薬剤や高カロリー製剤の輸液などが必要なときに用いる。部位は挿入の容易性や安全性，留置中の安定性などをもとに，鎖骨下静脈，外頸静脈，内頸静脈，肘正中皮静脈，下大静脈などから選択する。輸液中は，発熱などの感染徴候，挿入部（発赤・腫脹・カテーテルの逸脱（いつだつ））などを観察する。

❸ 輸血

　輸血には，赤血球輸血，血小板輸血，新鮮凍結血漿輸血などがある。

　輸血を実施するときは，子どもと家族に輸血の目的，方法，副作用について説明し，書面で同意をとる。輸血の準備をするときは，原則として医師と

看護師 2 名で患者名，血液型，血液番号，血液量，交差試験の適合，血液製剤の異常（混濁，色調の変化など）の有無，有効期限，放射線照射済みであることを確認したのち，血液製剤に合わせた輸血専用のルートを接続する。

輸血開始時までに，バイタルサインや全身状態，過去の輸血の副作用の有無を把握する。輸血中は，副作用（発疹，瘙痒感，呼吸困難など）の観察を十分行い，異常があればただちに中止し，医師に報告する。輸血の副作用は開始後 2〜3 分で発症するため，開始後 5 分間は子どものそばに付き添う。終了後は，再度，患者名・血液型・血液番号を確認し，血液バッグを破棄するとともに，遅延型副作用の観察を行う。

5 採血

静脈血採血●　血液一般・生化学・血清学・免疫学検査のために行う。おもな採血部位は，肘正中皮静脈，橈側皮静脈，尺側皮静脈，手背静脈，外頸静脈，大腿静脈である。肘や手背の静脈で採血が困難な場合，外頸静脈での採血を行う。大腿静脈での採血は感染症をおこす可能性を伴うため，最終選択とする。

動脈血採血●　動脈血ガス測定や血液培養のために行う。採血部位は，橈骨動脈，上腕動脈などである。動脈穿刺は，静脈血採血よりも深く，危険を伴うため，身体を動かさないように子どもを支える。拍動を確認しながら実施するので，強く圧迫することで拍動を消さないように注意する。採血後，約 5 分間，血腫をつくらないように，圧迫止血をしっかりと行う。

毛細管血採血●　新生児のビリルビンの測定，ガスリー検査，血糖の測定など，採血量が微量の場合に行う。採血部位は，足底内側部や踵部などである。採血前に末梢をあたためておく。穿刺後，無理にしぼりすぎると溶血や組織液が混入し，検査結果に影響が出るため，自然に出てくる血液を採取する。

6 穿刺

穿刺は子どもに苦痛や恐怖を与える検査の 1 つであり，鎮静・鎮痛薬を用いて行う場合もある。鎮静・鎮痛薬を使用する際は，検査前は絶飲食にし，検査中の嘔吐による誤嚥を防ぐ。また，緊急時に備え，酸素，モニターなどの物品を備えておく。

検査中は，直接的に骨髄や髄液を採取するため，無菌操作で行う。安全に穿刺が行えるよう，適切な体位を整え身体を支えるとともに，子どもの全身状態の観察を行う。また，検査の進行状況や子どものがんばりを認める声かけを行う。鎮静・鎮痛薬を使用したときは，覚醒したのち，水分から経口摂取を始め，誤嚥や嘔吐がないことを確認する。

骨髄穿刺●　血液疾患の診断や治療効果判定，悪性腫瘍の骨髄転移の有無の検討，骨髄内の細菌学的検査などのために行う。おもな穿刺部位は，上後腸骨棘（後腸骨稜）であるが，乳児では骨髄機能が活発な大腿骨や脛骨の骨髄で行われる

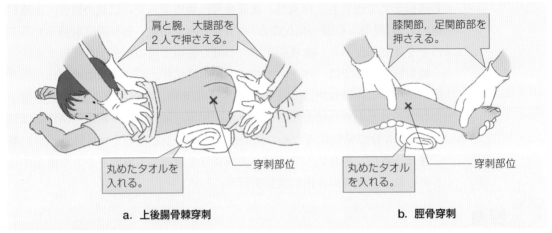

図 3-9　骨髄穿刺時の身体の支え方

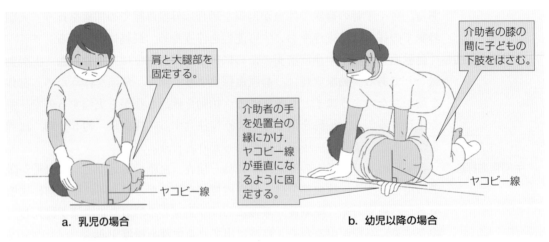

図 3-10　腰椎穿刺時の身体の支え方

　　　　　こともある（図3-9）。検査後は穿刺部を消毒後，滅菌ガーゼで圧迫固定をし，
　　　　　穿刺部の出血・痛みの有無，全身状態の観察を行う。

腰椎穿刺●　中枢神経系疾患の診断や治療効果判定，頭蓋内出血の診断，治療・検査の
　　　　　ための薬液の注入，髄液の通過障害の判定を目的に行う。神経の損傷を防ぐ
　　　　　ため，おもに第3・4腰椎間（もしくは第4・5腰椎間）を穿刺する。子どもを
　　　　　処置台で側臥位にし，臍部を見るようにして頭部を屈曲させ前屈姿勢をとる
　　　　　ように身体を支える（図3-10）。検査後は，穿刺部を消毒後，滅菌ガーゼで
　　　　　圧迫固定をする。ベッド上では枕を使用せず，1時間は水平仰臥位で安静を
　　　　　保つ。頭痛，吐きけ，穿刺部位の痛み・髄液もれ・出血などを観察する。

7　採尿

　　　　　腎・泌尿器系の疾患の診断や治療効果判定のために行う。検査の目的別に，

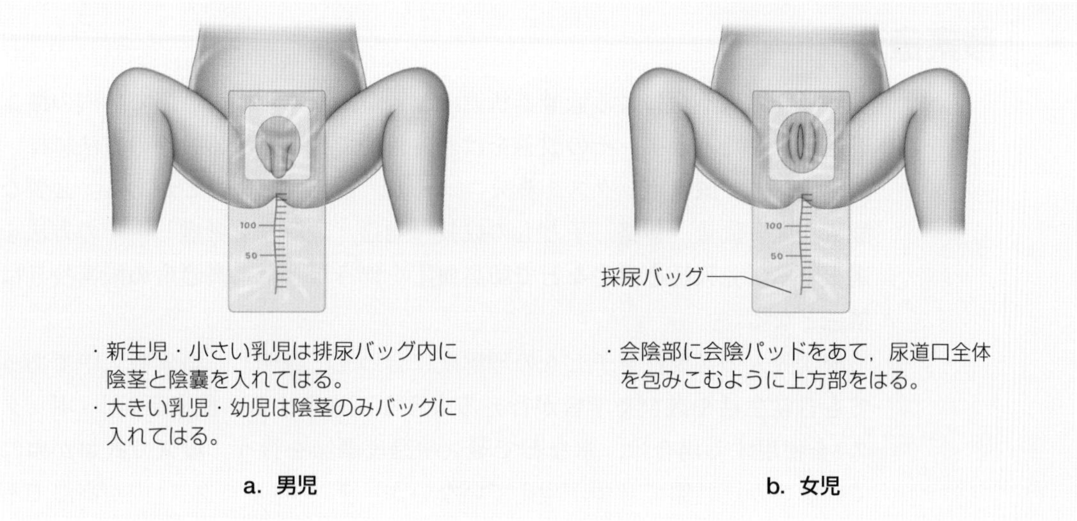

100
50
・新生児・小さい乳児は排尿バッグ内に陰茎と陰嚢を入れてはる。
・大きい乳児・幼児は陰茎のみバッグに入れてはる。
a．男児
100
50
採尿バッグ
・会陰部に会陰パッドをあて，尿道口全体を包みこむように上方部をはる。
b．女児

図 3-11　採尿バッグのはり方

一般尿，無菌尿，24 時間尿（蓄尿）に分けられる。子どもの発達段階や検査内容に応じて，採尿方法を検討する。排尿が自立していない場合は，採尿バッグを用いる（➡ 図 3-11）。排尿が自立している場合は，おまるや採尿カップを用いて採尿する。無菌尿を採取する場合は，陰部を消毒し中間尿を採取する方法と，カテーテルを用いて採尿する方法がある。

8 浣腸

浣腸（かんちょう）は，なんらかの原因によって便やガスが貯留しているとき，また，検査・手術などの前処置として，強制的に腸内の便やガスを取り除くために行う。施行中は，子どもの表情や呼吸状態に注意する。また，便の排泄の有無，におい，性状などを観察する。

グリセリン浣腸 グリセリン浣腸液を体温程度にあたためる。子どもを左側臥位に寝かせ，カテーテルに潤滑油をつけて肛門から 3～5 cm 挿入する。グリセリン液の注入速度が速いと気分不快や蠕動（ぜんどう）運動が高まるので，15 秒で 50 mL 程度を目安に注入し，液がもれないように肛門部をティッシュで軽く押さえる。可能であれば，3～5 分程度は排便をがまんするように説明する。

子どもによっては，肛門部に異物を挿入するという機械的刺激や腸内の刺激作用・腸管蠕動の亢進などを不快に感じて不安を訴えたり，いやがる子どももいる。子どもの気持ちを受けとめながら，実施することが大切である。

綿棒刺激 肛門刺激によって排便を促す方法で，新生児・乳児に対して行う。綿棒の先端に潤滑油をつけ，綿棒を肛門からゆっくりと 1～1.5 cm 挿入する。粘膜を傷つけないように注意しながら綿棒をまわし，肛門部内部を刺激する。

9 酸素療法

　呼吸・循環不全による低酸素状態の改善や，なんらかの原因で体内の酸素不足が生じたときに，その改善をはかる目的で行う。酸素投与の方法には，酸素テント，酸素ボックス，鼻カニューレ，酸素マスクなどがある。必要な酸素濃度・流量，体格，子どもの成長・発達，理解度を考慮し，その方法を選択する。先天性心疾患などで肺高血圧を伴う場合は，高濃度の酸素投与は禁忌となる。

　酸素吸入の必要性を子どもの理解度に合わせて説明し，酸素吸入中であっても日常生活や遊びや学習が行えるような工夫をする。酸素テント（ボックス）を使用する場合は，氷などで湿気や温度調節を行う。湿気で衣類がぬれていないか，結露で身体が冷えていないか，テント（ボックス）内が高温で不快になっていないか，指示どおりの酸素投与がされているかを観察する。また，酸素マスクや鼻カニューレの場合は，チューブ固定による皮膚トラブルをおこしやすいので，皮膚の観察とトラブル予防を行う。

10 経管栄養

　経口摂取が不可能あるいは不十分な場合に，水分や栄養を摂取する目的で行う。経管栄養の方法には，経鼻（経口）胃管，経鼻十二指腸管，胃瘻，腸瘻がある。ここでは，経鼻（経口）胃管について説明する。

(1) 子どもは成長・発達が著しいため，カテーテルの挿入の長さは挿入のつど測定し，適切な長さを確認する。

(2)「ごっくんするよ」など，声かけをしながらカテーテルの挿入を進める。激しい咳やチアノーゼがみられた場合は，気管に誤挿入されているので抜去する。

(3) カテーテルを固定するテープには子どもが好きなイラストを描くなど，見た目にも配慮する。

(4) 注入を開始するときは「いただきます」，注入終了後は「ごちそうさま」などの声をかけて，食事の時間であることの実感がもてるようにする。

(5) 注入中は，咳込みやチアノーゼがないか観察する。啼泣は腹圧を高め，注入速度を遅らせたり嘔吐を誘発することがあるので注意する。また，激しく動いたりカテーテルを引っぱらないように，子どもがわかる言葉で説明したり，静かに遊んでいられる遊びを準備する。

(6) カテーテルは，定期的に（1週間に1回程度）交換する。

11 抑制

　処置・検査・治療などを安全に行うために身体の一部，あるいは全身の運動を制限することを目的に行われる。抑制は，子どもの恐怖や不安を増すだ

けでなく，子どもの自信やコントロール感が揺るがされる体験ともなりうる
ため，複数の医療者で抑制の必要性を検討する。やむをえず実施する場合は，
子どもや家族にその目的を十分に説明し，必要最小限の部位で行う。抑制中
は，抑制部位の循環障害の有無，皮膚の状態，バイタルサインの観察をする。
また，遊びの工夫や声かけを行い，精神的安定をはかるように努める。

D　子どものおもな症状と看護

さまざまな症状をもつ子どもの看護ポイント

(1) 幼少であるほど発達上，身体の異常を表現できないため，全身状態の観察，アセスメントが症状の早期発見・対応につながる。

(2) 啼泣・不きげん・不活発など，通常，健康な子どもにもみられることが身体の異常をあらわすこともあるため，ふだんの様子との違いや家族からの情報も重要になる。

1 不きげん・不活発

　健康な子どもはきげんがよく，笑ったり，周囲に関心を向けたり，発達状況に合わせた活発な活動をしている。しかし，健康が障害されるときげんがわるくなったり，活動性が低下したりする。言葉で十分に表現できない乳幼児にとって，不きげんや不活発は生理的欲求や身体の不快・不調，苦痛をあらわすサインであることが多いため，いつもとは異なるきげんのわるさがみられるときには，全身状態の観察・アセスメントが必要となる。

2 啼泣

　啼泣も，不きげんや不活発とともに乳幼児の生理的欲求や不快，苦痛，家族との分離不安などをあらわすサインである。空腹，甘え，眠けなどの欲求を満たす，排泄や発汗などによる不快感を除去する，家族にあやしてもらうなど，啼泣の原因をさがすとともに対応する。それらの対応によっても泣きやまない，いつもとは異なる泣き方をするなどの場合は，身体の不快・不調，苦痛のサインと考えられるため，全身状態を観察し，原因をアセスメントする。

3 発熱

　発熱は，体温調節中枢の障害や，ウイルスや細菌の内毒素などの発熱物質などによっておこり，平熱よりも体温が上昇した状態である。新生児・乳幼児は体温調節中枢が発達途上であるため，環境温に影響を受けやすい。小児期において発熱の原因で最も多いものはウイルス感染症である。

観察
(1) 熱型，呼吸，脈拍，血圧，水分摂取状況(いつ，どのくらい水分をとれ

ているか），排尿状況(最終排尿時間・量)。
(2) 前駆症状(悪寒戦慄，顔面蒼白・紅潮，不きげん，啼泣，不活発，不穏，哺乳力低下，食欲低下，咽頭痛，咳，鼻汁，不眠)の有無。
(3) 随伴症状(頭痛，嘔吐，下痢，脱水症状，発疹，関節・筋肉痛，傾眠，痙攣など)の有無。

看護● (1) 環境調整：乳幼児は環境温に影響を受けやすいので，室温，着衣や掛け物の量を調節する。体温上昇時に悪寒が生じている場合は，保温を行う。
(2) 冷罨法の実施：患児がいやがらなければ頭部，背部，腋下，鼠径部などを氷枕，アイスノン® などの CMC 製品で冷却する。新生児・乳児の場合は広範囲や強い冷罨法により低体温になりやすいため，冷却の範囲や強さや実施後の体温変化に注意する。
(3) 解熱薬の投与：医師の指示により解熱薬を投与する。患児の状態によって適切な解熱薬の形態(内服薬，坐薬)を検討する。投与後の熱型の変化に注意する。
(4) 清潔の保持：発汗が多い場合は不快の除去，皮膚呼吸の促進，二次感染防止のために清拭や更衣を行う。
(5) 水分・栄養の補給：発熱による代謝亢進や摂取量の減少などにより脱水，低栄養になりやすいので，水分摂取や高カロリー，高タンパク質，消化・吸収のよい食品の摂取を促す。経口摂取が困難または不十分である場合は，医師の指示により輸液を実施する。

④ 発疹

皮膚や粘膜の病変をあらわし，小児期にはウイルス感染やアレルギー疾患などによっておこりやすい症状である。

観察● (1) 発疹の性状・部位・範囲。
(2) 随伴症状(瘙痒感，発熱，咳嗽，鼻汁，咽頭痛，下痢，嘔吐，腹痛，不眠など)の有無。

看護● (1) 二次感染の予防：皮膚の清潔を保持する。瘙痒感がある場合は爪を切って搔爬を予防する。医師の指示により軟膏塗布や抗菌薬の服薬介助を行う。
(2) 感染伝播の予防：感染が原因と考えられる場合は，他児との接触を避け，処置前後の手洗いを徹底する。感染源および感染経路に応じた感染予防策をとる。
(3) 苦痛の緩和：発疹に伴い持続したかゆみがある場合は，睡眠や学業などに支障を与えることがある。衣服や皮膚洗浄剤(石けん)などによる刺激を避ける，発汗があればすみやかに清拭・更衣を行う，保湿する，冷罨法を実施するなど，かゆみを低下させる方法を子どもとともに見つける。指示により，抗ヒスタミン薬や睡眠薬などを投与する。

5　意識障害

　　意識障害は中枢神経である脳（大脳皮質や脳幹網様体・視床下部など）の障害や代謝障害（糖尿病など），心臓疾患などにより，状況認識や外的刺激に対する反応が低下または消失した状態である。意識障害は脳の機能が異常をきたしていることをあらわす重要な徴候であり，放置すると生命維持に重大な影響を及ぼすことがあるため，早期発見，早期対応が重要となる。

観察●（1）意識レベル：呼びかけや痛み刺激などに対する反応。乳幼児では意識障害の程度を判断しづらいため，ふだんの状態との比較が重要になる。客観的に評価できるように 3-3-9 度方式（ジャパン-コーマ-スケール）などの指標を用いる（◯表 3-1）。

（2）一般状態（呼吸状態，血圧，脈拍，体温，瞳孔の大きさ〔左右差〕・対光反射）。

（3）前駆症状・随伴症状（吐きけ・嘔吐，チアノーゼ，麻痺，痙攣）の有無。

看護●（1）気道確保：意識障害に伴い，舌根沈下，分泌物・吐物による気道狭窄や誤嚥をおこすことが予測されるため，側臥位で顔を横に向け，適宜口腔や鼻腔を吸引する。

（2）モニタリング：呼吸・心拍，経皮的動脈血酸素飽和度（SpO_2）をモニタリングし，経時的に全身状態を観察，評価する。

（3）合併症予防：全身清拭，口腔内の清浄を行う。静脈ルートや尿導カテーテルを挿入している場合は清潔管理を徹底し，二次感染を予防する。意識障害が長期にわたる場合は，体位変換により褥瘡や肺合併症を予防する。

◯表 3-1　乳児の意識レベル点数評価法（3-3-9 度方式）

Ⅲ	刺激をしても覚醒しない状態（3 桁で表現）	
	3…痛み刺激に反応しない	(300)
	2…痛み刺激で少し手足を動かしたり顔をしかめる	(200)
	1…痛み刺激に対し，払いのけるような動作をする	(100)
Ⅱ	刺激すると覚醒する状態（刺激をやめると眠り込む）（2 桁で表現）	
	3…呼びかけを繰り返すとかろうじて開眼する	(30)
	2…呼びかけると開眼して目を向ける	(20)
	1…飲み物を見せると飲もうとする。あるいは乳首を見せればほしがって吸う	(10)
Ⅰ	刺激しなくても覚醒している状態（1 桁で表現）	
	3…母親と視線が合わない	(3)
	2…あやしても笑わないが視線は合う	(2)
	1…あやすと笑う	(1)
	0…正常	(0)

（坂本吉正：小児神経診断学．p.36，金原出版，1978 による）

⑥ 痙攣

　　痙攣は，中枢神経の異常興奮によって引きおこされる筋肉の不随意な収縮で，局所的または全身におこることがある。乳幼児はとくに中枢神経が発達途上にあるため，成人に比べると痙攣を発症する頻度が高い。

観察● (1) 痙攣の種類（強直性・間代性，全身性・局所性），部位，持続時間。

　　 (2) 発作中の呼吸状態，チアノーゼの有無，顔色。

　　 (3) 瞳孔：散大していれば痙攣は持続していると判断されるため，薬剤投与時の効果も評価できる。

　　 (4) 痙攣の既往，家族歴，発症前の状況（頭部外傷・感染の有無，安静時か運動時か，覚醒時か入眠前か）。

　　 (5) 前駆症状（発熱，啼泣，不きげん，不穏，下痢，嘔吐，意識障害）の有無。

看護● (1) 気道閉塞の予防：吐物や分泌物などで気道狭窄をおこさないように顔を横に向けて，衣服をゆるめ，呼吸がらくにできるようにする。

　　 (2) 環境整備：室内を暗くする，大きな音をたてないようにする，適切な室温を調整するなど，刺激を与えないような環境を整える。また，痙攣時に転倒や打撲などをおこさないような環境に留意する。

　　 (3) 医師の指示により抗痙攣薬などを投与し，効果，副反応を観察する。ジアゼパムやミダゾラムを使用する場合は呼吸抑制をおこしやすいので，投与前にバッグバルブマスク換気や気管挿管の準備をしておく。

　　 (4) 呼吸抑制，チアノーゼの出現時には，医師の指示により酸素投与を行う。

⑦ 呼吸困難

　　正常な呼吸機能が障害され，息苦しさを感じる状態を呼吸困難という。乳幼児は気道や咽頭腔が狭いため呼吸困難に陥りやすい。しかし，幼少であるほど息苦しさを訴えることがむずかしいため，他覚的に早期に呼吸困難を判断する必要がある。呼吸困難は呼吸器障害だけでなく，循環器障害，血液・造血器障害，代謝障害など，さまざまな原因によっておこる。

観察● (1) 呼吸状態（呼吸の回数・深さ・リズム，呼吸音，鼻翼呼吸・肩呼吸・下顎呼吸，陥没呼吸・シーソー呼吸・呻吟などの異常呼吸の有無），経皮的動脈血酸素飽和度（SpO_2）。

　　 (2) 随伴症状（咳嗽，喀痰，気道狭窄音，発汗，チアノーゼ，痙攣など）の有無。

看護● (1) 気道確保：肩枕を入れて頭部後屈，下顎挙上し，気道を伸展させるとともに胸郭を広げる。分泌物などがあれば吸引を行う。

　　 (2) 酸素および薬物吸入の介助：医師の指示により酸素吸入や気道狭窄に対する薬物噴霧吸入などの介助を行う。

　　 (3) 安楽な体位の保持：子どもの呼吸状態をみながら，起座位，ファウラー

位，乳幼児であれば抱っこなど体位を工夫する。胸部・腹部の圧迫をさけるため，衣服をゆるめ，掛け物も軽いものにする。酸素消費量を減らすために，患児の興奮や不安につながるものを取り除く。家族がそばにいることで子どもが安心感を得られるようであれば，家族の協力を得る。

(4) 水分・栄養補給：呼吸困難により経口摂取が困難な場合は，指示により輸液を行う。呼吸困難の原因として循環器障害の可能性がある場合は，輸液により心不全などが悪化することもあるので十分な管理が必要である。

8 チアノーゼ

　チアノーゼは皮膚や粘膜が青紫色に見える状態であり，酸素と結合していないデオキシヘモグロビンの増加がおもな原因で，血液中の酸素濃度の低下を意味している。循環器障害・呼吸障害によっておこることが多く，重篤な状態を示す指標でもある。

観察 (1) 呼吸，脈拍，血圧，体温，経皮的動脈血酸素飽和度(SpO_2)。

(2) 随伴症状(不きげん，不活発，啼泣，呼吸困難感，発汗，意識障害，痙攣など)の有無。

看護 (1) 酸素吸入：医師の指示により実施し，実施後の SpO_2，呼吸状態，チアノーゼの変化に注意する。

(2) 安楽な体位の保持：患児が最もらくな体位をとる(前項「呼吸困難」参照)。ファロー四徴症など肺血流量が減少している疾患では，膝胸位(◎385ページ)をとるとよい。

9 嘔吐

　嘔吐は，胃内容物の逆流によっておこる。子どもは中枢神経系の発達が不十分であり，身体的・精神的なさまざまな要因で嘔吐中枢が刺激されやすいこと，とくに乳児は噴門部の括約筋が弱く成人と比べて形状が縦型であることから，嘔吐しやすいという特徴がある。また，嘔吐により水分喪失や電解質異常もおこしやすい。

観察 (1) 回数・量，吐物の性状，吐きけ・嘔吐の持続時間，発症前の食事内容・量，食事・授乳の時間との関係。

(2) 吐き方(だらだら，もしくは勢いよく吐くなど)，発症前の食事内容・量，嘔吐のきっかけ(咳，腹部圧迫，頭部打撲など)。

(3) 随伴症状(不きげん，腹部膨満，下痢，便秘，発熱，脱水症状，食欲低下，倦怠感，意識レベル低下，痙攣，電解質異常など)の有無。

看護 (1) 吐物の誤嚥予防：顔を横に向けた側臥位もしくは抱っこなどで上半身を高くする。適宜，口腔・鼻腔を吸引する。

(2) 脱水予防：医師からの水分摂取を禁止する指示がなければ，少量ずつの

　　　　水分(糖やナトリウム，カリウムなどの電解質を含むもの)の摂取を促す。
　　　　嘔吐回数が多かったり，吐きけが強くて摂取が困難な場合は，輸液も検
　　　　討する。
　(3) 清潔：吐物の臭気で吐きけを誘発しないため，すみやかに吐物を処理す
　　　　る。うがいや水分摂取で口腔内を清潔に保つ。

10 下痢

　　　下痢は，腸の蠕動運動の亢進，感染などを原因とした消化液の分泌減少，
腸管の吸収障害などにより，水分の多い泥状や液状の便が排泄される状態で
ある。また，嘔吐と同様に水分の喪失や電解質異常をおこしやすい。乳幼児
の下痢は感染が原因であることが多い。

観察● (1) 回数・量，下痢の性状(便の消化状態，血液混入の有無，におい，色調)，
　　　　発症前の食事内容・食事量。
　(2) 随伴症状(腸蠕動の亢進，発熱，嘔吐，腹痛，脱水症状，食欲低下，倦
　　　　怠感，皮膚症状，痙攣，体重減少や体重増加不良，電解質異常など)の
　　　　有無。

看護● (1) 脱水予防：下痢症状の変化をみながら，湯ざましやお茶などを少量ずつ
　　　　摂取させる。糖水やジュース類は腸蠕動を亢進させて下痢を増強させる
　　　　こともあるため，控えたほうがよい。
　(2) 肛門周囲の皮膚保護：下痢便は酸性で消化酵素を多く含むため，肛門周
　　　　囲の発赤やびらんなどの皮膚障害をおこしやすい。排便後はすみやかに
　　　　温湯での洗浄や殿部浴などにより下痢便を除去し，指示により皮膚保護
　　　　薬を塗布する。
　(3) 感染拡大の予防：感染が原因ではないと判断されるまでは，排泄物の処
　　　　理をすみやかに行い，処理後の手洗いを徹底する。他児との接触も制限
　　　　する。

11 便秘

　　　便秘は便が長期間体内に停滞して，水分が吸収されてかたくなったり，消
化管の狭窄などにより排便することが困難な状態をいう。

観察● (1) 便の性状・量，哺乳量，食事摂取量と食事内容，食事摂取時間，腸蠕動，
　　　　腹部膨満など。
　(2) 随伴症状(腹痛，吐きけ・嘔吐，食欲低下など)の有無。

看護● (1) 排便の援助：随伴症状を伴うようであれば，綿棒による肛門刺激や医師
　　　　の指示により緩下薬の投与や浣腸などを実施する。
　(2) 生活習慣指導：食物繊維を多く含む食品の摂取をすすめたり，便意がな
　　　　くても毎日決まった時間に排便姿勢をとる，運動の習慣化などの指導を
　　　　行う。

12　脱水

脱水は，体液が正常以下に減少した状態である。とくに乳幼児は，成人に比べ体重あたりの水分量が多い，不感蒸泄量が多い，下痢や嘔吐・発熱など水分の排泄過剰にいたる症状をおこしやすい，腎臓の再吸収や濃縮能などの機能が発達途上であるといった理由から，容易に脱水をおこしやすい。

観察●（1）全身状態，脈拍・血圧・呼吸・体温，最終排尿量と時刻，最終経口摂取量と時刻。皮膚・粘膜の乾燥，皮膚緊満度の低下，尿量減少，体重減少，眼窩陥没，大泉門の陥没の有無。

（2）前駆症状（発熱・下痢・嘔吐，食事・水分摂取量の低下）の有無。

（3）随伴症状（不活発，不きげん，興奮，倦怠感，意識障害，痙攣，頻脈，血圧低下）の有無。

看護●　多量の発汗や水分摂取量の減少により体液中の水分喪失が著しい高張性脱水の場合は，水やお茶などを少量ずつ摂取させる。嘔吐・下痢などにより体液中の電解質喪失が著しい低張性脱水では，ナトリウム・カリウムなどを含む飲料水の摂取を，少量ずつ促す。経口で十分な水分が確保できない場合や，水分摂取しても症状に改善がみられない場合は，医師の指示により輸液を行う。

13　浮腫

浮腫は体液バランスの異常により細胞間液が異常に増加した状態であり，心臓・腎臓・肝臓などの障害によっておこる全身性の浮腫と，炎症性，リンパや血液の循環障害などによっておこる局所性の浮腫がある。

観察●（1）全身状態，バイタルサイン，不整脈，頻脈，浮腫の部位，尿量減少・体重増加の有無。

（2）随伴症状（不きげん，不活発，啼泣，倦怠感，喘鳴・湿性ラ音，呼吸困難，チアノーゼなど）の有無。

看護●（1）合併症の予防：皮膚の清潔を保ち二次感染を予防する。浮腫をおこしている部位は皮膚損傷をおこしやすいので，圧迫や掻爬などを予防する。

（2）輸液，利尿薬などの投与：医師の指示により実施し，バイタルサインおよび体重や尿量，浮腫の変化などによりその効果を評価する。

（3）食事・生活制限：医師の指示による塩分や水分などの食事制限や，安静を促すための活動制限が必要な場合は，子どもの発達段階に応じて必要性を説明し，理解と協力を得る。

特殊な状態にある子どもの看護

特殊な状態に●
ある子どもの
看護のポイント

(1) 発達上，安静や隔離，手術などの必要性を理解することはむずかしいた
め，認知発達段階に応じた説明が重要となる。
(2) 遊びや環境などを工夫して，患児が自然に制限をまもることができるよ
うに支援する。
(3) 家族にも必要性と制限範囲を説明し，協力が得られるようにする。

1 安静を要する子どもの看護

　患児の疾病の治療効果を上げたり，増悪を予防するために安静を促すこと
がある。元気に活動することは子どもの自然なすがたであり，成長・発達に
は欠くことのできないもので，その意思による自由な行動を制限することは
むずかしい。ベッド上で過ごすように促してもその範囲内で活発に動くなど，
活動範囲を制限するだけでは子どもは安静をまもれない。

　まずは，認知・発達の段階に応じた方法で安静の必要性，安静の意味を説
明する。患児が自然に安静を保てるように，制限範囲内でできる遊びを準備
したり，遊び相手，話し相手になるなどの工夫を行う。また，患児が安静を
保てるように，家族の協力も得る。

2 隔離を要する子どもの看護

　感染症に罹患した患児を，ほかの患児への感染を予防するために，または
免疫能が著しく低下した患児自身を感染からまもるために，隔離を行う。患
児と接触する前後には手洗いをし，手袋・マスク・ガウンの着用など，感染
源および感染経路に応じた感染予防策をとる。隔離される患児が疎外感や不
安感，さびしさを感じないように，訪室の回数を増やしたり，家族の面会時
間も配慮する。患児が好きなおもちゃのうち洗浄や消毒できるものを選択し，
子どもが室内で退屈しないように工夫する。隔離の必要性，感染予防策につ
いて家族にも説明し，協力を得る。

3 食事制限のある子どもの看護

　疾病の治療効果を上げたり，増悪を予防するために，特定の食物や熱量，
成分(塩分，糖分など)，水分を制限することがある。子どもの年齢に応じて
わかりやすく食事・水分の制限理由を説明する。調理や盛りつけなど，おい
しく食べられる工夫をして制限がまもられるとともに，成長に必要な栄養を
十分摂取できるようにする。家族や面会者にも食事制限について説明し，制
限のある食物を持ち込まないように協力を得る。

4 行動制限（抑制）を要する子どもの看護

　　治療上，固定や安静が必要な場合や，患児への大きな影響を及ぼす事故が予測される場合など，子どもの身体を抑制し，特定の運動・行動の制限を行わなければならない場合がある。子どもの年齢に応じたわかりやすい説明を含め，ほかに方法がないことをアセスメントしたうえで，最小限の行動制限を実施する。

　　行動が制限されることで，子どもの心理的混乱や不穏をまねきやすいので，反応の変化にも注意する。また，訪室の回数を増やしたり行動制限内でできる遊びを工夫する。行動制限の必要性について家族にも説明し，協力を得る。また，抑制を行っている部位の循環障害，褥瘡などにも注意する。

5 手術を受ける子どもの看護

　　子どもの手術は先天性疾患によるものが多く，また，乳幼児期に行われるものが多い。年齢的に手術の理解や協力を得ることはむずかしいため，比較的侵襲の少ない手術でも全身麻酔で行われることが多い。乳幼児は形態的にも機能的にも発達途上にあることから，全身麻酔や手術によって呼吸不全，循環不全，体温調節異常，易感染性など，身体的合併症の危険性が高いため，術前後を通して全身状態の管理が重要になる。

　　認知面においても発達途上であるため，発達段階に応じて患児が体験すること，まもってほしいことなどを説明や体験を通して理解を促す。また，疑問や感情を表出できるような環境を整えたりすることで，患児が納得して手術を受けられるように（インフォームドアセント，●217ページ），手術に対する心理的準備ができるように支援する（プレパレーション，●276ページ）。

　　子どもの気持ちをやわらげ，落ちついて手術にのぞめるように，手術室をかわいいイラストや配色などで装飾している施設もある（●図3-12）。

6 終末期にある子どもの看護

　　終末期においては，患児の身体的苦痛を緩和し，おだやかに過ごせるように支援する。予後不良な疾患で徐々に状態が悪化して終末期を迎える場合と，不慮の事故や急な発症などで突然に迎える場合がある。

　　前者では，患児に対してどのように説明・対応するかを，事前に医療者や家族とよく話し合っておく。また，子どもにどのような時間を過ごさせたいかなどの，家族の希望や願いがかなえられるように援助する。

　　後者の場合は，家族の精神的危機は避けられず，医師の説明や現状を受けとめることがむずかしいため，家族のそばに付き添い，不安や疑問，怒りなどを受けとめ，さまざまな決断を支えることが必要となる。

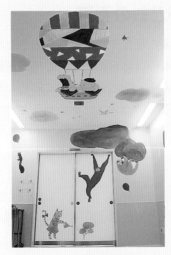
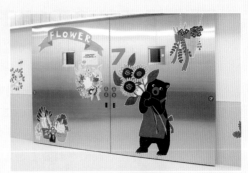

a. 手術室前室

b. 手術室扉

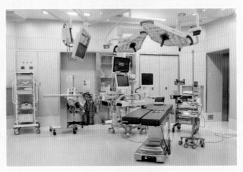

c. 手術室内部

◯ 図 3-12　手術室

7　死を迎えた子どもの家族の看護

　　医師の死亡宣告が行われたあとには，静かに黙礼をする。その後，患児に装着・挿入されている医療機器，用具をすみやかに除去する。家族が子どもを抱っこしたり，子どもと寄り添えるような環境を整え，家族が別れの時間をもてるようにいったん退室する。

　　その後，患児の身体を清浄（沐浴や入浴，清拭，洗浄など）にし，家族が希望する衣服に更衣し，身なりを整える。家族が希望すれば，一緒に行う。

　　家族が子どもとの死別に対する悲嘆や苦悩を受け入れるまでには，退院後も多くの時間やサポートを要する。地域でのサポートや同じような体験をした家族グループの活動など，家族をサポートできる場があれば情報を提供する。

F　救急看護

小児救急看護の●
ポイント
(1) 身体機能が発達途上にある子どもは症状の変化が急激であるため，早期発見・早期対応が回復や予後に大きく影響する。

(2) 急変時の対応が適切かつ迅速に行えるようにしておく。

(3) 子どもの場合，家庭での事故が原因で救急医療を必要とすることも多いため，事故予防について指導することも重要である。

1 呼吸障害

呼吸障害は，子どもの心停止の最大の原因である。そのため呼吸の異常を早期に発見・対応し，呼吸不全，心停止にいたる流れを断ち切ることが重要になる。

観察●　(1) 呼吸状態：頻呼吸(晩期になると徐呼吸・無呼吸)，頻拍(晩期になると徐脈)，努力呼吸(鼻翼呼吸，陥没呼吸，晩期になると努力呼吸の減少・消失)，異常な呼吸音(吸気性喘鳴ぜんめい，呼気性喘鳴，呻吟しんぎん)の有無，経皮的動脈血酸素飽和度(SpO_2)。

(2) 随伴症状：蒼白そうはく，皮膚冷感，チアノーゼ，不穏ふおんの有無。反応の低下(晩期になると昏迷・昏睡)，不活発(晩期になるとぐったりする)。

(3) 原因・状況の確認：呼吸停止となった原因，どのくらい呼吸停止していたか，発見後の対応。

看護●　(1) 患児を不安や不穏にさせないように，おだやかに対応する。

(2) 患児に起座位などのらくな姿勢をとらせる。

(3) 姿勢や体位で気道確保が困難な場合は**頭部後屈顎あごさき先挙上法**，頸椎損傷が疑われる場合は**下顎挙上法かがく**を実施する(**◯ 図 3-13**)。

(4) 必要に応じて口腔・鼻腔吸引などで異物を取り除き，気道を開通させる。

(5) 医師の指示により酸素投与を実施する。呼吸障害が重度の場合は，リザーバーつき酸素マスクなどで高濃度の酸素を投与する。自発呼吸が減弱し，酸素投与だけで改善しない場合は，バッグバルブマスク換気を実施する。

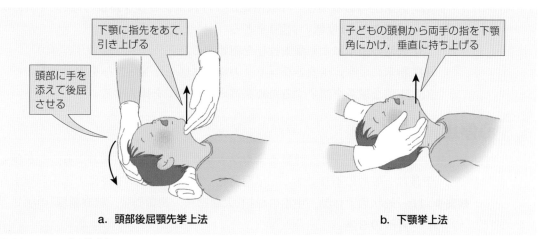

頭部に手を添えて後屈させる

下顎に指先をあて，引き上げる

子どもの頭側から両手の指を下顎角にかけ，垂直に持ち上げる

a. 頭部後屈顎先挙上法　　　　　　　　　b. 下顎挙上法

◯ 図 3-13　気道確保

○表3-2 ショックの分類と原因

ショックの分類	原因
循環血液量減少性ショック	ショックの原因で最もよくみられる。下痢・嘔吐・出血，不十分な水分摂取などが原因となり，血管内血液量の絶対的な不足が生じる。
血液分布異常性ショック	敗血症，アナフィラキシー，神経原性などを原因とし，循環血液量の分布異常がおこり，組織や臓器に血液供給不足をきたす。
心原性ショック	心臓の収縮力低下，不整脈，先天性心疾患などが原因となり，心筋機能障害により組織灌流が不十分な状態となる。
閉塞性ショック	心タンポナーデ，緊張性気胸などが原因となり，物理的な障害で心拍出量が低下し，組織灌流が不十分となる。

（6）指示によりサルブタモール硫酸塩やアドレナリンの吸入を実施する。

（7）呼吸障害が悪化する危険性が高いときには，すみやかにエアウェイ挿入や気管挿管，人工呼吸管理ができるように準備をしておく。

2 ショック

　ショックとは，組織が必要とする酸素や栄養を十分に供給できないことにより生じる危機的な状態である（○表3-2）。早期に治療が行われない場合，急速に心肺機能不全，さらには心停止にいたる危険性が高い状態である。

観察●（1）一般状態：頻呼吸，頻拍，正常血圧もしくは脈圧減少を伴う低血圧（血液分布異常性ショックの場合は脈圧増加を伴う低血圧。血圧が正常でもショックをおこしている場合がある）。末梢の脈拍微弱または消失，毛細血管再充満時間（CRT）の遅延。

（2）随伴症状：皮膚冷感・蒼白・湿潤，敗血症性ショックの場合は点状出血や紫斑，乏尿，意識状態の変化。

看護●（1）呼吸・心拍，経皮的動脈血酸素飽和度（SpO_2），血圧（脈圧も）を継続的にモニタリングする。

（2）低血圧のある場合，呼吸困難がなければ**ショック体位**（仰臥位で頭側が足側より30度低い状態）をとる。

（3）医師の指示により酸素投与を開始する。

（4）指示により，輸液とショックの原因に応じた薬物投与を実施する。

（5）正確な尿量を測定するため尿道カテーテルを挿入する。

3 心停止

　子どもの心停止は，呼吸不全やショックが進行した結果おこることが多く，予後は一般的に不良である。早期発見，早期対応が，予後に大きく影響する。

観察●（1）一般状態：体動，中枢の脈拍（大腿動脈，総頸動脈，腋窩動脈）の触知，呼吸の有無。

（2）随伴症状：意識障害，痙攣など。

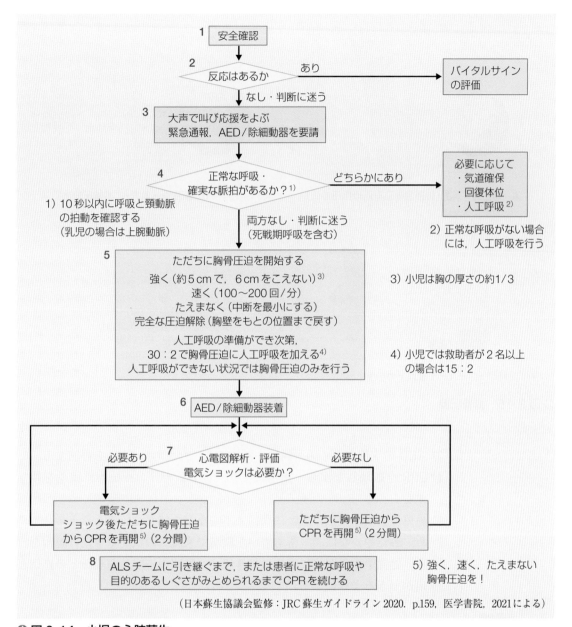

（日本蘇生協議会監修：JRC 蘇生ガイドライン 2020. p.159, 医学書院, 2021による）

◯図 3-14　小児の心肺蘇生

　　（3）原因・状況の確認：心停止の原因，心停止からの時間経過の確認。

看護●（1）応援を呼び，ただちに**心肺蘇生法（CPR）**を開始する（◯図 3-14）。CPR
　　　は約 2 分継続し，心リズムを確認する。質の高い CPR が行われること
　　　が患児の予後に影響するため，効果的な**胸骨圧迫**と**人工呼吸**を実施する
　　　（◯図 3-15）。子どもの場合，実施者が 2 名であれば胸骨圧迫：人工呼吸
　　　は 15：2，実施者 1 名の場合は 30：2 で行う。

　　（2）**AED** が到着したらただちに装着し，AED の適応が判断されたら実施す
　　　る。未就学児の場合は，小児用電極パッドを使用する。

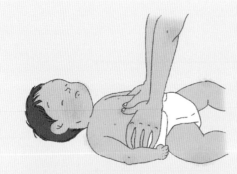

a. 新生児・乳児（胸部包み込み両母指圧迫法）

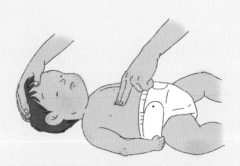

b. 新生児・乳児（二本指圧迫法）

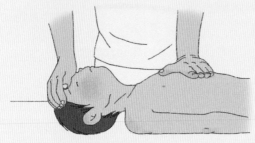

c. 1歳以上の小児

圧迫部位：胸骨の下半分（胸の真ん中）
圧迫の深さ：子どもの胸の厚さの1/3
テンポ：1分間に100〜120回
人工呼吸との比率：実施者が1人の場合，胸骨圧迫と人工呼吸の比は30：2。
実施者が2人以上の場合は15：2。

⬅ 図3-15 胸骨圧迫

(3) AEDの実施のための一瞬の中断ののち，ただちにCPRを再開する。

(4) CPRを継続しながら，指示により，アドレナリンや抗不整脈薬を投与する。

(5) 患児の家族は突然の急変に動揺，不安などを感じていると考えられるため，おだやかな口調，落ち着いた環境で家族への状況や予後の説明を行う。処置中や説明後に家族に付き添い，疑問や不安，悲嘆（ひたん）などの感情表出ができるようにする。

④ 誤飲

子どもが誤飲しやすいものとしてはタバコが最も多く，ついで医薬品，おもちゃ，金属製品などである。誤飲したものによって，おこりうる症状や対応が異なる。

観察● (1) 原因・状況の確認：なにをいつ，どのくらい誤飲したのか，誤飲後の患児の状態と対処内容。

(2) 吐きけ・嘔吐（おうと），傾眠の有無。

(3) 呼吸困難（誤飲したものが気道をふさいだ場合）の有無。

(4) 薬剤やタバコなどによる中毒症状（意識消失，痙攣（けいれん），ショック状態など）。

看護● (1) 誤飲したものによっては吐かせてはいけないものがあるため注意する

○ 表 3-3　誤飲時に吐かせてもよいもの，いけないもの

吐かせてもよいもの	タバコ・化粧水・防虫剤・ボタン電池
吐かせてはいけないもの（場合）	意識のない場合
	石油製品（灯油・ベンジン・ガソリン）
	強酸（トイレ用洗剤・排水パイプ用洗剤）
	強アルカリ（漂白剤）
	揮発性のあるもの（除光液・マニキュアなど）
	とがった物

（○ 表 3-3）。石油製品，強酸・強アルカリ製品，とがった物などを誤飲した場合は，吐くと食道や気道を損傷する危険性が高いため吐かせないようにする。

(2) ニコチンは水にとけるとさらに毒性が高まるため，タバコを誤飲した場合は水を飲ませないようにする。石油製品や揮発性のあるものも，水分を与えないようにする。

(3) 誤飲をおこしやすい年齢は 1～2 歳であり，誤飲の危険性のある大きさ（直径 32 mm 以下のもの）を子どもの手の届くところに置かないように家族に指導する。大人の目線では目に入らないものもあるため，子どもの目線に合わせて危険なものがないかを確認する。

5　窒息

子どもの場合は，おもちゃ，硬貨，マメ類，あめ，餅，パン，おにぎり，こんにゃくゼリーなどが原因となり窒息をおこしやすい。また，ビニール袋や布団などが鼻や口をおおい，窒息する場合もある。

観察・看護●　発症後の時間経過，発生時の患児の状況などを確認する。第 4 章 F-6-4「気道内異物患児の看護」を参照（○ 373 ページ）。窒息の再発予防については前項の「誤飲」を参照。

6　出血

遊んでいる最中の転倒や打撲，鋭利な物で遊んでいて出血することもある。出血の原因となった行動や物などを，本人や家族から確認する。

観察● (1) 出血部位，創部の大きさ，深さ，出血量。

(2) 原因・状況の確認：出血の原因となったできごと・行動・物，出血後の患児の状況，対応。

(3) 一般状態：きげん，活気，顔色，バイタルサイン，吐きけ。

看護● (1) 清潔なガーゼで，創部もしくは出血部位に近い動脈の心臓に近い部分を圧迫する。

(2) 創部が深いまたは大きい場合は縫合を行うこともあるため，介助する。

(3) 鼻出血の場合は，誤嚥を避けるために仰臥位は避け，座位などをとらせて下を向かせる。また，指でつまむようにして鼻翼を鼻中隔に向かって指で数分圧迫する。鼻の上を冷タオルや保冷剤で冷やして止血する方法もある。打撲の場合は鼻骨を骨折していることもあるため，強い圧迫を避ける。医師が血管収縮薬を浸したガーゼなどで止血治療を行う場合は，その介助を行う。

⑦ 頭部外傷

子どもの頭部外傷の原因は，交通事故，転倒・転落などが多い。座りはじめた時期，歩行を始めた時期は，座位や立位，歩行のバランスがわるく，体重に比して頭部の占める割合も多いため転倒しやすく，その際に頭部を打撲しやすい。また，虐待を受けている可能性も考慮し，頭部以外の全身の観察を行うとともに，家族による受傷時の説明があいまいであったり，時間とともに変化するような場合は注意する。

観察● (1) 原因・状況の確認：外傷の程度を把握するために，家族などから受傷時の状況を把握する。

- **打撲の場合** どのような状況でなににぶつけたのか，ぶつけた物の形，かたさ。

- **転落の場合** どのくらいの高さから，どのような場所に転落したのか。

(2) 受傷直後の患児の状況：啼泣，痛み，反応の変化，活気，吐きけ・嘔吐の有無。

(3) 全身状態：バイタルサイン，意識レベル，吐きけ・嘔吐，瞳孔，痙攣・麻痺症状の有無。

看護● (1) 受傷後の時間の経過に伴って頭蓋内血腫が増大することがあるため，観察項目(2)，(3)の内容を経時的に観察する。意識レベルの低下や呼吸抑制，痙攣などがおこる場合があるため，急変に備えた準備をしておく。

(2) 出血や骨折などが確認されるまで，頭部を軽く挙上した姿勢で安静を保つ。出血が確認された場合にも，同様の安静を保つ。X線撮影やCT検査を行う場合も，安静を保ちながらすみやかに行われるように援助する。

⑧ 溺水

海，プール，川，池などで溺れて発生することが多い。乳幼児の場合は家庭内で発生することが多く，浴槽や洗濯機，トイレ，ビニールプールなどでもおこりうる。事故発生後にすみやかに心肺蘇生が行われることが，脳障害などの合併症に大きく影響する。

観察● (1) 呼吸状態，意識状態，バイタルサイン，呼吸音，肺雑音。

(2) 原因・状況の確認：いつ，どこで，どのくらいの時間溺れていたのか，

直後の患児の様子や対処の内容。

看護● (1) 気道の確保を行い，自発呼吸が弱いまたは消失している場合は人工呼吸を開始する。心停止もおこしている場合は，ただちにCPR(● 303ページ)を開始する。

(2) CPR 中に嘔吐がみられた場合は，顔を横に向け，吸引で吐物を除去する。

(3) 低体温の場合は，保温を行う。

(4) 蘇生後に肺炎などを合併した場合は，肺炎に応じた看護を実施する(● 372 ページ)。

(5) 再発予防のために，水の近くにいるときには子どもから目を離さない，浴槽や洗濯機など水を入れたままにしておかないなどの，環境の配慮が必要なことを家族に説明する。また，水の危険性について，子どもにもわかるように説明する。

⑨ 熱傷

熱いスープや汁などの熱性の液体をかぶる，炊飯器・電気ポットの蒸気，熱いアイロンやストーブなどに触れる，熱い湯船に落ちる，花火の火が衣服に燃えうつる，火遊びなど，熱傷も生活環境内での事故により発生することが多い。また，子どもの皮膚は脆弱であるため，熱傷が重症化しやすい。

観察● (1) 熱傷の深度，範囲，発赤，水疱，滲出液の有無。

(2) 熱傷の原因，受傷後の時間経過。

(3) 痛み，感覚低下の有無。

(4) バイタルサイン(頻脈，血圧低下に注意)，滲出液の量と性状，尿量減少の有無。

看護● (1) 受傷後，すみやかに流水で 30 分以上冷却する。衣服を着用している場合は衣服の上から行う。創部の冷却に伴う低体温に注意する。

(2) 体表面積の 10% 以上の熱傷の場合，血管透過性が亢進し，循環血漿量の低下やショックをおこしやすいため，バイタルサインの変化や尿量，血圧に注意し，輸液管理を行う。受傷後 48 時間はとくに注意する。

(3) Ⅱ度以上の熱傷では処置による苦痛が大きいため，指示により，処置前に鎮静薬や鎮痛薬などを投与する。

⑩ 熱中症

高温環境下で体内の水分や電解質(ナトリウムなど)のバランスがくずれたり，体内調整機能が破綻するなどして発症する障害の総称で，重篤化すると死にいたる危険性もある。体温調整中枢が発達途上であり，脱水をおこしやすい子どもにおいては，発症しやすい病態である。また，ヒートアイランド現象や地球温暖化などの高温化現象により，近年重要な健康問題となっている。

⤷ 表3-4　熱中症の症状と重症度分類

分類	症状
Ⅰ度	めまい，立ちくらみ，生あくび，大量の発汗，筋肉痛・筋肉の硬直（こむらがえり），意識障害はみとめない（JCS＝0）
Ⅱ度	頭痛，嘔吐，倦怠感，虚脱感，集中力や判断力の低下（JCS≦1）
Ⅲ度	意識障害（JCS≧2），小脳症状，痙攣発作，肝・腎機能障害，血液凝固異常

（日本救急医学会：熱中症診療ガイドライン 2015. p.7 をもとに作成）

観察●　⤷ 表3-4 を参考に症状を観察し，重症度を判断する。

看護● (1) 水分補給：経口摂取が可能な場合は，電解質を含む飲料水などで水分補給を行う。必要に応じて輸液を行う。

(2) 体温調整：涼しい環境や冷罨法により，身体を早急に冷却する。

(3) 重症度Ⅲの場合，重症度Ⅰ～Ⅱでも経口から水分摂取できない場合，早急に輸液を行う。同時に尿量や血圧をモニタリングする。

(4) 熱中症の予防指導：高温多湿環境で長時間過ごすことを避け，小まめに水分摂取を促す。通気性のよい衣服や太陽光下での帽子の着用をすすめる。

●参考文献
1）添田啓子ほか編著：看護実践のための根拠がわかる小児看護技術．メヂカルフレンド社，2016.
2）筒井真優美編著：小児看護学——子どもと家族の示す行動への判断とケア，第8版．日総研出版，2017.
3）筒井真優美編：小児看護実習ガイド（パーフェクト臨床実習ガイド），第2版．照林社，2017.
4）奈良間美保・丸光惠ほか：小児看護学概論 小児臨床看護総論（系統看護学講座），第14版．医学書院，2020.
5）日本蘇生協議会監修：JRC蘇生ガイドライン 2020．医学書院，2021.

まとめ

● 病気に対する子どもの反応は，年齢によって異なる。

● 病気や障害をもつ子どもを養育する家族の負担やストレスとして，①子どもの病状・治療，将来への不安，②子どもの苦痛や不安に対する無力感，③子どもの世話に対する不安・負担，④家族の関係・生活の変化があげられる。

● 子どもの入院中には，医師・看護職・理学療法士などのほか，保育士やチャイルド・ライフ・スペシャリスト，ホスピタル・プレイ・スペシャリスト，教師などがかかわる。

● プレパレーションは，入院や医療処置によって引きおこされる子どもの心理的混乱を最小限にし，子どもなりにのりこえるための対処能力を発揮できる環境を整えることである。

● 入院中の教育を継続するために，院内学級や特別支援学校を活用する。

● 誤飲や窒息を防ぐため，ベッド内の環境整備を心がけ，危険なものを置かないようにする。

- 体重は授乳や入浴などによって変動するため，同一条件で測定する。
- 2歳未満の子どもの身長は，一般的に仰臥位で測定する。
- 体温測定においては，測定部位を統一する。腋窩温に比べ，直腸温は0.5〜1℃，口腔温は0.2〜0.5℃高い。
- 血圧測定においては，子どもに合った（上腕の2/3をおおう）マンシェットを選択する。
- ミルク嫌いや偏食の原因になるため，育児用ミルクや食事に薬をまぜない。
- 意識障害時は，3-3-9度方式などの指標により意識レベルを評価する。
- 痙攣時は，気道閉塞予防のために顔を横に向け，衣服をゆるめて，室内を暗くし大きな音をたてないようにするなど刺激を与えないような環境を整える。
- 嘔吐時は，吐物の誤嚥予防のため顔を横に向けた側臥位もしくは抱っこなどで上半身を高くする。
- 脱水時には，皮膚・粘膜の乾燥や尿量減少のほか，眼窩陥没や大泉門の陥没の有無を観察する。
- 子どもの心肺蘇生では，胸骨圧迫と人工呼吸は，実施者が2名であれば15：2，1名であれば30：2で行う。

復習問題

❶ 次の文章の空欄を埋めなさい。

▶ 小児病棟に特有な医療職以外の職種として，（①　　　　　）や（②　　　　　　　　），ホスピタル・プレイ・スペシャリスト，学校教師などがある。

▶（③　　　　　）を防ぐため，ベッド内に小さいおもちゃやボタン電池を使ったものは置かないようにする。

▶ 身長測定は，2歳未満の場合（④　　　　）位で行う。

▶ 脈拍測定には，（⑤　　　　　　　），浅側頭動脈，総頸動脈，上腕動脈などが用いられる。

▶ 血圧測定に用いるマンシェットの幅は，上腕の長さの約（⑥　　　　）である。

▶ 散剤や水薬は（⑦　　　　　）やシリンジ，乳首などを用いてゆっくり注入する。

▶ 乳幼児への散剤の与薬では，（⑧　　　　　　　　　）や離乳食に薬をまぜない。

▶ 嘔吐や下痢があるときには，（⑨　　　　）に注意する。

▶ 脱水時には，乳児の場合（⑩　　　　　）や眼窩の陥没がみられることがある。

▶ 小児の溺水事故は，海，プール，川などのほか，浴槽やトイレなど（⑪　　　　）で発生することが多い。

▶ 熱傷時は，すみやかに（⑫　　　　）で冷却する。

❷〔　　〕内の正しい語に丸をつけなさい。

①痙攣時は室内を〔明るく・暗く〕して顔を〔上・横〕に向ける。

②小児の心肺蘇生法では，実施者が2名の場合，胸骨圧迫と人工呼吸を〔30：2・20：2・15：2〕で行う。

第4章 小児疾患患児の看護

学習目標 ● 本章では，これまで学習した小児看護の基礎をふまえ，各系統別の疾患について学んでいく。
● とくに，子どもに特徴的にみられる疾患や子ども特有の看護に焦点をあて，小児看護の実践につなげることを目的とする。

A 小児疾患概論

1 子どもの臨床的特徴

身体的特徴 ● 子どもは，身体的に成人と異なるところがあり，成人では異常であっても子どもでは生理的なもの，あるいはその逆もある。たとえば，幼若児ではバビンスキー反射は生理的な現象であるが，成人では異常所見である。幼児・児童では胸部聴診時に機能性雑音を聴取することはしばしばあるが，成人では心雑音は異常所見である。

好発疾患・病態 ● また，発育や年齢段階に応じて好発する疾患や病態もある。インフルエンザや結核などの感染症は，どの年齢でも発生する疾患であるが，病態的には年齢による違いがある。インフルエンザの場合，子どもでは脳症を併発しやすいが，高齢者は肺炎を伴いやすい。結核も，乳幼児の場合は粟粒結核や結核性髄膜炎をおこしやすいが，成人では肺結核が一般的である。

子どもに特徴的に発症する疾患もあり，たとえば川崎病，突発性発疹症などは乳児から幼児が好発年齢であり，良性の熱性痙攣は生後6か月ごろから4,5歳に好発する。

心身の異常に ● 言語発達の未熟な乳幼児はもちろんのこと，学童でも，子どもは自分の心
関する訴え 身の症状について的確に大人に伝えることがむずかしい。したがって，子どもの表情，からだの動かし方，遊び方，友達との接し方，食事のとり方，泣き方などが，いつもとは違うかどうかの観察が重要になる。

検査 ● 検査所見についても，年齢による相違がある。新生児では，一過性の高ビリルビン血症を呈することは一般には生理的であるが，乳児期以降では異常

所見である。免疫グロブリンのうち IgA が成人値に達するのは 10 歳ごろであり，幼児の通常の IgG 値は成人では低γ（ガンマ）グロブリン血症とされるレベルである。したがって，相応年齢での基準値を知る必要がある。

薬物代謝●　薬物の代謝にかかわる機能は，子どもでは未熟である。発育の各段階において薬物動態に固有のものがあり，年齢ごとの薬物動態に配慮することが必要である。効果だけでなく，副作用も成人とは異なることがしばしばある。ステロイド薬による成長障害は，成長途上にある子どもに特有の副作用といえる。

2　子どもの健康・生活習慣と疾患

疾病の予防●　子どもに最も多い疾患は，感染症である。「ワクチンでまもれる感染症」に対してはすべてワクチン接種を行い，感染症を未然に防ぐ努力が必要である。また，新生児マススクリーニングにより先天性代謝異常症を早期に発見して適切な対処を行い，代謝性疾患の発症を予防するのも小児医療の努めである。

生活習慣●　子どもの食生活には，現代的な課題が多い。肥満，高血圧につながる動物性脂肪，高エネルギー食，食塩の過剰摂取が多く，野菜ぎらいが少なくないことなどから，子どもの生活習慣病の増加について警告が発せられている。

　以上のように，小児疾患をみるときには，子どもの発育・発達をつねに視野に入れた考え方が底流にあることが必要とされ，きわめて専門性の高い医療・看護の提供が求められる。

B　新生児疾患患児の看護

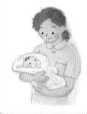

看護のポイント

● 新生児は，出生と同時に胎外環境での急激な変化に対応している。順調に適応できるよう，保温や感染予防などに配慮し環境を整える。
● 生後約 1 時間はとくに呼吸・循環が大きく変化する急性適応期であり，異常を見のがさないよう注意する必要がある。
● 低出生体重児や先天異常のある新生児などについては，とくに留意して観察し，異常の早期発見に努める。

1　ハイリスク新生児

　その既往および所見から，児の生命および予後に関する危険が高いと予測され，出生後の一定期間観察を必要とする新生児を，ハイリスク新生児とい

○**表4-1　ハイリスク新生児の要因**

出生前に予期されるもの
1. 母体合併症：糖尿病，甲状腺疾患，全身性エリテマトーデスなど 2. 妊娠中の異常：若年または高齢妊娠，胎児発育不全，巨大児，多胎など 3. 分娩時の異常：早産または過産産，胎児機能不全，常位胎盤早期剝離，羊水混濁，鉗子・ 　　吸引分娩など
生後に判明するもの
アプガースコア低値，呻吟などの軽度の呼吸障害，哺乳不良，多発奇形，腹部膨満など

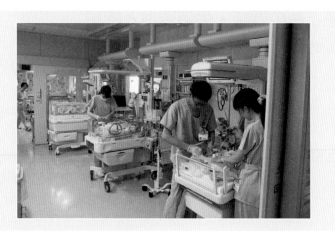

○**図4-1　新生児集中治療室（NICU）**

う（○表4-1）。

　以下に該当する新生児は，新生児室または**新生児集中治療室**（NICU，○図4-1）での検査または治療が必要となる。

(1) 低血糖：発汗や頻脈，嗜眠といった低血糖の症状がある場合や，無症候でも頻回哺乳，追加哺乳にもかかわらず血糖値50 mg/dL 未満の場合。

(2) 呼吸障害：多呼吸（60 回/分以上），鼻翼呼吸，呻吟，陥没呼吸が持続または増悪する場合。

(3) チアノーゼ：出生後20 分以降でも下肢の経皮的動脈血酸素飽和度（SpO$_2$）が90％未満。

(4) 心雑音のある児。

(5) 胆汁性嘔吐，強度の腹部膨満。

(6) 生後24 時間以内に出現する早発黄疸。

② 先天異常・遺伝疾患

　出生前に発生要因があり，出生時あるいは生後まもなく気づかれる形態的あるいは機能的異常を**先天異常**という。このうち先天的な形態異常は，**先天奇形**とよばれる。先天的な機能異常には，先天性代謝異常，神経・筋疾患，

内分泌的疾患，血液疾患などがある。

❶ 単一遺伝子疾患

1つの遺伝子の異常によっておこる疾患をいう。

常染色体●
顕性遺伝病
ヒトの染色体は 46 本で，22 組(44 本)の常染色体と，XX(女性)，XY(男性)いずれかの性染色体からなる。組となる染色体の片方は父親から，もう片方は母親から受け継がれる。

常染色体顕性遺伝病は，常染色体上の異常な遺伝子が，父親または母親のどちらかから 1 つでも受け継がれることで発症する。このように 1 つでも異常な遺伝子があると発症する遺伝形式を顕性遺伝(優性遺伝)という。両親のどちらか一方が発症者の場合，子の発症率は男女を問わず 50％である。ただし，精子や卵子の突然変異による発症(孤発例)もあり，発症した患児の両親のどちらかが必ず同じ疾患をもつとは限らない。

この疾患の例として，マルファン症候群，結節性硬化症，神経線維腫症 I 型などがある。

常染色体●
潜性遺伝病
常染色体上の異常な遺伝子が，父親由来，母親由来の両方から 1 組そろうことで，はじめて発症する。この遺伝形式を潜性遺伝(劣性遺伝)といい，1 組の片方が異常な遺伝子でも，もう片方が正常な遺伝子の場合は症状をあらわさない。このように異常な遺伝子をもつものの自身は発症しない人を，**保因者**とよぶ。

両親がともに患者である場合，もしくは保因者と患者である場合，両親がともに保因者である場合に発症する可能性がある。両親がともに保因者である場合の発症率は 25％である。ただし，突然変異による発症もある。

先天性代謝異常症(◐316 ページ)のほとんどが常染色体潜性遺伝である。また，脊髄性筋萎縮症 I 型(ウェルドニッヒ-ホフマン病)もこの遺伝形式である。患者の性比は 1：1 である。

X 連鎖遺伝病●
X 染色体上の遺伝子の異常によっておこる疾患であり，特殊な遺伝形式を示す。性染色体に関連した遺伝であるので，伴性遺伝病ともいわれる。X 連鎖顕性遺伝病と X 連鎖潜性遺伝病があり，多くは X 連鎖潜性遺伝病である。X 連鎖潜性遺伝病は男性のみが発症し，女性は保因者になりうるが原則として発症しない。X 連鎖顕性遺伝病の保因者から生まれる男児は，理論上その 50％が疾患を発症する。血友病やデュシェンヌ型およびベッカー型筋ジストロフィーは，この遺伝形式である。

❷ 染色体異常症

出生したすべての新生児における染色体異常の頻度は 0.8％で，そのうち臨床症状を呈するのは 0.4％と推測されている。しかし，自然流産児の染色体異常の頻度は約 50％で，ヒトにおける染色体異常は非常に高頻度に発生

⊃ 表 4-2　ダウン症候群の身体的特徴

- 特徴的な顔貌
- つりあがった目尻，内眼角に贅皮(皮膚のひだ)，
  鞍鼻(つぶれた鼻)，太く短い頸，小さな耳介
- 筋緊張低下
- 腹直筋離開
- 停留精巣
- 小陰茎
- 上肢小指が短く，曲っている。
- 下肢親趾と示趾の間が開いている。
- 単一手掌線

し，その多くは，自然流産によって出生にいたらないといわれている。2本で1対をなす染色体が1本多くなり3本となったものをトリソミー，逆に1本減って1本になったものをモノソミーという。

常染色体異常症●　**①21トリソミー(ダウン症候群)**　21番染色体のトリソミーにより生じる症候群で，母親の加齢とともに出生頻度は増す。21トリソミー児の生命予後は，先天性心疾患の治療，感染症などの健康管理の向上により，近年著しく改善し，平均寿命は60歳前後といわれている。

21トリソミーの新生児期の身体的特徴を **⊃表4-2** に示す。これらの身体的特徴に加え合併症があり，その程度が生命予後に大きく影響する。心奇形は約40%に発生し，心室中隔欠損症，心房中隔欠損症，房室中隔欠損症が多い。その他の合併症として，十二指腸閉鎖症，鎖肛などの消化管奇形，難聴，環軸椎脱臼，斜視，白血病，易感染性，脳波異常，肥満，甲状腺機能低下症などがある。

成長・発達ともに遅滞がみられるが，個人差が大きい。知能指数(IQ)は平均より低い30〜59に80%が含まれるが，社会的指数(SQ)は一般的な平均に近い60〜70が多く，早期療育など適切な生活環境により，社会生活能力を高めることができる。

②18トリソミー　18番染色体のトリソミーによって生じる。重度の精神運動発達遅滞と，種々の内臓疾患(心奇形，消化管奇形，腎疾患など)，外表奇形(指が折れ曲がり重なりあう，踵の突出など)を伴い，1歳までに多くの児が呼吸不全，心不全のため死亡するといわれていたが，積極的な医療介入により生存期間がのびている。

③13トリソミー　13番染色体のトリソミーによって生じる。重度の精神運動発達遅滞と，種々の内臓疾患(心奇形，消化管奇形，中枢神経の奇形など)，外表奇形(頭部の皮膚欠損，口唇裂・口蓋裂，多指症など)を伴い，1歳までに多くの児が呼吸不全，心不全のため死亡する。

④5p欠失症候群　5番染色体の短腕の部分欠損による。新生児期，乳児期の，ネコがなくようなかん高い泣き声が特徴的な症状の1つである。小頭

症，円形顔貌，重度の精神運動発達遅滞をみとめる。生命予後は良好である。

性染色体異常症● ①**ターナー症候群**　女性のX染色体のモノソミーによって生じる。低身長，性腺異形成による無月経，奇形症候群(外反肘，第4中手骨短縮などの骨格異常，翼状頸)などがみとめられ，不妊症の原因となる。低身長に対しては成長ホルモン療法，性腺異形成に対しては女性ホルモンの補充が行われる。

②**クラインフェルター症候群**　男性の過剰性染色体による症候群である。通常1つのX染色体が，2つ以上ある。小精巣，精巣組織の異形成，無精子症，女性化乳房，軽度の発達遅滞などがみとめられ，一般的に不妊である。

③**脆弱X症候群**　X染色体長腕の末端部分に，顕微鏡で見ると切れ込みが入っているように見えるために脆弱の名前がついた。遺伝性精神運動発達遅滞のなかでは，21トリソミーについで頻度が高い。男児のほうが女児よりも症状が重い。多動，衝動性，内気などの神経症状と，特徴的な顔貌(大きな耳，細長い顔，大きな頭囲，はれぼったい目，受け口)などがみられる。

③ 多因子遺伝疾患

単一遺伝子の異常による疾患は，通常メンデルの法則により遺伝する。それとは異なり，複数の遺伝要因に加え環境要因が相互にかかわって発症する疾患を，多因子遺伝疾患という。神経管閉鎖不全(無脳症，二分脊椎)，口唇裂・口蓋裂，多指症，先天性幽門狭窄，先天性心疾患などがこの例である。

④ 環境要因による疾患

①**薬剤**　フェニトインなどの一部の抗痙攣薬を母親が妊娠3か月以内に服薬した場合の催奇形性が報告されている。

②**アルコール**　胎児発育不全(FGR)，外表奇形，精神運動発達遅滞の原因となる。

③**放射線**　受精後8週(妊娠10週)までがとくに感受性が高いといわれており，放射線による胎児への影響には閾線量が存在する。診断に使われる放射線による被曝は無視できる量だが，がん治療に使われる線量の被曝では催奇形性の危険がある。.

④**喫煙**　胎児発育不全ならびに多因子遺伝疾患の危険度が増加する。

⑤ 先天奇形症候群

①**ヌーナン症候群**　ターナー症候群と類似の症状をみとめるが，染色体の核型(染色体を薬品で染色し，大きさ順に並べたもの)は正常で，男女ともにみられる。

②**マルファン症候群**　常染色体顕性遺伝によって生じる。全身性の結合組織が脆弱になることにより，骨格の異常(細く長い四肢，長い指，側彎，漏斗胸)，関節の異常，眼症状(水晶体亜脱臼)，心大血管の異常(大動脈瘤，

大動脈解離）をおこす。

③ 先天性代謝異常症とマススクリーニング検査

　先天性代謝異常のほとんどが常染色体潜性遺伝（➡313ページ）で，アミノ酸代謝，尿素回路などに関与する酵素の欠損または減少により，体内にある種の代謝産物が蓄積して，さまざまな身体症状を呈する。

■マススクリーニング検査

　フェニルケトン尿症，メープルシロップ尿症，ホモシスチン尿症，ガラクトース血症の先天代謝異常4疾患と，クレチン症（先天性甲状腺機能低下症），先天性副腎過形成の内分泌疾患2疾患は，従来からの**新生児マススクリーニング検査**の対象疾患であるが，現在はさらに多くの代謝異常症を発見できる**タンデムマススクリーニング検査**が全国的に普及し，20以上の疾患が検査可能となった。新生児期早期に足底を穿刺して少量の血液を採取し，それを濾紙にしみ込ませたものを用いて検査を行う。発症前に診断が可能であり，早期に治療することにより，障害の発生を未然に防ぐことができる（➡表4-3）。

　なお，先天性代謝異常のほかに，聴覚障害の発見を目的に新生児聴覚スクリーニング検査も広く行われている。

■おもな先天性代謝異常

アミノ酸
代謝異常症
　①**フェニルケトン尿症**　フェニルアラニンをチロシンに変換する酵素の欠損によって生じる疾患である。典型的な症状は，痙攣・知能障害と，メラニン色素の減少による毛髪・皮膚の色素低下である。尿からネズミ臭がする。早期に発見してフェニルアラニン除去ミルクを用いることにより障害を防ぐことが大切である。

　②**メープルシロップ尿症**　アミノ酸のバリン・ロイシン・イソロイシンを分解する酵素の欠損によって，α-ケト酸が体内に蓄積する。新生児期に，哺乳力低下・痙攣・昏睡で発症し，メープルシロップに似た尿臭がする。治

➡表4-3　新生児マススクリーニング検査による患者発見率（2019年度）

	異常者数	発見率
フェニルケトン尿症	20	1/44,600
メープルシロップ尿症	1	1/892,700
ホモシスチン尿症	5	1/178,500
ガラクトース血症	34	1/26,300
先天性副腎過形成症	55	1/16,200
クレチン症	648	1/1,400

（厚生労働省：先天性代謝異常等検査実施状況，令和元年度をもとに作成）

療には, 特殊ミルク投与や食事療法などがある。

　　③**ホモシスチン尿症**　メチオニンの代謝産物である, ホモシステインの分解酵素の欠損によってホモシステイン・ホモシスチンが体内に蓄積する。精神遅滞, 水晶体脱臼, 血栓症, 骨格の異常をきたす。治療には, 特殊ミルク投与, 食事療法, 薬物治療などがある。

糖代謝異常症●　**ガラクトース血症**　糖質の 1 つであるガラクトースの分解酵素の欠損によって, 体内にガラクトースが蓄積する。嘔吐・下痢などの消化器症状, 体重増加不良, 肝障害(遷延性黄疸, 肝脾腫, 出血傾向など), 精神発達遅滞, 白内障などをきたす。ガラクトース除去ミルクの投与や乳製品の除去などの食事療法を行う。

④ 低出生体重児

① 低出生体重児の特徴

身体的特徴●　早産による低出生体重児(出生体重 2,500 g 未満の児)は, 胎脂が多く, 皮膚に浮腫があり赤みが強く, 薄く, 弱々しい。また, 皮膚は透き通って見え, 細い静脈がはっきりと見える。長く密なうぶ毛が背中一面にはえている。乳首, 乳房もはっきりとせず, 耳介はやわらかく, たやすく曲げられて, もとに戻りにくい。極端な早産の男児では陰嚢内に精巣が降りておらず, 女児では大陰唇の発育がわるく小陰唇は大きく露出している。手足はぐったりとのばしていて動きが弱い。

　　一方, 正期産の低出生体重児など, 出生体重は軽いものの十分な在胎週数を経ている児は, 低出生体重児でも胎脂が少なく, 皮膚は厚く, じょうぶで乾いている。うぶ毛は少ない。また, 耳介に軟骨を触れる。男児では, 陰嚢に精巣が下がっており, 陰嚢に皺が多い。女児では小陰唇を大陰唇がおおっている。

機能的特徴●　①**呼吸機能**　肺の機能が未熟なために, 呼吸不全に陥りやすい。また, 呼吸のリズムがうまくとれず, 無呼吸になりやすい。

　　②**体温調節機能**　体温が下がりやすいために保育器(➡図 4-2)などによる保温が必要である。

　　③**免疫能**　免疫機能, 白血球の機能が未熟なため, 感染に対する抵抗力が弱い。そのため無菌操作, 個別看護が必要となる。

　　そのほか, 肝機能が未熟なため黄疸になりやすく, 出血や貧血をおこしやすい。栄養面でも問題が多く, ビタミン欠乏症になりやすい。他の新生児疾患患児と同様に, 原則として保育器での管理となる。

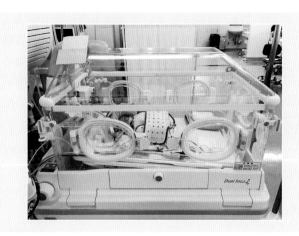

◯図4-2　保育器

② 低出生体重児に特徴的な疾患

■呼吸 窮 迫症候群(RDS)
<small>きゅうはく</small>

　肺の未熟性に基づく**肺サーファクタント**(肺界面活性物質)の不足が，RDS
の原因である。肺サーファクタントは呼気時に肺胞がつぶれることを防いで
いるので，肺サーファクタントが欠乏していると，徐々にびまん性の無気肺
が進行する。肺サーファクタントは，在胎32週以降に，Ⅱ型肺胞上皮細胞
からの分泌が急速に増加する。このためRDSはそれ以前に出生した早産の
低出生体重児に多い。

　RDSの症状は，進行性びまん性の無気肺による多呼吸，吸気時に肋間・
胸骨下部にみられる陥没呼吸，チアノーゼ，呼息時の呻吟などの呼吸障害で
ある。

　治療には，人工換気療法と人工肺サーファクタント補充療法がある。また，
分娩前の母体へのステロイド薬投与により，胎児の肺サーファクタント産生
を亢進させ，出生後のRDS発症を予防または軽減できる。

■新生児慢性肺疾患

　新生児慢性肺疾患は，「酸素投与を必要とするような呼吸窮迫症状が新生
時期に始まり，日齢28日(受胎後36週)をこえて続くもの」と定義されてい
る。肺の未熟性，胎内感染，肺サーファクタント欠乏などの素因に，呼吸窮
迫症候群(RDS)などの急性期の肺障害，高濃度酸素による肺毒性，人工換気
による圧損傷，気道感染症，異常な肺治癒機転などのさまざまな要因が重な
り，無気肺，肺気腫，肺線維化が生じる疾患である。

　低出生体重児の生存率が上昇しており，それに伴い新生児慢性肺疾患は増
加している。新生児慢性肺疾患は，児の入院期間を長くし，発達抑制因子に
もなる。ときに在宅酸素療法を必要とし，家族の負担を増大させ，また長期

的にも児の発達予後に大きく影響することが予測されるので，予防と早期治療が必要である。

❸ 無呼吸発作

　呼吸休止の時間が 20 秒をこえる場合，または 10 秒以上 20 秒以内でも，徐脈や明らかなチアノーゼを伴うような呼吸休止がある場合を無呼吸発作という。

　無呼吸発作は，中枢性・閉塞性・混合性の 3 種に分けられる。中枢性は，呼吸運動と気道への空気の流入がともに停止するものであり，閉塞性は，呼吸運動はなされているにもかかわらず，気道への空気流入がないものである。混合性は，中枢性と閉塞性が混在するものである。

　早産児の無呼吸は，呼吸中枢の未熟性が原因である。呼吸中枢の化学受容器での二酸化炭素に対する反応が弱いためにおこる。在胎週数が短い早産児ほど発症頻度は高いが，通常，修正 37 週[1]までに消失する。

　無呼吸発作を呈する原疾患には以下のものがある。

　①**早産児・成熟児共通**　仮死，頭蓋内出血，感染症，胃食道逆流症（GERD），上気道閉塞。

　②**早産児**　呼吸中枢の未熟性，低血糖，電解質異常，貧血。

　③**成熟児**　多血症，痙攣，代謝疾患など。

❹ 脳室内出血（IVH）

　低出生体重児に生じる脳出血は，脳室内出血が多い。在胎期間が短いほど発症率が高く，その多くは生後 72 時間以内に発症する。無症状のことも多いが，皮膚の蒼白，大泉門の膨隆，水頭症などを生じることもある。発症後の根本的な治療法はないため，適切な新生児蘇生法の実施や，児のストレスを避けるためにできるだけ直接触らないミニマルハンドリングで予防することが大切である。

❺ 脳室周囲白質軟化症（PVL）

　早産児，とくに在胎週数 32 週未満の児では，脳室と大脳皮質の間の白質（側脳室周囲深部脳白質）は血管系の発育が未熟で，血圧低下や血流低下に伴う虚血性変化を受けやすい。PVL は，未熟な深部脳白質での低血液灌流によって生じ，脳性麻痺を中心とした神経学的な後遺症をきたす主要な脳障害である。症状は，下肢の痙性麻痺，視力障害である。痙性麻痺は，早期リハビリテーションの適応となる。

❻ 未熟児網膜症

　網膜血管は在胎 36 週ごろに完成するため，早産児ではまだ血管形成が完了していない。網膜血管の未熟性が基盤にあり，動脈血高酸素分圧・無呼吸発作・輸血・過剰水分投与・動脈管開存症など，さまざまな原因が異常血管

1）修正週数は，まだ生まれていないと仮定した場合の週数をさす。

形成による未熟児網膜症の発症にかかわっており，在胎週数が短いほど発症率が高い。重症例で無治療の場合，網膜血管の異常増殖のため，網膜剝離をおこして弱視・失明にいたる。

早産児では，修正 31 週ごろに眼底検査を行い，異常血管の増殖がみられた場合は光凝固療法を行う。治療後も近視・乱視などの屈折障害や斜視・弱視などの発症の可能性が高いので，長期的な経過観察が必要である。

７ 未熟児貧血

胎児の赤血球は，酸素親和性の高い胎児ヘモグロビンが多く，この胎児ヘモグロビンは成人ヘモグロビンに比べて寿命が短いため，生後 1 か月ごろに貧血になりやすい。さらに早産児は，骨髄で赤血球造血を促進するエリスロポエチンの腎臓での産生が未熟なため，未熟児貧血になりやすい。

未熟児貧血に対しては，遺伝子組換えエリスロポエチンの投与が行われる。また，造血能の亢進により相対的に鉄欠乏となるので鉄剤投与も必要である。

８ 低血糖症

新生児では肝臓でのグルコース産生が不十分で，容易に低血糖になりやすい。とくに早産児，胎児発育不全（FGR）の児（◆ 151 ページ）は，糖の貯蔵が少なく，糖コントロールの機序も未熟なため，低血糖になりやすく，生後，血糖値の経時的なモニタリングが必要である。

低血糖の定義は，諸説あるが一般に生後 2 時間以降で 40 mg/dL 未満である。また，低血糖の症状は，活気不良や哺乳不良，無呼吸や多呼吸・多汗・無欲様顔貌・傾眠傾向・振戦・痙攣など，さまざまである。低血糖をみとめる児では，グルコース輸液が必要である。

⑤ 新生児の疾患

新生児期は，子宮内生活から子宮外生活へと適応していく時期である。胎児循環から肺循環にかわる出生時は，人生で最も劇的かつ危険な時期である。

出生後約 24 時間は，急性適応期で呼吸・循環が大きく変化する。その後，出生後 14 日くらいかけて，体温・肝臓・腎臓・消化器などがゆっくり適応していく。この間になんらかの原因で適応障害がおこると，さまざまな症状が出現してくる。

以下に，新生児期の適応障害がもたらす疾患を示す。

① 新生児仮死

胎児または新生児の低酸素性血症，ガス交換の欠如，主要臓器への灌流障害がもたらされた，呼吸・循環不全状態である。脳を含む多臓器にわたる機能不全症状を生じ，神経発達障害をきたすことがあり，重症例では死亡する。

臍帯動脈血の pH が 7.0 未満の児では，出産前後の強い低酸素・虚血状態に陥っていた可能性が高く，新生児死亡や神経学的後遺症が生じる可能性が

高くなるため，注意深い観察または治療が必要である。

　生後 1 分のアプガースコア（◎ 124 ページ，表 3-25）が 7 点以下（6 点以下とすることもある）を新生児仮死といい，とくに 3 点以下を重症新生児仮死という。

新生児蘇生法●　新生児の心肺蘇生法（◎ 181 ページ，図 4-19）の手順に従い，児の呼吸，心拍数，皮膚色を評価して，蘇生を行う。

② 新生児一過性多呼吸

　胎児の肺は肺胞液で満たされており，通常出生時に空気におきかわる。肺胞液の一部は分娩時に口腔・鼻腔より排出され，残りは肺の間質にある血管やリンパ管に吸収される。なんらかの理由で肺胞液の吸収不全が生じると，呼吸障害として発症する。症状は出生後より出現する呼吸障害（多呼吸・陥没呼吸・呻吟・チアノーゼなど）で，軽症例は 2 ～ 3 日以内に自然軽快するが，酸素投与が必要な場合も多く，重症例では人工呼吸管理を必要とする。

　新生児の呼吸障害のなかで，最も頻度が高い。陣痛を伴わない帝王切開児（肺胞液の吸収促進作用のあるエピネフリンやステロイドなどの分泌が少ない），母体糖尿病，新生児仮死（自発呼吸が不十分），多血症・胎児水腫（静脈圧が高く肺胞液が吸収されにくい）などがリスク因子である。

③ 胎便吸引症候群（MAS）

　子宮内で低酸素状態となった児が胎便を排泄し，異常なあえぎ呼吸によって胎便で汚染された羊水を肺内に吸引することにより，気道の閉塞，化学的肺炎による呼吸障害を生じ，緊急的な集中治療が必要となる。重症例では，遷延性肺高血圧症[1]などを合併し，重篤な呼吸障害症状と強い中枢性チアノーゼを生じる。

　胎児機能不全もしくは新生児仮死があり，口腔内，鼻咽腔に胎便をみとめた場合は，本症を疑う。皮膚・臍帯・爪などの黄染をみとめる場合もある。

④ 分娩外傷

　「母性看護」の第 4 章 D-3「分娩外傷」を参照（◎ 182 ページ）。

⑤ 新生児の細菌感染症

■1 敗血症・髄膜炎

　敗血症の起炎菌は，B 群溶血性レンサ球菌（GBS）と大腸菌のほか，黄色ブドウ球菌などがある。発症時期によって 2 群に分けられ，出生後 3 日以内を

1）胎児の肺細動脈は強く収縮しており，出生後急激に拡張し肺血流が増加する。出生後の仮死や低酸素などなんらかの理由で肺細動脈が拡張せず，肺血流が減少し，その結果，強い中枢性チアノーゼが遷延する状態である。強い呼吸障害症状を伴う。

早発型(GBS 感染症では出生後7日以内)，4日以降を遅発型とよぶ。

早発型は，経胎盤感染(血行感染)，経産道感染がおもな感染経路で，急激に発症し，重篤で死亡率も高い。遅発型は出生後の感染が多く，一般的に発症がゆるやかで，症状は軽く死亡率も低い。初発症状は，発熱，低体温，呼吸障害，黄疸，哺乳力低下など，さまざまである。血液培養と髄液培養で起炎菌が検出されれば診断される。

治療は，抗菌薬の投与に加えて，輸液，人工呼吸などの全身管理が必要となる。

2 尿路感染症

尿路感染症は，正期産児の約1%，早産児の約3%にみられるといわれている。新生児では，上行性感染のみでなく，血行性感染が多い。起炎菌としては，大腸菌が約70%を占める。症状は，無症状から敗血症症状までさまざまである。

診断は，採尿バッグによる尿培養では不正確であり，カテーテルによる採尿法がすすめられている。尿路感染症の20～30%に尿路系の器質的異常(水腎症・膀胱尿管逆流など)を合併するので，より詳細な検査が必要である。

3 骨髄炎・関節炎

骨髄炎は敗血症に伴って血行性におこることが多いが，局所の感染巣や外傷から直接菌が侵入することも少なくない。起炎菌としては大多数が黄色ブドウ球菌で，症状は，全身症状に乏しく，おむつをかえるときに痛がって泣く，四肢運動・肢位の異常，腫脹，熱感，発赤などである。

診断・治療には，骨膜下穿刺または関節穿刺と，切開排膿が必要である。骨頭・骨端部の破壊による歩行障害，成長障害や骨の変形がおこり，のちに整形外科的矯正を必要とする例がある。

4 腸炎

新生児の胃液の pH は年長児よりも高く，殺菌力が十分でないため，病原細菌は容易に腸管に到達する。また，病原細菌叢の発育を阻止する常在細菌叢も十分ではない。母乳中にはIgA・ラクトフェリン・リゾチームなどの抗菌物質が含まれていて，ビフィズス菌の成長を促し大腸菌の発育を抑制することが知られており，母乳栄養児は人工栄養児に比較して腸炎罹患率が低い。

5 壊死性腸炎(NEC)

壊死性腸炎とは，低酸素血症や局所の虚血のため，消化管粘膜に挫傷が生じ，さらに細菌・細菌毒素が関与して生じる消化管の後天性の壊死性病変である。消化管の未熟性のために生じる疾患で，早産児の経腸栄養開始後に多くみられる。また，低酸素性虚血状態になると，児は生命保持のため，とくに大事な臓器である脳・心臓・肺などの臓器の血流を保ち，骨・筋肉・皮膚，そして消化管の血流を犠牲にする反射(ダイビング反射)が生じる。つまり仮死児，心疾患児(低酸素血症，消化管血流の低下をおこす疾患)なども，

NEC の発症頻度は高くなる。

大部分が，生後 4〜7 日以内に活気の低下などの不定症状や消化管症状(腹部膨満・胃内残乳の増加・嘔吐・血便)などの徴候で発症し，症状が進行すると消化管穿孔，腹膜炎，敗血症を合併する。

治療は禁乳，抗菌薬投与などの保存的治療，消化管穿孔時は腹腔ドレナージ留置や人工肛門造設術などを行う。

⑥肺炎

GBS，リステリア菌などの垂直感染による新生児期特有の肺炎がある。リステリア菌はグラム陽性桿菌で，垂直感染のほか子宮内感染により早発型の敗血症，髄膜炎，肺炎の原因菌となり，発症すると児はしばしば予後不良の経過をとる。

⑦臍感染症

臍帯脱落後の傷面に感染がおこり，分泌物をみとめる臍膿漏，臍周囲の皮膚にも炎症が及び，皮膚が発赤・腫脹し痛みを伴う臍炎，臍帯脱落面に生じる肉芽組織の過剰増殖であり，暗赤色・アズキ大で出血しやすく感染を伴いやすい臍肉芽腫などがある。

⑧新生児剝脱性皮膚炎(ブドウ球菌性熱傷様皮膚症候群)

黄色ブドウ球菌の感染で，皮膚の表皮が剝脱する(◯ 435 ページ)。

⑨新生児結膜炎

鼻涙管の閉塞や，クラミジア感染による結膜炎によって眼脂(めやに)をみとめる(◯ 454 ページ)。

⑥ 先天性母子(垂直)感染症

母子感染(垂直感染)には，産道を通過する際に GBS，リステリア菌などの細菌またはウイルスに感染する**経産道感染**と，母体がウイルス血症となり経胎盤的に胎児に感染する**経胎盤感染**がある。経胎盤感染として **TORCH(トーチ)症候群**(トキソプラズマ，風疹ウイルス，サイトメガロウイルス，単純ヘルペスウイルスによる感染症)が重要である。

①トキソプラズマ症

トキソプラズマという原虫による人畜共通感染症であり，最終宿主はネコである。ネコの糞便などから経口感染する。妊娠中に感染すると，胎盤から胎児に感染する可能性がある。日ごろよりネコの排泄物の処理に留意する必要がある。また，生肉(ウシ，ブタ，トリなど)の摂取も危険な感染源である。

症状は，水頭症，脈絡網膜炎，頭蓋内石灰化が 3 徴候であるが，胎児発育不全(FGR)，発達遅延，痙攣，髄液異常，難聴，視力異常，白内障，眼振，斜視，心筋炎，脳炎，胎児水腫，血小板減少，好酸球増多，肝臓腫大で発見されることもある。

②先天性風疹症候群（CRS）

母親が妊娠 20 週以前に風疹に感染した場合に，児に先天性風疹症候群が発症する可能性がある。症状は，難聴，精神運動発達遅滞，先天性心疾患，眼疾患，低出生体重児，血小板減少症，肝脾腫などである。

予防法は，免疫のない妊娠可能な女性に対してワクチン接種を行うことである。わが国では 2006（平成 18）年 4 月から，麻疹と風疹の混合ワクチン（MR ワクチン）の接種が 1 歳児と小学校入学の前年の 2 回行われている。

③サイトメガロウイルス感染症

母体からの経胎盤感染がおもな感染経路である。妊娠中のサイトメガロウイルス初感染によって感染する。ウイルスは既感染者の唾液，尿，体液などより排出される。妊婦のサイトメガロウイルス抗体保有率の低下のため，先天性感染症の増加が予測される。症状は，胎児発育不全，小頭症，頭蓋内石灰化，肝脾腫，肝機能異常，黄疸，血小板減少，呼吸障害，網膜炎などであり，精神運動発達遅滞，難聴などを合併することもある。

④単純ヘルペスウイルス感染症

分娩前後の母体の単純ヘルペスウイルス（HSV）感染，または以前の感染の再燃による経産道感染ならびに経胎盤感染で発症する。全身型，中枢神経型などに分類される。全身型では，発熱，哺乳不良などの症状で始まり，HSV の肝細胞での増殖のため，著しい肝機能障害を呈する。生命予後は不良である。中枢神経型は，中枢神経に限局して発症する。中枢神経型の場合，全身型より生命予後はよいが，神経学的後遺症を残す率が高い。

⑤B 型肝炎ウイルス感染症

E-4-1「ウイルス性肝炎」を参照（363 ページ）。

⑦ 新生児出血性疾患

①ビタミン K 欠乏性出血症

新生児の出血性疾患として，ビタミン K 欠乏性出血症である**新生児メレナ（真性メレナ）**がある。治療などの詳細については，「母性看護」の第 4 章 D-5「新生児出血性疾患」を参照（186 ページ）。

②播種性血管内凝固症候群（DIC）

循環不全，低酸素血症，低体温，敗血症などに伴って，血管内で血液が凝固しやすい状態となり全身に微小血栓が形成されると，血栓形成時に血小板と凝固因子が消費され，全身性に出血症状があらわれる。巨大血管腫で DIC が発症することもある。出血症状で多いのは，皮下出血斑，採血部位の止血困難，気管内出血，頭蓋内出血，消化管出血である。

DIC は，血液検査による凝固検査異常，血小板減少，フィブリン分解産物（FDP）の増加により診断できる。治療は，基礎疾患の治療と抗凝固療法である。

⑧ 新生児黄疸

　　　黄疸は新生児に特有の生理現象で，ほとんどすべての児に発現する(**生理
的黄疸**)。通常，生後2〜3日ごろに出現し，1〜2週間で消失する。

黄疸の●　黄疸は血中のビリルビンの増加により，皮膚などが黄染した状態である。
メカニズム　ビリルビンは，老廃した赤血球内より間接ビリルビン(非抱合型ビリルビン)
として血液内に放出され，肝臓でグルクロン酸抱合を受けて直接ビリルビン
(抱合型ビリルビン)となって，胆汁とともに消化管内に放出される。一部は
消化管で再吸収され血液内に戻り(腸肝循環)，糞便中・尿中に放出される
(◯185ページ，図4-22)。新生児は生理的に多血であり，赤血球寿命が短いた
め，ビリルビンの産生が増加して黄疸をきたすと考えられている。

　　　生理的黄疸の範囲内であればとくに治療を必要としないが，生後すぐに黄
疸が出現する，血清ビリルビン値が基準値より高い，または高い値が生後2
週間以降にも続く場合は，病的な黄疸(高ビリルビン血症)の可能性がある。

病的な黄疸の●　病的な黄疸の原因として，ビリルビンの産生過剰と，肝臓におけるビリル
原因　ビン処理の減少が考えられる。ビリルビンの産生過剰は，以下のような原因
によりおこる。

　　　①**溶血性疾患**　母児間の血液型不適合によるものが代表的である。児の赤
血球抗原に対する抗体が，妊娠母体から経胎盤的に移行し，赤血球の崩壊を
亢進することにより発症する。Rh因子のD抗原やABO因子の不適合が原
因となる。胎内で血液型不適合による溶血が進行した場合は，貧血による心
不全の症状が出現することがあり，重篤な貧血では全身の浮腫が強くなり胎
児水腫の状態となることもある。血液型不適合の場合は，母体の間接クーム
ス試験が陽性となり，診断に役だつ。

　　　②**頭血腫，帽状腱膜下血腫**　頭血腫，帽状腱膜下血腫(◯183ページ)など
で，血管外に多くの血液が貯留されている場合，その部位での赤血球破壊が
亢進する。

　　　③**消化管の機械的閉塞・蠕動の減少**　消化管の機械的閉塞がある場合や蠕
動が減少している場合などでは，消化管からのビリルビンの吸収が亢進する
(腸肝循環の亢進)。肝臓・胆嚢の疾患(先天性胆道閉鎖症や先天性胆道拡張
症など)の場合は，肝臓でのビリルビンの取り込みの減少，グルクロン酸抱
合の低下，排泄障害などのため，高ビリルビン血症となる。

症状と検査●　高ビリルビン血症による初期神経症状は，筋緊張低下，嗜眠，吸啜反射
の減弱であり，ビリルビン脳症(核黄疸)の後遺症を残すとアテトーゼ型脳性
麻痺，難聴，知的障害となるので，疑わしい症状がみられたら，すみやかな
検査と治療を行わなければならない。新生児黄疸では，間接ビリルビンの増
加が病的黄疸につながり問題となるが，臨床上は血清総ビリルビン値と，必
要に応じて直接ビリルビン，アルブミンに結合していないビリルビン(アン

○表4-4　総ビリルビン濃度による光線療法・交換輸血の適応基準

出生体重	<24 時間 (光線/交輸)	<48 時間 (光線/交輸)	<72 時間 (光線/交輸)	<96 時間 (光線/交輸)	<120 時間 (光線/交輸)	>5 日 (光線/交輸)
<1,000 g	5/8	6/10	6/12	8/12	8/15	10/15
<1,500 g	6/10	8/12	8/15	10/15	10/18	12/18
<2,500 g	8/10	10/15	12/18	15/20	15/20	15/20
≧2,500 g	10/12	12/18	15/20	18/22	18/25	18/25

光線：光線療法，交輸：交換輸血　　　　　　　　　　　　　　　　　　　（単位　mg/dL）

（神戸大学医学部小児科編：未熟児新生児の管理，第4版，p.233，日本小児医事出版社，2000による）

バウンドビリルビン：UB)を測定し，治療を開始する。UB は血液脳関門を通過しやすいので中枢神経障害の原因となる。ビリルビンには聴神経毒性があるといわれており，聴性脳幹反応(ABR[1])の異常は UB 値とよく相関している。

ビリルビン脳症● 　ビリルビン脳症(核黄疸)では，解剖学的に大脳基底核を中心に神経核の黄染がみられる。急性期のビリルビン脳症の症状は以下のとおりで，発病1年以降では，アテトーゼ型脳性麻痺，難聴，知的障害といった後遺症を残す。

(1) 第1期(発病約2〜3日)：筋緊張低下，嗜眠，吸啜反射減弱

(2) 第2期(発病約3日〜1週)：筋緊張亢進，後弓反張，かん高い泣き声，落陽現象(黒目の部分が沈んでいく症状)

(3) 第3期(発病約1週以降)：痙性症状の消退，筋緊張低下

治療● 　治療で最初に行われるのは**光線療法**である。これは血管内ビリルビンがある波長の光を受けることによって構造が変化し，体外への排出が促進されることを利用したものである。光線療法では，青色光が最も効果的であるが，児の皮膚色の診断が困難であり，看護者の目の疲れを生じやすい。近年，より効率よく副作用の少ない緑色蛍光灯が用いられるようになっている。児にアイマスクをして網膜を，またおむつをして性腺を保護する。

　血中ビリルビン値が交換輸血の適応基準をこえた場合は，循環血液量の約2倍(180 mL/kg)の交換輸血を施行する。光線療法と交換輸血の適応基準は，日齢および出生体重により○表4-4 のような基準で施行している。

⑥ 新生児疾患患児の看護

① 先天異常・遺伝疾患をもつ新生児の看護

患児の看護● 　心疾患や消化器疾患などさまざまな先天的合併症をもつことも多いので，

---

1) ABR：auditory brainstem response の略。音刺激に反応して得られる脳からの電位。難聴の有無や程度を調べるのに有用である。

出生直後に全身状態を観察し，心不全徴候，消化管閉鎖などを早期に発見・対応する。低出生体重の場合は体温調節も含め，全身的な管理が必要となる。

家族の看護●　先天異常においても遺伝疾患においても，家族は自責の念や患児の生命に対する不安をかかえたり，将来を思って悲嘆したりすることが多い。家族が障害を受け入れられるまでには時間がかかるため，あせらず，時間をかけて病状を説明し，家族の思いに耳を傾ける。生命維持治療を含め，治療方針を決定する際には子どもの最善の利益を考えながら，家族と医療者間で十分に話し合う。

② 低出生体重児の看護

　低出生体重児は体温調節，呼吸，循環，消化など，あらゆる身体生理機能において胎外環境に適応する能力を十分に備えていない。そのため，胎外環境に適応できるよう生理機能を整えていくことが重要になる。

観察●　(1) 全身状態：バイタルサイン，呼吸状態(努力呼吸・肺雑音の有無，呼吸リズム，呼吸音)，心雑音，皮膚温，尿量，体重増加量，哺乳量。

　(2) 環境：室温，湿度，光，音。

看護●　(1) 体温調整：低出生体重児は体温調節機能が発達途上であるため，環境温の影響を受けやすい。保育器などにより皮膚温で37℃前後を保てるように温度調節する。熱喪失を防ぐため，保清や排泄後の皮膚の水分はしっかりとふきとり，おむつ・衣類・シーツ・聴診器など，皮膚に触れるものはあたためておく。

　(2) 呼吸調整：低出生体重児は肺サーファクタントの産生能や呼吸中枢能が不十分であることから無呼吸をおこしやすい。気道も細いため，少量の分泌物で容易に狭窄もおこしやすい。呼吸数，呼吸音，呼吸パターン，努力呼吸の有無，チアノーゼの有無，経皮的動脈血酸素飽和度(SpO_2)の低下などに注意する。無呼吸発作に備え，酸素投与やバッグバルブマスク換気の準備をしておく。

　　酸素投与だけで呼吸管理ができない場合，自発呼吸がある児では肺胞虚脱を予防するために経鼻的持続陽圧呼吸法(Nasal-CPAP)を行うことがある。また，自発呼吸が微弱もしくはない児に対しては，気管挿管下で人工呼吸管理を行う。

　　いずれも，酸素療法を行う場合は，適切な酸素投与が行われているかはもちろん，過剰な酸素投与がないかも確認する。

　(3) 循環調節：低出生体重児は動脈管が開存しやすく，肺高血圧や心不全をおこしやすい。バイタルサイン，心臓および肺雑音，末梢冷感，浮腫，尿量減少などに注意する。

　(4) 栄養管理：修正在胎34週ごろまでは，吸啜や嚥下，呼吸の協調が不十分であるため，経管栄養を行う。母親の初乳には，栄養価が高く感染防

御に役だつ物質が多く含まれるため，搾乳して経口や経管で摂取できるようにする。

(5) 環境調整：医療機器のアラーム，人の声・足音などの騒音，保育器の扉の開閉音などを最小限にする。また，光刺激により網膜を損傷しやすいため，強い光もあてないようにする。

(6) 発達支援：**ポジショニング**(胎内にいたときに近い屈曲姿勢)や，体力消耗，ストレスを最小限にするためできるだけ児に触れないようにする**ミニマルハンドリング**などをケアのなかに取り入れていく。また，母子関係や愛着形成を確立するために，**タッチングやカンガルーケア**(NICUにおいて全身状態の安定した早産・低出生体重児を母親の乳房の間に抱いて，裸 (はだか) の皮膚と皮膚を接触させる)などをすすめていく。

(7) 家族支援：早期に低体重で生まれたことや弱々しい患児の姿を目にして，自責の念を感じたり，愛着を感じられない家族もいる。そのような家族の状況に配慮し，あせらせず，時間をかけて対応していく。家族の希望に応じておむつ交換や保清などに参加できるようにする。また，(6)の発達支援を家族とともに進めていく。

③ 呼吸窮迫症候群(RDS)の看護

観察● 多呼吸，陥没呼吸・鼻翼呼吸・呻吟などの努力呼吸，チアノーゼの有無，経皮的動脈血酸素飽和度(SpO_2)。出生後数時間たって呼吸状態が悪化することが多いので，出生後も継続した観察が必要である。

看護● 呼吸状態の悪化とともにすみやかに気管挿管，人工呼吸器管理ができるようにする。サーファクタント補充後は動脈管開存などの合併症をおこすことがあるため，心雑音の有無に注意する。抜管後は体位ドレナージや吸引などにより無気肺を予防する。

新生児仮死，分娩外傷，新生児の感染症，新生児黄疸の看護については，「母性看護」の第4章D-8「新生児の異常と看護」を参照(◐188ページ)。

C 感染症患児の看護

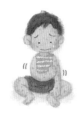

看護のポイント

● 発熱・発疹・咳・下痢・嘔吐などの症状がある場合は，まずは急性の感染症を念頭において対応する。

● 年少児ほど免疫機能が不十分であるため感染しやすく，また重篤化したり合併症をおこしやすいことに注意する。

● 手洗い，隔離などの感染予防対策を子どもが不安に感じず，納得してできるように援助する。

1 ウイルス感染症

ウイルス感染症は，子どもにおける最も頻度の高い感染症である。代表的なウイルス性疾患の潜伏期間（ウイルスに感染後，症状があらわれるまでの期間）とおもな感染経路をまとめた（◯表 4-5）。

1 麻疹（はしか）

病原体●　麻疹ウイルスは，空気感染によって伝播する感染力のきわめて高いウイルスで，潜伏期間は通常 8〜12 日（最短 7 日〜最長 18 日）である。症状の出る 1〜2 日前（発疹出現の 3〜4 日前）からと，発疹が出現してから 4 日間は，伝染性がある。登校（園）基準は，解熱後 3 日を経過するまでである。

症状●　カタル期・発疹期・回復期の 3 つの病期に分けられる。

①カタル期　高熱と鼻汁，咳嗽，眼脂などがみられる。3〜4 日後に解熱傾向がみられると同時に，頰粘膜に**コプリック斑**とよばれる小さな白い斑点が出現する。

②発疹期　その後，再度高熱となり発疹が出現する。鮮紅色の小斑状丘疹が，耳介後部から出現し，頸部，顔面，体幹，四肢へと広がり，癒合する。

③回復期　回復期に入ると発疹は消退し，褐色の色素沈着を残す。

合併症●　中耳炎，乳様突起炎，肺炎，クループ，脳炎などが代表的合併症である。まれではあるが，罹患 6〜8 年後に進行性の知能障害，ミオクローヌス，運動障害を主症状とする致死的な中枢神経変性疾患である亜急性硬化性全脳炎（SSPE）をおこすこともある。

◯表 4-5　おもなウイルス感染症の潜伏期間と感染経路

感染症名	潜伏期間	おもな感染経路
麻疹	7〜18 日	空気感染
風疹	14〜23 日	飛沫感染
水痘	10〜21 日	空気感染
流行性耳下腺炎	12〜25 日	飛沫感染
単純ヘルペス感染症	2 日〜2 週	接触感染
EB ウイルス感染症	30〜50 日	唾液を介した感染
咽頭結膜熱	2〜14 日	飛沫感染
流行性角結膜炎	2〜14 日	飛沫感染
伝染性紅斑	4〜21 日	飛沫感染
ロタウイルス感染症	1〜3 日	経口・接触感染
ノロウイルス感染症	12〜48 時間	経口・接触感染
ヘルパンギーナ	3〜6 日	接触感染
手足口病	3〜6 日	接触感染
インフルエンザ	1〜4 日	飛沫感染
RS ウイルス感染症	2〜8 日	接触感染
パラインフルエンザ感染症	2〜6 日	接触感染
急性灰白髄炎（ポリオ）	3〜21 日	経口・接触感染
日本脳炎	6〜16 日	力（蚊）を介した感染
新型コロナウイルス感染症	2〜14 日	飛沫・接触感染

治療● 有効な治療薬はなく，対症療法が中心となる。二次性の細菌感染症を合併している場合は抗菌薬投与が必要である。また，開発途上国では，ビタミンAの投与が予後を改善することが知られている。

予後● 5歳以下の子どもや免疫不全患者においては，重症化し，死亡することもある。死亡率は 0.2〜0.3％ である。

予防● ワクチンによって予防が可能な疾患である。わが国では，**麻疹・風疹（MR）混合生ワクチン**を，1歳時と小学校就学前1年間に計2回接種する。麻疹患者に接触後48時間以内にワクチンを接種すると，予防が可能なこともある。また，免疫グロブリンの投与も，患者との接触後5日以内であれば発症を予防できる。わが国では，予防接種の普及により，2015(平成27)年3月に麻疹の国内からの排除が宣言されたが，それ以降にも，免疫のない，あるいは免疫の低い30〜50歳代の男性を中心に小流行がみられている。

② 風疹

病原体● 風疹ウイルスの感染経路は，飛沫感染である。潜伏期間は通常16〜18日（最短14日〜最長23日）であり，感染する期間は発疹出現の2，3日前から，出現から7日目までである。登校(園)基準は，発疹が消失するまでである。

症状● ①**リンパ節腫脹** 発疹出現の2〜3日前から始まり，発疹期に著明となる。耳介後部や頸部のリンパ節が腫脹，圧痛を伴うことが多い。

②**発疹** 顔面から始まり，24時間以内に全身に広がる。淡い紅斑で，癒合せず，3日間程度で消退するため，「三日はしか」ともよばれる。麻疹と異なり，色素沈着は残さない。

③**発熱** 発熱は一般に軽度であり，発熱のないこともある。

合併症● 合併症として，脳炎，血小板減少性紫斑病，関節炎があげられる。

また，おもに妊娠初期の感染により出生した児に異常が生じる**先天性風疹症候群**もあげられる（◎ 193, 324 ページ）。先天性風疹症候群は，白内障，心奇形，難聴，発達遅滞などを特徴とし，その合併症の頻度は，妊娠初期の感染であるほど高くなる。

治療● 有効な治療薬はなく，対症療法が中心となる。

予後● 合併症がなければ，自然経過で軽快し，予後良好である。

予防● ワクチンによって予防が可能な疾患である。わが国では，**麻疹・風疹（MR）混合生ワクチン**を1歳時と小学校就学前1年間に計2回接種する。2024年度までの限定措置で，ワクチン未接種・未罹患者の多い1962〜1979年生まれの男性を対象に，無料で抗体検査とワクチン接種を行っている。

③ 水痘・帯状疱疹

病原体● 水痘-帯状疱疹ウイルスの感染が原因で，初期感染で水痘，その後の持続感染の再活性化で帯状疱疹をきたす。持続感染とは，一度感染したあと，ウ

イルスが神経根に長期間体内にとどまった状態である。水痘の感染経路は空気感染であり，潜伏期間は，平均 14 日（最短 10 日〜最長 21 日），感染期間は，発疹出現 2 日前から発疹がすべて痂皮化するまでである。登校（園）基準は，発疹がすべて痂皮化するまでとされている。

症状● 　水痘は発熱を伴うことが多く，発赤を伴う丘疹，水疱，痂皮を伴う丘疹など，さまざまな病期の発疹が頭皮を含む全身に出現する。治癒時には瘙痒感を伴う。帯状疱疹では，集簇性の水疱が，1 つまたは複数の 1 側のみの神経根に分布して出現し，疼痛を伴う。

合併症● 　二次性細菌感染症，脳炎，急性小脳失調症，肺炎，急性脳症の 1 つであるライ症候群，先天性水痘症候群などがあげられる。健常児にもおこりうるが，免疫不全患者などでは，合併症の頻度・重症度が高くなる。

治療● 　抗ウイルス薬としてアシクロビルが使用されている。また，より腸管からの吸収のよい経口薬であるバラシクロビル塩酸塩も使用可能である。免疫抑制患者においては，経静脈的なアシクロビルの投与と，必要があれば免疫グロブリンの投与を行う。解熱薬として，ライ症候群の頻度を上げるアスピリンは禁忌である。

予後● 　合併症がなければ，自然に軽快する。適切な治療が行われたとしても，免疫抑制患者が発症した場合の予後はわるい。

予防● 　水痘生ワクチンによって予防が可能な疾患である。2014（平成 26）年に定期接種化され，患者数は減少している。ワクチンは 2 回接種が必要で，1 歳時と 1 歳 6 か月〜2 歳時に追加接種する。水痘患者の接触者に対しては，接触後 72 時間以内にワクチン接種を行うことで発症予防や軽症化が期待できる。免疫不全患者などには，アシクロビルの予防投与や，それに加えて，免疫グロブリンの投与も行われることがある。高齢者（60 歳以上）には，帯状疱疹予防のために不活化ワクチンと水痘生ワクチンが使われている。

④ 流行性耳下腺炎

病原体● 　ムンプスウイルスによる感染症で，「おたふくかぜ」ともよばれる。飛沫感染により感染し，潜伏期間は通常 16〜18 日（最短 12 日〜最長 25 日）である。登校（園）基準は，唾液腺の腫脹が発現後 5 日を経過し，かつ全身状態が良好になることである。

症状● 　急性の発熱と唾液腺（とくに耳下腺）腫脹を特徴とし，唾液腺腫脹は一側性，または両側性である。また，合併症をきたした場合，項部硬直（髄膜炎），腹部の圧痛や背部の自発痛（膵炎）などがあらわれる。唾液腺腫脹が始まる 2〜3 日前から唾液腺腫脹後 5 日目ぐらいまで，唾液腺からウイルスが排出され，感染性をもつ。感染しても唾液腺の腫脹が明らかとならない不顕性感染となることもある。

合併症● 　合併症として，無菌性髄膜炎，脳炎，感音性難聴，膵炎などがあげられる。

また，思春期以降に感染すると精巣炎，卵巣炎を引きおこす。

治療● 特異的な治療はない。対症療法が中心となる。

予後● 一般に，合併症がなければ良好である。永続的な両側性の感音性難聴を呈した場合は，補聴器が必要になることもある。脳炎合併例では，予後がわるい。

予防● ワクチンの2回接種が推奨される。海外では，MMRワクチンとして，麻疹・風疹・ムンプスの混合ワクチンとして接種されているが，わが国では，1993(平成5)年にMMRワクチンのムンプスの成分による無菌性髄膜炎が多く報告され，接種が中止になった。現在，定期接種化に向けた議論が進んでいる。

⑤ 突発性発疹

病原体● ヒトヘルペスウイルス6型(HHV6)またはヒトヘルペスウイルス7型(HHV7)の接触感染によって感染する。潜伏期間は10日であり，ほとんどの患者が1歳未満で感染する。

症状● 高熱が2〜4日持続したあと解熱し，それと同時に全身に斑状丘疹性発疹が出現し，2〜3日で消退する。また，大泉門の膨隆をみることがある。

合併症● 熱性痙攣，まれに脳炎，脳症，血管障害による片麻痺などを生じる。

治療● 特異的な治療法はなく，対症療法である。発熱に対しては解熱薬を適宜用いる。合併症がなければ予後良好である。

⑥ 単純ヘルペスウイルス感染症

病原体● 単純ヘルペスウイルス1型(HSV-1)または2型(HSV-2)による感染症で，感染経路は接触感染である。HSV-1は，皮膚粘膜や神経，HSV-2は性器に症状としてあらわれることが多い。

症状● 感染部位によって，いくつかの病態が知られている。

①歯肉口内炎　乳幼児に多く，HSV-1の初感染でおこり，発熱とともに歯肉，頬粘膜，舌などに小水疱や潰瘍が多発する。

②カポジ水痘様発疹　アトピー性皮膚炎などの基礎疾患をもつ子どもの皮膚におこるHSV-1の初感染であり，多数の水疱が皮膚病変部位に集簇し，発熱を伴うことが多い。発疹が水痘の発疹に似ていることから，この名前がある。

③性器ヘルペス　性器へのHSV-2の初感染による。再発をおこしやすい。

④角膜炎　角膜上皮内に感染し，表在性の潰瘍を形成し，疼痛，羞明感を伴う。眼周囲にHSV-1の病変がある場合におこりやすい。

⑤脳炎　新生児は，HSV-1またはHSV-2によって発症するが，乳児期以降は，ほぼHSV-1のみによる。新生児では，発熱，片側性の痙攣などで発症することが多く，母親が性器ヘルペスの初感染がある場合に経産道感染の

リスクが高くなる(⊕194, 324 ページ)。乳幼児以降の発症はまれではあるが，意識障害，痙攣，性格の変化などがあらわれる。

治療●　アシクロビル，バラシクロビル塩酸塩の早期投与が有用である。

予後●　歯肉口内炎，性器ヘルペスなどの初感染の予後は良好であるが，再発性の性器ヘルペスは頻回の治療を要する。脳炎，新生児の全身性感染症は予後がわるいが，抗ウイルス薬の長期投与が予後を改善する。

⑦ EB ウイルス感染症(伝染性単核症)

病原体●　EB ウイルスの唾液を介した感染により生じる。潜伏期間は 30〜50 日である。

症状●　EB ウイルスの初感染によって，発熱，咽頭炎，白苔(はくたい)を伴う扁桃(へんとう)炎，リンパ節腫脹，肝脾腫，発疹などが数日間続く。乳幼児では，これらの典型的な徴候がみられないことが多い。血液検査で異型リンパ球の増加をみることが多い。

合併症●　急性期の脾破裂，血球貪食(どんしょく)性リンパ組織球症，慢性活動性 EB ウイルス感染症などがあげられる。

治療●　有効な抗ウイルス薬はない。免疫抑制患者の感染においては，免疫抑制薬を減量することで，体内の細胞性免疫によってウイルスをコントロールすることが重要である。急性期に脾腫(ひしゅ)がある場合は，脾破裂を予防するために運動を控える。予後良好であるが，合併症をきたした児の予後は不良のことがある。

⑧ アデノウイルス感染症

病原体●　アデノウイルスによる感染症で，多くの血清型があり，その血清型によって症状が異なる。潜伏期間は，呼吸器感染症の場合，潜伏期 2〜14 日で飛沫感染する。胃腸炎では，潜伏期間は 3〜10 日である。感染力が強く，学校や医療施設などで集団感染がおこることがある。

症状●　①**咽頭結膜熱**　3〜5 日の発熱に片側の結膜充血，咽頭炎，扁桃炎，頸部リンパ節腫脹をきたす。夏季にプールでの流行をみることから，別名「プール熱」とよばれる。

②**流行性角結膜炎(EKC)**　感染力がきわめて強い。両側の結膜充血，眼脂，流涙，羞明，眼瞼(がんけん)腫脹などの局所の眼所見を呈し，眼瞼結膜に濾胞(ろほう)形成をきたす。乳幼児では，発熱を伴うことが多い。

③**扁桃炎**　炎症所見が強く，溶レン菌感染症との鑑別が必要である。

④**その他の感染症**　胃腸炎，肺炎，出血性膀胱(ぼうこう)炎などをきたすこともある。

治療●　特異的な抗ウイルス薬は存在しないので，対症療法が中心となる。

⑨ 伝染性紅斑（ヒトパルボウイルス B19 感染症）

病原体● ヒトパルボウイルス B19 による感染症は冬から春に流行することが多く，潜伏期間は 4〜21 日である。感染後，約 2〜3 週後に発疹があらわれる。

症状● 発熱，筋肉痛，頭痛，体調不良などの全身症状後，約 7〜10 日後に特徴的な発疹が出現する。頬部には，たたかれたような赤い発疹が出現し，口の周囲は蒼白となる。また，体幹から始まり四肢に広がる対称性でレース様の発疹も特徴的で，かゆみを伴うこともある。子どもには少ないが，成人では，関節炎，関節痛をきたすこともある。

合併症● ①**骨髄無形成発作** 基礎疾患に遺伝性球状赤血球症，鎌状赤血球症などの赤血球の形態に異常をもつ子どもが感染すると，高度の貧血や汎血球減少をきたすことがある。

②**胎児水腫** 妊婦が妊娠初期に感染した場合に，胎児が子宮内発育不全，胸水，心囊液貯留などを呈し，死亡することもある。妊婦が妊娠初期にヒトパルボウイルス B19 に罹患した患者と接触した場合は，胎児水腫の徴候が出現しないかどうか，胎児の経過を注意深く観察しなくてはいけない。

治療● とくに有効な抗ウイルス薬はなく，対症療法が主となる。免疫不全のある患者の慢性感染症に対して，γ（ガンマ）グロブリン大量療法が有効である。

予後・予防● 基礎疾患のない子どもの予後は良好である。発疹出現時は，すでに感染力は消失しているので，登園・登校停止などの予防策は不要である。

⑩ ウイルス性胃腸炎（ロタウイルス感染症，ノロウイルス感染症など）

病原体● ロタウイルス，ノロウイルス，サポウイルスなどによる。感染性はきわめて高く，便や嘔吐物中のウイルスが接触感染で伝播する。潜伏期間は，ロタウイルスで 1〜3 日，ノロウイルスで 12〜48 時間である。便へのウイルスの排出は症状がおさまったあとも続くことがあり，他人への感染源となる。

症状● 嘔吐と水溶性の下痢・腹痛をきたすのが特徴である。ロタウイルス感染症では，発熱と嘔吐で始まることが多く，その後，白色から灰白色の水様性の下痢となる。症状の持続は，数日程度である。健常児が罹患した場合，一般に予後良好であるが，まれに脳症をきたすこともある。

治療● 対症療法のみで，脱水に対する治療がその中心となる。

予防● 感染性のきわめて高いウイルスであるので，標準予防策に加えて，感染した便や嘔吐物に接触する可能性のある場合は接触予防策を講じ，適切に便や嘔吐物を処理することが大切である。ロタウイルスに対する 2 種類のワクチンが，2020（令和 2）年 10 月より定期接種ワクチンとして接種されている。ワクチンの普及によって，患者数は減少している。

⑪ ヘルパンギーナ

病原体●　コクサッキーウイルス，エコーウイルスなどのエンテロウイルスによって
おこり，潜伏期は 3〜6 日である。夏季に多くみられ，好発年齢は幼児であ
る。感染経路は接触感染による。

症状●　高熱とともに口蓋垂周囲の軟口蓋に淡紅色小丘疹がみられ，それが 2〜3
日後に水疱・潰瘍化し，咽頭痛と嚥下痛のため，経口摂取不良となることが
多い。1〜4 日で解熱し，7 日以内には自然治癒し，予後は良好である。

合併症●　無菌性髄膜炎，熱性痙攣などを合併することがある。経口摂取不良から，
脱水症状をきたすこともある。

治療●　特異的なウイルスに対する治療はない。脱水の徴候に注意して，必要であ
れば，脱水の補正を行う。

⑫ 手足口病

病原体●　エンテロウイルス属に含まれるコクサッキー A16，A6，エンテロウイル
ス 71 などの接触感染により発症する。潜伏期は 3〜6 日であり，夏季に流
行し，幼児に多い。

症状●　発熱に伴う，手足口の病変で診断が可能である。口腔粘膜の有痛性，多発
性のアフタ性病変，手掌，手背，指，足の裏，足背，膝の伸側部，殿部な
どの機械的刺激の多い部分に，紅斑を伴う水疱性丘疹が多数出現する。発疹
による口内痛のために，経口摂取不良となり，脱水を合併することがある。
合併症がなければ，数日で自然治癒する。

合併症●　エンテロウイルス 71 による感染症では，脳髄膜炎を合併することがある。
脳炎を合併した場合の予後はわるい。

治療●　手足口病を引きおこすウイルスに特異的な抗ウイルス薬はなく，発熱，脱
水などに対する対症療法を行う。

⑬ インフルエンザ

病原体●　インフルエンザウイルスによる感染症で，飛沫感染する。潜伏期間は，通
常 1〜4 日であり，平均 2 日である。流行するインフルエンザウイルスには，
A 型および，B 型がある。わが国では，毎年，冬季から春先に流行すること
が多い。

症状●　発熱，咽頭痛ののちに，咳嗽，鼻汁などの感冒様症状が出現する。また，
悪寒，頭痛，全身倦怠感，筋痛，関節痛や，嘔吐，下痢などの消化器症状を
伴うこともある。

診断●　冬季に地域で流行すること，上気道症状に加えて全身症状を伴うことなど
から，流行期には診断が比較的容易である。ウイルス学的診断は，鼻咽喉ス
ワブを用いた迅速診断キットによる抗原の検出が多く使われている。

合併症● 多くは自然治癒するが，まれにウイルス性肺炎，脳炎・脳症，心筋炎，ライ症候群，横紋筋融解症，二次性細菌感染症による肺炎，中耳炎などの合併症がおこる。

治療● 発症より 48 時間以内に抗ウイルス薬であるノイラミニダーゼ阻害薬を投与することで，発熱の期間を 1〜1.5 日短縮できる。

①対症療法　安静，水分補給を行う。解熱薬としては，アセトアミノフェンやイブプロフェンを用いる。アスピリンの投与によってライ症候群の発症率が上がる。また，ジクロフェナクナトリウムとメフェナム酸の投与によってインフルエンザ脳症死亡率が上がるという報告があるので，これらの薬剤は禁忌である。

②抗ウイルス薬　ノイラミニダーゼ阻害薬のオセルタミビルリン酸塩（内服，1 日 2 回，計 5 日），ザナミビル水和物（吸入，1 日 2 回，計 5 日），ペラミビル水和物（点滴，1 回），ラニナミビルオクタン酸エステル水和物（吸入，1 回），また異なる機序のバロキサビル マルボキシル（経口，1 回）の 5 つの薬剤が日本国内で使用可能である。年齢によって適応が異なるので注意が必要である。

予後● 一般的に自然治癒する疾患であるが，脳症，心筋炎などの合併症をきたすと予後がわるい。

予防● 飛沫感染予防策を徹底する。とくに，手洗いと感染者の咳エチケットは重要である。また，インフルエンザ流行前の 10 月から 11 月はじめにかけてワクチンを確実に接種することが重要である。

⑭ RS ウイルス感染症

病原体● RS ウイルスによる感染症で，潜伏期間は 2〜8 日である。呼吸器感染症であるが，おもに接触感染で感染する。わが国では，夏から秋を中心に流行している。感染力の強いウイルスであり接触感染で伝播するので，患者に接触する際には，その前後での手指衛生と，手袋・ガウンの着用が必要である。新型コロナウイルス感染症の影響で，これまでの RS ウイルスの流行が大きく変化した。

症状● おもに乳幼児が感染し，発熱，咳，鼻汁，喘鳴などを主訴とする急性細気管支炎や肺炎を発症する。症状は，数日から 1 週間続く。身体所見では，多呼吸，陥没呼吸，聴診上は，呼気性の喘鳴，呼息の延長，肺雑音がみられる。また，新生児が感染すると，無呼吸発作の原因となることもある。

合併症● ウイルスの中枢神経系への浸潤である脳炎や，呼吸器の圧受容体を介しての ADH 分泌異常症候群（SIADH）を合併することがある。

治療● 特別な抗ウイルス薬は存在しないので，適切な分泌物の除去，低酸素に対する酸素投与，呼吸不全に対する呼吸補助，人工呼吸を行う。β 刺激薬は効果がない。

予後● 健康な乳幼児が感染した場合，多くは予後良好であるが，なかには死亡する症例もある。また，早産児，先天性心疾患，慢性肺疾患などをもつ乳幼児では重症化することもあり，その予後はわるい。

予防● 早産児，先天性心疾患，慢性肺疾患，免疫不全，染色体異常をもつ乳幼児では，パリビズマブ（RS ウイルス特異的モノクローナル抗体）を流行期に毎月筋肉内注射することによって，発症予防と軽症化が期待できる。海外では，高齢者や妊婦へのワクチン接種も開始されている。

⑮ パラインフルエンザウイルス感染症

病原体● パラインフルエンザウイルスによる感染症で，血清型によって**クループ症候群**や，細気管支炎，肺炎を引きおこす。潜伏期間は，2〜6 日である。呼吸器感染症であるが，おもに接触感染で感染する。

症状● クループでは，乳幼児では，咳，鼻汁などの呼吸器症状ののちに，犬吠様（犬が吠えるような）咳，嗄声，吸気性の喘鳴，努力性呼吸をみとめる。ほとんどの症例は軽症であるが，ときに気道が閉塞し，重症となることがある。細気管支炎では，喘鳴を伴うこともある。

治療● 抗ウイルス薬は存在しないので，気道への加湿，酸素投与，また，中等症から重症患者には，浮腫を取り除くためにアドレナリンの吸入が有効である。重症例では，低酸素に対する酸素投与，呼吸不全に対する呼吸補助，人工呼吸を行う。

⑯ 急性灰白髄炎（ポリオ）

病原体● 起因ウイルスはポリオウイルスで，潜伏期間は3〜21 日，経口・接触感染での感染成立後，麻痺が出現する。**ポリオワクチン**の普及によって，ほとんどの国で疾患は制圧されている。現在，野生株の流行は，アフガニスタン，パキスタンの2か国のみである（2023〔令和5〕年 10 月現在）。「感染症の予防及び感染症の患者に対する医療に関する法律」（感染症法）で，**2 類感染症**に指定されている。

症状● 感染しても無症状の不顕性感染のことが多い。また，不全型の場合，感冒様症状がおもな症状で麻痺などの後遺症は残らない。非麻痺型では，不全型の症状に加え無菌性髄膜炎を呈する。麻痺型は全体の約 0.5% に発症し，発熱，髄膜炎症状が1〜5 日間続いたのち，解熱とともに片手，片足の単麻痺を主体とする弛緩性麻痺が出現する。下肢から対称性，上行性に麻痺が進行し呼吸障害などをきたす延髄脊髄型と，意識障害をきたす脳炎型がある。

治療● ウイルスに対する特異的治療はなく，急性期には，呼吸筋麻痺をきたすので，全身管理が必要となる。

予後● 麻痺は出現数日以内が最も重症であり，その後しだいに軽減するが，半数は永続し筋萎縮をきたす。また，いったん回復した筋肉が再度筋力低下，筋

萎縮，筋痛をきたすことがあり，これはポリオ後遅発性筋萎縮症とよばれる。

予防● **4種混合ワクチンまたは不活化ポリオワクチンによる予防が重要である。**生後3か月から，3～8週間あけて計3回の初回接種，1歳～1歳6か月時に追加接種を行う。

⑰ 日本脳炎

病原体● 日本脳炎は，日本脳炎ウイルスによっておこり，潜伏期間は6～16日である。日本脳炎ウイルスはアジア地域に広く分布し，おもにコガタアカイエカによって媒介される。国内では，ほとんどの地域でブタが感染しているので感染の危険性がある。カ（蚊）の飛ぶ時期である夏の発症が多い。

症状・徴候● 多くは，感染しても不顕性感染である。また，感染しても発病するのは100～1,000人に1人程度である。症状としては，高熱，頭痛，吐きけ・嘔吐，食欲不振などが2～4日間持続したあとに，急激な意識障害，痙攣，脳神経症状，不随意運動，振戦，筋強直，麻痺などが出現する。麻痺は上肢でおこることが多い。

治療● 対症療法が主体である。

予後● 予後はわるく，発症後の死亡率は20～40％である。神経学的後遺症は生存者の45～70％に残り，子どもではとくに重度の障害を残すことが多い。

予防● 日本脳炎ワクチンの接種によって，予防できる疾患である。国内の一般的な接種スケジュールとして，3歳時に2回，その後，4歳時に1回，そして9～12歳に1回，計4回の接種を行う。一方で，流行地では，カに刺されないように衣服を着用すること，必要に応じて虫よけ剤を使用することが重要である。また，ワクチンは生後6か月から接種が可能なので，リスクの高い地域では，生後6か月～3歳未満での早期の接種を行う。

⑱ HIV感染症

病原体● **ヒト免疫不全ウイルス（HIV）**による感染症で，血液や精液を介して感染し，感染経路としては性交渉，輸血，注射針の共用，母子感染などがあげられる。母子感染は，母親と曝露児に対する抗ウイルス薬投与によって，その頻度は激減した。

症状・徴候● 子どもが感染すると，その進行は成人に比べて早い。症状が出るのは，健康な児には感染しない病原体による**日和見感染**を併発したときである。ニューモシスチス肺炎，リンパ性間質性肺炎（LIP），結核，サイトメガロウイルス感染症，単純ヘルペスウイルス感染症，真菌感染症などが，代表的な日和見感染症である。子どもでは，繰り返す感染症やまれな感染症で見つかることもある。

治療● 治療の基本は，複数の抗HIV薬を組み合わせる治療であり，2～3剤の逆転写酵素阻害薬にプロテアーゼ阻害薬，または，非逆転写酵素阻害薬を組み

合わせる。また，ほかの機序による新しい薬剤も併用して使われている。

予後●　最近の目ざましい治療薬の開発と普及により，予後の改善は著しい。以前は致死的であったものが，慢性疾患へとかわってきている。

予防●　HIV の母子感染は予防可能である。母子感染予防のためには，母親のウイルス量を下げ，帝王切開，母乳の禁止などがその予防対策となる。また，HIV 陽性妊婦から産まれた児に対しては，周術期に予防的にジドブジンなどの抗ウイルス薬の投与が行われる。

⑲ 新型コロナウイルス感染症（COVID-19）

病原体●　重症急性呼吸器症候群コロナウイルス 2 による感染症で，おもに飛沫感染，接触感染で感染する。2019（令和元）年 12 月に中国武漢市から感染が始まり，世界的なパンデミックを引きおこした。潜伏期間は，従来株において 1〜14 日，変異ウイルス（オミクロン株）では 1〜7 日である。

症状●　小児では，無症状か軽症のことが多い。症状のある場合，発熱，咳嗽，鼻汁，咽頭痛，嘔吐，下痢などの症状がみられる。基礎疾患をもつ児や 2 歳未満の児では，重症化のリスクが上がる。

合併症●　肺炎，クループ，脱水，熱性痙攣，心筋炎，脳症などの報告がある。また，感染 2〜6 週後の年長児に，眼瞼結膜の充血，口唇の発赤，発疹，手掌・足底の紅斑や冠動脈の拡張など川崎病に似た症状がみられる小児多系統炎症性症候群（MIS-C）をきたすことがある。

治療●　発熱に対するアセトアミノフェンの使用などの対症療法が基本である。12 歳以上の小児で重症化のリスクがある場合，モノクローナル抗体製剤のソトロビマブが用いられることがある。

予防●　マスクの着用，手指衛生の徹底など，基本的な飛沫感染や接触感染対策を行う。また，メッセンジャー RNA ワクチンによる予防接種が行われている。

2 細菌感染症

① A 群 β 溶血性レンサ球菌感染症（溶レン菌感染症）

病原体●　A 群 β 溶血性レンサ球菌（溶レン菌）による感染症で，学童期に多く，学校などでの集団流行をみる。潜伏期間は，溶レン菌による咽頭炎では 2〜5 日である。

症状●　感染部位の違いにより，さまざまな症状を引きおこす。まれに，急激な経過でショックや多臓器不全をきたす**毒素性ショック様症候群**も引きおこす。
　　①**咽頭炎**　学童期に多く，飛沫感染し，発熱や強い咽頭痛，頭痛などを訴える。鼻汁や咳などの呼吸器症状は，通常みられない。咽頭発赤，口蓋扁桃の発赤・腫脹に加えて，口蓋の出血斑，白苔の付着，イチゴ舌などを伴う。3 歳以下の乳幼児での発症はまれで，典型的な症状を伴わないので診断がむ

ずかしい。

②**猩紅熱**　菌が産生する外毒素である発赤毒によっておこる。高熱・咽頭痛で発症し，イチゴ舌と全身に広がる鮮紅色の小丘疹がみられる。口の周囲には発疹はない（口囲蒼白）。解熱後に発疹は消失し，皮膚の落屑を伴う。

③**皮膚感染症**　皮膚の小さな傷から感染し，皮膚表面の膿痂疹，皮下組織の蜂巣炎（蜂窩織炎）などの化膿性炎症を引きおこす。

④**骨髄炎，関節炎，髄膜炎，敗血症などの重症感染症**　血行性の感染から，関節や骨髄，中枢神経系に細菌が波及する。重症となり，全身症状をきたすと敗血症（◎344ページ）を合併することもある。

合併症●　リウマチ熱，急性糸球体腎炎，反応性関節炎，神経・精神症状など，感染後の免疫反応によって，さまざまな合併症を引きおこす。

診断・治療●　感染部位から溶レン菌が細菌培養で確認されることが基本であるが，実際の臨床の現場では，咽頭炎の診断には，抗原を検出する迅速キットが使われている。治療としてはペニシリン系の抗菌薬が第一選択薬で，咽頭炎に対しては10日間確実に投与する。

② 肺炎球菌感染症

病原体●　肺炎球菌は，子どもの鼻咽頭に常在することが多く，中耳炎，副鼻腔炎，肺炎などの原因となるだけでなく，骨髄炎，関節炎，腹膜炎，髄膜炎，敗血症などの重症感染症も引きおこす。

症状●　①**中耳炎・副鼻腔炎**　中耳炎は発熱や耳痛など，副鼻腔炎は発熱，頭痛，経過の長い鼻汁，咳などを訴える。乳幼児期には，これらの訴えを聴取しづらく，診断がむずかしい。

②**肺炎**　咳，発熱，呼吸困難などの症状をきたす。乳幼児期に多い。肺炎は，肺の一部分に浸潤影をきたす大葉性肺炎を引きおこすことが多い。また，膿胸などの合併症をきたすこともある。

③**髄膜炎**　発熱，頭痛，嘔吐，痙攣などの症状で発症し，意識障害をきたすこともある。血液検査では，髄液検査で好中球優位の白血球数の増加，タンパクの増加，糖の低下をみる。白血球の著明な上昇をみることが多い。髄膜炎の予後はわるく，死亡率は約10％，難聴などの後遺症が約20〜30％の患者に残る。

診断・治療●　感染源となる血液，髄液培養から肺炎球菌を同定する。治療には感受性のある抗菌薬が適応となる。ペニシリン系薬剤に対する耐性菌が出現しているが，中耳炎，肺炎，副鼻腔炎などに対しては，ペニシリン系薬剤の経口通常量倍量投与によって，臨床的効果が十分に得られる。髄膜炎，敗血症に対しては，初期治療としてバンコマイシン塩酸塩やカルバペネム系薬剤が使われる。

予防●　13価肺炎球菌結合型ワクチンが定期接種ワクチンとして接種されており，

国内の子どもの肺炎球菌感染症は減少傾向にある。現在，13 価のワクチンでもカバーされない血清型による感染症が増えている。

3 ブドウ球菌感染症

病原体●　黄色ブドウ球菌に代表されるブドウ球菌は，皮膚・鼻腔の常在菌であるが，細菌性髄膜炎や敗血症，心内膜炎(●380 ページ)，骨髄炎，関節炎などの起因菌となるほか，皮膚感染では伝染性膿痂疹(●435 ページ)などをきたす。

症状●　**①ブドウ球菌の産生する毒素による感染症**　皮膚の表面が剝離するブドウ球菌性熱傷様皮膚症候群(●435 ページ)や，発熱，急激な血圧低下，全身の紅斑に加え，下痢，嘔吐，筋肉痛，結膜充血などの全身症状があらわれる**黄色ブドウ球菌毒素性ショック症候群**(**TSS**)がある。

　②カテーテル関連感染症　ブドウ球菌は，カテーテルの入った患者の血流感染症の起因菌として重要である。

診断●　血液培養などの培養検査で，ブドウ球菌を同定する。

治療●　菌の薬剤感受性結果をもとに，抗菌薬を決定する。メチシリン感受性黄色ブドウ球菌(MSSA)に対しては，セファゾリンナトリウムが第一選択薬である。メチシリン耐性黄色ブドウ球菌(MRSA)に対しては，バンコマイシン塩酸塩を用いる。カテーテル関連感染症を発症した場合，抗菌薬の投与だけでなく，原則，カテーテルの抜去が優先される。

4 百日咳

病原体●　百日咳菌による感染症で，ワクチンの普及により疾患は大幅に減少したが，近年，小児・成人の患者数が増加しており大きな問題となっている。

症状●　連続する咳，それに続く吸気性の喘鳴(レプリーゼ)などがおもな症状である。とくに新生児や月齢の低い乳児が感染すると重症化することが多い。低酸素血症，多呼吸などを呈し，呼吸困難が悪化すると呼吸の補助を必要とすることもある。合併症としては，無呼吸，痙攣，脳症などが知られている。

治療●　マクロライド系抗菌薬が第一選択薬である。新生児に対するエリスロマイシンの投与は，肥厚性幽門狭窄症を引きおこす頻度を上げるので，アジスロマイシン水和物を使用する。

予防●　百日咳ワクチンを含む 4 種混合ワクチンで予防できる疾患であるが，ワクチンの効果が接種後に徐々に低下し，諸外国では百日咳ワクチンの 10 歳代以降の追加接種が行われているものの，その効果も長続きしないことがわかってきた。また，国内の最近の疫学調査では，百日咳患者のピークは 5〜13 歳のワクチン接種済の児である。そのため，わが国でも，3 種混合ワクチンの就学前，10 歳代での追加接種が任意接種として推奨されている。新生児やワクチン接種未完了の乳児が罹患すると重症化するので，海外では妊婦へのワクチン接種で子どもをまもる戦略がとられている。

⑤ インフルエンザ菌 b 型（Hib）感染症

病原体● 鼻咽頭に定着したインフルエンザ菌 b 型（Hib）が，あるきっかけで菌血症（細菌が血液の中に入った状態）を引きおこし，そこから全身臓器に広がり，さまざまな感染症を引きおこす。

症状● 喉頭蓋炎，肺炎，蜂巣炎（蜂窩織炎），骨髄炎，関節炎，髄膜炎，敗血症など，感染した臓器にそれぞれ特徴的な症状を引きおこす。

治療● 第一選択薬は，セフトリアキソンナトリウム水和物，セフォタキシムナトリウムなどの第 3 世代セファロスポリン系抗菌薬である。ペニシリンに感受性がある場合は，ペニシリン系薬剤を用いる。

予後● 髄膜炎では，後遺症を残したり，死亡することもある。

予防● Hib ワクチンによる予防が可能である。国内では，定期接種のワクチンとして接種されていて重症感染症はほぼなくなり，過去の病気となりつつある。

⑥ 結核

病原体● 結核菌による感染症で，空気感染により伝播する。数週間から数か月の亜急性の経過で発症する。子どもの感染経路は，通常，祖父母など結核患者が家族内にいることが多い。わが国では，結核の発症頻度に地域差が大きく，発生率が高い地域では，結核を疑うことが重要である。感染症法において，**2 類感染症**に指定されている。

症状● 潜伏期間は，2〜10 週で，数週間から数か月の咳などの呼吸器症状が主で，発熱，体重減少，寝汗などの症状をきたす。乳幼児では，体重増加不良，成長・発達障害などの症状でみつかることもある。

合併症● 子どもでは，とくに乳幼児が感染すると全身に播種する粟粒結核，結核性髄膜炎などの重症感染症をきたすことがある。

治療● 長期（6 か月〜1 年）の複数の抗結核薬の併用療法が必要である。

予後● 髄膜炎を生じた場合の予後はわるく，難聴，麻痺，発育遅延などをきたす。

予防● BCG ワクチンは，乳幼児期の重症結核感染症を予防する。国内では，生後すぐから接種可能であるが，標準的には 5〜8 か月（1 歳未満）の接種が推奨されている。BCG ワクチン接種後には，リンパ節腫脹，骨炎，骨髄炎などの副反応が一定の頻度でおこる。副反応がきっかけで，先天性免疫不全症が診断されることもある。

⑦ ジフテリア

病原体● ジフテリア菌による感染症で，飛沫感染により伝播する。潜伏期間は，2〜6 日である。ワクチン接種が普及しているため国内での発症はないが，世界の一部の地域では毎年流行がある。感染症法では **2 類感染症** として指定されている。

症状● 　感染した鼻，咽頭，喉頭などに偽膜を形成し，呼吸困難を生じる。菌から産生された外毒素が末梢神経麻痺，腎障害，心筋障害をきたすこともある。

治療● 　ウマ抗毒素血清や，抗菌薬としてペニシリン系薬剤を用いる。

予防● 　4 種・3 種・2 種混合ワクチンによって予防が可能である。

8 破傷風

病原体● 　破傷風菌は土壌に生息し，外傷などのあとに発症することが多く，潜伏期間は，3〜21 日である。

症状● 　菌の毒素によって全身症状をきたす。全身の痙攣，開口障害などを生じ，死亡率の高い予後不良の疾患である。

治療● 　本症を疑った場合には，創傷の壊死組織の除去（デブリドマン），抗破傷風人免疫グロブリン，ベンジルペニシリンカリウムを投与する。痙攣に対しては，抗痙攣薬や筋弛緩薬を用いる。

予防● 　4 種・3 種・2 種混合ワクチンに含まれる破傷風ワクチンで予防が可能である。国内では，乳幼時期の接種後，10〜11 歳での 2 種混合ワクチンの追加接種が推奨されているだけで，成人における効果の持続に関しては不明である。海外では，成人になってからも 10 年ごとに破傷風ワクチンの接種が推奨されている。

9 偽膜性大腸炎

病原体● 　抗菌薬の投与後に，クロストリジオイデス-ディフィシレが腸内で増殖し，菌の産生する毒素によって症状をきたす。接触感染で伝播する。

症状● 　下痢，血便がおもな症状で，発熱を伴うこともある。白血球増多をみる。3 歳未満ではまれである。

治療● 　最も重要なのは，抗菌薬の投与を中止することである。治療薬としてはメトロニダゾールの内服が第一選択で，重症例や治療抵抗性のものにはバンコマイシン塩酸塩の内服も用いられる。

10 ボツリヌス感染症

病原体● 　ボツリヌス菌に汚染された食品を摂取することにより発症する。ボツリヌス菌の産生する外毒素が，末梢神経を障害する。この菌は芽胞を形成し，通常の消毒薬や煮沸に耐性をもつ。潜伏期間は，数時間から 48 時間である。

症状● 　末梢神経障害がおもな病態であり，四肢の麻痺，筋力低下，活動低下などがみられる。

治療● 　抗ボツリヌス抗体を用いた抗毒素療法を行う。

予防● 　汚染された食物を摂取しないことが重要である。乳児では，とくに汚染されたハチミツから感染することが多く，1 歳未満の乳児には，ハチミツを与えない。

⑪ 大腸菌などの腸内細菌による感染症

病原体● 腸内細菌の代表的なものとして，大腸菌のほかに，クレブシエラ属，プロテウス属，エンテロバクター属，シトロバクター属などがある。糞便中からの尿路への移行，腸内から血流への移行などがその感染経路である。

症状● 大腸菌は腸内細菌の代表的な細菌で，病原性をもつ一部の細菌が尿路感染症，腹腔内感染症，菌血症，敗血症などを引きおこす。また，新生児では，敗血症，髄膜炎などの重症感染症の起因菌である。菌の産生する毒素によって細胞が障害され，人体にさまざまな影響を与える。

①**尿路感染症**　膀胱内に感染すると膀胱炎，感染が腎臓に波及すると腎盂腎炎に分けられる。後者では発熱をみとめる。

②**腹腔内感染症**　急性虫垂炎の穿孔，腸管穿孔などによって，腸管の腸内細菌が腹腔内にもれ出ることによって感染が成立する。この場合，複数の腸内細菌の複合感染になることが多い。

③**医療関連感染症**　入院患者などの尿道留置カテーテルや，中心静脈カテーテルなどのカテーテル関連感染症の起因菌であり，とくに薬剤耐性が問題となっている。

④**大腸菌 O157 による腸管出血性腸炎**　大腸菌の一部の血清型は，ベロ毒素を放出し，血便，腹痛などの症状を呈する。一定の頻度で**溶血性尿毒症症候群**(HUS)をきたす。

治療● 第3世代抗菌薬のセファロスポリン系が第一選択薬であるが，薬剤耐性が進んでいる。とくに ESBL(基質拡張型βラクタマーゼ)を産生する菌が問題である。そのため，カルバペネム系薬剤，キノロン系薬剤などの抗菌薬を使うこともある。また，多剤耐性菌の報告も増えている。HUS を合併した場合は，血液透析などの腎不全に対する治療が必要になる。

⑫ 細菌性髄膜炎

N「神経・筋疾患患児の看護」の 3-1「髄膜炎」を参照(◯ 425 ページ)。

⑬ 敗血症

細菌が血流に乗り，全身の臓器に影響を及ぼす状態をさす。細菌が血流中に確認される状態を**菌血症**，その影響によって，全身症状をきたすことを**敗血症**とよぶ。生命にかかわる重篤な状態となることもある

子どもで頻度の高い起因菌として，新生児では，大腸菌などの腸内細菌，B 群溶レン菌，リステリア，乳児では，B 群溶レン菌(生後 4 か月未満)，肺炎球菌，ブドウ球菌，インフルエンザ菌 b 型(ワクチン未接種者)，幼児では，肺炎球菌，ブドウ球菌，インフルエンザ菌 b 型(ワクチン未接種者)，A 群溶レン菌などがあげられる。

⑭ マイコプラズマ感染症

F「呼吸器疾患患児の看護」の 3-3「マイコプラズマ肺炎」を参照（● 369 ページ）。

⑮ クラミジア感染症，クラミドフィラ感染症

病原体●　ヒトへの感染で問題になるのは，おもにクラミジア-トラコマチス，オウム病クラミドフィラ，肺炎クラミドフィラの3つである。

症状●　①**新生児クラミジア感染症**　クラミジア-トラコマチスによる感染症で，眼内炎，肺炎などがおもな病態である。出生時の児に対する抗菌薬の点眼によって，ほぼみることのない感染症となった。

②**オウム病**　オウム病クラミドフィラによる感染症で，オウムなどの鳥類が感染の媒介となることから，その名前がついている。呼吸器症状，発熱などが主症状である。

③**クラミドフィラ肺炎**　肺炎クラミドフィラによる感染症で，呼吸器症状，発熱などがそのおもな症状である。

治療●　マクロライド系抗菌薬を用いる。

⑯ リケッチア感染症

リケッチア感染症は，節足動物に寄生し，その動物がヒトをかむことによって発症する。地域によって発生しやすい感染症は異なるが，日本国内では，ツツガムシ病，日本紅斑熱，Q 熱，発疹チフスなどが代表的疾患である。

■ツツガムシ病

ツツガムシに刺されることによっておこる。潜伏期は 1〜2 週間である。その流行時期は春から初夏で，頭痛，食欲不振，関節痛などの症状に続いて，発熱，手掌や足底に広がる発疹，リンパ節腫脹，肝脾腫などの全身症状が出現する。ツツガムシによる刺し口をみとめることもある。適切な治療が遅れた場合，肺炎，脳髄膜炎などを合併し，播種性血管内凝固症候群（DIC），多臓器不全から，致死的となることもある。

治療薬として，テトラサイクリン系薬剤を用いる。8 歳未満では，歯牙の黄染やエナメル質の形成不全が問題となるが，患児の生命予後にかかわる場合，使用しなくてはいけないこともある。適切な治療が早期に開始されれば予後良好であるが，流行地域で野山の散策などを行う場合，虫に刺されないように肌を露出しない洋服を着用することが重要である。

■日本紅斑熱

マダニに刺されることによって感染が成立し，潜伏期は 2〜8 日である。西日本で，春から秋に発症が報告されている。臨床的には，ツツガムシ病と同様で，発熱，紅斑，刺し口が 3 主徴である。

ツツガムシ病と同様に適切な治療が開始されないと，ときに致死的となる。治療は，ツツガムシ病に準ずる。

③Q熱

Q熱コクシエラによる感染症で，潜伏期は約2〜3週間である。ウシ，ヒツジ，ヤギなどの家畜が保持しており，これらの動物の乾燥した胎盤，体液，排出物などに汚染された飛沫によってヒトに感染する。国内でも症例が散見される。

症状は，急性Q熱と慢性Q熱に分類される。急性Q熱では，発熱，頭痛，筋肉痛，呼吸器症状などの症状が主体であるが，肺炎，肝炎，髄膜炎などを呈することもある。多くは1〜2週間で自然治癒する。急性Q熱の2〜10％は心内膜炎を主徴とする慢性Q熱に移行，また，慢性Q熱は，急性期回復後に慢性疲労症候群と診断されることがある。

急性で軽症のものは自然治癒するが，一方で，テトラサイクリン系のドキシサイクリン塩酸塩水和物が重症例の初期治療として推奨される。疾患が疑われる場合には，検査の結果を待たずにすぐに治療を始めなくてはいけない。急性Q熱の治療は約2週間，慢性Q熱の治療は，通常18か月間と長期にわたる。

③ 寄生虫症

国内における寄生虫症は，衛生環境の改善，教育，定期的な検査で激減した。しかしながら，海外からの感染症の増加，食生活の多様化，国内における駆虫薬の制限などによって，近年再び増加傾向にある。一方，海外では，多くの寄生虫疾患が依然流行しているので，その知識を整理しておくべきである。

① 蟯虫症

蟯虫（ぎょうちゅう）は，虫卵の経口摂取で感染，2〜3週間後に成虫となって腸の回盲部に寄生する。メスの成虫は，夜間に大腸を通り，肛門周囲部に産卵し，5〜6時間後に感染性をもつ虫卵となる。この虫卵がヒトの手を介したり，環境を介して経口感染する。

蟯虫症では，肛門周囲の強い瘙痒感，腹痛，下痢などをきたす。また，幼児の場合は，瘙痒感のため，不きげん，不眠などの症状を呈することもある。

治療は，ピランテルパモ酸塩を1回投与する。2週間後に虫卵検査を再度行い，陰性化しない場合，再投与を行う。メベンダゾール，アルベンダゾールも有効である。環境の整備と手洗いの励行がその予防に重要である。

② 回虫症

回虫は感染性をもった虫卵が汚染された手や食物を介して経口感染し，小

腸上部で孵化，粘膜を通り，門脈血流を介して肝臓，肺に到達する。肺で成長し，気管を通過して飲み込まれ，再び小腸に到達し，成虫となる。国内での感染はきわめてまれであるが，海外の開発途上国では頻度の高い疾患である。

　回虫症では，幼虫が肺に移行した際に，咳や喘鳴などの呼吸器症状を呈する。また，成虫の小腸寄生により，腹部膨満，腹痛，下痢などの症状を呈することもある。幼虫の寄生によって，腸閉塞や，総胆管・膵管への迷入による急性腹症の報告もある。検便で虫卵を検出することにより診断され，検査は 3 日間連続で行う。

　治療は，ピランテルパモ酸塩を 1 回投与する。メベンダゾール，アルベンダゾールも有効である。予防のためには，汚染された食物を摂取しないこと，手洗いの励行が重要である。

③ イヌ回虫・ネコ回虫

　イヌ回虫・ネコ回虫の虫卵を直接経口摂取すること以外に，これらの動物の糞便で汚染された砂場で遊んだり，汚染された肉，レバーの生食などでも感染する。経口摂取された回虫が小腸粘膜を介し，血行性に広がる。ヒトの体内では成虫になれないため，移行先の臓器でさまざまな症状をきたす。肝臓への移行例では，全身倦怠感や発熱，肺への移行では，発熱や呼吸器症状，眼への移行では，ブドウ膜炎や硝子体炎など，中枢神経系への移行では，脊髄炎などをきたす。

　糞便には虫体はみられないので，好酸球増多，病歴などを総合して診断をする。確定診断には，移行臓器の生検により，虫体を確認する。

　治療は，アルベンダゾールの投与だが，保険適用外である。予防のためには，食品の生食を避けること，また，手洗いの励行が必要である。

④ 条虫症

　日本海裂頭条虫，無鉤条虫などの寄生によって生じ，日本海裂頭条虫症の感染は，マスの生食による。小腸上部に寄生し，感染後，約 1 か月して産卵する。無鉤条虫は，生，または調理が十分でない牛肉によって感染する。

　多くの場合，無症状で，排便時に肛門から体節がでていることで見つかることが多い。進行すると，吸収不良による発育遅延，腹痛，腹部膨満もその症状となる。

　治療は，プラジカンテルを 1 回服用する。予後は良好であるが，頭節が残っていると再発するため，虫体が駆除されたら頭節を確認する。予防のためには，感染源となる食品の生食を避け，確実に加熱調理する。

⑤ アニサキス症

アニサキスは，とくにサバ，イワシ，タラなどが感染源として知られている。生の魚介類を食べる習慣のあるわが国では，頻度が高い。汚染された食品摂取後，約2〜8時間で，激しい腹痛，吐きけ・嘔吐を呈する。

診断には，症状と食歴からアニサキス症をまず疑うことが重要である。内視鏡的に虫体を検出し，その形態と症状から診断が可能である。

治療は，内視鏡によって虫体を摘出する。虫体を摘出できれば，予後良好である。予防としては，原因食品の生食を避けること，加熱して摂取することである。

⑥ 頭シラミ

ヒトアタマジラミの感染によって生じ，国内では，最近増加傾向にある。保育所，幼稚園，学校などの集団生活の場で水平感染を引きおこす。頭部の瘙痒感がおもな症状で，髪の毛への卵の付着で診断されることもある。毛髪に1mmぐらいの白い楕円形の卵が複数付着しているのがみられる。

治療は，フェノトリンシャンプーをつけ5分ほど放置し，3日おきに3〜4回繰り返すことで，シラミの成虫と卵を両方駆除することができる。しかしながら，この薬剤に対して抵抗性をもつものも報告されている。

感染者の櫛，衣類，寝具からの虫体の駆除が重要である。また，感染者は周囲への伝播を避けるためにもこれらの共有を避け，適切な治療を受ける必要がある。

4 感染症患児の看護

① 麻疹患児の看護

観察● 発熱，発疹，鼻汁，咳嗽，眼脂などの程度を観察する。中耳炎や肺炎を合併することがあるため，耳痛や呼吸苦の出現，喀痰の増加などにも注意する。

看護● ①**カタル期**　発熱，鼻汁，眼脂などがみられるカタル期には安静とする。この時期は最も感染力が強く空気感染するため，隔離をして他児との接触を避ける。また，発熱に伴う脱水予防のためにこまめに水分摂取をすすめる。

②**発疹期**　皮膚だけでなく粘膜も炎症をおこしやすいため，全身皮膚および眼，口腔などの粘膜の清浄も促す。

② 風疹患児の看護

観察● リンパ節の腫脹，発疹，発熱の程度を観察する。

看護●（1）発疹が出現してから1週間ごろまでは感染力があるため，発疹が消失するまでは他児との接触を避ける。

　　(2) 先天性風疹症候群を予防するため，妊娠初期の妊婦との接触を避ける。

❸ 水痘患児の看護

観察●　発疹の種類と程度，発熱，瘙痒感の程度を観察する。

看護● (1) 強い瘙痒感を伴う水疱は破れやすいうえ，浅い潰瘍を形成しており，搔
爬^はにより瘢痕^{はんこん}を残しやすい。搔^{そう}爬しないように爪を切り，手袋の着用を
検討したり，遊びによって気をそらすなどの工夫をする。摩擦を避けて
皮膚の清浄をはかり，指示により抗ウイルス薬を投与する。

　　(2) 発疹が出現する 2 日前から発疹が痂皮化するまでの間は感染力をもつ。
免疫能が低下した患児が罹患すると重篤となりやすいため注意する。

❹ 流行性耳下腺炎患児の看護

観察●　発熱，耳下腺の腫脹，耳痛の有無と程度，開口障害の程度を観察する。合
併症として頭痛，意識障害，麻痺，痙攣など脳炎を疑う症状や，自覚的な聴
力の低下（幼少児であれば音に対する反応の低下）など感音性難聴を疑う症状
にも注意する。

看護● (1) 発熱や耳痛がある場合は安静にし，耳下腺腫脹部の冷罨^{あんぽう}法により痛みの
軽減をはかる。

　　(2) 開口障害やこれに伴う咀嚼^{そしゃく}障害があるときには，やわらかいものや口
あたりのよい食事にする。

❺ 突発性発疹患児の看護

観察●　熱型，発疹，下痢，痙攣の有無を観察する。

看護● (1) 好発年齢は 6 か月〜2 歳であり，生後はじめての発熱で家族が動揺する
ことが多い。そのため，発熱時の対処や，発熱が 2〜4 日継続したあと
に発疹が出現する経過などを家族に指導しておく。

　　(2) 高熱に伴う脱水を予防し，下痢や熱性痙攣の出現にも注意する。

❻ EB ウイルス感染症患児の看護

観察●　熱型，リンパ節腫脹の有無の観察，肝機能検査結果の把握など。

看護● (1) 肝機能が改善するまでは安静とする。

　　(2) 咽頭痛があり食事が進まない場合は，やわらかく，のどごしのよい食事
形態を検討する。

　　(3) 脾腫のある場合は，脾破裂の危険性を説明し，運動を控えるよう伝える。

❼ アデノウイルス感染症患児の看護

観察●　発熱，咽頭痛，結膜充血・眼痛，眼脂，下痢，血尿・排尿障害などの有無
を観察する。

看護● (1) 発熱時には，安静を促す。
(2) 周囲への感染を予防するため，接触後の手洗いを厳重に行い，タオルなどの共有をさける。

8 ウイルス性胃腸炎患児の看護

第3章D「子どものおもな症状と看護」の9「嘔吐」，10「下痢」を参照（◎295，296ページ）。

9 インフルエンザ患児の看護

観察● 発熱，全身倦怠感，頭痛，関節痛，咽頭痛，咳嗽の程度，下痢や嘔吐の有無を観察する。
看護● (1) 倦怠感や発熱などの症状に応じて安静を促す。発汗があれば適宜，清拭（せいしき）と更衣を援助する。
(2) 発熱，下痢・嘔吐により脱水をおこしやすいので，こまめな水分摂取をすすめる。
(3) 抗インフルエンザウイルス薬が処方された場合は，確実な内服と副作用の出現に注意する。
(4) まれに熱性痙攣やインフルエンザ脳炎・脳症を合併することがあるため，意識障害や痙攣の出現にも注意する。

10 A群β溶血性レンサ球菌感染症患児の看護

観察● 発熱，咽頭痛，頭痛，吐きけ・嘔吐，下痢，発疹や扁桃発赤，顎下・頸部リンパ節の腫脹，イチゴ舌の有無などを観察する。
看護● (1) 発疹に瘙痒感を伴う場合は，搔爬を予防するために，爪切りや手袋着用などを行う。
(2) 咽頭痛が強いときには，やわらかく食べやすい食事を工夫し，水分補給を促す。
(3) 骨髄炎，髄膜炎，敗血症などの重症感染症を合併することがあるので，項部硬直，局所痛，高体温，悪寒や痙攣などにも注意する。
(4) 腎炎などの合併症を予防するため，症状が改善しても医師に指示されたとおりに抗菌薬を内服するよう，本人と家族に説明する。

11 百日咳患児の看護

観察● 連続する咳，喘鳴の程度，呼吸苦の有無を観察する。
看護● ①カタル期 症状は上気道感染が主で，発熱時の看護や上気道感染症状に応じた看護を行う。
②痙咳期（けいがい） 咳嗽発作により，呼吸困難や睡眠障害もみられる。乳児では無呼吸発作や痙攣などをおこすことがある。咳嗽を誘発しないように，室内の

ほこり，煙（けむり）などの刺激や乾燥，冷気，室温の寒暖差などに注意して環境を整える。咳嗽により，嘔吐が誘発されやすいので，食事や水分を少量ずつすすめ，脱水や栄養状態の低下を予防する。

⑫ 結核患児の看護

観察●　熱型，咳，血痰の有無，倦怠感，体重減少（増加不良）などについて観察する。家族内の結核患者の有無や 2 週間以上咳が続いている人が周囲にいないかなどを確認する。また，髄膜炎の徴候として項部硬直や倦怠感，痙攣などにも注意する。

看護●　(1) 空気感染対策が必要である。一般病棟に入院する場合は，3 回の胃液または喀痰検査でガフキー陰性を確認後，隔離を解除する。

　(2) 肺炎と同様の治療と看護を行う。

　(3) 急性期は安静と内服治療が重要であり，患児の年齢に応じてこれらの必要性が理解できるようにする。

　(4) 隔離や安静による患児のストレスを軽減するために，活動レベルに応じた遊びや生活リズムを検討する。

　(5) 排菌がみとめられなくなったら自宅療養となるが，内服治療と定期検診が継続して行われるように指導し，再発予防と早期発見に努める。必ず最後まで治療を行うことが大切である。

⑬ 破傷風患児の看護

観察●　強直性の痙攣，開口障害，顔面硬直，嚥下（えんげ）障害などの有無と程度を観察する。

看護●　(1) 免疫グロブリン製剤，筋弛緩薬，抗痙攣薬などを投与するときには，副作用の出現にも注意する。

　(2) 痙攣を予防するために，光刺激を避けて部屋を暗くし，静かな環境を提供する。

D　アレルギー疾患患児の看護

看護のポイント

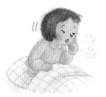

●アレルゲンを除去した生活環境が整えられるように指導する。
●アナフィラキシーショックをおこした場合は，重症化すると生命の危機にさらされることも予測しておく必要がある。
●アレルギー疾患をもつ子どもが集団生活においても安全な生活を送れるよう，家族と学校などが連携して適切な対応がとれるように援助する。

1 アレルギー疾患

1 気管支喘息

定義・症状● 喘息は，気道の慢性炎症を特徴とし，発作性におこる気道狭窄によって，咳嗽，呼気性喘鳴，呼吸困難を繰り返す疾患である[1]。

気管支喘息発作の症状は，◯表4-6のとおりである。重症化すると，呼吸困難のために臥床することができず，座位をとる起座呼吸となる。

病態● 喘息の発症には，遺伝因子と環境因子(ハウスダスト，ダニ，呼吸器感染症，タバコ煙など)の両方が相互に作用し合って関与すると考えられている。慢性の気道炎症と気道過敏性が基本病態であり，さまざまな誘発・悪化因子が作用すると気管支平滑筋の収縮，気道粘膜の浮腫，気道分泌亢進による気流制限が引きおこされて喘息症状にいたる。気道炎症が持続することにより，小児においても気道の線維化，平滑筋肥厚などの不可逆的な構造変化，すなわちリモデリングをきたすことがある。

検査・診断● 喘鳴を繰り返した場合には，呼吸機能検査，気道過敏性試験，IgE抗体値，アレルギー疾患の家族歴・既往歴などを参考に喘息の診断や重症度の評価を行う。

治療● 「小児気管支喘息治療・管理ガイドライン2020」に，年齢別の重症度に応じた治療方針が定められている。治療の基本は，長期管理薬により気道の慢性炎症を抑制し，無発作の状態を維持することである。

①自宅での管理

(1) ハウスダストやタバコの煙などの抗原をできるだけ排除するよう，環境整備に努める。

(2) 長期管理薬(コントローラー)：吸入ステロイド薬，ロイコトリエン受容体拮抗薬，長時間作用性 β_2 刺激薬がある。重症度に応じてこれらの薬剤を組み合わせて使用する。

(3) 発作治療薬(レリーバー)：短時間作用性 β_2 刺激薬は，気管支拡張作用があるため発作治療薬として使用される。内服薬，貼付薬，および吸入

◯表4-6 気管支喘息発作の症状

発作の程度	内容
小発作	日常生活が障害されない程度の咳嗽，喘鳴，軽度の呼吸困難。
中発作	咳嗽や喘鳴に加えて呼気延長や呼吸困難を伴い，日常生活にも影響がある。
大発作	著明な喘鳴，陥没呼吸，呼吸困難をみとめ，会話や歩行が困難。
呼吸不全	意識障害を伴う著明な呼吸困難。

1) 日本小児アレルギー学会：小児気管支喘息治療・管理ガイドライン2020. 協和企画，2020.

薬がある。

②病院での治療

(1) 短時間作用性 β_2 刺激薬：急性発作の際にはネブライザーを使用して β_2 刺激薬の吸入を行う。

(2) 全身性ステロイド薬：中発作以上の発作で β_2 刺激薬の吸入療法に対して反応がわるい場合には，ステロイド薬の内服または静脈内注射が必要である。

(3) イソプロテレノール(イソプレナリン塩酸塩)持続吸入療法：大発作で，上記治療にて改善がみとめられない場合には考慮する。

❷ アレルギー性鼻炎

定義・症状●　アレルギー性鼻炎は抗原を吸い込むことによっておこる鼻粘膜の I 型アレルギー疾患で，発作性のくしゃみ，水性鼻漏，鼻閉の 3 つをおもな症状とする。アレルギーを引きおこす抗原には，ダニを含むハウスダストや花粉などがあり，皮膚反応や血清アレルゲン特異的 IgE 抗体定量検査で抗原を特定する。

治療●　①抗原の除去と回避　ダニに対しては室内の清掃・除湿，防ダニふとんカバーを用いるなど，花粉に対してはマスク，眼鏡の着用などを行う。

②薬物療法　ケミカルメディエーター遊離抑制薬(鼻噴霧用・経口)や，ケミカルメディエーター受容体拮抗薬(鼻噴霧用・経口)であるヒスタミン H_1 受容体拮抗薬(第 1 世代，第 2 世代)，ロイコトリエン受容体拮抗薬，またはステロイド薬(鼻噴霧用・経口)などが用いられる。

③アレルゲン免疫療法　長期寛解を期待できる唯一の治療法である。

• 皮下免疫療法(SCIT)：アレルギーを引きおこす抗原物質を，低濃度・少量から皮下注射し，徐々に濃度・量を増していくことでアレルギー反応を抑制する方法で，適応は 6 歳以上で全身的に重篤な疾患をもたない患者である。効果発現までに 6 か月程度かかり，3 年間以上の定期的注射を必要とする。さらに全身的アナフィラキシー反応(➔次項「食物アレルギー」参照)をおこす危険があるので，注意が必要である。

• 舌下免疫療法(SLIT)：小児のスギ花粉症とダニ通年性アレルギー性鼻炎に，保険適用になっている。施行方法は，抗原エキスの錠剤を毎日 1〜2 分間あるいは完全溶解するまで舌下保持後，嚥下する。対象年齢に下限はないが，舌下保持できる 5 歳以上が望ましい。全身性の副作用は皮下免疫療法より少なく，安全性は高い。

❸ 食物アレルギー

定義●　食物アレルギーとは，原因となる食物を摂取することによって，免疫学的機序を介して身体に不利益な症状が引きおこされるものである。

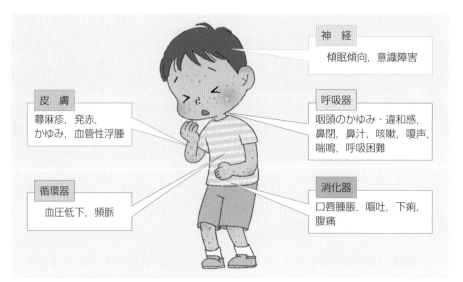

神経
傾眠傾向，意識障害

皮膚
蕁麻疹，発赤，かゆみ，血管性浮腫

呼吸器
咽頭のかゆみ・違和感，鼻閉，鼻汁，咳嗽，嗄声，喘鳴，呼吸困難

循環器
血圧低下，頻脈

消化器
口唇腫脹，嘔吐，下痢，腹痛

○**図4-3　食物アレルギーの症状**

疫学●　わが国の有病率は，乳児期で5〜10%，学童期で4.6%と報告されている。原因食品を年齢別にみると，0歳までは鶏卵，牛乳，小麦の順に多く，1〜2歳では鶏卵，魚卵，木の実，3〜6歳では木の実，魚卵，落花生，7〜17歳では果物，甲殻類，木の実，18歳以上では甲殻類，小麦，魚類の順に多くなっている[1]。

症状●　即時型反応の場合には，原因食物摂取後2時間以内に症状があらわれる。症状の出現は，一度おさまったようにみえて再度出現する二相性であることもある。○図4-3に示す各症状のうち，複数の臓器に全身性にアレルギー症状が惹起され，生命に危機を与えうる場合を**アナフィラキシー**，さらに血圧低下や意識障害を伴う場合を，**アナフィラキシーショック**とよぶ。単に軽症の症状が複数臓器にみられただけのものは，アナフィラキシーとしない。各臓器にみられる症状とその重症度を表に示す（○表4-7）。

　非即時型反応では，原因食物摂取から数時間以上経過後に湿疹や下痢などが生じる。

検査・診断●　①**詳細な問診**　病型（即時型か非即時型か），症状の出現した時期と内容，時間経過，摂取食品と現在の摂取状況などについて確認する。

　②**血中抗原特異的IgE抗体**　血液検査により，アレルギーの原因となる抗原に対する特異的IgE抗体値を測定する。その抗原に対するアレルギーがある場合，IgE値が高く出ることが多い。

　③**皮膚プリックテスト**　疑われる抗原液を皮膚に滴下し，針で軽く刺して15分後に皮膚の反応を観察する。

1）日本小児アレルギー学会編：食物アレルギー診療ガイドライン2021. 協和企画，2021.

○ 表 4-7　即時型症状の臨床所見と重症度分類

		グレード1 （軽症）	グレード2 （中等度）	グレード3 （重症）
皮膚・ 粘膜症状	紅斑・蕁麻疹・膨疹	部分的	全身性	←
	瘙痒	軽い瘙痒（自制内）	強い瘙痒（自制外）	←
	口唇，眼瞼膨脹	部分的	顔全体の腫れ	←
消化器症状	口腔内，咽頭違和感	口，のどの痒み， 違和感	咽頭痛	←
	腹痛	弱い腹痛	強い腹痛（自制内）	持続する強い腹痛（自制外）
	嘔吐・下痢	嘔気， 単回の嘔吐・下痢	複数回の嘔吐・下痢	繰り返す嘔吐・便失禁
呼吸器症状	咳嗽，鼻汁， 鼻閉，くしゃみ	間欠的な咳嗽，鼻汁， 鼻閉，くしゃみ	断続的な咳嗽	持続する強い咳き込み， 犬吠様咳嗽
	喘鳴，呼吸困難	—	聴診上の喘鳴，軽い息苦 しさ	明らかな喘鳴，呼吸困難， チアノーゼ，呼吸停止， $SpO_2 \leqq 92\%$，締めつけら れる感覚，嗄声，嚥下困難
循環器症状	脈拍，血圧	—	頻脈（+15 回/分）， 血圧軽度低下[*1]，蒼白	不整脈，血圧低下[*2]， 重度徐脈，心停止
神経症状	意識状態	元気がない	眠気，軽度頭痛， 恐怖感	ぐったり，不穏， 失禁，意識消失

*1：血圧軽度低下 ：1歳未満＜80 mmHg，1〜10歳＜[80＋（2×年齢）mmHg]，11歳〜成人＜100 mmHg
*2：血圧低下　　　：1歳未満＜70 mmHg，1〜10歳＜[70＋（2×年齢）mmHg]，11歳〜成人＜90 mmHg
（日本小児アレルギー学会：食物アレルギー診療ガイドライン 2021. p.75, 協和企画，2021〈柳田紀之ほか：日本小児ア
レルギー学会誌28（2）：201-210 より改変〉による）

④**食物経口負荷試験**　アレルギーが疑われる食物を実際に食べて，症状を観察する。アレルゲンの同定や耐性獲得の確認のために実施する。

治療●　基本は食事療法（除去食指導）であり，耐性獲得を確認しながら，除去の解除を考慮していく。アナフィラキシーに対しては，アドレナリン，輸液，ヒスタミン H_1 受容体拮抗薬，ステロイド薬，β_2 刺激薬・アドレナリン吸入を，重症度に合わせて使用する。

近年では，寛解が期待できる唯一の治療法として経口免疫療法が注目されている。経口免疫療法とは，「食物アレルギー診療ガイドライン 2021」により「自然経過では早期に耐性獲得が期待できない症例に対して，事前の食物経口負荷試験で症状誘発閾値を確認したあとに原因食物を医師の指導のもとで継続的に経口摂取させ，脱感作状態や持続的無反応の状態としたうえで，究極的には耐性獲得を目ざす治療法」と定義されている。ただし，予期せずアナフィラキシーを引きおこすことのある危険性の高い治療であり，倫理委員会での承認を受けた専門性の高い施設でのみ実施されている治療法である。

② アレルギー疾患患児の看護

① 気管支喘息患児の看護

観察● 咳嗽，喘鳴，呼吸困難，呼気延長の有無と程度，発話や日常動作の制限の有無を観察する。

看護● (1) 発作の程度を把握し(◉352ページ，**表4-6**)，発作の重症化を早期に発見する。

(2) 発作時は，啼泣（ていきゅう）や興奮させるような刺激を避け，落ち着いて対応する。

(3) 会話も困難である場合は，うなずきや首振りで答えられるような声かけを行う。

(4) 起座位や，幼少児の場合は家族の膝（ひざ）の上で抱くなど，患児が最もらくに呼吸をできる体位を工夫する。

(5) 幼少児は吸入器や吸入薬の噴霧をいやがったりこわがったりすることもあるので，看護者が実際にやってみせたり，絵などで説明したりして，効果的に吸入ができるようにする。また，おもちゃやDVDなどで吸入中の患児の気をそらしてみること(ディストラクション)も効果的である。

(6) 発作の強度や薬剤の効果に合わせて治療のステップがかわるため，症状やその変化を継続的に観察し，医師の指示に基づき正確な薬剤投与を行う。

(7) 発作が重症化し，呼吸不全に陥ることが予測される場合は，バッグバルブマスク換気や気管挿管，人工呼吸器などを準備しておく。

(8) 呼吸困難で苦しむ患児を見ることは家族にとってもつらいことである。患児を不安にさせないためにも，家族が落ち着いて対応できるように援助する。回復の経過や治療の必要性について説明し，患児が安心して治療を受けられるよう家族の協力を得る。

② 食物アレルギー患児の看護

(1) アナフィラキシーショックをおこした場合には，生命の危機にいたることもあるため，医師の指示に従い迅速にアドレナリンなどが投与できるように，事前に準備しておく。

(2) 学校などの集団生活の場では，給食などでアレルゲンとなる食物を誤食しないよう，学校と対策を相談しておく。また，アドレナリン自己注射薬が処方されている場合は，アナフィラキシーショックが疑われたらすみやかに注射できるよう，本人や教員，養護教諭らに使用法を周知するなど，アレルギー症状が出現した際には学校でも適切な対応ができるようにしておく。

(3) 患児が同級生と同じものが食べられないことで悩んだりすることもある

ため，家族と学校が連携し，患児が安全で安心できる学校生活が送れるように支援する。

E 消化器疾患患児の看護

> **看護のポイント**
>
> - 子どもは発達上，嘔吐や下痢などの消化管症状により脱水や電解質異常などをおこしやすいことを理解する。
> - 消化器症状が長期化する場合は，成長にも影響を及ぼすため，栄養管理および成長・発達支援も重要になる。

1 口腔の疾患

1 口内炎

口蓋や 頰 粘膜，歯肉などの口腔内に生じる炎症を口内炎という。物理的な刺激や感染などにより生じるが，原因不明なものも多い。

口内炎の多くを占める**アフタ性口内炎**は，直径数 mm の小潰瘍で痛みがある。ほとんどの場合自然に治癒するが，食事や水分摂取に影響することもあり，口腔内用ステロイド薬を塗布することもある。

単純ヘルペスウイルスの感染による**ヘルペス性歯肉口内炎**は，高熱と口腔内の強い痛みを伴い，食事もとれなくなることがある。水分摂取もできない場合は，点滴により水分や電解質を補う。1〜2 週間の経過で治癒する。

そのほか，手足口病，ヘルパンギーナなどの感染症やベーチェット病などでも口内炎がみられる。

2 鵞口瘡

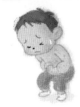

口腔粘膜に白色の小斑点ができるもので，カンジダ-アルビカンスの感染が原因である。新生児や乳児期に多くみられるが，抗菌薬を長期間にわたり投与していたり，栄養障害・免疫不全のある子どもでは年長児でも発症する。自然治癒することが多いが，重症化すると食欲不振や哺 乳 障害などをおこすため，抗真菌薬の投与も考慮する。

③ 口角炎

口角に，びらんや潰瘍，亀裂が生じて，痛みや出血を伴う。免疫機能の低下をもたらす基礎疾患があることが多い。ビタミン B_2 の不足やカンジダ，ブドウ球菌の感染などが原因となることもある。口腔内の保清に注意し，必要に応じてステロイド薬の塗布などを行う。

④ 舌の異常

①**舌小帯短縮症** 舌と口底をつなげている小帯が短い状態で，治療は必要としないことが多い。発語に支障がある場合は，舌小帯を切離する外科手術が行われる。

②**舌の肥大** ダウン症候群に伴って生じることが多い。そのほか先天性甲状腺機能低下症(クレチン症)，末端肥大症などに伴っておこることもある。

③**味覚異常** 薬の副作用，感染，亜鉛や鉄などの微量元素欠乏症，心因性などのさまざまな原因で生じる。

2 食道の疾患

① 先天性食道閉鎖症

症状● 食道閉鎖症は，通常は胃とつながっている食道が途中で閉塞したり，気管食道瘻といって気管につながってしまったりしている疾患である。出生直後から泡沫状の唾液や哺乳時のむせがみられる。食道のつながり方はさまざまで，大きく5つの型に分類されている(◯図4-4)。食道上部が閉鎖し，下部が気管とつながっている C 型が約8割を占める。

治療● 外科手術により，気管とつながっている部分を閉じて，上下の食道をつなぐ。食道どうしの距離が大きいため複数回に分けて手術を行う場合は，胃瘻

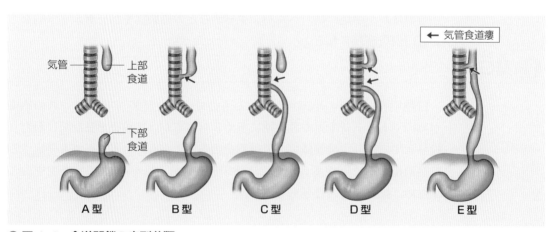

◯**図 4-4 食道閉鎖の病型分類**

造設などのいくつかの補助的な手術が必要となる。最近では，治療成績が飛躍的に改善し，合併症がなければ生存割合は85％以上となっている。

② 胃食道逆流症（GERD）

症状●　胃内容物が食道内へ逆流することによりさまざまな症状がおこるものを，胃食道逆流症（GERD）とよぶ。子どもの症状としては，溢乳や嘔吐，体重増加不良，喘息様症状などが多くみられる。ときに，胃酸により食道に炎症をおこす逆流性食道炎が原因で，吐血や下血がみられることもある。

治療●　乳児の場合は自然治癒することも多く，半座位や立位にするなど体位の工夫で軽快することもある。治療は，胃酸分泌抑制薬や消化管運動改善薬の内服を中心とした薬物療法を行う。

③ 噴門無弛緩症（アカラシア）

症状●　下部食道括約筋の弛緩不全や食道蠕動の消失が原因で，食物の胃への通過障害や食道の拡張を生じる疾患である。症状としては，嚥下障害や嘔吐，誤嚥，体重減少，前胸部痛などがみられる。

治療●　薬物療法として，抗コリン薬やカルシウム拮抗薬などを用いる。子どもの場合は，バルーンによる下部食道括約筋拡張術が行われることも多い。

③ 胃腸の疾患

① 肥厚性幽門狭窄症

症状●　胃の出口にある幽門輪状筋が肥厚し，腸への通過障害が生じる疾患である。生後2〜3週で嘔吐が始まり，しだいに噴水状になる。発熱などはなく，吐物に胆汁がまじっていないことが特徴で，通常，哺乳も良好である。嘔吐により，脱水やアルカローシス，低カリウム血症が生じる。出生1,000人あたり1人程度と比較的頻度の高い消化器疾患の1つであり，男児に多い。

治療●　脱水やアルカローシスになっている場合には，まず点滴などで補正する。その後，外科手術（ラムステット手術）により幽門部の筋を切って広げる。アトロピン硫酸塩水和物の静脈内注射，内服による治療が試みられることもあるが，基本的には外科手術を行う。

② 腸閉塞症

なんらかの原因により腸管内容の通過障害が生じることを腸閉塞症といい，腹痛や嘔吐などの症状がおこる。腸重積症やヒルシュスプルング病，鎖肛などのほか，鼠径ヘルニアの嵌頓などでも生じる。いずれも，基本的には外科手術によって治療する。

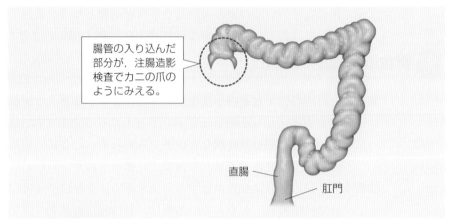

腸管の入り込んだ部分が, 注腸造影検査でカニの爪のようにみえる。

直腸

肛門

⊃ 図 4-5　腸重積症

3 腸重積症

症状 口側の腸管の一部が, 肛門側の腸管の一部に入り込んで重なってしまう疾患で, 男児に多く, とくに生後 4 か月〜2 歳ごろまでの発症が多い。子どもの腸閉塞疾患として, 頻度の高い疾患である。腸管の重積部に血行障害がおこり, 虚血や出血, 浮腫（ふしゅ）が生じる。放置すれば壊死（えし）や穿孔（せんこう）から腹膜炎をおこして生命の危険にもつながり, 緊急性の高い疾患である。

間欠的な強い腹痛や嘔吐が主症状で, 乳児の場合は激しい啼泣（ていきゅう）や不きげんとしてあらわれる。腸管の炎症による出血から, イチゴゼリー状の粘血便がみられることが多く, ショック症状をおこすこともある。

診断 腹部の触診では, 右上腹部に腫瘤を触れる。超音波検査や腹部 CT 検査で腸重複部を確認することや, 注腸造影検査で「カニの爪」状の陰影をみとめることなどで診断を行う（⊃図 4-5）。

治療 造影剤や空気による高圧浣腸で整復する治療が基本である。全身状態がよく発症から時間がたっていない場合は, 注腸造影により, 診断をかねて整復を試みる。発症から長時間経過したり, 注腸造影で整復できない場合, またすでに腹膜炎を合併している場合などには, 開腹手術が必要になる。

4 ヒルシュスプルング病

症状 肛門側の腸の神経節細胞が生まれつき欠損しているために通過障害がおこる疾患で, 重度の便秘や嘔吐, 腹部膨満, 腸閉塞が生じる。胎便排泄遅延から, 新生児期に気づかれることが多い。

診断・治療 注腸造影, 直腸肛門内圧測定, 直腸生検などにより, 診断と病変部の確定を行う。治療の基本は, 病変部を切除して正常な腸と肛門をつなぐ外科手術である。すぐに手術を行えない場合は, 一時的に人工肛門を造設することもある。

⑤ 鎖肛

　　生まれつき正常な肛門が形成されていない状態を鎖肛という。出生5,000人に1人程度にみられる，頻度の高い疾患である。出生後の直腸検温で発見されることも多い。

治療●　低位型（直腸盲端部が肛門筋群の下まで貫いている）では新生児期に肛門を形成する手術を行う。高位型・中間位型（直腸盲端部が肛門筋群より上，または肛門筋群の途中にある）では，新生児期に人工肛門を造設し，成長を待って手術することが基本である。

⑥ 胃腸炎

症状●　下痢や吐きけ・嘔吐，腹痛などの症状がみられる消化器疾患群を胃腸炎といい，発熱，体重減少などの症状を伴うこともある。細菌やウイルスの感染，暴飲暴食，薬剤，食物アレルギーなどが原因となる。

治療●　治療は対症療法が中心となり，嘔吐・下痢による脱水に対しては輸液を行う。必要に応じて，抗菌薬や整腸薬の投与が行われることもある。

　　胃腸炎が長引くと小腸の粘膜が傷害され，二次性乳糖不耐症がおきることもある。乳糖不耐症は，乳糖が腸で分解・吸収されない状態で，下痢や腹痛が生じるため，改善するまで乳糖除去ミルクや乳糖分解酵素を用いるなどして対処する。

　　ウイルス性胃腸炎などの感染性胃腸炎については，C「感染症患児の看護」を参照（◯334ページ）。

⑦ 急性虫垂炎

　　虫垂の閉塞による細菌感染で，炎症が進むと穿孔し，腹膜炎となる。乳幼児では症状の特定がむずかしく，そのため診断が遅れがちである。また，炎症の進行が早く，腹膜炎を併発し重症化しやすい。

症状●　虫垂炎の多くは，上腹部の痛みから始まり，しだいに右下腹部痛となる。嘔吐や軽度の発熱がみられることも多い。

診断・治療●　腹部触診や血液検査，超音波検査などで診断し，基本的には，外科的に虫垂切除術を行う。輸液と抗菌薬投与による保存的治療が選択されることもある。

⑧ 横隔膜ヘルニア

　　内臓が腹膜とともに腹腔の外に出てしまった状態を，**ヘルニア**とよぶ。横隔膜ヘルニアでは，横隔膜に孔があき，そこから腸管など腹腔内臓器が胸腔に出てしまう。先天性の横隔膜ヘルニアでは，新生児期に呼吸・循環不全をおこすため，手術が必要である。

9 鼠径ヘルニア

内臓が腹腔内から鼠径部にはみ出たヘルニアで，鼠径部の腫瘤で発見され，自然治癒しない場合は早期に手術となる。小児外科領域では比較的頻度の高い疾患である。症状が出る時期には個人差があり，新生児期に気づかれることもあれば，学童期に発覚する場合もある。立位などで腹圧がかかると鼠径部がふくらみ，臥位では消失する。

治療● 生後早期に発見されたものは自然治癒することもあり，経過をみることもあるが，原則的には手術を行う。まれに，脱出した腸が腸閉塞をおこす**嵌頓ヘルニア**が生じることがあり，その場合は緊急手術が必要である。

4 肝・胆道系の疾患

1 ウイルス性肝炎

肝炎ウイルスには，A・B・C・D・E型があり，子どもでとくに問題になるのはA型，B型，C型である（◯表4-8）。肝炎ウイルス以外にも，サイトメガロウイルスやEBウイルス，単純ヘルペスウイルスなど，感染すると肝炎や肝障害を生じるウイルスがある。

■A型肝炎

A型肝炎ウイルス（HAV）の感染によって生じる肝炎で，A型肝炎患者の糞便や，HAVに汚染された水や生の食品（とくに生ガキなどの貝類）を通じて経口感染する。2〜6週程度の潜伏期間があり，発熱や嘔吐，腹痛，倦怠感，黄疸などがみられる。対症療法や安静により治癒し，予後は良好なことが多いが，まれに急性肝不全や急性腎不全になることもある。流行地への旅

◯表4-8 肝炎ウイルスの特徴

肝炎ウイルス	核酸	血清学的診断	おもな感染経路	潜伏期間	流行性	慢性化	肝がん
A型肝炎ウイルス	RNA	抗HA-IgM	経口（水，食品，糞便など）	15〜45日	あり	なし	なし
B型肝炎ウイルス	DNA	HBs抗原（B型肝炎表面抗原）	非経口（血液など）	40〜180日	なし	あり	あり
C型肝炎ウイルス	RNA	抗HCV	非経口（血液など）	20〜120日	なし	あり	あり
D型肝炎ウイルス	不完全RNA[1]	抗HDV	非経口（血液など）	30〜180日	なし	あり	あり
E型肝炎ウイルス	RNA	抗HEV	経口（水など）	14〜60日	あり	なし	なし

1）不完全RNAは，複製にB型肝炎ウイルスの存在が必要。

行や家族内感染の予防のためには，ワクチンの接種が有効である。

❷B 型肝炎

B 型肝炎ウイルス(HBV)感染によって生じる。感染経路は B 型肝炎患者，もしくは HBV に感染しているが発症はしていないキャリアの血液などの体液で，分娩時に母親から子どもに感染する母子感染が問題となる。

症状●　子どもの HBV 感染では，急性肝炎や慢性肝炎，無症候性キャリア化などがみられる。急性肝炎では，発熱，嘔吐，黄疸などが生じる。慢性肝炎では症状がほとんどないことも多いが，一過性に急性肝炎と同様の症状がみられることがある。B 型肝炎の予後は比較的よいことが多いが，ときに劇症肝炎を発症したり，慢性肝炎から肝硬変や肝がんに移行することもあるので注意が必要である。

治療●　急性肝炎は対症療法が中心で特別な治療はない。慢性肝炎ではインターフェロン療法が行われることが多い。

予防●　予防は，B 型肝炎ワクチンの接種で行う。母子感染の予防のために，厚生労働省の B 型肝炎母子感染防止事業による対応が実施されている(◯195 ページ)。

❸C 型肝炎

C 型肝炎ウイルス(HCV)の血液を介したウイルス感染により生じる。C 型肝炎は，輸血による肝炎感染の多くを占めている。現在では，輸血血液のスクリーニング検査の徹底により，輸血による感染はほぼなくなっている。輸血以外の原因では，B 型肝炎に比べれば少ないものの，母子感染もある。

症状●　C 型慢性肝炎は，自覚症状がないまま慢性に経過し，10〜30 年かけて肝硬変，肝臓がんへと進行していく。

治療●　治療には，インターフェロン療法やリバビリン(抗ウイルス薬)，ペグインターフェロン療法などが用いられる。

②新生児肝炎

新生児期からみとめられる原因不明の肝内胆汁うっ滞による肝機能障害である。先天性胆道閉鎖症との鑑別が重要である。

症状●　灰白色の無胆汁便，黄疸，濃褐色のビリルビン尿がみられる。通常は 1 歳までには肝機能が改善し，予後は良好である。まれに，肝硬変や肝がんなどへの移行がみられる。

治療●　対症療法が基本であり，栄養管理や脂溶性ビタミンの補充などが行われる。

③胆道閉鎖症

症状●　総胆管を含む肝外胆管の閉塞により胆汁が十二指腸へ送られないことから，さまざまな症状がおきる疾患である。黄疸，灰白色便(無胆汁便)，ビリルビン尿，肝脾腫が特徴で，ビタミン K 欠乏による頭蓋内出血を合併すること

がある。進行すると，腹水や呼吸障害が生じ，肝硬変にいたる。

治療● 胆汁排泄のため，早期の手術が必要である。術後の状況によっては，肝移植が適応になることもある。

④ 先天性胆道拡張症

症状● 胆管が拡張しているために胆汁の通過障害が生じ，黄疸，腹痛，腹部腫瘤がみられる。嘔吐や急性膵炎などがみられることもあり，女児に多い。若年性の胆道がんを合併することもあり，注意が必要である。

治療● 外科手術により，治療を行う。

⑤ 消化器疾患患児の看護

① 口内炎患児の看護

観察● 口腔内の炎症部位・程度，痛み，食事や水分摂取状況を観察する。

看護● (1) 口内炎を悪化させないために，うがいや綿棒，ガーゼなどで口腔内を清潔に保つ。

(2) アフタ性口内炎では痛みにより経口摂取が困難となることがあるため，口あたりのよい食品を選択し，熱いものや塩分の多いものなど，刺激の強いものを避ける。また，水分摂取をすすめ，脱水を予防する。

② 肥厚性幽門狭窄症患児の看護

頻回の嘔吐による脱水，代謝性アルカローシス，誤嚥の予防，そしてこれらの改善を目ざす。

観察● 嘔吐の状況(噴水状に嘔吐することが多い)，血性吐物の有無，胃部膨満，胃蠕動亢進，脱水症状，血中電解質，体重増加量，嘔吐後の呼吸状態，経皮的動脈血酸素飽和度(SpO_2)，水分出納を観察する。

看護● (1) 保存的療法としてアトロピン硫酸塩水和物による治療を行う場合は，授乳の15〜20分前に投与し，顔面紅潮・瞳孔散大・腹部膨満などの副作用に注意する。

(2) 授乳中もこまめに排気を促し，哺乳後は抱っこなどで上体を高くした体位をとる。

(3) 手術が適応となる場合には，絶飲食とし，胃カテーテルの挿入により胃内を減圧する。輸液により水分および電解質バランスを管理する。術後数日間は嘔吐が続くことがあるので，授乳時の排気，上体の挙上などで予防する。

③ 腸重積症患児の看護

観察● 腹痛や嘔吐，激しい啼泣，粘血便の有無，脱水症状，血中電解質について

観察する。

看護● (1) 診断確定および整復のために注腸造影が行われるが，その際はバイタルサイン，顔色，ショック症状などに注意する。

(2) 整復後 24 時間以内は再発のリスクが高いため，再発の徴候や腹部症状に注意する。

(3) 整復後数時間は絶飲食となるため，おしゃぶりや抱っこで空腹に対する患児のストレスを緩和する。

④ 胃腸炎患児の看護

観察● 便の性状・量・回数，吐きけ・嘔吐，尿量，哺乳量，きげん，活気，脱水症状，血中電解質異常の有無，体重増加量について観察する。

看護● 乳糖不耐症や食物アレルギーの場合は，治療用のミルクに切りかえる。治療用ミルクに抵抗を示す場合もあるので，哺乳状況や体重増加が順調であるかを長期的に評価する。

下痢症状への看護については，第 3 章 D「おもな症状と看護」の 10「下痢」を参照(● 296 ページ)。

⑤ 胆道閉鎖症患児の看護

観察● 灰白便，黄疸，肝腫大の有無，血清ビリルビン値，尿色，哺乳量，体重増加量について観察する。

看護● (1) 胆汁の消化管排泄が不十分であることから脂肪吸収障害がおこり，結果的に栄養障害に陥りやすい。そのため脂肪の分解速度が速い MCT(中鎖脂肪酸トリグリセリド)ミルクなどを哺乳させることがある。

(2) 胆管・空腸吻合術などの術後は胆汁の排泄障害や腸閉塞，上行性胆管炎を合併しやすいため，便色，黄疸，発熱，排便状態，腸蠕動，腹部膨満，吐きけ・嘔吐などに注意する。また，利胆薬や抗菌薬の確実な投与を行う。

(3) 退院後も胆管炎や門脈圧亢進症などを発症しやすいため，便の色，黄疸，倦怠感などの徴候の観察や定期健診の必要性について指導する。門脈圧亢進症については，長期的に上部消化管内視鏡などによる評価が必要になることも説明しておく。

F 呼吸器疾患患児の看護

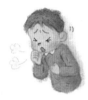

看護のポイント

● 子どもは呼吸機能が発達途上にあるため，急激に呼吸状態が悪化しやすいことを理解しておく。
● 幼少児は呼吸困難を訴えられないため，他覚的な呼吸状態の評価および早期対応が重要になる。

1 上気道の奇形

1 先天性後鼻孔閉鎖症

後鼻孔の片側，または両側が生まれつき閉鎖している疾患で，呼吸困難が生じる。両側性の場合は重度の呼吸困難となり，緊急に対応が必要である。呼吸と哺乳の確保が必要であり，早期の手術を行う。

2 喉頭軟化症

喉頭の軟骨がやわらかいために，吸息時に喉頭蓋などが喉頭内腔に引き込まれ，気道が狭まって吸気性の喘鳴や呼吸困難が生じる。啼泣時や仰臥位の際には，とくに症状が強くなる。乳幼児の呼吸困難，喘鳴の原因の多くを占める疾患である。

生後2週間〜1か月ごろに，症状が生じることが多い。通常，2歳ごろまでには自然治癒するため，経過を観察する。

2 気道の炎症

1 かぜ症候群

症状● 鼻汁，鼻閉，咳嗽，痰，咽頭痛などの上気道の炎症症状で，発熱や頭痛，倦怠感などを伴うこともある。ウイルス感染によるものが多いが，細菌感染によるものや，寒冷などの物理的刺激やアレルギーによる非感染性のかぜもある。原因ウイルスとしては，RSウイルス，コロナウイルス，アデノウイルス，コクサッキーウイルス，パラインフルエンザウイルスなどがあげられる。細菌では，A群溶血性レンサ球菌，肺炎球菌，ブドウ球菌などが原因となる。

治療● 　治療の基本は対症療法で，安静と保温に留意し，栄養と水分の補給に努める。細菌性の場合は，抗菌薬が投与されることもある。室内が乾燥しないように，適度な加湿も効果的である。

② 急性鼻炎

　　鼻腔粘膜に炎症が生じたものを鼻炎といい，鼻閉，鼻汁，くしゃみなどの症状がみられる。おもにウイルス・細菌感染によっておこり，咽頭痛や発熱を合併することもある。子どもの場合，副鼻腔炎を合併すると中耳炎をおこしやすく，注意が必要である。抗ヒスタミン薬の服用などにより，治療する。

③ 急性咽頭炎・急性扁桃炎

　　急性咽頭炎は，アデノウイルスやエンテロウイルスなどのウイルス，A群溶血性レンサ球菌や肺炎球菌などの細菌が原因となっておこる咽頭の炎症である。中咽頭の口蓋扁桃を中心に炎症を生じたものを急性扁桃炎とよび，上咽頭，中咽頭を含めた咽頭全体に炎症がみられることも多い。

症状● 　症状としては，発熱，咽頭痛，嚥下痛，咳嗽などがみられる。咽頭粘膜発赤，頸部リンパ節腫脹なども生じる。下痢や嘔吐などの消化器症状を伴うこともあり，咽頭結膜熱やヘルパンギーナといった感染症の一症状としてみられることもある（◎333，335ページ）。

治療● 　治療は，かぜ症候群に準じる。安静，水分補給，加湿を心がけ，必要に応じて解熱薬や鎮痛薬を投与する。細菌性の場合は，抗菌薬の投与を行う。A群溶血性レンサ球菌による感染が確認された場合は，リウマチ熱や糸球体腎炎の予防を考慮し，ペニシリン系抗菌薬を投与する。

④ 急性喉頭炎（クループ症候群）

症状● 　急性喉頭炎は喉頭部の炎症がみられる疾患で，喉頭炎により嗄声，犬吠様咳，吸気性喘鳴などの特徴的な症状がみられるものをクループ症候群とよぶ。パラインフルエンザウイルスなど，ウイルス感染が原因となることが多い。3歳以下の乳幼児に多くみられ，冬季や夜間の発症頻度が高い。

　　まれに，インフルエンザ菌b型（Hib）などによる細菌性の急性喉頭蓋炎として発症することがあり，この場合，急激な呼吸困難がおきることから生命の危険を伴う。

治療● 　加湿を行い，湿度を高めに保って安静にするとともに，喉頭の浮腫を軽減するためにアドレナリンの吸入を行う。ステロイド薬の投与が行われることもある。急性喉頭蓋炎の場合は，緊急を要するため，ただちに入院させ，すみやかな気道確保と抗菌薬の投与を行う。

⑤ 急性気管支炎

症状● 　気管支粘膜の炎症により，鼻閉や鼻汁，咳嗽，痰などのかぜ症状，発熱などがみられる。乾性の咳から，しだいに喀痰（かくたん）が増え湿性の咳になり，胸部聴診上ラ音が聴取される。ウイルス感染や，マイコプラズマなどの細菌感染が原因となる。

　乳幼児によくみられる，喘息（ぜんそく）のような喘鳴や湿性の咳嗽を伴った急性気管支炎は，喘息性気管支炎とよばれる。成長とともに症状が出なくなっていくことが多いが，繰り返しおこりやすく，気管支喘息に移行することもある。

治療● 　治療は，十分な加湿と安静に努め，対症療法として鎮咳薬，去痰薬，消炎薬などが用いられる。細菌性の場合は，抗菌薬を投与する。喘息性気管支炎の場合は，気管支拡張薬を用いる。痰の喀出（かくしゅつ）をたすけるために，水分をよくとり，タッピングすることも効果的である。

⑥ 急性細気管支炎

症状● 　細気管支まで炎症が及んだ状態で，かぜ症候群の症状につづいて呼気性喘鳴，多呼吸，陥没呼吸などの呼吸困難症状が生じる。RS ウイルスの感染によるものが多く，2 歳以下の乳幼児に多くみられる。

治療● 　基本は安静と対症療法で，酸素投与や輸液，去痰薬などが用いられる。β_2 刺激薬の吸入により，症状が改善することもある。

　通常，予後は良好だが，早産児・心疾患・慢性肺疾患をもつ子どもは重症化しやすい。そのため，予防的に抗 RS ウイルスヒト化モノクローナル抗体の接種が行われている。

③ 肺炎

症状● 　感染などにより肺の炎症をおこしたものを，肺炎という。子どもにも頻度の高い疾患で，発熱，咳嗽，鼻汁，呼吸困難などがおもな症状である。胸部 X 線撮影では急性の新しい浸潤影がみられ，聴診では呼吸音の減弱や断続性副雑音が聴取されることが多い。

分類● 　肺炎の原因により，細菌性肺炎，ウイルス性肺炎，マイコプラズマ肺炎，クラミドフィラ肺炎などに分類される。乳児では細菌性肺炎が多く学童ではマイコプラズマ肺炎やクラミドフィラ肺炎が多いなど，年齢によって原因となる微生物に特徴がある。そのほか，入院時に発症する院内肺炎と，病院外で発症する市中肺炎などの分類もある。

重症度判定● 　治療は，年齢や脱水の有無，呼吸困難，意識障害および血圧などによる重症度を判定したうえで決定する。『小児呼吸器感染症診療ガイドライン 2022』による，小児市中肺炎の重症度分類を示す（◐表 4-9）。

表 4-9　小児市中肺炎の重症度分類

	軽症	中等症	重症
全身状態	良好	不良	不良
経口摂取不良・脱水	なし	あり	あり
SpO_2	≧93％	＜93％	酸素投与下でも＜93％
呼吸数	正常	異常	異常
努力性呼吸（陥没呼吸・呻吟・鼻翼呼吸）	なし	あり	あり
無呼吸	なし	なし	あり
循環不全	なし	なし	あり
意識障害	なし	なし	あり

年齢別呼吸数（回/分）新生児＜60，乳児＜50，幼児＜40，学童＜20
中等症，重症においては1項目でも該当すれば，中等症・重症と判断する。

（石和田稔彦・新庄正宜監修：小児呼吸器感染症診療ガイドライン 2022．p.14，協和企画による，一部改変）

① 細菌性肺炎

　　細菌の感染が原因となる肺炎で，市中肺炎ではインフルエンザ菌，肺炎球菌，モラクセラ‐カタラーリス，A群溶血性レンサ球菌などが，院内肺炎ではブドウ球菌や緑膿菌などが起因菌となる。ウイルス感染後の二次感染で生じることが多い。

治療●　起因菌に対する抗菌薬による治療が基本となる。耐性菌の出現が問題となっており，できる限りすみやかに起因菌をつきとめて的確な抗菌薬を使用する。抗菌薬は，重症度により経口投与，または静脈内投与のいずれかを選択する。

　　同時に，安静や栄養・水分補給に努め，必要に応じて輸液や酸素療法，去痰薬投与などの対症療法を行いながら，全身状態の管理を行う。

② ウイルス性肺炎

　　ウイルス感染によって生じる肺炎で，RSウイルス，インフルエンザウイルス，パラインフルエンザウイルス，アデノウイルスなどが原因となる。細菌感染を合併することもある。一般に，比較的軽症な場合が多いが，先天性心疾患や免疫不全の子どもの場合，重症化することがあるので注意が必要である。

治療●　インフルエンザウイルスなど，抗ウイルス薬があるウイルスによる肺炎の場合は，与薬を行う。そのほかのウイルスによる場合は，細菌性肺炎と同様の対症療法を行う。細菌感染を合併している場合は，抗菌薬を用いる。

③ マイコプラズマ肺炎

　　マイコプラズマ肺炎は，肺炎マイコプラズマの飛沫感染によりおこる。乳児にはあまりみられず，学童期に多く発症する肺炎で，学校などでの集団発生もみられる。潜伏期が2〜3週間と長く，激しい咳嗽が長期にわたって続

く症状が特徴である。比較的，全身状態はよいことが多い。

治療●　子どもではマクロライド系抗菌薬が第一選択薬であるが，耐性菌も出現しており，テトラサイクリン系，ニューキノロン系抗菌薬も用いられる。テトラサイクリン系抗菌薬は，8歳未満の乳幼児では歯の変色，骨発育不全などの副作用を生じることがあるため，できる限り避ける。

④ クラミジア肺炎，クラミドフィラ肺炎

　クラミジア属，クラミドフィラ属の感染によっておこる肺炎である。

　トラコーマクラミジアは，母子感染により新生児肺炎の原因となる。結膜炎や鼻炎などとともに，生後3か月くらいまでに肺炎をおこす。肺炎クラミドフィラは，マイコプラズマ肺炎とよく似た症状を引きおこす。家庭内や保育所・幼稚園・学校などでの集団発生がみられ，ほかの細菌感染が合併することも多い。

治療●　マイコプラズマ肺炎と同様に，マクロライド系などの抗菌薬が用いられる。

④ 胸膜の疾患

① 気胸

　肺から空気が流出して胸膜腔内に貯留し，肺が圧迫されて虚脱した状態を気胸という。外傷や医原性などの理由でなく生じる気胸を自然気胸とよび，10～20歳代の背が高くやせた男性に多く発症する。運動や咳などによっておこることもあるが，安静時に発症することも多い。医原性の気胸としては，新生児期の呼吸障害の治療として人工呼吸を行った際に生じるものなどがある。

症状●　流出した空気の量が多い場合は，胸痛，乾いた咳，呼吸困難，チアノーゼといった症状がみとめられ，不整脈や血圧低下などをきたすこともある。胸部聴診では呼吸音の減弱や消失，打診では鼓音が聴取され，胸部X線撮影では肺の虚脱や胸腔への空気の貯留がみられる。

治療●　胸腔内にチューブを挿入し，貯留した空気を体外に出す胸腔ドレナージを実施する。症状が軽い場合は，安静にして肺の虚脱が改善されるのを待つ。

② 胸膜炎

　胸膜に炎症が生じたもので，滲出液の貯留（胸水）がみられることが多い。この滲出液が膿性の場合，膿胸（のうきょう）とよばれ，ブドウ球菌，肺炎球菌，インフルエンザ菌による乳児肺炎でよくみられる。胸膜炎の原因は，細菌による感染症，全身性エリテマトーデス（SLE）やリウマチ熱などの膠原病（こうげん），肺がんなどの悪性腫瘍（しゅよう）によるものが多い。

症状●　症状は，胸痛や呼吸困難である。感染性の場合は，発熱や咳嗽，喀痰など

を伴う。胸部打診では濁音が得られ，聴診上，呼吸音は減弱あるいは消失となり，胸膜摩擦音が聴取されることもある。

治療● 　胸水への対処と，胸膜炎の原因となった疾患への治療を行う。胸水は，状況や患児の年齢などにより，自然吸収を待つ，あるいは胸腔穿刺やドレナージによって体外に出すなどを判断する。細菌感染から生じた場合は，抗菌薬の投与が行われる。

5 気道内異物

症状● 　気道（鼻腔，咽頭，喉頭，気管，気管支）の間に異物がある状態で，異物のある場所，種類や大きさ，時間経過により症状はさまざまである。鼻腔内に石や紙，おもちゃなどを詰めてしまったり，咽頭に魚の骨が刺入したもの，マメ類やあめなどの誤飲によって喉頭をふさぎ窒息をおこすものなどがあり，年少の乳幼児に多い。落花生（ピーナッツ）などのマメ類は，時間がたつと膨張して気道閉塞をおこすことがあるので，注意が必要である。異物が気管支内に残存すると，気管支炎や肺炎が生じる。

治療● 　治療は，鉗子や気管支鏡などを用いて異物を除去することであるが，呼吸困難を生じている場合は緊急を要し，気道を確保して一刻も早く異物を除去する必要がある。

6 呼吸器疾患患児の看護

1 かぜ症候群患児の看護

観察● （1）呼吸器症状：鼻汁・鼻閉・咳嗽・咽頭痛・嗄声。
　　　　（2）一般状態：発熱・不きげん・不活発・哺乳力や食欲の低下。
　　　　（3）随伴症状：下痢，嘔吐，発熱時の痙攣など。

看護● （1）安静と，体温の上昇に伴う悪寒が出現しているときは保温に努める。
　　　（2）高体温で倦怠感が強いときは，体力の消耗を避けるため入浴は避け，発汗があれば，適宜清拭や更衣を行う。
　　　（3）鼻閉が哺乳や呼吸の妨げになることがあるため，とくに哺乳や食事，睡眠前などには綿棒や吸引器で鼻汁を除去する。
　　　（4）咽頭痛が強いときには嚥下の際に痛みが増強することがあるため，のどごしのよいものを与える。発熱や咳嗽などにより体力の消耗が激しいため，エネルギー，タンパク質，ビタミンを多く含む消化のよい食物を少量ずつすすめていく。

2 急性喉頭炎（クループ症候群）患児の看護

観察● （1）呼吸器症状：犬吠様咳，嗄声，吸気性喘鳴（重症化すると呼気性喘鳴もきかれる），陥没呼吸，聴診による呼吸音の低下・気流の減弱，呼吸困

難感，経皮的動脈血酸素飽和度(SpO_2)低下，チアノーゼ。

(2) 一般状態：発熱，興奮，不穏，傾眠，意識低下。

看護●(1) 安静時にも聞きとれるような吸気性喘鳴や陥没呼吸，興奮などがみられた場合は重症化の傾向にあり，呼吸不全にいたる危険性がある。医師の指示により，酸素投与，ステロイド薬の内服や筋肉内注射，加湿やアドレナリン吸入などを実施し，効果を評価する。

(2) 興奮状態にある場合，医療者や医療処置に対する恐怖心，痛みを伴う処置などによる啼泣で上気道浮腫が進行することがある。このような処置は，ステロイド薬やアドレナリンの投与後に実施したほうが安全な場合がある。

(3) 気流音の低下，傾眠や意識消失の傾向がある場合は高濃度酸素の投与，バッグバルブマスク換気，気管挿管(喉頭周囲の狭窄があるため，年齢相応よりも細いサイズの挿管チューブを使用)の準備をしておく。

❸ 肺炎患児の看護

観察●(1) 呼吸器症状：多呼吸・浅呼吸，喘鳴，咳嗽，痰の量と性状，呼吸困難感，肺雑音，呼吸音の減弱，努力呼吸，吟呻(しんぎん)，チアノーゼ，経皮的動脈血酸素飽和度(SpO_2)低下。

(2) 一般症状：発熱，悪寒戦慄(おかんせんりつ)，不きげん，不活発・倦怠感，哺乳力・食欲低下。

(3) 随伴症状：下痢，嘔吐，脱水症状，発熱時の痙攣。

看護●(1) 呼吸困難症状や発熱がある場合は，酸素消費量や体力消耗を最小限にするために安静にする。

(2) 室温は20℃前後に，湿度は60%前後に調整する。

(3) 起座位やセミファウラー位，抱っこなど，患児が呼吸をしやすい体位を工夫する。

(4) 医師の指示により，酸素投与や喀痰を促すための吸入を実施する。抗菌薬の投与を行う場合は，その副作用にも注意する。

(5) 発熱や多呼吸，咳嗽による水分喪失や体力消耗を伴うため，水分や消化のよいものを少量ずつすすめる。経口摂取が困難な場合は，指示により輸液を行う。

(6) 発熱や呼吸困難がある場合には，患児に負担がかからないように注意しながら清拭や陰部洗浄を実施する。うがいや湿らせた綿棒などで口腔内の清浄を保つ。

(7) 口内炎，中耳炎，膿胸，髄膜炎などの合併症をおこすことがあるので，口腔粘膜や耳痛・耳漏，発熱・咳嗽・呼吸状態の悪化傾向などに注意する。

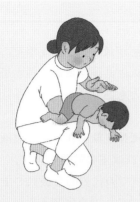
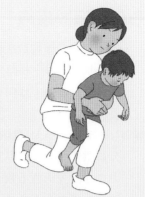

子どもの頭を低くした姿勢
とし，背部を強くたたく。
a. 背部叩打法

子どもの後ろから両腕でかかえ込み，図の
ように手を組んで臍よりやや上を圧迫する。
b. 腹部突き上げ法

○図 4-6　気道内異物の排出方法

④ 気道内異物患児の看護

観察● (1) 呼吸器症状：吸気性喘鳴，呼気性喘鳴，嗄声，咳嗽，呼吸困難感，チア
　　　　　ノーゼ。
　　　 (2) 随伴症状：発熱，興奮，不穏，傾眠，意識低下。
看護●　異物が気道内に入った直後であれば，以下の方法で喀出を試みる。
　　　 (1) 乳幼児では頭を低くした姿勢をとり背部をたたく**背部叩打法**により，異
　　　　　物の排出を促す（○図4-6-a）。
　　　 (2) 意識のある1歳以上の子どもであれば，**腹部突き上げ法**で喀出を促す方
　　　　　法もある（○図4-6-b）。

循環器疾患患児の看護

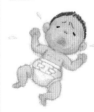

護のポイント

●子どもの心不全の病態を理解し，早期発見できるようにする。
●啼泣や運動，沐浴や哺乳など健康な子どものふつうの行動が心不全悪化につなが
　る危険性があることを理解する。
●心不全徴候のある患児に対しては，日常生活において心負荷を軽減するような配
　慮が必要である。

1 子どもの循環器疾患

子どもの循環器疾患では，先天性心疾患が最も大きな比重を占める。後天性心疾患では，川崎病が重要である。成人と共通する循環器疾患も多いが，子どもにおいては病態や経過が異なることもあり，対応には注意が必要である。

おもな徴候● ①**チアノーゼ（低酸素血症）** チアノーゼは，酸素化された血液が全身に十分に供給されない状態である。高度であれば重要臓器の重篤な障害を引きおこす。先天性心疾患（右-左短絡性疾患）での代表的な徴候の1つだが，呼吸器疾患や心不全による循環不全でもチアノーゼを生じうる。

②**心不全** 心臓のポンプ機能不全により，必要十分な血液を送り出すことができない状態である。血流不足による主要臓器の障害，肺への血液のうっ滞による呼吸効率の悪化，全身うっ血による浮腫などの症状をおこす。発症する時期により心不全の症状は異なり，新生児から乳児早期では多呼吸，陥没呼吸といった呼吸器症状のほか，哺乳不良，体重増加不良，冷汗，泣き声が弱い，かすれている（嗄声）といった非特異的な症状が出現することが多い。乳幼児期には体重増加不良，易疲労性，易感染性などの症状，学童期以降は運動機能低下，浮腫，動悸，息切れ，胸痛など，成人と同様の症状を呈するようになる。

③**動悸発作** 不整脈を強く疑う症状であるが，痙攣，失神などのてんかんでみられるような神経症状が重篤な不整脈でおきることもあり，鑑別が重要となる。

④**胸痛** 子どもにおいても虚血性心疾患の症状として出ることがあり，とくに川崎病既往児では注意を要する。

⑤**心雑音** 他覚所見として重要であり，先天性心疾患の発見の契機となることも多い。ただし，心雑音の強さが必ずしも重症度をあらわしているわけではないことに留意すべきである。心雑音をまったく聴取しないにもかかわらず，出生後数日以内に治療をしないと救命できない最重症の先天性心疾患も存在する。

検査● 胸部X線検査，心電図，断層心エコー法は，外来診察でも簡便に行うことができる検査であり，循環器疾患を疑う場合にはまず施行するべき検査である。とくに断層心エコー法は患児への侵襲がなく，繰り返し行える検査として有用で，心奇形など形態異常の診断や心機能評価に重要な役割を果たす。

心臓カテーテル検査は侵襲性が比較的高いが，ほかの検査では代用不可能な正確な情報を多く得ることができ，診断の確定および治療方針の決定のためには重要な検査である。CT，MRI，RI検査（核医学検査）など特殊画像検査も循環器疾患の診断に応用されつつあり，より侵襲が少ない検査方法の開発が進められている。

治療 ●　循環器疾患のすべてが重篤な疾患というわけではない。治療が不要な疾患，内科的治療と日常生活の注意で一般的な生活が可能な疾患も多い。重篤な先天性心疾患では外科手術が唯一の治療法であるが，手術までの期間を安定した状態で待機するために，内科的治療の役割は大きい。また，近年はカテーテルによる治療（バルーン拡大術，塞栓術など）が選択される疾患もある。

　①内科的治療　心不全に対する内科的治療では，まずは安静と水分制限が基本となる。体動の制限だけでなく，啼泣（ていきゅう），興奮などが心不全を悪化させる場合には，適切な鎮静を行う。水分制限は哺乳，点滴も含めた総水分量を考慮する。必要に応じて酸素投与を行うが，先天性心疾患のなかには高濃度酸素投与により急激な悪化をまねくため禁忌となる疾患があり，注意を要する。

　②薬物療法　薬物療法としては利尿薬，強心薬（ジギタリスなど）に加えて，血管拡張薬や β 遮断薬なども積極的に使用されるようになっている。

学校心臓検診制度と心臓突然死 ●　学童期以降の突然死の 70 〜 80％が，心臓が原因といわれている。隠れている心疾患の発見および継続的な管理と指導を目的に，わが国ではすべての就学児を対象に心電図検査を行う**学校心臓検診**が行われている。特発性心筋症，特発性肺動脈性肺高血圧症，QT 延長症候群などは突然死の可能性もあるので，ぜひとも検診で発見しておきたい疾患である。また，心臓突然死を減らすために，学校や公共機関への **AED（自動体外式除細動器）** の設置や，学校教員や一般市民への救命処置の教育も広く行われるようになった。

2 先天性心疾患

　わが国で行われた全国調査によれば，生まれつきの心臓血管の形態異常である先天性心疾患の頻度は，出生児の 1.06％である。疾患別では心室中隔欠損症が約半数を占め，肺動脈弁狭窄症，心房中隔欠損症，ファロー四徴症と続く。そのうち 30％ほどで積極的な医療（内科治療，外科手術も含む）が必要といわれている。成因に関しては，原因不明の多因子遺伝が 90％以上，環境要因が 2 〜 3％とされる。染色体異常などの遺伝性疾患の一部では，高率に心奇形を伴うことが明らかとなっている。

　心臓は血液を送り出すポンプとしてはたらいており，動脈血は左心室から全身に送り出され（体循環），静脈血は右心室から肺に送り出される（肺循環）（◎図 4-7）。体循環と肺循環は心臓の左右で完全に分けられており，動脈血と静脈血はけっしてまざり合うことはない。それが，全身への酸素の運搬および肺でのガス交換において非常に効率のよい循環を可能にしている。

　生まれつきの構造異常があると，体循環と肺循環の間に血液の短絡（シャント）が生じることになり，心不全，チアノーゼの原因となる。先天性心疾患にはさまざまな分類法があるが，ここでは短絡の様式により大きく 3 つに分類し，その代表的な疾患について述べる。

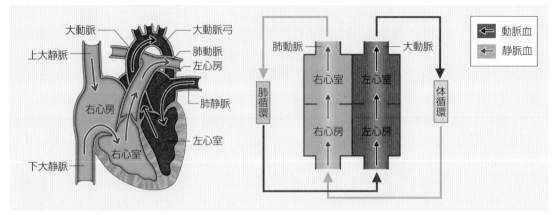

◯ 図4-7　正常な心臓

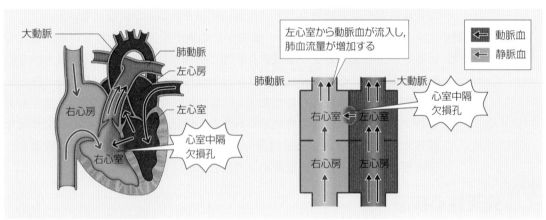

◯ 図4-8　心室中隔欠損症

① 左右短絡のある心疾患（肺血流増加型心疾患）

動脈血が肺循環に短絡して流れ込むため，肺血液が増加し，体血流の減少をきたす。おもに心不全症状が問題となる。

■ 心室中隔欠損症（◯ 図4-8）

全先天性心疾患の約半数を占め，最も頻度が高い。心室中隔に欠損孔があり，左心室から右心室に動脈血が短絡するために肺血流が増加する。新生児期に心雑音を指摘されて診断にいたることが多い。

大きな欠損孔では早期に肺うっ血が進み心不全症状が出現するため，内科的治療を導入したうえで適切な時期に外科手術で欠損孔を閉鎖する必要がある。多くは，乳幼児期に手術が必要になる。欠損孔が小さく短絡量が少なければ，無症状で治療も不要である。成長に伴う自然閉鎖も期待できる。ただし，欠損孔の位置によっては周囲の構造物（大動脈弁など）に悪影響が出ることもあり，短絡が少なくても閉鎖が必要になることがある。

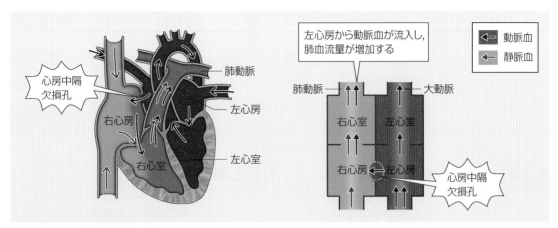

◯ 図 4-9　心房中隔欠損症

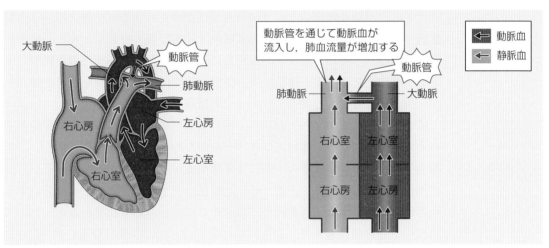

◯ 図 4-10　動脈管開存症

　短絡量が多いにもかかわらず手術をせずに放置していると，肺血管が損傷を受けて肺高血圧が進行する。右心室の圧が左心室の圧を 凌 駕すると右心室から左心室への右左短絡を生じるようになり，チアノーゼが出現する。このような状態が**アイゼンメンゲル症候群**であり，この場合，手術は不可能であり予後もわるい。

2 心房中隔欠損症（◯図 4-9）

　心房中隔に欠損孔があり，左心房から右心房に動脈血が短絡する。欠損孔が大きくても短絡量はそれほど多くはならず，心不全症状は乳幼児期には出現しにくい。心雑音も弱く自覚症状に乏しいために診断が遅くなる傾向があり，学校検診ではじめて診断されることも多い。欠損孔を閉鎖する外科手術が行われるが，近年はカテーテルによる閉鎖術を試みることが多い。

3 動脈管開存症（◯図 4-10）

　動脈管（ボタロー管）は胎児期に大動脈と肺動脈を結ぶ血管で，通常は出生

後1週間以内に自然閉鎖する(● 120ページ)。動脈管開存症では,動脈管が病的に開存したまま残り,大動脈から肺動脈への短絡を生じる。

動脈管が太い場合には,心不全症状が早期から出現する。とくに早産児・低出生体重児では,本症が問題になりやすい。新生児期早期には動脈管閉鎖作用のあるインドメタシンが有効であることがあるが,効果がない場合には外科的結紮術を施行する。短絡量がそれほど多くなければ,成長を待ってからカテーテルによる塞栓術が行われる。

❷ 右左短絡のある心疾患(チアノーゼ性心疾患)

静脈血が体循環に短絡して流れ込むため,動脈血の酸素飽和度の低下によるチアノーゼを生じる。

■ファロー四徴症(● 図4-11)

チアノーゼ性心疾患のなかでは最も頻度が高く,①心室中隔欠損,②肺動脈狭窄(右室流出路狭窄),③大動脈騎乗,④右室肥大を特徴とする心疾患である。右心室の出口に狭窄があるために,右心室から左心室への静脈血の短絡を生じ,チアノーゼが出現する。肺動脈狭窄の程度により症状に差はあるが,出生後まもなく心雑音,チアノーゼで診断されることが多い。

成長とともにチアノーゼは進行し,生後3〜6か月ごろから**無酸素発作**をみとめるようになる。体血流は減少しないため,心不全は出現しにくい。無酸素発作は,肺動脈狭窄の増強により肺血流が減少して,チアノーゼが急激に進行する現象である。運動,啼泣,排便,興奮などをきっかけに発症する。不きげん,呼吸困難,意識障害,痙攣などが発作時の症状であるが,ときに死にいたる可能性もあり,発作時には緊急の対応が必要になる。膝胸位(● 385ページ,図4-13,心臓内の血液量を相対的に増やして肺動脈狭窄を解除す

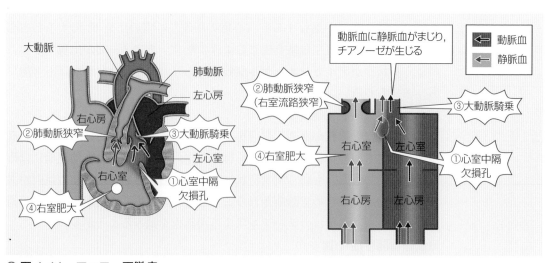

❷ 図4-11　ファロー四徴症

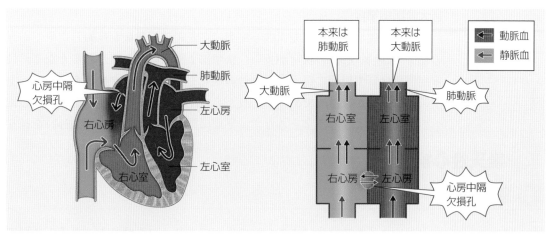

◐図4-12　完全大血管転位

るため)として，酸素投与を十分に行い，麻薬などによる鎮静を行う。無酸素発作を予防するために β 遮断薬(プロプラノロール塩酸塩)が用いられる。

　心室中隔欠損孔を閉鎖し肺動脈狭窄を広げるため，1歳前後で外科手術を施行するが，新生児期から無酸素発作が出現する重症例では，まずは姑息手術として肺血流を増やすためのシャント手術を施行することもある。

❷完全大血管転位(◐図4-12)

　大動脈が右心室，肺動脈が左心室から起始している，すなわち大動脈と肺動脈が入れかわっている状態で，静脈血がそのまま大動脈に送り出されることにより出生直後から強いチアノーゼが出現する，きわめて重篤なチアノーゼ性心疾患である。

　生存のためには，動脈血と静脈血を混合するためになんらかの短絡が必要であり，心房中隔欠損や心室中隔欠損，動脈管がその役割を担い命綱として機能する。短絡量を確保するためには，カテーテルによる心房中隔裂開術や，動脈管開存作用のあるプロスタグランジン製剤の投与を必要とすることも多い。生後1か月以内に，本来の大動脈・肺動脈に入れかえる動脈スイッチ手術を行う。

❸ 短絡のない心疾患

　短絡以外の理由で心負担を生じうる心疾患としては，心臓の弁に狭窄や逆流をきたす弁膜症や大動脈縮窄症が代表的疾患である。

❶肺動脈弁狭窄症

　肺動脈弁の形成異常(弁の肥厚，癒合など)により弁の開放が制限されて狭窄性病変をつくる心疾患で，心雑音で発見されることが多い。重症例では右心室に強い圧負荷が生じ，心不全やチアノーゼの原因となる。カテーテルによるバルーン弁形成術が行われるが，無効例では外科手術が必要になる。

2 大動脈縮窄症

大動脈に狭窄をおこす先天性心疾患で，左鎖骨下動脈が起始したすぐあとの部位（大動脈峡部）の狭窄が多い。狭窄部より末梢の血流がわるくなり，最重症例では新生児期に腎不全，腸管の壊死を伴うショック症状を呈する。上下肢の血圧差が特徴的であり，上肢が高血圧となる。中等度以上では，心臓への圧負荷により心不全をきたす。早期に外科手術（大動脈弓形成術）を行う。

3 後天性心疾患

1 急性心筋炎

おもにウイルス感染による心筋の炎症であり，コクサッキーウイルスやアデノウイルスが原因ウイルスとして多い。リウマチ熱などの膠原病や川崎病も原因となりうる。咳，鼻水，嘔吐，下痢などの感冒症状に引きつづき発症することが多く，重症度はさまざまであるが，ときに著しいポンプ力低下や重篤な不整脈を併発して急激に心原性ショックに陥り，数日で死亡にいたる**劇症型心筋炎**も存在する。

抗心不全療法，抗不整脈療法など内科的治療を主体に行うが，劇症型では人工心肺装置による補助循環が必要となることもまれではない。急性期をのりこえることができれば，心機能は正常に回復する。

2 心膜炎

心臓を包む心膜の炎症であり，心囊内に液体が貯留し，多量であれば心臓が圧迫され心機能が障害される（**心タンポナーデ**）。ウイルス感染が原因となることが多い。聴診上は，心囊液貯留により心膜摩擦音が特徴的である。保存的に治療するが，心タンポナーデをきたした場合は心囊穿刺が必要である。

3 感染性心内膜炎

細菌を中心とした微生物が心内膜に感染し炎症を生じた状態であり，原因菌として緑色レンサ球菌や黄色ブドウ球菌が多い。なんらかの血行動態の異常により障害された心内膜に，血液内に侵入してきた菌が付着することから感染が成立するといわれ，先天性心疾患などの基礎疾患を有する児では発症率が高い。

当初は発熱以外の症状に乏しく，診断が遅れることも多いが，進行すると敗血症に引きつづく多臓器不全，心内構造物の破壊による心不全をきたし，死亡率も高い。血液培養検査で原因菌が検出されることが多く，また心エコー検査では心内膜に疣贅とよばれる菌塊が確認できることもある。治療は，抗菌薬の大量長期投与が基本であるが，外科手術が必要になることもある。

心疾患をもつ子どもでは，予防と早期診断が大切である。齲歯および歯科

処置が誘因になることがあるため，日ごろから齲歯予防の徹底と，歯科処置の際には抗菌薬の予防投与をすすめる。また，発熱時には本疾患を念頭においた診察が重要である。

④ 特発性心筋症

　　原因不明の心筋疾患で，心筋の異常肥大によりポンプ力低下をきたす**肥大型心筋症**と，心室内腔の異常な拡張と収縮力の低下をきたす**拡張型心筋症**に分けられる。近年は，遺伝子異常との関連が注目されている。

　　病初期は自覚症状が乏しく，学校検診で発見されることも多い。進行すると心不全症状，不整脈が出現する。突然死の可能性もあり，厳重な運動制限が必要となる。

　　保存的治療が主体であるが，予後は不良である。海外では心移植が行われているが，わが国においても「臓器の移植に関する法律」（臓器移植法）の改正が行われ，国内での小児心臓移植にようやく道が開けてきた。

⑤ 特発性肺動脈性肺高血圧症

　　原因不明の肺動脈圧上昇により著しい心不全をきたす疾患であり，予後がきわめて不良の疾患である。近年は，軽症のうちに複数の肺血管拡張薬を積極的に導入する方針が主流となり，生存率はやや改善している。進行例に対しては，肺移植が試みられる。

⑥ 不整脈

　　小児の不整脈は，虚血性心疾患，先天性心疾患などの基礎疾患を伴わない特発例が多く，自覚症状に乏しく学校心臓検診などで偶然に発見されることが多い。ほとんどが予後良好であるが，まれに突然死の原因となる。

　　動悸，息切れ，失神などの症状があるが，乳幼児では心不全症状で不整脈が明らかとなることも多い。診断には心電図検査が不可欠だが，1 回の検査では不整脈が記録されないことも多く，運動負荷心電図やホルター心電図（24 時間心電図）も含めて，繰り返し評価することが重要である。

■1 期外収縮

　　学校検診で見つかる不整脈のなかでは，最も頻度が高い。自覚症状もないことが多く，運動による悪化がなければ経過観察のみ行い，治療および運動制限は不要であることが多い。

■2 WPW 症候群

　　頻拍性不整脈の代表的疾患である。生まれつき副伝導路（房室結節以外の心房心室間の伝導路）を有し，前兆なく突然に心拍数が 200/分ほどの動悸発作（発作性上室性頻拍症）を引きおこす。運動などが引きがねになることが多い。ふだんの心電図で特徴的な波形（デルタ波）をみとめることがある。発作

は，息ごらえや顔面冷却などの迷走神経刺激でおさまることもあるが，おさまらない場合には抗不整脈薬を使用する。発作が頻回の場合には，原因となる副伝導路を高周波通電で焼き切るカテーテル焼灼術（しょうしゃく）が行われる。

３ 房室ブロック

　徐脈性不整脈の代表的疾患である。心房から心室への刺激伝導路である房室結節の障害であり，程度により１～３度に分類される。３度は完全房室ブロックともよばれ，心房から心室への刺激がまったく伝わらないために高度の徐脈を呈する。心不全，失神を伴う場合には，永久ペースメーカー植込みが必要になる。

４ QT 延長症候群

　心電図上 QT 時間の延長をきたし，運動，睡眠，情動変化などをきっかけに致死的不整脈が誘発され，失神，痙攣，突然死を引きおこす可能性のある症候群である。QT 延長が著明な場合，発作が確認される場合には，厳重な管理が必要となる。遺伝子異常が大きく関与し，家族内発生がみられる。

⑦ 起立性調節障害

　自律神経系の機能異常に基づく，起立時におきる血管反射の失調症である。立ちくらみ，動悸，頭痛をはじめとした多彩な症状を呈し，ときに失神の原因となる。思春期前後の女児に多い。起立負荷試験で診断する。日常生活の指導，心理療法が主体となるが，重症例では昇圧薬や精神安定薬を必要とすることもある。成長に伴い改善することが多い。

⑧ 川崎病

　主として４歳以下の乳幼児に発症する，原因不明の急性熱性疾患である。全身の動脈の炎症に基づく特異的な症状と，その後に発生する冠動脈病変を中心とする心臓後遺症を特徴とする。わが国における川崎病患者数は年々増加しており，最近 10 年間の罹患数（りかん）は，年間１万人をこえている。

症状● 　川崎病の基本病態は，全身の中小動脈を主体とした血管炎である。厚生労働省による診断の手引き（●表4-10）では，発熱を含めた以下の主要６症状があげられている。①発熱，②両側眼球結膜の充血，③口唇の紅潮，イチゴ舌，口腔咽頭粘膜のびまん性発赤，④発疹，⑤四肢末端の変化（急性期の硬性浮腫と回復期の膜様落屑（らくせつ）），⑥非化膿性頸部リンパ節腫脹。

　これらの症状だけでなく，血液検査での炎症反応上昇などが参考所見となる。同時期に発生する冠動脈病変（拡大，瘤，狭窄など）や弁膜症，心筋炎などの心臓合併症が大きな問題となるため，心エコー法などでの心臓の定期的な評価が重要である。

治療● 　血管炎を可能な限り早期に終結させ，心臓合併症を残さないことが治療上の最大の目標となる。抗炎症薬であるアスピリンと大量の免疫グロブリンを

● 表 4-10　川崎病診断の手引き

本症は，主として 4 歳以下の乳幼児に好発する原因不明の疾患で，その症候は以下の主要症状と参考条項とに分けられる。

主要症状

1. 発熱
2. 両側眼球結膜の充血
3. 口唇，口腔所見：口唇の紅潮，いちご舌，口腔咽頭粘膜のびまん性発赤
4. 発疹（BCG 接種痕の発赤を含む）
5. 四肢末端の変化：（急性期）手足の硬性浮腫，手掌足底または指趾先端の紅斑
   　　　　　　　　（回復期）指先からの膜様落屑
6. 急性期における非化膿性頸部リンパ節腫脹
   a. 6 つの主要症状のうち，経過中に 5 症状以上を呈する場合は，川崎病と診断する。
   b. 4 主要症状しかみとめられなくても，他の疾患が否定され，経過中に断層心エコー法で冠動脈病変を呈する場合は，川崎病と診断する。
   c. 3 主要症状しかみとめられなくても，他の疾患が否定され，冠動脈病変を呈する場合は，不全型川崎病と診断する。
   d. 主要症状が 3 または 4 症状で冠動脈病変を呈さないが，他の疾患が否定され，参考条項から川崎病が最も考えられる場合は，不全型川崎病と診断する。
   e. 2 主要症状以下の場合には，とくに十分な鑑別診断を行ったうえで，不全型川崎病の可能性を検討する。

参考条項

以下の症候および所見は，本症の臨床上，留意すべきものである。
1. 主要症状が 4 つ以下でも，以下の所見があるときは川崎病が疑われる。
   1）病初期のトランスアミナーゼ値の上昇，2）乳児の尿中白血球増加，3）回復期の血小板増多，4）BNP または NT pro BNP の上昇，5）心臓超音波検査での僧帽弁閉鎖不全・心膜液貯留，6）胆囊腫大，7）低アルブミン血症・低ナトリウム血症
2. 以下の所見があるときは危急度が高い。
   1）心筋炎，2）血圧低下（ショック），3）麻痺性イレウス，4）意識障害
3. その他，特異的ではないが川崎病でみられることがある所見（川崎病を否定しない所見）
   1）不機嫌，2）心血管：心音の異常，心電図変化，腋窩などの末梢動脈瘤，3）消化器：腹痛，嘔吐，下痢，4）血液：赤沈値の促進，軽度の貧血，5）皮膚：小膿疱，爪の横溝，6）呼吸器：咳嗽，鼻汁，咽後水腫，肺野の異常陰影，7）関節：疼痛，腫脹，8）神経：髄液の単核球増多，痙攣，顔面神経麻痺，四肢麻痺

（日本川崎病学会：川崎病診断の手引き改訂第 6 版. 2019 による，一部改変）

投与する治療法が最も有効性が高いが，この治療に反応しない難治例も存在し，その場合ステロイド治療や生物学的製剤（インフリキシマブ）の投与，血漿交換などの追加治療が試みられる。

予後● 予後は，冠動脈病変などの心臓合併症の有無に大きく左右される。冠動脈に問題のない患児では急性期以降の治療は不要であるが，冠動脈瘤などの後遺症を残した場合には，血栓予防のために抗血小板薬，抗凝固薬を継続的に内服する必要がある。運動をはじめとした日常生活の制限を受けることも多い。免疫グロブリン療法をはじめとした急性期治療の進歩により，後遺症を残す確率は約 3％にまで減少している。

4 循環器疾患患児の看護

1 心不全患児の看護

観察● チアノーゼ，経皮的動脈血酸素飽和度(SpO_2)低下，頻脈，心雑音，湿性ラ音，多呼吸，陥没呼吸，血圧下降，末梢冷感，浮腫，尿量減少，発汗（皮膚湿潤），不きげん，不活発，不穏，哺乳力低下，体重増加（毎日同じ条件で測定），水分出納などを観察する。

看護● (1) 激しい啼泣は心臓に負担をかけるため，すみやかに啼泣の原因（オムツの不快感，空腹，甘えなど）をさぐり，患児の不快や不満を取り除く。

(2) 呼吸努力や頻脈を増強させるような運動は避け，心身の安静を保持する。心不全の徴候が強い場合には，心負荷がかかりやすい入浴や沐浴も避け，清拭を実施する。

(3) 手足に冷感がある場合は，末梢血管の収縮により心臓の圧負荷が上昇するため，手袋，靴下や掛け物などで手足を保温する。

(4) 水分・塩分制限がある場合，患児の口渇や空腹による啼泣で心負荷がかかりやすいため，抱っこやおしゃぶり，スイングベビーラックなどで啼泣を避けるように工夫する。水分は少量ずつ飲ませるようにし，幼児以上では氷片などを少量ずつ与えてみる。哺乳も心負荷がかかりやすいため，多呼吸やチアノーゼの増強などに注意して，ときどき休ませながら飲ませる。

(5) 利尿薬や強心薬が処方された場合は，患児の年齢に合わせた内服の工夫をし，正確な投与が行われるようにする。強心薬（ジギタリス）投与時は嘔吐，食欲不振，徐脈，不整脈などの中毒症状に注意する。心負荷を軽減するために鎮静薬を投与する場合もある。

(6) 哺乳量の低下や塩分制限による食欲低下により体重増加不良がおこりやすいため，定期的な身長・体重測定で成長・発達を評価する。

(7) 先天性心疾患では成長を待って手術を行う場合もあるため，退院時には心不全徴候，心負荷を軽減するための方法，水分制限や薬物療法の必要性について患児や家族に説明し，自宅で管理できるように指導する。

2 心室中隔欠損症患児の看護

観察● 呼吸回数の増加，活気，発汗の程度，易疲労性，哺乳量，体重増加の程度を観察する。

看護● (1) 哺乳量が少なく体重が増えない場合は，医師の指示で育児用ミルクの濃度を高くしたり，経管栄養を導入する。

(2) 成長に伴う運動量の増加により倦怠感，呼吸困難などが出現することもあるため，長期的に経過をみていく必要がある。

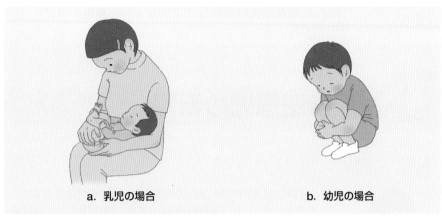

a. 乳児の場合　　　　　　　　　b. 幼児の場合

◎ 図 4-13　無酸素発作時の体位（膝胸位）

(3) 心不全徴候に注意する。また，心内膜炎も合併しやすいため，発熱など
にも注意する。

③ ファロー四徴症患児の看護

観察●　チアノーゼの程度や啼泣・運動に伴う変化，心不全症状の有無を観察する。

看護● (1) 啼泣や興奮などにより酸素消費量が増加し，多呼吸やチアノーゼが増強
したり，さらには無酸素発作を誘発することがある。啼泣はできるだけ
避けるように，家族にも指導する。

(2) 無酸素発作時には膝胸位（◎ 図 4-13）をとり，酸素投与する。指示により
鎮静薬を投与する。意識消失や，痙攣などの出現にも注意する。

(3) 努責も酸素消費量を増加させやすいため，腹部マッサージ，肛門刺激，
緩下薬（かんげやく）の投与などにより排便コントロールを行う。

④ 川崎病患児の看護

観察●　「川崎病診断の手引き」（◎ 383 ページ，**表 4-10**）を参考に，主要症状と参考条
項にあげられるような全身の症状の有無を観察する。

看護● (1) アスピリンの内服を行う場合は，患児の年齢に合わせた内服の工夫をし，
正確な投与が行われるようにする。

(2) 免疫グロブリンを投与する場合は，血圧低下などの副作用に注意する。

(3) 発熱に対しては寝衣や寝具，冷罨法（あんぽう）などにより解熱をはかる。

(4) 口唇・口腔の症状や高体温に伴う倦怠感により，食事や水分摂取量が低
下しやすい。発熱による不感蒸泄（ふかんじょうせつ）の増加も重なり，脱水に陥りやすい
ため，指示による輸液を管理し，経口摂取は無理のない範囲ですすめる。

(5) 口唇の乾燥や亀裂が生じた場合は，軟膏（なんこう）などで保湿する。発汗がみられ
たときには，適宜清拭や更衣を実施する。口腔粘膜が傷つきやすいため，
歯ブラシはやわらかめのものを使用し，含嗽（がんそう）をこまめに行う。回復期に

なると指先の皮がむけはじめるが，患児が気にして触れることにより傷
をつくることもあるため，爪を短く切ったり，手袋などで保護する。

H 血液疾患患児の看護

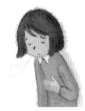

看護のポイント

●正常な血液の役割や疾患の病態生理，症状の特徴を理解する。
●血球の減少に伴う症状（易感染，貧血，出血傾向）への対症療法を行う。
●子どもと家族のセルフケア能力に応じて，感染予防，出血予防，貧血時の対処行
　動がとれるように支援する。

1 貧血

1 貧血とは

定義と病態●　貧血は，「一定容積の血液中における，赤血球数あるいはヘモグロビン濃
度が低下した状態」と定義される。WHO の基準ではヘモグロビン濃度が成
人男子で 13 g/dL 未満，成人女子で 12 g/dL 未満に低下した状態を貧血と
するが，子どもでは成人と比較してヘモグロビン濃度が生理的にやや低く，
生後 6 か月～6 歳では 11 g/dL，6～12 歳では 12 g/dL を基準値とする。

　ヘモグロビン濃度が低下すると血液の酸素運搬能が低下し，それに伴って
発生する全身の臓器や組織における酸素欠乏状態が貧血の病態である。慢性
的な貧血の臨床症状として，酸素欠乏による頭痛，めまい，失神，易疲労感
などがみられ，さらに貧血に対する代償として心拍数や呼吸数が増加するた
め，動悸や息切れといった症状がみられるようになる。

　失血による急性貧血では，循環血液量減少による血圧低下やショック，急
激な赤血球破壊による急性貧血では，赤血球中のカリウムやヘモグロビンが
血液内へ流入することによる高カリウム血症やヘモグロビン尿症も，貧血の
病態に加わる場合がある。

分類と原因●　貧血は赤血球指数（◯ 表4-11）によって小球性低色素性貧血（MCV≦80），正
球性正色素性貧血（81≦MCV≦100），大球性正色素性貧血（101≦MCV）に大
別される。貧血の成因は，①赤血球産生やヘモグロビン合成の低下，②赤血
球寿命の低下（破壊の亢進），③失血に分けられ，赤血球指数によってある程
度，貧血の成因を予想することができる（◯ 表 4-12）。

◯ 表 4-11　赤血球指数の計算方法

赤血球指数	計算方法	基準値
MCV （平均赤血球容積）	$Ht(\%) \times 10/RBC(10^6/\mu L)$	$81 \sim 100\,fL$
MCH （平均赤血球ヘモグロビン量）	$Hb(g/dL) \times 10/RBC(10^6/\mu L)$	$29 \sim 35\,pg$
MCHC （平均赤血球ヘモグロビン濃度）	$Hb(g/dL) \times 100/Ht(\%)$	$30 \sim 35\,\%$

Ht：ヘマトクリット，RBC：赤血球数，Hb：ヘモグロビン濃度

◯ 表 4-12　赤血球指数と貧血の成因

赤血球指数	貧血の成因
小球性低色素性貧血 （MCV≦80，MCHC≦30）	鉄欠乏性貧血 サラセミア
正球性正色素性貧血 （81≦MCV≦100，30≦MCHC≦35）	溶血性貧血 急性出血 再生不良性貧血 赤芽球癆 白血病 骨髄異形成症候群
大球性正色素性貧血 （101≦MCV，30≦MCHC≦35）	ビタミン B_{12} 欠乏症 葉酸欠乏症 再生不良性貧血 骨髄異形成症候群

　貧血の成因は，乳児期以降は鉄欠乏性貧血が多くなるが，新生児期では新生児溶血性貧血のほか，頭蓋内出血，帽状腱膜下出血，硬膜下出血，ビタミン K 欠乏性出血，胎児母体間輸血症候群，双胎間輸血症候群など，胎内や出生時期の失血による貧血を考慮する必要がある。

❷ 鉄欠乏性貧血

　子どもにおいて最も頻度の高い貧血が，鉄欠乏による貧血である。鉄はヘモグロビンの重要な構成因子であり，生体内の鉄欠乏によるヘモグロビン合成低下の結果，小球性低色素性貧血が生じる。ほかの検査所見として，血清鉄濃度の低下と，貯蔵鉄の指標である血清フェリチン濃度の低下がみられる。小児期における鉄欠乏の原因として，①鉄供給の不足，②鉄需要の増加，③失血などによる鉄の喪失に分類される。子どもの 1 日に必要な鉄摂取量は 5 ～ 10 mg とされるが，母乳や牛乳に含まれる鉄の量は少ないので，成長に伴う鉄需要の増加に伴って，離乳期には鉄欠乏になりやすい。

　治療には鉄剤を用いるが，鉄欠乏の原因を検索し，適切な栄養指導を行うなど，鉄欠乏をきたす原因への対策が重要である。

❸ 骨髄機能不全による貧血

骨髄における赤血球産生能の低下により貧血が生じる。代表的な疾患として，再生不良性貧血，赤芽球癆，白血病や骨髄異形成症候群などの悪性疾患があげられる。

再生不良性貧血では，骨髄における未熟な造血幹細胞の減少によりすべての血球産生が低下し，正球性(ときに大球性)貧血のほかに白血球減少や血小板減少もみられ，いわゆる汎血球減少を呈する。薬剤性など原因が特定される場合もあるが，多くは原因が特定されない特発性である。近年では，少なくとも一部の症例においては自己免疫が病因に関与していることが示されている。治療として対症的に輸血を行い，重症度に応じて，顆粒球コロニー刺激因子(G-CSF)などの造血因子製剤の投与，免疫抑制療法，造血細胞移植が行われる。

赤芽球癆は骨髄において赤血球系の細胞産生のみが障害される疾患で，先天性と後天性に大別される。ダイアモンド–ブラックファン症候群が先天性赤芽球癆の代表例である。後天性赤芽球癆としては，パルボウイルス B19 感染による伝染性紅斑(リンゴ病)後の貧血，自己免疫性疾患に伴う貧血などがある。

❹ 溶血性貧血

種々の原因による赤血球寿命の低下，破壊の亢進による貧血である。臨床症状として，貧血のほかにしばしば黄疸を伴う。検査値ではヘモグロビン濃度の低下，ヘモグロビン代謝産物である間接ビリルビン血中濃度の上昇(黄疸)と尿中ウロビリン濃度の上昇がみられ，代償的な骨髄での赤血球産生亢進を反映して，網状赤血球数の上昇がみられる。

先天性溶血性貧血と後天性溶血性貧血に分類され，先天性溶血性貧血には赤血球膜異常症(遺伝性球状赤血球症など)，ヘモグロビン異常症(サラセミアなど)，赤血球酵素異常(グルコース–6–リン酸脱水素酵素〔G6PD〕異常症など)がある。代表的な後天性溶血性貧血として，赤血球に対する自己抗体産生による，自己免疫性溶血性貧血がある。

❷ 出血性疾患

❶ 出血性疾患とは

定義と病態● 出血とは，血管壁の破綻により血液が血管外に漏出する現象である。破綻した血管壁が修復される過程を止血とよぶが，止血の第一段階として，まず血小板の凝集と血小板血栓の形成(一次止血)がおき，次に凝集した血小板上で複数の凝固因子による血液凝固反応がおきる(二次止血)。血管壁の修復

が完了する過程においては，血栓はやがて線溶系因子により融解され止血が完了する。出血性疾患は，①血小板の数や機能の異常，②凝固・線溶因子の異常，もしくは③血管壁の異常によって発症する疾患である。

② 血小板の数や機能の異常

1 免疫性血小板減少性紫斑病（ITP，特発性血小板減少性紫斑病）

　血小板数が低下するために出血傾向を示す疾患には，再生不良性貧血，白血病などがあるが，後天性血小板減少症として最も頻度が高い疾患がITPである。血小板に対する自己抗体産生が病因である。

　ITPは従来，発症もしくは診断から6か月以内に治癒する急性型と，6か月以上持続する慢性型に分けられてきた。子どもでは，ウイルスなどの感染症から1〜2週間後に発症する急性型が多い。

　抗体が結合した血小板が脾臓などの網内系組織で破壊されるため血小板数が減少し，1万/μL 未満となる場合もある。骨髄では代償的に巨核球が増加していることが多い。ほかの凝固検査では異常をみとめない。出血症状は紫斑（点状出血斑あるいは斑状出血斑）が主で，5万/μL 未満の血小板減少では鼻出血，歯肉出血，月経過多，消化管出血，頭蓋内出血をみとめることがあるが，出血症状と血小板数は必ずしも相関はしない。

　重症例に対しては大量γ（ガンマ）グロブリン療法やステロイド薬投与が行われる。慢性型では脾臓摘出が行われる場合がある。

2 血小板無力症

　先天的に，血小板におけるフィブリノゲンレセプターの減少もしくは機能異常があるため，血小板凝集が障害される常染色体潜性遺伝性疾患である。紫斑，鼻出血などの症状がみられる。血小板数は正常であるが，出血時間は延長する。生命にかかわる重大な出血症状をきたすことはまれであるが，外科治療時などには血小板輸血が必要になる。

③ 凝固・線溶因子の異常

1 血友病

　先天的な凝固因子欠乏症のうち，最も頻度が高い。第Ⅷ因子欠乏症を血友病A，第Ⅸ因子欠乏症を血友病Bというが，両者において臨床症状に大きな差はない。血友病Bの頻度は血友病Aの約1/5である。多くはX連鎖潜性遺伝性疾患として発症し，男性患者がほとんどであるが，孤発例も存在する。わが国では血友病AとBをあわせて，約5,000人の患者がいる。第Ⅷ，または第Ⅸ因子活性によって重症（活性1% 未満），中等症（同1〜5%），軽症（同5% 以上）に分類される。

　重症例でも紫斑などの体表面の出血は少なく，膝や肘などの関節内出血が多い。関節内出血により，関節の腫脹や熱感，疼痛がみられ，関節の可動が

制限される。関節内出血が繰り返されると，関節に進行性で不可逆的な破壊がおこる。その他，筋肉出血，皮下出血，口腔内出血，腎出血，頭蓋内出血なども発生しうる。軽症例では抜歯後の止血困難で気がつかれることがある。血液凝固検査では活性化部分トロンボプラスチン時間が延長し，第Ⅷ因子（血友病A）もしくは第Ⅸ因子（血友病B）の活性および抗原量が低下する。

　対症的に，凝固因子（第Ⅷ因子もしくは第Ⅸ因子）製剤による補充療法が行われ，出血症状に応じて投与量が決定される。重症例もしくは中等症例では，おもに関節内出血を予防する目的で定期補充療法も行われる。一部の患者では凝固因子製剤に対する抗体（インヒビター）が発生し，以降の補充療法が困難となる場合がある。インヒビターを中和させるための凝固因子製剤大量療法や，免疫寛容導入療法などが行われる。

２ フォン-ウィルブランド病

　フォン-ウィルブランド因子（vWF）の量もしくは機能の異常による出血傾向を示す，常染色体性遺伝性疾患である。vWFは血管内皮細胞に存在し，破綻した血管壁に血小板が凝集する際に必要となる。また血漿中のvWFは第Ⅷ因子の安定化にかかわっている。

　臨床症状は反復する皮膚や粘膜出血であり，血友病のような深部出血はまれである。vWFの量的異常がみられる型では抗利尿ホルモン製剤のデスモプレシン酢酸塩水和物が，血管内皮におけるvWFの合成と放出を促進するために治療目的で使用される。

３ ビタミンK欠乏症

　ビタミンKは，プロトロンビン，第Ⅶ・Ⅸ・Ⅹ因子，プロテインC，プロテインSといった凝固およびその調節因子の，肝臓での合成に必要な補酵素である。ビタミンKの不足により，頭蓋内出血などの出血症状がみられる。新生児では生理的にビタミンKの欠乏があり，また乳児期においても母乳中のビタミンK含有量が少ないためにビタミンK欠乏となりやすい。

　予防のために，新生児へのビタミンK製剤の投与が行われている。

④ 血管壁の異常

■ 血管性紫斑病

　3～7歳に好発し，全身の小血管炎が本態である。四肢や体幹などの皮膚に，左右対称性に皮下出血斑が出現する。溶血性レンサ球菌などの感染症や，食物アレルギーなどが誘因となってIgA抗体との免疫複合体が生じ，これが血管壁に沈着し血管炎をおこすと考えられている。

　皮下出血斑のほかに，腹痛や腸重積といった腹部症状，関節痛，頭痛や痙攣などの神経症状がみられることがある。40～70％に血尿，タンパク尿がみられ，一部は腎炎に移行する。

　軽症例では安静のみで軽快するが，強い腹痛などの症状にはステロイド薬

が用いられる。

3 白血病

1 白血病とは

病態と分類●　白血病は，血液細胞の悪性腫瘍（がん）である。小児期に発生する悪性腫瘍のうち約 40 ％ を占め，最も頻度が高い。白血病は，自己複製能を有する血液幹細胞が腫瘍に形質転換（がん化）することによって発生する。白血病化した細胞が分化能に乏しく，同じ分化段階の細胞がおもに増殖する疾患を**急性白血病**，白血病細胞が分化能を保持し，白血病に由来するさまざまな分化段階の細胞がみられる疾患を**慢性白血病**と分類する。さらに，リンパ球に由来する**リンパ性白血病**と，その他の血液細胞に由来する**骨髄性白血病**に大別する。成人では急性骨髄性白血病が多いが，子どもでは急性リンパ性白血病の頻度が高く，白血病全体の 70 ％ を占める。子どもでは，慢性白血病は少ない。

臨床症状●　白血病細胞が骨髄内で異常に増殖するため正常な骨髄機能が障害され，顔色不良（貧血），出血傾向（血小板減少）などを初発症状としてみとめる。発熱，リンパ節腫脹，肝脾腫などもしばしばみとめられる症状である。

検査所見●　急性白血病では末梢血の白血球数は必ずしも増加せず，診断時には白血球数が減少していることもある。種々の程度の貧血，血小板減少をみとめる。生化学検査では LDH の上昇をみとめ，腫瘍崩壊症候群（後述）を合併した例では，血清尿酸・リン・カリウムの上昇をみとめる。しばしば凝固障害を伴う。骨髄穿刺によって骨髄内の白血病細胞を証明することにより，診断が確定する。白血病の病型分類は，末梢血や骨髄の塗末標本を用いた形態診断，ペルオキシダーゼ染色などの特殊染色のほか，近年ではフローサイトメトリーを用いた細胞免疫学的分類が行われる。白血病細胞における染色体の分析，遺伝子異常の検索も，予後の判定や治療方針の決定に重要である。

治療●　抗がん薬を用いた化学療法を行う。使用される薬剤や投与スケジュールは白血病の病型によって異なる。急性白血病では約 30 ％ の症例で髄液内に白血病細胞が浸潤しており（中枢神経白血病），これに対する治療のため抗がん薬の髄腔内投与（髄注）を行う。高リスクの中枢神経白血病に対しては，頭蓋および脊髄に対する放射線照射を併用する場合がある。

初期治療への反応不良例や，再発例などの難治性白血病に対しては，骨髄移植などの造血細胞移植が行われる。

2 急性リンパ性白血病（ALL）

リンパ球系細胞に由来する白血病で，小児期で最も頻度の高い悪性腫瘍である。2〜5 歳に発症のピークがあり，小児人口 10 万人あたり，年間 3〜4

⊃ 表 4-13　小児 ALL の予後因子

1. 年齢	1歳未満(乳児白血病)を除いて，年齢が低いほうが予後良好
2. 診断時末梢白血球数	少ないほうが予後良好
3. その他	特定の遺伝子異常(11q23 転座など)，薬剤(グルココルチコイド)への反応性

人発症すると予測される。B 前駆細胞性，成熟 B 細胞性，T 細胞性に分類され，B 前駆細胞性 ALL が最も多い。

　発症時の年齢と末梢血白血球数が予後にかかわり，近年では白血病細胞の遺伝子異常や治療薬への反応性といった情報も加えて，治療の強度を決定する(⊃ 表 4-13)。

　ALL に対する治療は，糖質コルチコイド(プレドニゾロン，デキサメタゾン)，ビンクリスチン硫酸塩，L-アスパラギナーゼを用いた初期治療(寛解<ruby>寛解<rt>かんかい</rt></ruby>導入療法)，寛解状態をより確実なものにするためのメトトレキサート，シタラビン，シクロホスファミド水和物などを用いた強化療法，さらに寛解を維持するための比較的低強度の化学療法，すなわちメルカプトプリン水和物，メトトレキサートなどを用いた維持療法から構成される。多くの場合，全治療期間は 2～3 年に及ぶが，これらの化学療法により小児 ALL 患者の長期生存率は 80 % をこえるようになった。

③ 乳児急性リンパ性白血病

　生後 12 か月未満の乳児期に発症する ALL は小児 ALL の 5 % を占め，乳児期以降の小児 ALL と臨床的な特徴が異なる。一般的には，小児 ALL では発症時年齢が低いほど予後は良好であるが，とくに生後 6 か月未満に発症する乳児 ALL の予後は，ほかの小児 ALL と比較して不良である。染色体 11q23 上にある *MLL* 遺伝子の異常を伴うことが多い。

④ 急性骨髄性白血病(AML)

　リンパ球系以外の血液細胞に由来する急性白血病である。小児人口 10 万人あたり，年間 1 名程度発症すると予測される。AML における病型分類には従来，FAB 分類が用いられてきたが，近年では白血病細胞の染色体や遺伝子異常も分類基準に加えた WHO 分類も用いられる。

　7 番染色体の欠損や *Flt3* 遺伝子変異など予後にかかわる特定の染色体や遺伝子異常の種類によって，治療の強度を選択する。わが国ではエトポシド，シタラビン，アントラサイクリン系薬剤を用いた化学療法を行っている。予後は ALL よりはやや不良であり，長期生存率は 70～80 % である。

5 小児白血病の治療による合併症

腫瘍崩壊症候群●　白血病患者の体内における白血病細胞の総数は，診断時には 10^{12} 個にも及ぶと推測されている。化学療法を開始すると，大量の白血病細胞が短期間内に死滅するため，細胞内のさまざまな化合物が血液内に放出され，これらが生体の処理力を上まわった場合に腫瘍崩壊症候群が発生する。とくに高カリウム血症などの電解質異常や，過剰に生じた尿酸やリン酸塩による腎障害が問題となる。成熟 B 細胞性 ALL，T 細胞性 ALL の治療時に発症することが多い。急性白血病に対する化学療法を開始するときは，腫瘍崩壊症候群を予防するために大量輸液を行い，高尿酸血症がみられた場合には抗尿酸薬の投与などを行う。

長期合併症●　白血病の治療が進歩し，長期生存が可能な「もと患者」が増えるにつれ，白血病に対する治療による長期的な合併症（**晩期合併症**）が問題となるようになった。頭蓋への放射線照射による脳機能障害や内分泌機能障害，アントラサイクリン系薬剤による心機能障害，シクロホスファミド水和物などのアルキル化薬による性腺機能障害は，その代表的な例である。

　近年，白血病などの小児がんを経験したもと患者における健康上の問題や心理・社会的問題を明らかにし，適切に対応するための長期的なフォローアップの重要性が認識されるようになっている。

4 血液疾患患児の看護

1 貧血患児の看護

　バイタルサインの変化，口唇・眼瞼結膜，倦怠感などを注意深く観察する。いつもごろごろしている，おもちゃに関心を示さないといった様子は，倦怠感の存在が示唆される。貧血の原因によっては，皮膚の出血斑，鼻出血などの出血傾向，発熱などの感染症状も観察する。

(1) 貧血時は，抵抗力や新陳代謝が低下するため，感染予防，保温，バランスのよい食事（高タンパク質，高ビタミン，高鉄分）を心がける。

(2) 必要に応じて，心身の安静をまもり，ふらつきによる転倒を防止する。

(3) 薬物療法を行う場合は，薬剤の副作用に注意するとともに，家庭での生活において治療が継続できるように支援する。

2 血友病患児の看護

　出血予防と出血時の早期対応，凝固因子の補充療法の継続によって，通常の日常生活が送れる。成長・発達に応じたセルフケアの確立への支援を行う。

(1) 鼻・口腔内，頭蓋内・関節内の出血予防のため，転倒・打撲などがないような環境整備の必要性を伝える。

(2) 関節内や筋肉内の出血の反復により，関節可動域が狭くなり，装具の使用やリハビリテーション，手術を必要とすることがある。年齢に応じた適度な運動を行い，関節支持組織の強化を行う。

(3) 出血しやすい部位と観察の仕方，出血時の対応(圧迫止血処置後，医療機関に連絡)を説明する。とくに，頭部打撲は頭蓋内出血の可能性があるので早期に医師への連絡が必要である。

(4) 出血したときは，出血部位の止血と凝固因子の補充，出血部位や原因に応じた治療が必要となる。凝固因子補充の自己注射に関し，静脈内注射の方法や器具・薬剤の取り扱いに関する指導を行う。

(5) 先天性・遺伝性の疾患であるため，家族が自責の念を感じることがある。精神的ケアを行うとともに，必要に応じ，遺伝相談の窓口や患者会を紹介する。

③ 血管性紫斑病患児の看護

(1) 急性期は，安静が第一であり，消化器症状が強い場合は，絶飲食になることもある。子どもの場合は，症状の訴えが不十分であるため，継続的な観察とともに床上安静，食事制限に伴う苦痛緩和への支援が重要である。

(2) 病状に応じて，ステロイド薬を使用するため，感染症，高血圧，肥満，胃潰瘍（かいよう）などの副作用に注意する。

(3) 合併症として腎炎から腎不全をおこすこともあり，血尿やタンパク尿の観察も必要である。

④ 白血病患児の看護

　化学療法による治療は長期に及ぶため，子どもや家族にとって身体的・精神的につらい期間となる。少しでも苦痛や不安を緩和させる支援が必要である。

(1) 化学療法と副作用への支援：薬の作用・副作用を理解し，抗がん薬の取り扱いに注意する。おもな副作用は，骨髄抑制(白血球減少，貧血，血小板減少)，粘膜症状(吐きけ・嘔吐（おうと），食欲不振，下痢，便秘，口内炎)，脱毛である。骨髄抑制に対しては，感染予防(口腔内・身体の清潔)，貧血への対応(安静や転倒予防)，出血予防(出血斑の観察，採血や出血時の十分な止血，外傷予防)に努める。粘膜症状に対しては，制吐薬の使用や嗜好（しこう）に合わせた食事の提供，口腔内の保清，脱毛の可能性，容姿を整える方法を説明するなど，ボディイメージの変容に伴う不安やショックを緩和するための支援を行う。

(2) 入院中の日常生活の支援：身体状況(症状や血液データ，治療状況など)をふまえて，可能な限り遊びや学習などを継続し，日常生活のなかで，副作用に対するセルフケア行動(食事，保清，感染予防行動)がとれるように支援する。

（3）子どもと家族の心理的支援：治療法が進歩し，長期生存が可能となったが，診断確定後の子どもや家族のショックは大きい。診断直後から多職種がかかわるトータルケアが必要である。子どもが治療に対し，できるだけ前向きに対処できるよう，年齢や理解度に応じて病気や治療の説明を行ったり，感情が表出できたりするようにかかわる。また，家族は診断名に衝撃を受けながらも，子どもの入院生活に伴い，仕事や家庭の調整，きょうだいへの配慮などが必要となる。子どもの病気の正しい理解に向けた支援，子どもの援助方法についての話し合い，家族生活の調整への支援が必要である。また，同じ状況下の家族との交流のため，必要に応じ，家族会の紹介をする。

　治療を終え，保育所・幼稚園・学校などの集団生活を再開する際には，病名などをどのようにどこまで伝えるかなど，医療者，家族，関係者間との調整を行う。

（4）再発時の援助，晩期合併症への支援：治療終了後，再発する場合もある。子どもや家族は，再び治療を受けることのショックや将来への不安，死への恐怖感をもっているため，治療に伴う症状緩和や精神的苦痛の緩和をはかる。また，治療終了後に晩期合併症がおこる可能性がある。外来において，子どもが適切な病識をもちながら主体的に健康を維持し，生活を調整できるように長期的な支援を行う。

腎泌尿器・生殖器疾患患児の看護

 看護のポイント

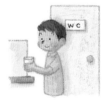

●急性期は，浮腫や高血圧，発熱などの身体的症状の緩和に努める。
●安静・運動制限，食事療法，薬物療法を子どもや家族が理解し，それらの治療に必要な行動がとれるように支援する。
●内服や尿の量・性状の観察など，家庭における療養行動が必要な場合は，その内容を子どもや家族に説明し，日常生活のなかで継続できるように支援する。

① 腎泌尿器疾患

① 急性糸球体腎炎

症状●　急性糸球体腎炎は，3歳以上の幼児から学童期に多く，感染症後に血尿，浮腫，高血圧を発症する。乏尿やタンパク尿がみられることも多い。一般的

に予後は良好だが，まれに頭痛や嘔吐，痙攣を伴う高血圧性脳症やうっ血性心不全を生じることもある。

先行感染として最も多いのは，A群溶血性レンサ球菌感染症である(溶レン菌感染後急性糸球体腎炎：PSAGN)。そのほか，それ以外の感染症や膠原病，アレルギー性紫斑病，溶血性尿毒症症候群(HUS)によるもの，慢性腎炎の急性増悪によるものなどがある。HUSは，O157腸管出血性大腸菌感染症などに続いておこり，急性腎不全，溶血性貧血，血小板減少を生じる症候群である。

治療● 自然治癒することも多く，対症療法が中心となる。細菌感染が持続していれば抗菌薬を投与する。急性期は安静と保温に努め，食塩，タンパク質，水分の制限を行う。

② 慢性腎炎症候群

症状● タンパク尿，血尿，高血圧，浮腫が持続的にみられ，徐々に腎機能の低下が進行する病態である。腎臓自体が障害される原発性と，なんらかの別の原因疾患により腎臓が障害されておきる続発性に分けられる。原発性が大多数を占めており，子どもではIgA腎症が最も多い。続発性慢性腎炎症候群には，全身性エリテマトーデス(SLE)に伴うループス腎炎などがある。

治療● 学校での検尿により発見されることも多く，腎生検により診断する。腎機能の低下を防ぐため，必要に応じて安静や食事療法，薬物療法を行う。

◯表4-14に，生活指導の目安を示した。浮腫や高血圧に対しては食塩の制

◯表4-14 慢性腎炎症候群の生活指導

指導区分	通勤・通学	勤務内容	家事	学生生活	家庭・余暇活動
A 安静 (入院・自宅)	不可	勤務不可(要休養)	家事不可	不可	不可
B 高度制限	30分程度 (短時間，できれば車)	軽作業 勤務時間制限 残業，出張，夜勤不可 (勤務内容による)	軽い家事 (3時間程度) 買い物 (30分程度)	教室の学習授業のみ。体育，部活動は制限。ごく軽い運動は可	散歩 ラジオ体操程度
C 中等度制限	1時間程度	一般事務 一般手作業や機械操作では深夜，時間外勤務，出張は避ける	専業主婦 育児も可	通常の学生生活 軽い体育は可 文化的な部活動は可	早足散歩 自転車程度
D 軽度制限	2時間程度	肉体労働は制限 それ以外はふつう勤務 残業，出張可	通常の家事 軽いパート勤務	通常の学生生活 一般の体育は可 体育会系部活動は制限	軽いジョギング 卓球，テニスなど可
E ふつう生活	制限なし	ふつう勤務 制限なし	通常の家事 パート勤務	通常の学生生活 制限なし	水泳，登山，スキー，エアロビクスなど可

(日本腎臓学会：腎疾患患者の生活指導・食事療法に関するガイドライン。日本腎臓学会誌39(1)：8，1977による)

限，腎機能低下に対しては食塩とタンパク質の制限などが行われる。重症例
では，ステロイド薬や免疫抑制薬が使用されることもある。

③ ネフローゼ症候群

症状●　全身の高度の浮腫，高タンパク尿，低タンパク血症，高コレステロール血
症がおもな症状で，6歳以下の男児に多い。診断は，厚生省（現厚生労働省）
の診断基準（◯表4-15）による。子どものネフローゼ症候群の多くは，原発性
の微小変化型ネフローゼ症候群（MCNS）である。

治療●　ステロイド療法が有効であるが，多くが長期間再発を繰り返す。頻回再発
型ネフローゼ症候群では，免疫抑制薬が用いられる。急性期は安静に努め，
食事療法として塩分と水分の制限を行う。

④ 腎不全

腎不全は，腎機能が高度に障害された病態で，その経過により急性腎不全
と慢性腎不全に分けられる。

■1 急性腎不全

腎機能の急激な低下に伴い，血清尿素窒素（BUN）や血清クレアチニン（Cr）
などの窒素代謝物が体内に蓄積される。おもに障害された部位により腎前性，
腎性，腎後性に分類され，子どもに多いのはネフローゼ症候群や脱水で腎血
流が低下する腎前性腎不全，薬物性，または溶血性尿毒症症候群（HUS）や
多臓器不全から急性尿細管壊死を生じる腎性腎不全である。

原因となった可能性のある薬物の投与中止や，原疾患の治療により回復す
ることが多い。輸液や透析療法により，高カリウム血症や代謝性アシドーシ
スの補正，高血圧への薬物療法などを行う。

◯表4-15　小児ネフローゼ症候群の診断基準

1. タンパク尿	3.5 g/日ないし 0.1 g/kg/日，または早朝起床時第1尿で300 mg/dL以上のタンパク尿を持続する。
2. 低タンパク血症	総タンパク量として　学童・幼児：6.0 g/dL 以下 / 乳児：5.5 g/dL 以下
	アルブミン量として　学童・幼児：3.0 g/dL 以下 / 乳児：2.5 g/dL 以下
3. 高コレステロール血症	血清総コレステロール値として　学童：250 mg/dL 以上 / 幼児：220 mg/dL 以上 / 乳児：200 mg/dL 以上
4. 浮腫	

注：1）上記のタンパク尿，低タンパク血症は，本症候群診断のための必須条件である。
　　2）高コレステロール血症，浮腫は本症候群診断のための必須条件ではないが，これをみと
　　　めれば，その診断はより確実となる。
　　3）上記のタンパク尿の持続とは3〜5日以上をいう。

（厚生省特定疾患ネフローゼ症候群調査研究班による，一部改変）

2 慢性腎不全

徐々に進行し，不可逆的な腎機能の低下を生じる。病初期は自覚症状がない，あるいは軽度であるが，その後，腎性貧血や成長障害，末期になると高血圧，心不全などがみられる。

病初期は腎機能の保護，後期は症状の治療と合併症の予防を目的に，生活指導や食事療法，薬物治療などが行われる。病期が進むと，透析療法や腎移植が適応となる場合もある。

5 尿路感染症

尿路の感染部位によって，上部尿路感染症と下部尿路感染症に分類される。上部尿路感染症は腎盂腎炎であり，通常発熱を伴う。年齢が高い子どもでは，腰背部痛をみとめることも多い。下部尿路感染症は膀胱炎や尿道炎で，膀胱炎では，頻尿，排尿痛，尿混濁(白色，膿尿)がみられる。

大腸菌が起因菌となることが多く，抗菌薬により治療する。水分を多くとり，排尿を促して細菌やウイルスを排出する。繰り返し発症する場合は，尿路奇形や尿路結石，膀胱尿管逆流などがないかを検索する。

6 無症候性血尿，無症候性タンパク尿

とくに症状や検査による異常を伴わない血尿やタンパク尿がみられるもので，学校での検尿で見つかることが多い。通常，無治療でよいが，なにかしらの疾患が背景となっている場合もあり，経過観察が必要である。

2 腎・尿路・生殖器の先天異常

1 先天性水腎症

尿路のうち，腎盂尿管移行部が先天的に閉塞したり狭くなったりしているために通過障害がおこり，それによって腎盂腎杯の拡張が生じるものである。乳児期の超音波スクリーニングや，出生前の超音波検査で見つかる機会も増えている。早期に診断がつけば外科的に治療可能であるが，手術の実施は患児の年齢や症状などによって判断する。

2 尿道下裂

男児の外尿道口が亀頭部先端に開いていない先天的な異常で，比較的頻度が高い。1歳前後で手術による形成術が行われる。形成術後も性機能や排尿機能について，長期的にフォローしていくことが望ましい。

3 停留精巣

精巣は，通常，胎児のときに腹腔内から陰嚢へと下降する。この下降が途

中でとまり，精巣が鼠径管や腹腔内にとどまってしまうものを停留精巣という。とくに早産児や低出生体重児に，多くみられる。

　生後3か月ごろまでは，無治療で自然に下降してくることもある。1歳以降は自然下降がほぼ期待できず，手術を行う。

④ 陰嚢水腫

　陰嚢に滲出液がたまるもので，ほとんどが片側性である。腫脹により左右で大きさに差が生じたりするが，痛みはないことが多い。多くの場合，1年程度で自然に吸収されるので，経過観察とする。吸収されない場合や陰嚢が異常に大きい場合は，手術を行うこともある。

③ 腎泌尿器疾患・生殖器疾患患児の看護

① 急性糸球体腎炎患児の看護

観察●　バイタルサイン，尿の性状・量，水分摂取量，浮腫，体重の増減の観察を行う。高血圧性脳症の可能性もあるため，血圧の変動，頭痛や痙攣，吐きけ・嘔吐なども観察する。

看護●　(1) 安静：腎血流量の増加，血圧の上昇予防，老廃物の産生の低下のために行う。安静の必要性を説明し，安静の範囲内での活動を工夫することで，子どもの活動欲求を満たすことが大切である。病状に応じて，安静を解除する。

　(2) 水分・食事制限：腎臓の負担軽減のため，水分制限と食事制限を行う。食欲が減退しやすいため，子どもに説明し，制限範囲内で嗜好をふまえた工夫を行う。飲水量を正確に把握できるよう，子どもや家族に説明し協力を得る。

　(3) 保温：寒冷刺激による腎血流の低下の予防のため，室温や掛け物，衣服などを調節して身体を冷やさないようにする。

　(4) 感染予防：浮腫による皮膚防御機能の低下，ステロイド薬による易感染状態を考慮し，身体の保清，含嗽・手洗いなどによる感染の予防ができるように支援する。

　(5) 薬物療法：病状に応じて，抗菌薬，利尿薬，降圧薬，ステロイド薬などを使用することもあるため，正確・安全に投与を行い，副作用にも注意する。

② ネフローゼ症候群患児の看護

　看護のポイントは急性糸球体腎炎患児の看護に準ずるが，長期にわたる治療の継続が必要であるため，家庭での療養生活への支援も重要となる。

観察●　急性糸球体腎炎に準ずるが，急性期は高度の浮腫があるため，循環血液量

の低下による血栓症や低血圧性ショック，腹水による腹部膨満，胸水貯留による呼吸困難にも注意する。

看護● 安静，水分・食事制限，保温，感染予防に関しては急性糸球体腎炎に準ずるが，食事制限ではタンパク質の制限はない。ステロイド薬により食欲が亢進するので，肥満に注意する。

　家庭での療養生活において，ステロイド薬の副作用による外見の変化は子どもにとって精神的ストレスが大きく，治療の中断につながりかねないため，確実に内服が継続できるように支援する。また，家庭での尿検査や症状の観察を継続することの必要性を説明するとともに，感染を契機に再発することが多く，頻回再発型ネフローゼ症候群では免疫抑制薬が用いられるため，感染予防の重要性について理解を促す。

❸ 尿路感染症患児の看護

観察● 尿量・性状の観察を行う。上部尿路感染の場合は発熱や腰部痛などの全身症状，下部尿路感染の場合は頻尿や残尿感などの症状にも注意する。

看護● 安静・保温に努め，尿の停滞を予防し，細菌の排泄を促すため，十分な水分摂取を促す。大腸菌によって感染がおこることが多く，陰部の清潔ケアが重要である。家族や子どもに陰部の清潔ケアの方法（排尿・排便時に前から後ろへふくこと，殿部浴の方法など）を説明する。また，尿意をがまんしないこと，症状の消失後も内服を継続することの必要性を，十分に説明する。

J 成長および発育の障害

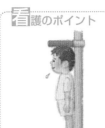

看護のポイント

●子どもの成長は個人差が大きいこと，また成長・発育の障害は，栄養やホルモン，遺伝によるものなど，さまざまな原因により生じることを理解する。
●患児や保護者は，治療の必要の有無にかかわらず外見を気にしていることが多く，心理的なケアを心がける。

❶ 低身長

　低身長は，小児科の臨床に特有な問題といえる。年齢相当の標準身長を基準として−2SD（標準偏差の2倍）以下のものを低身長とする。しかし，それが病的なものであるか否かに関しては，同時にそれまでの成長の経過（成長

率)も評価する必要がある。そのうえで重要になってくるのが成長曲線である(◎図4-14)。成長曲線上に実際の身長，体重の増加の経過を記載することによって得られた曲線の形状から，ある程度の原因の推測も可能である。年齢不相応の異常な成長率の低下や亢進をみとめた場合は，内分泌異常などの器質的な疾患がひそんでいる可能性があり，その原因をさぐるための精査が必要となる。また，低身長を評価する際には，現在の身長・体重に加えて，出生時の状況，家族の体格，食事の状況や栄養状態，既往の慢性疾患の有無などについても注意する必要がある。

　低身長の原因は多岐にわたる。その多くは原因となる疾患をみとめない体質性低身長や家族性低身長であるが，それ以外にも成長ホルモン分泌不全性低身長症をはじめとする内分泌疾患，先天代謝異常症や染色体異常症，骨系統疾患などに加えて，各種の慢性疾患(腎疾患，心疾患，消化器疾患など)や，心理・社会的な要因などもその原因となりうる(◎表4-16)。

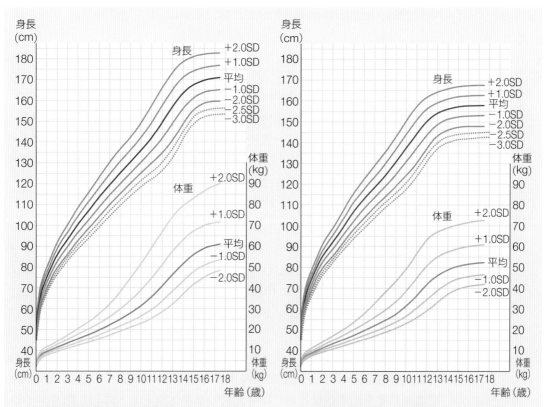

a. 横断的標準身長・体重曲線 男子(0-18歳)　　b. 横断的標準身長・体重曲線 女子(0-18歳)

平成12年乳幼児身体発育調査報告書(厚生労働省)および平成12年度学校保健統計調査報告書(文部科学省)のデータをもとに作成

(日本小児内分泌学会，加藤則子・磯島豪・村田光範ほか著: Clin Pediatr Endocrinol 25 : 71-76, 2016 による)
©日本小児内分泌学会

◎図4-14　成長曲線

⬭ 表4-16 低身長の原因

①成長ホルモン分泌不全性低身長
②甲状腺機能低下症，副腎疾患などの内分泌疾患
③染色体異常症：ダウン症候群，ターナー症候群など
　遺伝性疾患：プラダー－ウィリー症候群，ヌーナン症候群など
④骨系統疾患：骨形成不全症，軟骨無形成症など
⑤腎疾患，心疾患，消化器疾患などの慢性疾患：
　慢性腎不全，先天性心疾患，慢性炎症性腸疾患など
⑥心理・社会的な問題によるもの：虐待，愛情遮断症候群など
⑦その他：家族性低身長，体質性低身長，SGA性低身長など

⬭ 表4-17 高身長の原因

①成長ホルモン分泌過剰症
②甲状腺機能亢進症，思春期早発症[1]
③染色体異常症：クラインフェルター症候群
　遺伝性疾患：マルファン症候群
④先天代謝異常症：ホモシスチン尿症
⑤その他：単純性肥満，家族性高身長，体質性高身長など

1) 高身長は一過性で，最終的には低身長になることも多い。

② 高身長

　標準身長を基準として+2 SD以上のものを高身長と定義する。低身長と同様に，その原因は体質性や家族性のものが最も多いが，一部の染色体異常症や遺伝性疾患（クラインフェルター症候群など），成長ホルモン分泌過剰症なども原因としてあげられる（⬭表4-17）。

③ 肥満・メタボリックシンドローム

　食生活の変化（高カロリー・高脂肪食の増加，ファストフードの多用，不規則な食事）や身体活動の減少（コンピュータゲームやテレビに費やす時間の増加と外遊びの減少など）に代表される生活習慣の変化は，子どもの身体にも，肥満やメタボリックシンドロームの増加というかたちで大きな影響を及ぼしている。

肥満の指標● 　子どもは体重と同時に身長も変化するため，成人で用いられるBody mass index（BMI）はそのままでは肥満の指標として用いにくい。現在，子どもの肥満の程度を示す指標としては身長別の標準体重をもとにした肥満度（⬭234ページ）が最もよく用いられており，肥満度20%以上を肥満傾向児とする。肥満傾向児は近年増加傾向にあり，この30年間で約2～3倍に増加している。男女いずれも肥満の頻度は年齢とともに増加し，思春期年齢でそれぞれ同年齢人口の約10%程度を占めるようになる。

◯ 表 4-18　小児期メタボリックシンドロームの診断基準（6 〜 15 歳）

①必須項目
- ウエスト周囲径：中学生 80 cm 以上，小学生 75 cm 以上
もしくは
- ウエスト周囲径(cm)÷身長(cm)＝0.5 以上

②選択項目（これらの項目のうち 2 項目以上）
- 中性脂肪 120 mg/dL 以上，もしくは，HDL コレステロール 40 mg/dL 未満
- 収縮期血圧 125 mmHg 以上，もしくは，拡張期血圧 70 mmHg 以上
- 空腹時血糖 100 mg/dL 以上

①に加えて②の 2 項目以上が該当する場合，メタボリックシンドロームと診断

（厚生労働省班研究：小児期メタボリック症候群の概念・病態・診断基準の確立及び効果的介入に関するコホート研究．2007 による）

メタボリック●
シンドローム

　肥満は単純に体脂肪が蓄積した状態であり，肥満に関連する健康異常を合併すると肥満症と定義される。肥満症のなかでも内臓脂肪の蓄積を主とし，高血圧，脂質代謝異常，インスリン抵抗性を有する病態を**メタボリックシンドローム**といい，動脈硬化に伴う脳血管疾患や心血管疾患の危険因子である（◯ 表 4-18）。

　思春期以降の肥満の約 7 割は，成人の肥満に移行するといわれる。また，思春期以降メタボリックシンドロームは増加する。子どもですでにメタボリックシンドロームを発症しているものは，成人早期に脳血管障害や虚血性心疾患などの重大な合併症を発症する危険性が高くなる。また小児期に肥満のみでメタボリックシンドロームにいたっていないものでも，成人になってメタボリックシンドロームを合併する可能性が高くなる。子どものうちから肥満やメタボリックシンドロームを早期に発見して，生活習慣の改善をはじめとする積極的な介入をすることが求められている。

④ 栄養障害

　栄養障害も，成長・発達の障害の重要な原因の 1 つであり，食事からの栄養摂取量の不足や代謝異常，心理・社会的な問題などによって生じる。

栄養失調症●

　慢性的な栄養状態の低下を栄養失調症とよぶ。体重増加の停滞もしくは体重が減少して，皮膚の弾力性低下，筋萎縮，低体温などもみられる。また，成長のみならず，精神運動機能の発達にも遅れが生じる。

　治療に際しては，徐々に高エネルギー・高タンパク質食として栄養状態を改善するとともに，ビタミン・ミネラル・微量元素の補給にも注意する。免疫能も低下しているため，感染症の罹患には注意する必要がある。

ビタミン●
欠乏症・過剰症

　ビタミン D を除くビタミンは体内で合成することができず，通常，食物から摂取する。ビタミンの不足による欠乏症，過多による過剰症のおもなものは，◯ 表 4-19 のとおりである。

　子どもでとくに問題となるのは，もともと不足しがちで新生児メレナの原

⊃表4-19 おもなビタミン欠乏症・過剰症

1. ビタミン欠乏症

ビタミンの種類	症状
ビタミンA欠乏症	夜盲症, 眼球結膜乾燥症, 皮膚角化症, 成長障害, 易感染性
ビタミンD欠乏症	くる病, 骨軟化症, 骨粗鬆症, テタニー
ビタミンK欠乏症	易出血性
ビタミンB$_1$欠乏症	脚気(全身倦怠感, 心不全, 多発性神経炎, 動悸, 浮腫), ウェルニッケ脳症(眼球運動障害, 意識障害, 失調性歩行)
ビタミンB$_2$欠乏症	口角炎, 舌炎, 貧血, 脂漏性皮膚炎, 羞明
ビタミンB$_6$欠乏症	痙攣, 皮膚炎, 口角炎, 口唇炎, 倦怠感, 末梢神経炎
ビタミンB$_{12}$欠乏症	巨赤芽球貧血, 白血球減少, 末梢神経障害
ナイアシン欠乏症	ペラグラ(手・顔面の紅斑, 下痢, 腹痛, 認知症)
葉酸欠乏症	巨赤芽球貧血, 胎児期の神経管欠損
ビタミンC欠乏症	壊血病(倦怠感, 関節痛, 易出血性)

2. ビタミン過剰症

ビタミンの種類	症状
ビタミンA過剰症	頭蓋内圧亢進症状(頭痛, 嘔吐, 大泉門膨隆)
ビタミンD過剰症	食欲不振, 吐きけ・嘔吐, 多尿, 体重減少, 異所性石灰化

因となるビタミンK欠乏症, 骨の石灰化障害であるくる病を引きおこすビタミンD欠乏症などである。

K 内分泌疾患患児の看護

看護のポイント

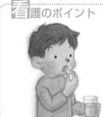

● 診断確定のための内分泌機能検査による苦痛を, 最小限にとどめられるような支援を行う。
● 診断確定後は, 家庭生活において疾患に応じた内服や注射が継続できるように支援する。
● 周囲の子どもとの外見上の違い(体型, 顔貌など)があらわれることが多く, 子どもは劣等感や悩みをかかえがちである。身体面だけでなく, 精神的支援も行う。

1 内分泌疾患

生体を構成する細胞, 組織, 器官はそれぞれが統合されて調和のとれたは

たらきをしなければならない。そのためには情報の伝達が必要になるが，この伝達をホルモンを仲だちとして行うのが，内分泌系である。おもな内分泌器官としては，下垂体，甲状腺，副甲状腺，副腎，精巣，卵巣などがあるが，そのほかにも膵臓や消化管，脂肪組織なども内分泌組織としての機能を有している。

　先天性内分泌疾患のなかには，治療が遅れると重度の知的障害を残したり，生命にかかわるものがある。その一方で，早期に治療を開始することで知的予後や生命予後を著しく改善しうる疾患もあり，このような疾患の早期発見を目的として，わが国では**新生児マススクリーニング検査**が実施されている（◎316ページ）。

① 視床下部・下垂体疾患

　下垂体は前葉と後葉に分かれる。下垂体前葉ホルモンとしては成長ホルモン（GH），甲状腺刺激ホルモン（TSH），副腎皮質刺激ホルモン（ACTH），黄体形成ホルモン（LH），卵胞刺激ホルモン（FSH），プロラクチン（PRL）がある。一方，下垂体後葉ホルモンとしては抗利尿ホルモン（バソプレシン），オキシトシンがある（◎図4-15）。

■1 成長ホルモン分泌不全性低身長症（GHD）

診断● 　下垂体前葉からの成長ホルモンの分泌が低下することによって，成長障害をきたす疾患である。標準身長の−2 SD以下の低身長，または2年以上にわたって成長率が標準の−1.5 SD以下の著明な低下をみとめ，2種類以上の異なる分泌刺激に対して成長ホルモンの分泌の低下をみとめたときに診断される。

　なんらかの疾患に伴う器質性が10％，原因となる疾患の見いだせない特発性が90％を占める。器質性では視床下部・下垂体近傍に発生する頭蓋咽

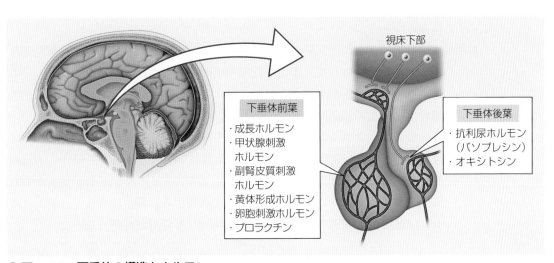

◎図4-15　下垂体の構造とホルモン

頭腫などの脳腫瘍によるものが多いが，下垂体の先天的な形成異常などによるものもある。また，脳腫瘍や白血病などの治療に伴う下垂体機能低下の症状としてみとめられる場合もある。

治療● 　治療は，ヒト成長ホルモンの補充が行われる。投与方法は連日の皮下注射であり，専用の注射器を用いて家庭で自己注射，または保護者によって注射が行われる。

❷中枢性思春期早発症

　通常思春期が発来する年齢より早期に視床下部−下垂体−性腺系の成熟がおこり，第二次性徴が異常に早期にみとめられる疾患である。脳腫瘍などに伴う器質性のものと，原因となる疾患がみとめられない特発性のものに分けられる。女児に多く，女児では 75 % 以上が特発性とされる一方で，男児では 60 % 以上が器質性である。

診断● 　身体上，第二次性徴の徴候の出現に加えて，身長増加の促進，骨成熟(骨年齢)の促進，血液検査上，LH・FSH・エストロゲン・テストステロンの上昇などから診断する。また，器質性の除外のために MRI による頭部の画像検索も必要である。

治療● 　治療は，器質性の場合は原則として原疾患の治療を行い，特発性の場合は必要に応じて GnRH アナログによる思春期抑制療法を行う。

❸中枢性尿崩症

　下垂体後葉ホルモンである抗利尿ホルモン(バソプレシン)の分泌低下に伴って尿の濃縮が障害され，多尿となる疾患である。尿量は 3,000 mL/m^2/日以上にも及ぶ。尿は低浸透圧尿(血清の浸透圧をこえない)となり，飲水制限によっても尿の濃縮がみとめられない。症状としては，多尿と口渇，多飲がみられ，とくに冷水を好むことが多い。

　原因はさまざまであるが，最も多いものとしては視床下部−下垂体領域の腫瘍(胚細胞腫，頭蓋咽頭腫など)，炎症(リンパ球性漏斗神経下垂体炎)，外傷などがある。

診断● 　診断には，水制限試験が行われる。水制限により，尿量の減少，尿浸透圧の上昇がみとめられず，また水制限終了時にバソプレシンを投与して，それによって尿浸透圧の上昇がみとめられたときに診断される。また，器質的疾患の鑑別のために頭部 MRI などの画像検索も必要となる。

治療● 　治療には，デスモプレシン酢酸塩水和物(DDAVP)の鼻腔スプレーもしくは内服を 1 日 1〜3 回行う。鼻炎や上気道炎罹患時には，鼻粘膜からの吸収が低下して効果が減弱することがある。また，1 日のなかで必ず効果が切れる時間ができるように，投与量，回数を調節する。最近になって，デスモプレシン酢酸塩水和物の内服薬(口腔内崩壊錠)も使用が可能になった。

② 甲状腺疾患

■1 先天性甲状腺機能低下症

　出生前の時点に生じたなんらかの原因によって，甲状腺ホルモンの分泌低下をきたす疾患である。甲状腺自体に原因がある原発性（または甲状腺性）と，視床下部・下垂体に原因がある中枢性に分けられるが，大部分は原発性である。また原発性のなかには甲状腺の形成異常（甲状腺欠損，低形成，異所性甲状腺）によるものと，甲状腺ホルモンの合成障害によるものがある。また，妊娠中のヨウ素（ヨード）摂取過剰などによる一過性甲状腺機能低下症も存在する。

　甲状腺ホルモンは新生児の成長・発達に重要な役割を有しており，診断・治療の遅れは知的予後に大きな障害を残す可能性があるため，新生児マススクリーニング検査の対象疾患となっており，約 8,000 出生に 1 人の頻度で発見される。症状としては，活気のなさ，体重増加不良，手足の冷感，皮膚乾燥，小泉門の開大，臍ヘルニア，黄疸（おうだん）の遷延（せんえん）などがあげられるが，ほとんどは早期に治療を開始されるため典型的な症状をみとめることは少ない。

診断●　新生児マススクリーニング検査で TSH 高値を機に発見され，TSH の高値，FT_4 の低値で診断される。ただし，中枢性の場合は TSH も低値を示すので注意が必要である。また X 線画像で大腿骨遠位端骨核の出現の遅れをみとめることもある。

治療●　治療は，レボチロキシンナトリウム水和物（合成甲状腺ホルモン製剤）の内服が行われる。

■2 甲状腺機能亢進症

　甲状腺からのホルモンの分泌が増加することによって，頻脈，多汗，手指の振戦，食欲亢進，体重増加不良などの症状をきたす疾患である。また子どもに特徴的な所見として，集中力の低下や学業成績の低下などをみとめることもある。その原因として代表的なものは，**バセドウ病**である。

　バセドウ病は，自己免疫疾患の 1 つであり，女性に多く，思春期以降発生頻度が上昇する。甲状腺刺激性の抗 TSH 受容体抗体が過剰産生されることによって，甲状腺が持続的に刺激されることが原因である。症状としては，前述のもののほかに，甲状腺腫や眼球突出をみとめることもある。

診断●　診断は，上記の症状に加えて，血中遊離甲状腺ホルモン（FT_3，FT_4）の高値，TSH の低値，抗 TSH 受容体抗体の高値によってなされる。また甲状腺超音波検査では，びまん性の甲状腺腫大に加えて甲状腺内部の血流の増加をみとめる。

治療●　治療としては抗甲状腺薬の投与を行うが，とくに副作用としての無顆粒球症の出現には注意が必要である。内服薬で効果が得られない場合や副作用の出現によって抗甲状腺薬の使用ができない場合は，外科的な治療が選択され

ることもある。

❸ 慢性甲状腺炎（橋本病）

慢性甲状腺炎は自己免疫性甲状腺炎ともいわれ，前述のバセドウ病と同様に自己免疫疾患の1つであり，女性に多く思春期以降発生頻度が上昇する。甲状腺に浸潤したT細胞による自己免疫反応によって甲状腺実質の破壊や線維化が進行することで，徐々に甲状腺機能が低下する。甲状腺腫大を契機に発見されることが多いが，甲状腺機能低下が進行した症例では倦怠感，無気力，徐脈，便秘などの症状がみられることもあり，また成長の障害をきたすこともある。

診断● 診断は，甲状腺腫大の存在に加えて血中甲状腺ホルモン（FT_3，FT_4）の低値，TSHの高値，抗サイログロブリン抗体，抗甲状腺ペルオキシダーゼ抗体の上昇によってなされる。甲状腺超音波検査では，内部エコーが粗雑なびまん性甲状腺腫大をみとめる。

治療● 治療は，甲状腺機能低下がみとめられていない場合は原則として経過観察，機能低下がみとめられる場合はレボチロキシンナトリウム水和物の内服が行われる。

❸ 副腎疾患

❶ 先天性副腎過形成（CAH）

副腎は皮質と髄質からなり，皮質ではコレステロールをもととして糖質コルチコイド，電解質コルチコイド，アンドロゲンの3種類のホルモンを合成する。糖質コルチコイドはストレスからの生体の防御，糖代謝，水・電解質の調節，免疫機能の調節などに重要であり，電解質コルチコイドは水・電解質の調節，アンドロゲンは男性ホルモンとしての作用を有する。これらのホルモンの合成の過程には各種の酵素がはたらくが，これらの酵素の先天的な欠損や低下によって各種の病態が引きおこされる。

わが国で最も発生頻度が高いのは，21-水酸化酵素欠損症であり，糖質コルチコイドであるコルチゾールと電解質コルチコイドであるアルドステロンの合成が障害され，一方，コルチゾールの低下による負のフィードバックによって副腎皮質刺激ホルモン（ACTH）は上昇するため，アンドロゲンが過剰に合成される。酵素の欠損の程度によって生後早期から電解質異常や脱水，ショックにいたる重症の塩喪失型から，女性の男性化症状のみにとどまる単純男性化型まで，その症状には幅がある。早期発見，早期治療開始が予後に大きな改善をもたらすため，新生児マススクリーニング検査の対象疾患となっている。

多くの症例は新生児マススクリーニング検査で発見されるが，重症例では生後まもなく皮膚の色素沈着（ACTHの高値による）や活気のなさで発見されることもある。

治療●　治療は，コルチゾールやアルドステロンの補充であり，食塩の補充も必要
となる。感染症罹患時など身体にストレスがかかっているときには，コルチ
ゾールの必要量が増加するため，適切に増量する必要がある。

②クッシング症候群

コルチゾールが慢性・持続性に過剰な状態であり，下垂体からの ACTH
過剰によるもの（ACTH 産生下垂体腺腫，クッシング病という），下垂体以
外で産生された過剰な ACTH によるもの（異所性 ACTH 産生腫瘍），副腎
自体に原因があるもの，ステロイド薬の過剰投与による医原性に分けられる。
小児例は全体の 1 割程度に過ぎず，比較的まれな疾患である。乳幼児期に発
症するものは副腎腫瘍によることが多い。一方，学童期以上の年齢では，
ACTH 産生下垂体腺腫がその原因の大部分を占める。

成長率の低下を伴う肥満を契機に発見されることが多く，そのほかに多毛
などの症状を伴うこともある。

診断●　診断には，血中 ACTH，血中・尿中のコルチゾール値の測定に加えて，
原疾患の鑑別のために各種負荷試験や画像検索が必要となる。

治療●　治療は原則として，原疾患となる腫瘍の摘出である。

④ 副甲状腺疾患

①副甲状腺機能亢進症

副甲状腺ホルモン（PTH）は，主として骨に作用してカルシウム（Ca）の血
中への動員，腎臓に作用してカルシウムの吸収，リン（P）の排泄を行う。

副甲状腺機能亢進症は，副甲状腺自体の腫瘍や過形成に伴って PTH が過
剰に分泌される原発性副甲状腺機能亢進症と，慢性腎疾患などに伴う血清カ
ルシウム低下に伴って PTH の分泌が亢進する二次性副甲状腺機能亢進症に
分けられる。

原発性副甲状腺機能亢進症は，高カルシウム血症により口渇，多飲，全身
倦怠感，腹痛，吐きけ・嘔吐などの症状がみとめられる。血清カルシウムが
高値の際に，血中 PTH が高値であることによって診断される。治療は原則
として外科的なものとなる。

一方，二次性副甲状腺機能亢進症では，PTH の作用により骨からのカル
シウム動員が持続するため，子どもではくる病性の変化をきたす。治療は，
活性型ビタミン D の補充などの内科的なものが中心となる。

②副甲状腺機能低下症

副甲状腺からの PTH の分泌低下による特発性副甲状腺機能低下症と，
PTH の標的臓器での作用不足に伴う偽性副甲状腺機能低下症に分けられる。
いずれも低カルシウム血症，高リン血症をきたし，症状は低カルシウムに伴
うテタニーや痙攣などである。低カルシウム血症をみとめた際に，血中
PTH が低値ならば前者，高値ならば後者と診断される。治療は活性型ビタ

ミンＤの補充，また必要に応じてカルシウム製剤の投与が行われる。

⑤ 性腺の異常

■性分化異常症（DSD）

　正常の性分化は，遺伝的性（性染色体）により性腺の性（精巣，卵巣）が決定され，それによって外性器の分化，脳の性の分化がおこる。これらの過程のいずれかにおいて異常が生じたときに，性分化の異常が生じる。社会的な性は通常，出生時の外性器の形状で判断されるが，これらの疾患では男女の判別が困難な場合もあり，性別の決定には慎重にならなければならない。

(1) 性染色体異常によるもの：ターナー症候群（45, X），クラインフェルター症候群（47, XXY）など

(2) 46, XY DSD：性染色体は 46, XY であり，従来用いられていた男性仮性半陰陽に相当する。精巣の分化異常，精巣における男性ホルモンの合成の障害，男性ホルモンの作用の障害によっておこる。種々の程度の外性器の女性化を示す。

(3) 46, XX DSD：性染色体は 46, XX であり，従来用いられていた女性仮性半陰陽に相当する。男性ホルモン作用が過剰に発現することによっておこり，種々の程度の外性器の男性化を示す。代表的な疾患は先天性副腎過形成である。

② 内分泌疾患患児の看護

① 成長ホルモン分泌不全性低身長症患児の看護

　外見上は年齢よりも小さく幼く見えるが，年齢相当の言葉かけや対応をする。また，多くは外見に対し劣等感や悩みをかかえているため，精神的支援が大切である。成長ホルモン製剤の自己注射を行う場合は，子どもと家族に注射の自己管理ができるように，薬の管理や注射の手技を説明する。成長ホルモンは夜間に多く分泌されるので，注射は就寝前に行うように伝える。定期的に副作用，身長・体重の変化，発達状況，自己注射の継続の有無などを確認する。

② 甲状腺機能低下症患児の看護

　甲状腺機能の低下のため，哺乳力の低下や低体温になる可能性がある。バイタルサイン，四肢冷感，チアノーゼ，哺乳力・哺乳量，活気などの観察を行い，必要に応じて保温に努める。

　甲状腺ホルモン薬は，薬の量が微量のため，確実に内服することが大切である。与薬後 30 分以内に嘔吐した場合は，再与薬する。副作用（発汗，頻脈，発熱，不きげん，体重減少などの甲状腺機能亢進症状）の観察を行う。甲状

腺ホルモン薬の内服は生涯必要であること，服薬の中断は病状の悪化につながること，服薬以外は日常生活上の配慮は不要であることを説明する。

③ 甲状腺機能亢進症患児の看護

代謝亢進による頻脈，発汗，体重減少などの身体症状に対し，安静を保ち，二次感染予防や安楽のための清潔ケアを行う。また，情緒不安定，イライラするなどの精神症状に対する精神的支援を行う。治療として抗甲状腺薬の内服が行われることが多いため，内服を継続すること，副作用（発熱，発疹，白血球の減少など）の観察が大切であること，甲状腺ホルモンの量が基準値まで下がり症状が落ち着けば日常生活の制限は不要であることを説明する。

L 代謝性疾患患児の看護

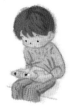

看護のポイント

● 代謝性疾患のなかには，先天性であり発見が遅れると全身の不可逆性の変化をおこす疾患もある。適切な時期に検査が受けられるように支援する。
● 代謝異常をきたす病態，観察ポイントを理解し，症状に応じた看護を行う。
● 家庭生活において，それぞれの疾患に対する治療や発症予防行動が継続でき，合併症をおこさず成長・発達していけるように支援する。

① 代謝性疾患

① 先天性代謝異常症

B「新生児疾患の看護」の3「先天性代謝異常症とマススクリーニング検査」を参照（●316ページ）。

② 糖尿病

糖尿病は，インスリン作用の不足による慢性的な高血糖状態を中心とした，種々の代謝異常を伴う疾患と定義される。空腹時血糖値やHbA1c，高血糖の症状の有無などから診断され，その成因から①1型糖尿病，②2型糖尿病，③その他の特定の機序，疾患に伴う糖尿病，④妊娠糖尿病，に分類される。

■1 型糖尿病

1型糖尿病は，膵臓ランゲルハンス島のβ(B)細胞の破壊による絶対的なインスリン分泌の不足によりおきる疾患である。原因は，自己免疫によるβ

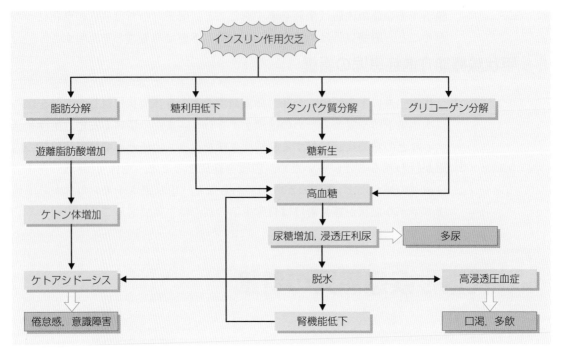

○図 4-16　1 型糖尿病の病態

　　　　　細胞の破壊とされるが，遺伝的な因子なども関与するとされており，まだ十
　　　　　分解明されていない部分も多い。後述する 2 型糖尿病と異なり，生活習慣は
　　　　　発症とは関係がない。

症状●　　症状は，高血糖に伴う多飲，多尿，夜間尿のほかに，タンパク質，脂肪の
　　　　　異化亢進による体重減少，さらにケトアシドーシスに進行すると意識障害や
　　　　　痙攣，昏睡をみとめることもある（○図 4-16）。ふつう，症状の出現から診断
　　　　　までは数週間から数か月と，比較的急性の経過で発症する。

治療●　　1 型糖尿病のおもな治療は，インスリンの皮下注射による補充である。自
　　　　　己血糖測定を行いながら，必要なインスリン量をペン型の注射器などを用い
　　　　　て自己注射する。作用速度の異なるインスリン製剤を組み合わせることに
　　　　　よって，より良好な血糖コントロールが可能となっている（○表 4-20）。各食
　　　　　前に超速効型と 1 日 1 回の持効型の注射を行う頻回注射法が基本だが，自己
　　　　　注射ができない幼小児ではインスリンの組み合わせによって昼食時の注射を
　　　　　回避する方法を選択することも可能である。また，専用の機器を用いた
　　　　　CSII（持続皮下インスリン注射，インスリンポンプ）も広がりつつある。治療
　　　　　の多様化により治療を個々の生活に合わせることが可能となっている。

低血糖●　　インスリン治療中の注意が必要な合併症として，**低血糖**がある。血糖の低
　　　　　下に伴って交感神経症状，中枢神経症状と進行していくが，症状は個々に
　　　　　よって異なる。低血糖時の対応は糖分の補給であり，吸収のすみやかなグル
　　　　　コースなどが適する。対応しないで放置すると，昏睡や痙攣などにいたるこ

● 表4-20　インスリン製剤と作用時間

インスリン製剤の分類	作用時間		
	作用発現	最大作用発現	作用持続
超速効型	5〜20分	1〜3時間	4〜5時間
速効型	30分〜1時間	1〜3時間	5〜8時間
混合型	10分〜1時間	1〜12時間	18〜24時間
中間型	1〜3時間	4〜12時間	18〜24時間
配合溶解	10〜20分	1〜3時間	42時間超
持効型溶解	1〜2時間	3〜14時間（商品によっては明らかなピークなし）	24時間〜42時間超

ともある。

シックデイ●　病気やけがなどの罹患時をシックデイといい，このような身体にストレスがかかった状態ではインスリンに拮抗するホルモンの分泌が亢進するため，インスリンの作用は減弱する。食欲がないからといって安易にインスリン量を減らしたり中断したりすると，ケトアシドーシスにいたる危険も高くなる。大切なことは，けっしてインスリン補充を中断しないことである。万一，吐きけ・嘔吐などで経口摂取が困難なときには，医師に連絡して対応を相談することも必要である。

■2 2型糖尿病

　以前は，子どもでは2型糖尿病はほとんど存在しないといわれていたが，近年その頻度は著しく増加し，現在，思春期年齢以上では，子どもにおいても2型糖尿病が1型糖尿病を上まわる状況となっている。

　2型糖尿病の発症には，インスリンの分泌低下と，肥満などに伴うインスリン抵抗性（標的組織でのインスリンのききにくさ）が関与する（● 図4-17）。とくに小児期発症の症例の多くは肥満を伴っており，インスリン抵抗性の関与が大きいと推測される。

　2型糖尿病の発症はゆるやかであり，明らかな自覚症状を伴うことも少なく，ほとんどの症例は学校での検尿をきっかけとして見つかる。血糖コントロールのわるい状態が長期間続くと，糖尿病腎症や糖尿病網膜症，糖尿病神経障害といった慢性合併症の発症につながるため，早期の適切な治療が必要である。

　治療は，食事療法，運動療法を中心とした生活習慣の改善が重要となる。

食事療法●　食事療法に関しては，子どもの場合，成長の途上であることを考えると成人で適用されるような厳密なカロリー制限は適さない。年齢相応の標準的なエネルギー量を摂取することが大切である。三食を規則正しく食べること，間食は量と時間を決めてとることなどに気をつけながら，個々に実現可能な

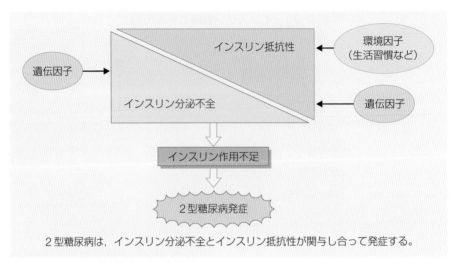

2型糖尿病は，インスリン分泌不全とインスリン抵抗性が関与し合って発症する。

図 4-17　2型糖尿病の発症機序

目標を設定していく必要がある。

運動療法●　運動療法は，もともと肥満を伴っている症例に関しては身体を動かすこと自体を好まない傾向があるため，運動として意識せず日常生活のなかで積極的に身体を動かす機会をつくるような工夫が必要である。

薬物療法●　食事・運動療法のみで改善が得られない場合や，発見時すでに高血糖が著しい症例などでは，薬物療法も選択される。インスリン分泌刺激薬（スルホニル尿素〔SU〕薬など）やインスリン抵抗性改善薬（ビグアナイド〔BG〕薬など），糖吸収阻害薬（α-グルコシダーゼ阻害薬）などの作用機序の異なる薬剤があるが，子どもでは BG 薬が第一選択となることが多い。発見時にケトン体が上昇しているような症例では，早期からのインスリン療法も必要となる（●図 4-18）。

　とくに子どもにおいては，2型糖尿病の治療には，家族を中心とした周囲の協力が不可欠である。しかし，一方で2型糖尿病は自覚症状に乏しく，本人のみならず家族にもなかなか病識をもってもらうことがむずかしい。そのため，受診や治療の自己中断にいたることも多く，慢性合併症の早期出現など長期的な予後は1型糖尿病よりもわるいとされる。

③ 低血糖症

　なんらかの原因によって異常に血糖値が低下する（通常 50〜70 mg/dL 以下）状況であり，原因としてはインスリン分泌の過剰によるものと，インスリンとは無関係におこるものに分けられる。前者の代表としては新生児高インスリン血性低血糖症が，また後者の代表としてはケトン血性低血糖症があげられるが，それ以外にもホルモンの分泌低下（成長ホルモン，副腎皮質ホルモン）や代謝異常など原因は多岐に及ぶ。

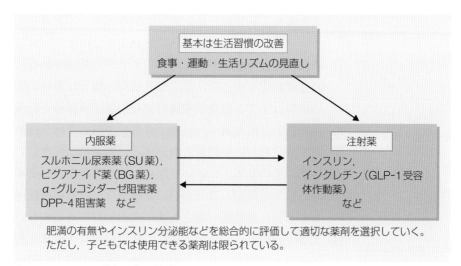

基本は生活習慣の改善
食事・運動・生活リズムの見直し

内服薬
スルホニル尿素薬（SU薬），
ビグアナイド薬（BG薬），
α-グルコシダーゼ阻害薬
DPP-4阻害薬　など

注射薬
インスリン，
インクレチン（GLP-1受容
体作動薬）
など

肥満の有無やインスリン分泌能などを総合的に評価して適切な薬剤を選択していく。
ただし，子どもでは使用できる薬剤は限られている。

◯図4-18　2型糖尿病の治療

治療は，まずはグルコースの補充による血糖の維持であるが，同時に原因を検索してそれに応じた対処が必要となる。

④ アセトン血性嘔吐症（周期性嘔吐症）

頻回の嘔吐を繰り返す疾患で，主として幼児期から思春期に好発する。感染症や疲労，精神的ストレスなどが誘因となると考えられている。嘔吐発作前後には，頭痛や腹痛，生あくびなどを伴うこともあり，尿ケトン体が検出される。

治療は，軽症例では制吐薬を用いるが，症状が強い場合は輸液によって脱水と電解質の補正を行う。

② 代謝性疾患患児の看護

① 糖尿病患児の看護

観察● 発症時は，高血糖の持続により，糖尿病性ケトアシドーシスなど生命の危機につながる症状も出現する可能性があるため，全身状態の観察を行う。

看護● (1) 血糖コントロールへの支援と療養行動の教育：インスリン注射や食事制限が生涯続くことにショックを受けたり，診断後，早期から血糖値の測定，インスリン皮下注射など療養に必要な手技の教育が始まることに不安をいだいたりしやすい。子どもや家族の受け入れ状況を確認しながら，療養行動に関する教育を行う。

(2) インスリン療法：インスリン療法には，ペン型注射器を用いてインスリン製剤を皮下注射する方法や，インスリンポンプを用いて持続的にインスリン製剤を皮下注射する方法がある。子どもの病状，発達段階，生活

スタイル，意欲などを考慮し選択される。インスリン注射を行う場合，インスリンの種類や量，回数を間違えないようにする。注射部位の皮下組織に腫脹や硬結が生じ，インスリンの吸収がわるくなるため，計画的に注射部位をかえる。患児が乳幼児の場合は家族に指導し，学童期以降の場合は子ども自身が実施可能な内容から指導を行う。

(3) 血糖測定と低血糖への対処：合併症予防のため，血糖値の管理が重要であり，定期的に血糖値を測定する。低血糖の程度に応じて，顔面蒼白，冷感，手のふるえ，強い空腹感，意識障害などが出現する。症状により対応は異なるが，糖分の経口摂取やブドウ糖の静脈内注射を行う。子どもや家族に血糖値の測定方法，低血糖時の対応について説明する。

(4) 食事・運動療法：医師の指示に基づいた食事療法を行う。食事制限は子どもにとってストレスとなるため，家族の協力が欠かせない。栄養士から子どもと家族に対して食事指導を行う。また，規則正しい運動を継続できるようにする。

(5) 感染予防：高血糖状態にあると感染症にかかりやすい。感染症に罹患すると血糖コントロールが不良となるため，感染予防行動が大切である。

(6) 家庭での療養生活における支援：血糖コントロールができていれば，通常の学校生活を送ることができる。しかし，疾患に伴うケアの継続や低血糖時の対応が必要であるため，学校側の理解を求め，協力が得られるようにする。成長・発達の途上で多くの課題に直面するが，同じ病気の仲間をもつことは，療養行動を続ける支えとなるため，糖尿病サマーキャンプなどへの参加をすすめる。年少児の場合，療養生活の管理は主として母親が行っており，負担が大きい。家族全体で協力できるような体制をつくれるように支援する。

② アセトン血性嘔吐症患児の看護

疲労，環境の変化，精神的緊張などの心因的なものが誘因となり，繰り返す嘔吐，傾眠，顔面蒼白，アセトン様口臭などの症状がおこる。症状に対する対症看護を行う。発症予防として，できるだけストレスとなるものを取り除き，規則正しい生活習慣を身につけられるように支援する。また，繰り返す嘔吐に対する不安を感じる子どもや家族への支援も大切である。

M　小児がん患児の看護

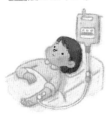

●腫瘍の増大によっておこる，さまざまな症状による苦痛の緩和に努める。
●化学療法，腫瘍摘出術，放射線療法の目的や注意点などを理解し，安全・安楽に治療が受けられるように支援する。
●予後や長期入院，退院後の社会生活への復帰の不安など，心理・社会的な側面に対する支援を行う。

1　小児がんとは

小児がんは，小児人口 10 万人あたり年間約 10 人の発症が見込まれる，まれな疾患である。しかしわが国の人口動態統計によると，子どもの死亡原因として悪性新生物（小児がん）は全年齢を通じて上位を占め（◯ 223 ページ，**表 2-1**），生命にかかわる疾患という意味では成人と同様に，子どもでもがんが医療上の大きな問題となっている。

小児がんの約 50 ％ は，白血病や悪性リンパ腫などの造血器腫瘍である。造血器腫瘍を除いた子どもの固形がんは胎児性組織に由来する肉腫が多いのが特徴的である。子どもの固形がんは一般的に進展が速く，診断時にすでに遠隔転移を有することもまれではない。

症状●　初発症状は腫瘍の発生した部位によって異なるが，嘔吐や腹痛などの非特異的な症状で発症することが多い。骨髄転移による貧血や出血傾向（血小板減少）によって気づかれることもある。

検査●　CT や MRI，超音波検査によって腫瘍の局在，局所の進展を評価する。さらに子どもの固形がんでは遠隔転移が多いので，FDG-PET などのシンチグラム検査，骨髄穿刺などが行われる。血液生化学検査での腫瘍マーカーは，神経芽腫の血清神経特異エノラーゼ（NSE），尿中バニリルマンデル酸（VMA），ホモバニリル酸（HVA），肝芽腫や胚細胞性腫瘍における血清 α-フェトプロテイン（AFP）が代表的である。

治療●　診断時すでに局所で進展し，もしくは遠隔転移を有することが多いため，一期的な外科治療で治癒する例は少ない。一方で，成人のがんと比較すると抗がん薬を使った化学療法や放射線治療に対する反応性が高いため，治療は外科的治療と化学療法や放射線療法を組み合わせて行うことが多い。

2 おもな小児がん

1 神経芽腫群腫瘍

胎生期の神経堤細胞に由来する腫瘍である。副腎髄質や傍脊椎(交感神経節の存在する部位)に発生する。全症例の 40％ は，発症時年齢が 1 歳未満である。小児人口 10 万人あたり年間 0.8 人の発症が見込まれ，小児の固形がんのなかでは脳腫瘍についで多い。病理組織像によって**神経芽腫**(未分化型)，神経節芽腫，神経節腫(分化型)に分類される。発症時の年齢と腫瘍の分化度が予後にかかわり，年齢に比して未分化な腫瘍ほど悪性度は高い。骨や骨髄への遠隔転移が多く，ときに白血病との鑑別が問題になる。

診断● 単純 X 線検査で，腫瘍内の石灰化をみとめることが多い。心筋交感神経(MIBG)シンチグラムが，診断と遠隔転移の検索に有用である。腫瘍マーカーとして血清 NSE と，腫瘍から産生されるカテコールアミン代謝物である尿中 VMA，HVA が高値となる。*MYCN* 遺伝子増幅を有する腫瘍は悪性度が高い。

治療● 外科的な腫瘍の完全摘出ができない症例や，遠隔転移を有する症例では，化学療法や放射線療法が行われる。進展例に対しては，造血細胞移植を併用した大量化学療法の有効性が証明されている。診断時年齢，病期，組織型などによって予後が異なり，予後良好型の神経芽腫群腫瘍では 100％ 近い長期生存が期待できる一方，予後不良型では強力な治療を行っても生存率は 40〜50％ である。

神経芽腫群腫瘍のなかには，出生後にいったんは増大するものの，その後，無治療でも自然に退縮する例がある。とくに乳児期早期に発症し，肝臓，皮膚，骨髄に転移があるが原発腫瘍そのものは比較的小さい神経芽腫では，自然退縮が期待される。

2 腎芽腫(ウィルムス腫瘍)

胎生期の後腎腎芽細胞から発生する小児腎がんである。無虹彩症や尿路奇形などの多彩な先天異常を伴うことが多く，*WT-1* 遺伝子の異常が発症にかかわっていることが示されている。5 歳未満に発症することが多い。腹部腫瘤，血尿，高血圧を初発症状とすることが多い。ときに両側腎に発生する。

外科的な腫瘍摘出と化学療法や放射線療法を組み合わせた治療が行われ，組織型と病期によって治療方針が決定される。予後良好型の組織型であれば，遠隔転移を有する例(stage 4)でも 70〜80％ 以上の治癒率が期待できる。

3 網膜芽細胞腫

S「眼疾患患児の看護」の 1-7「白色瞳孔」を参照(◑455 ページ)。

4 肝芽腫

　　胎生期の肝芽細胞に由来する子どもの肝がんである。小児固形がんのなか
では神経芽腫，腎芽腫についで多く，全小児がんの約 2 % を占める。家族
性大腸ポリポーシスの家族歴を有する患者，低出生体重児，ベックウィズ-
ウィーデマン症候群患者に好発することが知られている。2 歳未満に発症す
ることが多く，腹部膨満，腹部腫瘤を初発症状とすることが多い。腫瘍マー
カーとして血清 AFP 値が有用であり，治療効果の判定にも用いられる。
　　治療は外科的な切除が行われるが，肺など遠隔臓器への転移例や，肝内で
の進行例では，シスプラチンなどを用いた化学療法を外科治療に先行して行
う。切除可能な肝芽腫の長期生存率は 80 % をこえるが，肝切除不能例や遠
隔転移例での生存率は 50 % 程度である。切除不能例では生体肝移植が行わ
れる場合がある。

5 横紋筋肉腫

　　横紋筋に分化する形質をもった未分化間葉系細胞に由来する腫瘍で，代表
的な子どもの軟部肉腫である。全身のあらゆる部位に発生しうるが，頭頸部
に発生することが最も多い。腔に原発したものはブドウの房状に腫瘍が発育
することから，ブドウ状肉腫という別名がある。2〜5 歳に発症することが
多く，10 歳未満の発症例が 70 % を占める。症状は発生部位によってさまざ
まである。組織型によって胎児型，胞巣型に大別され，前者が予後良好型で
ある。外科的な腫瘍摘出，化学療法，放射線療法を組み合わせた治療が行われ，
遠隔転移を有さない場合は 70 % 以上の長期生存率が得られる。

6 骨肉腫

　　10 歳代，思春期世代に発症することが多い骨原発悪性腫瘍で，病理学的
には骨あるいは類骨形成能を示す間葉系組織に由来する腫瘍である。大腿骨，
脛骨の骨幹端部に好発する。局所の疼痛，腫脹，可動域制限が初発症状であ
る。診断時，血清アルカリホスファターゼ値が上昇していることが多い。単
純 X 線で，病変部位の骨融解像，骨硬化像，骨膜反応をみとめる。転移部
位は肺が多い。
　　生検による診断確定後，メトトレキサートなどを用いた術前化学療法を行
い，その後，根治的な外科治療を行う。近年では，人工関節や骨移植を利用
し，可能な限り患肢を温存する術式が選択される。肺転移の出現を予防する
ために術後化学療法が重要であり，外科治療に術前・術後化学療法を組み合
わせた治療により，診断時に遠隔転移を有さない場合は 70 % をこえる長期
生存が期待できる。

7 ユーイング肉腫

骨（大腿骨，骨盤など）や軟部組織に発生する肉腫で，神経外胚葉組織に由来すると考えられている。10歳代の発症が多い。局所の疼痛を初発症状とすることが多いが，発生部位によっては麻痺などの神経症状が先行することもある。転移部位は肺が多い。

外科治療に加えて化学療法が行われ，遠隔転移例や進展例には造血細胞移植を併用した大量化学療法が行われることがある。非転移例では70％以上の長期生存率が報告されている。

8 脳腫瘍

星細胞腫，胚細胞性腫瘍，髄芽腫，上衣腫，頭蓋咽頭腫が，代表的な子どもの脳腫瘍である。長引く嘔吐が初発症状であることが多く，傾眠などの行動異常や発達遅延などを契機に発見される場合もある。外科的な腫瘍摘出が行われるが，完全摘出ができない場合や，胚細胞性腫瘍や髄芽腫のように中枢神経内播種・転移が多い腫瘍では放射線療法が行われる。放射線照射による正常脳組織への障害を減らすため化学療法の併用が試みられ，胚細胞性腫瘍，髄芽腫では化学療法の有効性が証明されている。

9 悪性リンパ腫

悪性リンパ腫とは，急性リンパ性白血病と同様にリンパ球に由来する悪性腫瘍であり，腫瘍細胞の増殖がおもに骨髄外のリンパ組織にみとめられる疾患である。腫瘍細胞の浸潤によりリンパ節などの臓器腫大がみとめられても，骨髄有核細胞の25％以上が腫瘍細胞に占められる場合は，定義上，急性リンパ性白血病と診断する。

悪性リンパ腫は病理組織学的にホジキンリンパ腫と非ホジキンリンパ腫に大別され，非ホジキンリンパ腫はリンパ芽球性リンパ腫，バーキットリンパ腫，びまん性大細胞型B細胞性リンパ腫，未分化大細胞リンパ腫などに分類される。

治療には，急性リンパ性白血病に準じた化学療法や放射線療法が行われ，70～90％の治癒率が期待される。

3 小児がん患児の看護

小児がんの治療は，化学療法，腫瘍摘出術，放射線療法を組み合わせたり，造血細胞移植を大量化学療法と組み合わせて行ったりする。治療の進歩により，その予後は改善されてきたが，治療は数か月～数年にわたり，治療を受ける子どもだけでなく，両親，きょうだい，祖父母らを含めた家族に与える影響も大きい。治療に伴う苦痛だけでなく，治療が進むにつれて復学の問

題や日常生活への復帰における問題が生じることもあるため，多職種がかかわるトータルケアが必要である。

　また，小児がんが治癒したあとも種々の身体的，心理・社会的晩期合併症を有することもあり，小児関係の医療者だけでなく，成人領域の医療による支援も必要と考えられている。

(1) 観察と症状に対する支援：発症時の症状は，食欲不振，元気がない，微熱などの程度である場合がある。一方で，腫瘍の部位により，頭痛，嘔吐，下肢の痛み，下痢，腫瘍による気道圧迫に伴う呼吸困難，チアノーゼなど，身体的苦痛が生じている場合もある。悪性腫瘍の部位に応じた症状，バイタルサイン，一般状態などを観察し，症状に応じた対症療法を行うことで，苦痛の緩和に努める。

(2) 化学療法と副作用への支援：「白血病患児の看護」（◎394ページ）に準ずる。

(3) 日常生活の支援：白血病患児の看護に準ずるが，悪性腫瘍の発生時期は，乳幼児期が最も多く，治療を継続しながらも，成長・発達への援助が重要である。発達年齢に応じた社会性や日常生活習慣の獲得に向けた援助を行う。

(4) 腫瘍摘出術への支援：「手術を受ける子どもの看護」（◎299ページ）に準ずる。

(5) 放射線療法への支援：子どもが見知らぬ環境に慣れ，動かずに治療を行えるようにするためには，プレパレーションが重要である。照射後の頭痛，食欲不振，吐きけ，下痢などの放射線 宿 酔の予防と照射部位の皮膚の保護に努める。

(6) 子どもと家族の心理的支援：白血病患児の看護に準ずる。

(7) 再発時の援助，晩期合併症への支援：白血病患児の看護に準ずる。

N 神経・筋疾患患児の看護

看護のポイント

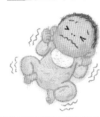

●脳神経学的な症状（頭蓋内圧亢進症状，髄膜刺激症状）や意識障害など，その疾患の観察ポイントを理解し，その症状に応じたケアを行う。

●意識障害や痙攣などの子どもの状態に不安を感じる家族も多いため，家族とともに行えるケアを実施したり，感情を表出できるようなかかわりを心がける。

●退院後も継続した療養生活が必要となり，発達に応じた課題をかかえることもある。他職種と連携をとりながら，継続的に子どもと家族を支援する。

1 神経系の先天異常

1 水頭症

　髄液の産生過剰，髄液循環経路の閉塞，髄液の吸収障害などにより，脳室内に髄液が貯留した状態である。頭囲が異常に大きくなるほか，大泉門の膨隆，頭痛や嘔吐などの頭蓋内圧亢進症状がみられることがあり，頭部 CT や MRI 検査により脳室の拡大がみとめられる。外科手術により治療する。

2 二分脊椎

　二分脊椎とは，先天的な脊椎骨の形成不全により，脊髄が脊椎の外に出てさまざまな神経障害をおこす状態をいう。妊婦健診での超音波検査で診断されることも多い。腰部や仙骨部に生じることが多く，欠損部が皮膚でおおわれている潜在性二分脊椎と，欠損部から脊髄や髄膜などが脱出している顕在性二分脊椎がある。欠損部の状態により，ほぼ無症状のものから下肢の麻痺や膀胱直腸障害を伴うものまで症状はさまざまである。

　重症例では，出生早期に手術を行う。妊娠前から妊娠初期の適切な葉酸摂取が，発症率を低下させるといわれている。

2 てんかん・痙攣性疾患

1 てんかん

　てんかんとは，脳の神経細胞が過剰に興奮することで繰り返し発作症状をおこす慢性疾患であり，有病率はおよそ 0.5～1％ である。てんかんを生じる原因は，遺伝素因により生じる素因性要因，脳の構造異常による構造的要因，感染性要因，代謝性要因，免疫性要因，病因不明の 6 つに分類される。

　また，発作症状からてんかんの発作型が分類される（●図 4-19）。発作型には脳の一部から発作が始まる焦点起始発作，脳全体の発作である全般起始発作，発作の起始部位が不明な起始不明発作，分類不能発作があり，発作時の意識の有無，発作症状からさらに細かく分類される。焦点起始発作のうち，脳全体に広がる発作を焦点起始両側強直間代発作（二次性全般化発作）とよぶ。これらの発作型や脳波所見を参考に，てんかん病型を焦点てんかん，全般てんかん，全般焦点合併てんかん，病型不明てんかんの 4 つに分類する。

　てんかんのなかには，発症年齢・発作症状・脳波などから一定のパターンを示す疾患群があり，それらをてんかん症候群とよぶ（●表 4-21）。本項では，小児期に発症する代表的なてんかん症候群について解説する。

診断● 　てんかんの診断には，発作に関する詳細な病歴聴取，血液検査，脳波検査，頭部画像検査などが必要になる。血液検査や画像検査は，基礎疾患の有無を

焦点起始発作	全般起始発作	起始不明発作
焦点意識保持発作　　**焦点意識減損発作**	**全般運動発作** 　強直間代発作 　強直発作 　間代発作 　ミオクロニー発作 　ミオクロニー強直間代発作 　ミオクロニー脱力発作 　脱力発作 　てんかん性スパズム	**起始不明運動発作** 　強直間代発作 　てんかん性スパズム **起始不明非運動発作** 　動作停止発作
焦点運動起始発作 　自動症発作 　脱力発作 　間代発作 　てんかん性スパズム 　運動亢進発作 　ミオクロニー発作 　強直発作		
焦点非運動起始発作 　自律神経発作 　動作停止発作 　認知発作 　情動発作 　感覚発作	**全般非運動発作（欠神発作）** 　定型欠神発作 　非定型欠神発作 　ミオクロニー欠神発作 　眼瞼ミオクロニー	**分類不能発作**
焦点起始両側強直間代発作		

（国際抗てんかん連盟 ILAE：ILAE てんかん発作型・分類 2017. Epilepsia 58(4)：522-530，2017. 日本てんかん学会：てんかん研究 37(1)：15-23，2019. 図2を著者が原図から改変）

⬦ 図 4-19　てんかん発作型分類

⬦ 表 4-21　小児期に発症する代表的なてんかん症候群

1 新生児期～乳児期発症
良性家族性新生児てんかん 早期ミオクロニー脳症 大田原症候群 ウエスト症候群 遊走性焦点発作を伴う乳児てんかん ドラベ症候群

2 幼児期～学齢期発症
中心・側頭部に棘波をもつ良性てんかん 小児後頭葉てんかん ミオクロニー脱力発作を伴うてんかん（Doose 症候群） レノックス-ガストー症候群 小児欠神てんかん 若年ミオクロニーてんかん

（国際抗てんかん連盟 ILAE ホームページ＜https://www.epilepsydiagnosis.org/＞＜参照 2022-10-01＞をもとに作成）

検索するのに役だつ。発作をおこしていない状態（発作間欠期）であっても，脳波にてんかん性脳波異常がみられることが多い。脳波検査に異常がなく，てんかん発作かどうか診断できない場合は，発作時のビデオ脳波同時記録を行い，発作中にてんかん性脳波異常がみられるかどうかを検索する。

治療● てんかんの治療は，抗てんかん薬の内服が基本である。慢性・反復性の発作によりてんかんの診断がついたときに開始し，通常2〜3年間の内服期間を要する。発作が再発しない例もあるため，初回発作では通常は抗てんかん薬の内服は行わない。第一選択薬は，全般てんかんではバルプロ酸ナトリウム，焦点てんかんではカルバマゼピンを使用することが多い。

1 点頭てんかん（ウエスト症候群）

4か月〜1歳の乳児に好発する。頭部を前屈させ，四肢を進展・屈曲させる乳児スパスムとよばれる発作を数分間繰り返す。これを発作のシリーズ形成とよび，点頭てんかんに特徴的である。脳波では不規則で多焦点性の棘徐波を全般性にみる，ヒプスアリスミアという波形をみとめる。基礎疾患の有無により，潜因性と症候性に分けられる。治療はビタミンB_6製剤や抗てんかん薬内服，副腎皮質刺激ホルモン製剤の筋肉内注射（ACTH療法）などである。予後は不良であり，精神運動発達遅滞を伴うことが多く，難治てんかんに移行することもある。

2 レノックス-ガストー症候群

幼児に発症する難治てんかんで，点頭てんかんから移行することがある。四肢を突っ張らせる強直発作，意識がぼーっとなる非定型欠神発作，全身がびくっとなるミオクロニー発作など，多様な発作をみる。脳波では1.5〜2.5 Hzの全般性棘徐波複合，ラピッドリズムとよばれる睡眠中の律動性棘波をみる。知的障害を伴う。

3 中心・側頭部に棘波をもつ良性小児てんかん（ローランドてんかん：BECTS）

小児てんかんのなかで頻度が高い。初発年齢は3〜10歳で，おもに睡眠中に発作をみとめる。顔面のひきつり，流涎をみとめ，全身性痙攣に移行することもある。脳の器質性疾患や知的障害は伴わない。脳波では睡眠時に中心・側頭部（ローランド領域）にてんかん波を頻発する。発作を繰り返すようであれば，抗痙攣薬の内服を行う。

4 小児欠神てんかん

学童期に発症することが多く，女児に多くみとめられる。5〜10秒程度の短い意識消失がみられるもので，会話，食事，歩行などの最中に突然動作をとめ，一点を見つめたようになる。持続時間が短く，発作がおさまるとすぐに活動を再開できるため，発作回数が頻回になってようやく気づかれることもある。知的障害や脳の器質疾患は伴わない。脳波では3 Hzの棘徐波複合が全般性にみとめられ，過呼吸により発作の誘発をみる。治療は抗痙攣薬の内服である。予後は良好である。

2 熱性痙攣

熱性痙攣は6か月〜5歳の乳幼児に多くみられ，38℃以上の発熱に伴っ

て生じる発作性の疾患である。全身性痙攣を伴わず，脱力や一点凝視のみの場合もある。左右対称性の痙攣で数分以内におさまるものを単純型，発作が15分以上持続するもの，身体の一部分のみに痙攣がみられるもの，24時間以内に発作を反復するものを複雑型とよぶ。

　複雑型熱性痙攣を反復する場合，発熱時に予防的にジアゼパム坐薬を使用する。熱性痙攣をおこした子どもに対して，通常，脳波検査は必要ないが，急性期に脳炎・脳症との鑑別のために脳波検査を行う場合がある。

③ 感染性疾患

① 髄膜炎

原因●　髄膜は脳をおおっている膜であり，この炎症によりおこるのが髄膜炎である。原因の病原体により，細菌性，ウイルス性，結核性，真菌性などがある。細菌性(化膿性)髄膜炎の主要な起因菌は，年齢により異なる。

（1）3か月未満：B群溶血性レンサ球菌，リステリア菌，大腸菌

（2）乳幼児：インフルエンザ菌b型，肺炎球菌

（3）学童：肺炎球菌，髄膜炎菌

　ウイルス性髄膜炎(無菌性髄膜炎)で頻度が高いのは，エンテロウイルスやムンプスウイルスである。結核性髄膜炎や真菌性髄膜炎は，免疫能の低下している子どもや，ステロイド薬や免疫抑制薬を服用している子どもにみられることがある。

症状●　髄膜炎の症状は，発熱，不きげん，頭痛，嘔吐，痙攣などであるが，初期には感冒との鑑別が困難な場合もある。新生児では低体温，黄疸，嘔吐や，なんとなく元気のない状態(not doing well)のみであることもあり，診断がつくまでに時間がかかることもある。細菌性髄膜炎は診断・治療が遅れると神経学的後遺症を残す場合もあり，疑わしい場合は，髄液検査を積極的に行う。理学所見としては項部硬直など髄膜刺激徴候や，大泉門が開大している乳児では脳圧亢進症状として大泉門膨隆をみとめる。

診断●　血液検査，髄液検査を行う。髄液検査では，髄液圧の上昇，細胞数の増多がみられる。細菌性髄膜炎では好中球優位に，ウイルス性では単核球有意に増加する。細菌性髄膜炎では一般に髄液の混濁，髄液タンパクの増加，髄液糖の低下がみられる。起因菌の同定のため，気道系・血液・髄液の培養検査，脳浮腫の有無をみるための頭部CT検査が必要である。

治療●　細菌性髄膜炎の場合，感受性のある抗菌薬の静脈内注射を行う。ステロイド薬を使用することで，神経学的後遺症を減少させる。ウイルス性髄膜炎では，補液，脳圧降下薬などの対症療法が中心である。

② 急性脳炎

　さまざまな原因で脳に炎症を生ずる疾患が，急性脳炎である。急性脳炎には，ウイルスなどの病原体が直接脳に侵襲する感染性脳炎と，免疫反応によって生じる免疫介在性脳炎に分類される。

　①感染性脳炎　原因となる病原体によって細菌性，ウイルス性などに分けられるが，頻度が多いのは単純ヘルペス脳炎である。単純ヘルペス脳炎では，側頭葉に病変をみることが多く，産道感染により新生児で発症することもある。治療としては，抗ウイルス薬であるアシクロビル，脳浮腫予防薬，抗痙攣薬などを投与する。

　②免疫介在性脳炎　急性散在性脳脊髄炎（ADEM〔アデム〕），辺縁系脳炎などが含まれる。ADEM は感染症やワクチン接種の1〜2週間後に発熱，意識障害，痙攣，運動障害などで発症する。神経線維の髄鞘の障害でおこる疾患で，頭部 MRI や脊髄 MRI では T_2 強調画像やフレア画像で高信号領域をみとめ，髄液検査で細胞数・タンパク質の増加，ミエリン塩基性タンパク質の増加がみられる。治療はステロイドパルス療法（大量のステロイド薬を3日間連続で投与する）が有効で，後遺症を残すことは少ないが，まれに重症化する劇症型をみとめる。

③ 急性脳症

　急性脳症は，急激に発症する脳の機能不全で，痙攣，意識障害，異常言動などで発症し，日本をはじめとする東アジアの乳幼児に多くみとめられる疾患である。ウイルス感染などに伴うことが多く，インフルエンザウイルスによるインフルエンザ脳症，突発性発疹をおこすヒトヘルペスウイルス6型（HHV-6）によるものなどの頻度が高い。詳しい発症のメカニズムは不明である。画像所見や臨床経過から，複数の病型に分類される。

分類●　**①急性壊死性脳症**　両側の視床に，左右対称性の病変をみとめる（◐図4-20-a）。

　②出血性ショック脳症症候群　ショック，出血傾向，多臓器障害などを合併する。

　③急性脳腫脹型脳症　急激な脳浮腫と意識障害の進行をみとめる。

　④痙攣重積型（二相性）急性脳症（AESD）　病初期に痙攣をみとめ，一過性に意識の改善をみたのち，数日後に再び痙攣・意識障害の増悪をみとめ，頭部 MRI で皮質下白質に高信号領域をみる。病初期には熱性痙攣との鑑別が困難な場合がある（◐図4-20-b）。

　⑤可逆性脳梁膨大部病変を伴う軽症脳症（MERS）　頭部 MRI 上，脳梁膨大部に高信号病変をみとめる。無治療で軽快することが多い。

　①〜③は予後不良であり，救命できた場合でも重度の後遺症をみる。④

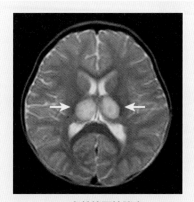

a. 急性壊死性脳症

両側の視床に左右対称性の病変をみとめる。

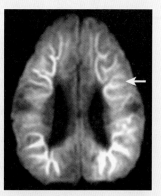

b. 痙攣重積型（二相性）急性脳症

大脳皮質下白質に高信号病変（白色に描出されている）をみとめる。

⊃ 図 4-20　急性脳症の画像所見

の予後はさまざまであるが，知的障害を残すことが多い。⑤は予後良好である。

診断●　CT・MRI などの頭部画像検査，血液検査，尿検査，脳脊髄液検査，脳波検査を行う。血液検査では AST，乳酸脱水素酵素（LDH），クレアチンキナーゼ（CK）の高値をみる。脳波検査では全般性の高振幅徐波や平坦脳波などをみとめる。

治療●　確立した治療法はないが，過剰な免疫反応を抑制するためステロイドパルス療法，大量γ（ガンマ）グロブリン療法，免疫抑制薬の投与などが行われる。血漿交換療法や脳低温療法などの特殊な治療を行う場合もある。

④ 精神運動発達遅滞

発達の遅れをきたす原因は，さまざまである（⊃表4-22）。疾患により，精神運動発達の双方に遅れをきたすもの，運動発達のみ遅れるもの，精神発達のみ遅れるものがある。自閉症，注意欠如・多動症（AD/HD）などの発達障害のなかには，知的障害を伴う場合と伴わない場合がある。

発達の遅れがある乳幼児をみた際は，頭囲を含む身体の大きさ，小奇形（顔，手，外陰部など）の有無，皮膚所見，筋緊張の程度などに注意して観察する。

フロッピーイン●
ファント　運動発達の遅れを示す疾患のなかでも，乳児期早期に筋緊張の著明な低下をみる状態を**フロッピーインファント**とよぶ。典型的には蛙状姿位（フロッグポジション，⊃図4-21-a）とよばれる，仰臥位で股関節を外転・外施した姿勢をみとめ，両手を持って引き起こすと頭部が後方にのけぞる姿勢（ヘッドラグ）がみられる（⊃図4-21-b）。フロッピーインファントの原因には，染

○ 表 4-22　精神運動発達遅滞を呈する疾患

1. **染色体異常**：ダウン症，18 トリソミー，プラダー-ウィリー症候群など
2. **脳形成異常**：滑脳症，水頭症，ダンディ-ウォーカー症候群など
3. **低酸素性虚血性脳症**：新生児仮死など
4. **中枢神経感染症**：髄膜炎，脳炎など
5. **脳血管障害**：脳梗塞，脳出血など
6. **先天性代謝異常症**：フェニルケトン尿症，メンケス病，ムコ多糖症，リー脳症など
7. **ペルオキシソーム病**：ツェルウェーガー症候群など
8. **ライソソーム病**：ゴーシェ病，異染性白質ジストロフィーなど
9. **脳変性疾患**：歯状核赤核淡蒼球ルイ体萎縮症（DRPLA）など
10. **難治てんかん**：早期乳児てんかん性脳症，早期ミオクロニー脳症など
11. **筋疾患**：福山型先天性筋ジストロフィー，先天性筋強直性ジストロフィーなど
12. **その他**：原因不明

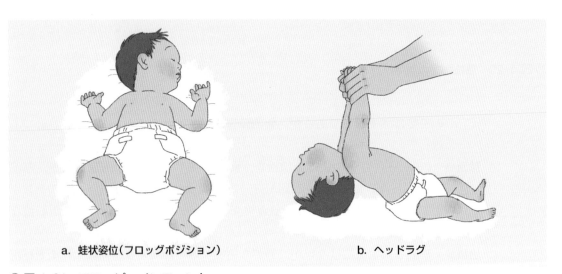

a.　蛙状姿位（フロッグポジション）　　　　b.　ヘッドラグ

○ 図 4-21　フロッピーインファント

○ 表 4-23　フロッピーインファントをきたすおもな疾患

1. **中枢神経疾患**：周産期低酸素性脳障害，脳形成異常，染色体異常（ダウン症など），代謝異常症（ミトコンドリア病，アミノ酸代謝異常など）
2. **筋疾患**：先天性筋ジストロフィー，先天性筋強直性ジストロフィー，代謝性ミオパチー，先天性ミオパチー
3. **脊髄疾患**：脊髄性筋萎縮症（ウェルドニッヒ-ホフマン病）

色体異常，周産期低酸素性脳症，脊髄性筋萎縮症，先天性筋ジストロフィーなどさまざまな疾患が含まれる（○ 表 4-23）。診断においては周産期歴についての問診や，知的障害の合併の有無，小奇形の有無の観察などが重要になる。

5　脳性麻痺

　脳性麻痺とは，胎児期から生後 4 週間以内に発生した非進行性の脳障害によって生じる，運動機能や姿勢の異常である。

⊃表 4-24　脳性麻痺の分類

1．運動障害の分類

①**痙直型**　筋緊張が高く，四肢のつっぱりをみとめる。脳性麻痺の 70％ を占める。
②**アテトーゼ型**　手足をくねらせるような不随意運動をみとめる。精神的な緊張が強くなると
　　　　　　　　症状が強く出る。知的障害は軽いことが多い。
③**失調型**　筋緊張の低下と手足のふるえ，バランスのわるさをみとめる。
④**低緊張型**　筋緊張の低下をみとめる。
⑤**混合型**　①～④のうち 2 つの型があわさったもので，多くは痙直型とアテトーゼ型の合併で
　　　　　　ある。

2．麻痺の分布による病型分類

①**四肢麻痺**　四肢に麻痺をみとめる。障害は重度であることが多い。
②**両麻痺**　下肢に強く，上肢に軽い麻痺をみる。
③**対麻痺**　下肢に麻痺をみとめ，上肢には麻痺がない状態を示す。脳室周囲白質軟化症（PVL）
　　　　　　でこの型の麻痺を多くみる。
④**片麻痺**　右または左半身の麻痺をみる。

原因●　原因となる疾患はさまざまであり，低酸素性脳症，脳血管障害，中枢神経
感染症，高ビリルビン血症，低血糖症などがあげられる。進行性疾患は脳性
麻痺には含まれない。新生児仮死による低酸素性虚血性脳症や脳室周囲白質
軟化症（PVL）が，原因として多くみとめられる。知的障害やてんかんなど
を合併することが多い。

分類●　脳性麻痺の運動障害の型と麻痺の分布による病型は，⊃**表 4-24** のように
分類される。

症状●　両麻痺や対麻痺では，下腿の筋肉の伸展が強く，つま先立ちで歩行するこ
とがある。これを尖足歩行という。また大腿の内転が強くなり，はさみ足と
いわれる下肢が交差する姿勢をとることがある。痙直型の四肢麻痺では，筋
緊張が亢進することにより，体幹のそり返りや側彎症，股関節の脱臼など，
さまざまな身体の異常がおこりうる。重度の場合は嚥下障害，胃食道逆流現
象がみられることがあり，経管栄養を必要とする。側彎症などの身体の変形，
下顎の後退，舌根の沈下などの要因により呼吸障害を合併することもあり，
エアウェイの使用や気管切開を必要とする場合もある。

治療●　脳性麻痺では，乳児期からの早期リハビリテーションが推奨される。関節
可動域の保持や支持性向上のため，補装具を使用する場合もある。痙直型で
は，筋弛緩薬の内服，A 型ボツリヌス毒素製剤の筋肉内注射，皮下に埋め
込んだポンプから髄腔内に筋弛緩薬を持続的に投与する髄腔内バクロフェン
療法などが行われる。

6 筋疾患

1 脊髄性筋萎縮症

脊髄前角細胞の変性・脱落を生じ，体幹・四肢近位筋優位に筋萎縮を生

じる進行性の神経変性疾患である。運動障害の程度によって，Ⅰ型からⅢ型に分類される。

分類●　①**Ⅰ型（ウェルドニッヒ-ホフマン病）**　重症型。乳児期早期から筋緊張の低下がみられ，生後6か月以内に発症する。座位保持は，不可である。呼吸筋萎縮による呼吸障害で，2歳以下で人工呼吸管理を要する。

②**Ⅱ型**　中間型。発症は18か月以下。座位保持は可能だが，歩行は不可である。

③**Ⅲ型（クーゲルベルク-ヴェランダー病）**　軽症型。発症は1歳6か月以降。歩行を獲得するが，しだいに転びやすい，歩けない，立てないという症状が出てくる。のちに，上肢の挙上も困難になる。

症状・診断●　いずれの型も知的障害の合併はなく，舌の細かいふるえ（線維束性収縮）をみるのが特徴的である。血液検査では，CK などの筋酵素の上昇は伴わない。筋電図検査で神経原性変化をみる。遺伝子検査で確定診断される。

治療●　呼吸管理を含めた全身管理，肺炎や側彎などに対する対症療法を行う。Ⅰ型，Ⅱ型では呼吸筋障害による呼吸不全や誤嚥性肺炎が予後を左右する。呼吸不全に対しては，気管切開を行って人工呼吸器を装着したり，マスク式の呼吸器（非侵襲的陽圧換気：NPPV）を使用する。近年，治療薬の開発が進んでおり，できるだけ早期に診断し治療を開始することが重要である。

❷ 筋ジストロフィー

筋ジストロフィーとは，筋線維が壊死・変性することにより進行性に筋力の低下をきたす疾患である。わが国ではデュシェンヌ型筋ジストロフィーの頻度がもっとも多く，子どもにおいては，福山型先天性筋ジストロフィーも多くみとめられる。

■ デュシェンヌ型筋ジストロフィー

X 連鎖潜性遺伝で，男子にのみ発病する。一般に乳児期には明らかな症状はなく，歩行開始も1歳6か月ごろとやや遅い程度である。2〜5歳ごろ発病し，殿部から大腿など近位筋の筋力低下が初発症状である。床から立ち上がるのが困難，転びやすい，疲れやすいなどの症状がみられ，徐々に筋力低下は進行する。軽度の知的障害を合併することもある。10歳代前半に歩行不能となり，10歳代後半から20歳前後に呼吸筋の筋力低下と脊柱の側彎による呼吸障害，20歳代で心筋障害による心不全をみとめる。検査所見としては，血液検査で CK 高値をみとめ，遺伝子診断や筋生検で確定診断される。

原疾患に対する治療法はないが，ステロイド薬により歩行可能期間が延長するという報告がある。また，呼吸不全が進行した場合は，NPPV で呼吸補助を行う。

② 福山型先天性筋ジストロフィー

先天性筋ジストロフィーのなかで最も頻度の多い福山型では，乳児期から

筋緊張の低下がみられ，定頸の遅れなどの発達遅滞で気づかれる。座位保持までは獲得することが多いが，立位や独歩は困難である。脳の形成異常も伴うことから，知的障害やてんかんの合併がみられる。常染色体潜性遺伝形式をとり，日本人に多くみられる。

血液検査で CK の高値をみる。成長に伴い，関節拘縮（こうしゅく），嚥下障害，呼吸障害などをみとめる。

③ 重症筋無力症

神経と筋肉の接合部において，神経伝達物質であるアセチルコリンの受容体が，自己抗体により攻撃されることにより生じる自己免疫性疾患である。眼の症状のみをみとめる眼筋型と全身性の筋力低下や易疲労性をみる全身型に分けられる。眼筋型では，眼瞼（がんけん）下垂，複視，斜視などをみとめる。全身型では嚥下障害，発声障害，四肢の筋力低下による歩行障害などの症状をみとめ，進行すると呼吸障害をきたすこともある。起床直後は症状が軽く，夕方になると悪化する。

血液検査で，約 8 割の患者に抗アセチルコリン受容体抗体をみとめる。末梢神経を連続して刺激し，活動電位の減衰をみる末梢神経反復刺激試験や，抗コリンエステラーゼ薬を静脈内注射し筋無力症状が改善されるかをみるテンシロンテストなどを行い，診断する。

治療は抗コリンエステラーゼ薬，ステロイド薬，免疫抑制薬の投与であり，呼吸障害など全身型で症状が増悪した場合は血漿交換療法を行う。

⑦ ギラン–バレー症候群

ギラン–バレー症候群は，呼吸器感染や下痢などの消化器感染ののち，1〜2 週間後に発生する急性の運動麻痺をきたす末梢神経障害である。約 7 割は，呼吸器あるいは消化器感染ののちに発症する。

症状● 四肢の脱力をみとめ，1〜2 週間かけて症状が増悪し，重症例では呼吸筋麻痺による呼吸障害をみとめる。四肢のしびれや顔面神経麻痺，眼球運動麻痺や嚥下・構音障害などの脳神経障害を伴うこともある。末梢神経髄鞘がはがれてしまい障害される脱髄型と，末梢神経の軸索が障害される軸索障害型に分類され，軸索障害型のほうが重症であり，回復にも時間がかかる。四肢の深部腱反射は減弱または消失する。髄液検査では，細胞数の上昇がなくタンパクの増加がみられる，タンパク細胞解離が特徴的である。末梢神経伝導速度検査で，伝導速度の遅延がみられる。

治療● 治療としては，大量 γ グロブリン療法，血漿交換療法などを行う。症状は 2〜3 週でピークに達し，その後は回復期に向かうが，回復期のリハビリテーションも重要である。

8 神経皮膚症候群

遺伝的に神経系と皮膚の病変を生じる疾患の総称である。

①**レックリングハウゼン病(神経線維腫症Ⅰ型)** 常染色体顕性遺伝により生じ，神経皮膚症候群のなかでは頻度の高い疾患である。複数の皮膚のカフェオレ斑や神経線維腫，骨病変や眼病変の合併がみられる。

②**結節性硬化症** 常染色体顕性遺伝疾患であるが，突然変異例も多い。顔部に葉状白斑や血管線維腫などの皮膚症状がみとめられ，てんかんや知的障害を伴うことが多い。脳・心臓・腎臓などに腫瘍を合併することがある。

③**スタージ-ウェーバー症候群** 顔の半面にポートワイン母斑(単純性血管腫)がみられることが特徴で，同側の脳にも血管腫や石灰化がみとめられる。母斑の反対側には，痙攣や麻痺を生じる。緑内障やてんかん，知的障害の合併もみられる。

9 神経・筋疾患患児の看護

1 髄膜炎患児の看護

髄膜炎は，さまざまな病原体(細菌，ウイルス，真菌など)によっておこる。ウイルス性髄膜炎は，比較的予後がよいが，細菌性髄膜炎は死亡例や後遺症がみられる重症感染症の1つである。家族は子どもの病状や予後に大きな不安をかかえているため，家族への支援も大切である。

(1) 急性期の看護：バイタルサイン(とくに血圧の変動に注意)，一般状態，痙攣，意識レベルの把握，頭蓋内圧亢進症状(嘔吐・頭痛・意識障害・頭囲拡大)，髄膜刺激症状(頸部硬直，ケルニッヒ徴候)などに注意し，重篤な合併症への進展を予防すると同時に対症療法による苦痛の緩和をはかる。とくに急性期は，計画的に身体の保清をするなど，安静が保てる環境を整える。さらに，髄液検査や採血などの検査に伴う苦痛が緩和されるように，子どもの年齢や発達段階に合った支援を行う。

(2) 回復期：後遺症の観察を行い，危険防止を考慮しながら，徐々に日常生活を拡大できるように支援する。後遺症の程度に応じて，理学療法士などほかの医療専門家と連携し，継続的な支援ができる体制を整える。

2 てんかん患児の看護

(1) 発作時の看護：子どもを安全な場所に寝かせ，気道を確保し，ゆったりと呼吸できるように衣服をゆるめる。吐きけ・嘔吐を伴うときは，頭を横にして唾液や吐物の誤飲を防ぐ。必要に応じて吸引をしたり，チアノーゼを伴う場合は酸素投与をしたりして，医師に報告する。てんかん発作の観察は，診断・治療の基礎となる。発作が出現した時間，発作症

状(痙攣は身体のどの部位か，強直性か間代性か，意識はあるか，眼球の位置，チアノーゼはあるか)，発作の持続時間を観察し，記録する。

(2) 日常生活の支援：発作をうまくコントロールすれば，通常の日常生活を送れることが多い。そのためには，長期にわたる抗てんかん薬の内服と，発作の誘因を避け，日常生活のリズムを整えることが大切である。内服の必要性，内服を中断することの危険性，内服後の嘔吐時の対応，薬の副作用(眠けやふらつき，発疹など)を子どもと家族に説明する。また，睡眠不足や疲労，発熱，便秘などは，発作の誘因となる。これらの誘因を避け，規則正しい日常生活を送れるように支援する。発作による転倒や外傷の危険があるため，保護帽やサポーターの着用など，日常の安全対策について説明する。

(3) 家族への支援：家庭生活において，発作がおきたときの対処方法について，落ち着いて対処できるように，その子どもの状況に合わせて具体的な内容を指導する。また，家族は自責の念をいだいたり，他人の偏見をおそれ，過保護や過干渉になりやすい。病気や子育てに対する悩みや不安に耳を傾け，安心して日常生活を送れるように，継続的に家族の支援を行う。

Ⓞ 皮膚疾患患児の看護

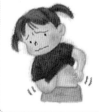

看護のポイント

● 子どもが患部を搔爬して症状が悪化しないように，また患部を清潔に保持できるように，ガーゼや包帯などによる保護や手袋の着用などにより患部の保護を行う。
● 皮膚疾患は外見の変化があらわれるため，集団生活をする年齢の子どもは周囲の目を気にする。仲間はずれや劣等感などに陥らないように，病状の適切な説明と心のケアが重要である。

① 皮膚疾患

① アトピー性皮膚炎

症状　アトピー性皮膚炎は，瘙痒(かゆみ)のある湿疹をおもな症状とする疾患で，増悪と寛解を繰り返す特徴がある(○図 4-22)。家族のなかに，食物アレルギーや気管支喘息，アトピー性皮膚炎などをもつ患者が多い。

アトピー性皮膚炎の皮膚には，①水分保持能の低下，②かゆみを感じやす

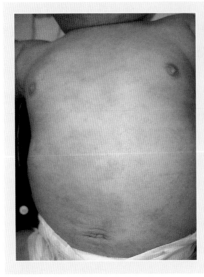
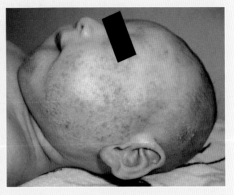

アトピー性皮膚炎の乳児。
体幹部，顔部に湿疹が広がっている。

⊃**図4-22　アトピー性皮膚炎**

い，③易感染性などの機能異常があり，バリア機能の低下がみられる。伝染性膿痂疹（とびひ），カポジ水痘様発疹症，伝染性軟属腫（みずいぼ）のほか，白内障や網膜剝離といった眼症状の合併症がみられる。

治療●　①**スキンケア**　保湿性の高い親水性軟膏や吸水性軟膏，保護作用のある油脂性軟膏を塗布する。また，悪化因子の1つである黄色ブドウ球菌を増やさないようにするため，シャワーや入浴などにより皮膚の清潔を保つ。

　②**薬物療法**　皮膚の炎症を抑えるために，ステロイド外用薬の塗布が行われる。ステロイド外用薬は，その強さによりウィーク（V群）からストロンゲスト（I群）までの5段階に分類されている。強度や剤型は，重症度に加え，個々の皮疹の部位・性状・年齢に応じて選択する。かゆみが強い場合は，ステロイド外用薬と併用して，抗ヒスタミン薬・抗アレルギー薬の内服を行う。

② 乳児脂漏性湿疹

症状●　生後まもなく，おもに頭部や顔の皮脂腺の集まる部分に生じる慢性の皮膚炎のことをさす。腋窩など，摩擦がおきやすい部分に生じることもある。被髪頭部に黄白色で厚い痂皮様鱗屑や，前額部・眉毛部・耳前部・摩擦部などに，痂皮の付着する紅色丘疹が多数みられる。

治療●　基本的には，一過性に短期間で治癒する。洗髪や入浴で患部を清潔に保ち，治療としては，オリブ油を塗布，もしくは亜鉛華軟膏をリント布にのばして貼付する。炎症が強い場合には，ステロイド外用薬を使用することもある。

③ おむつ皮膚炎

症状●　尿・便・おむつなどの刺激により，陰部に落屑・紅斑・腫脹がみられるも

のである。

治療●　まめにおむつを交換すること，蒸れるおむつカバーは使用しないこと，便が付着して落ちにくい場合はぬるま湯を使って流すなどの指導をする。治療は，基本的には亜鉛華軟膏，ジメチルイソプロピルアズレンの塗布で改善する。皮膚カンジダ症をみとめる場合には，抗真菌薬の軟膏を塗布する。

④ 汗疹（あせも）

症状●　汗を大量にかくことにより，汗管が閉塞して汗管の周囲に汗が漏出し，小水疱や丘疹が生じるもので，一般的に「あせも」とよばれる。乳幼児に多く，夏に好発する。

治療●　炎症のない軽症の場合は，暑すぎず通気性のよい環境を保ち，シャワーや入浴により清潔を保つ。炎症があれば，症状によりステロイド外用薬などの塗布や抗菌薬の内服が必要になることもある。

⑤ 伝染性膿痂疹・ブドウ球菌性熱傷様皮膚症候群（SSSS）

■1 伝染性膿痂疹

症状●　一般的に「とびひ」とよばれる。小児に好発する伝染性膿痂疹は，おもに黄色ブドウ球菌により生じ，夏季に多くみられる。やぶれやすい弛緩性水疱を形成し，搔爬によって急速に病巣が広がる。

治療●　治療は抗菌薬（経口セフェム薬など）の内服，抗菌薬配合ステロイド外用薬を使用する。

■2 ブドウ球菌性熱傷様皮膚症候群（SSSS）

症状●　黄色ブドウ球菌により産生された表皮剝脱毒素が血中に流入し，全身の皮膚に作用して，広範な表皮の剝奪・壊死・水疱形成が生じるもの。新生児や乳幼児に好発する。全経過は3週間程度であり，発熱，口・眼周囲の発赤，水疱に始まり，びらん，痂皮と変化し，3〜4日のうちに全身の皮膚が剝離される。5〜6病日で症状がピークとなり，紅斑は暗赤色となり落屑期に入る。

治療●　治療は，入院のうえ全身管理を行いながら，抗菌薬の点滴静脈内注射（セフェム系など）を行う。

⑥ 伝染性軟属腫（みずいぼ）

症状●　一般的に「みずいぼ」とよばれる，伝染性軟属腫ウイルス感染による良性腫瘍である。搔爬により広がり，ヒトからヒトへ接触感染で伝播する。水様光沢を有する小丘疹であり，体幹，四肢，外陰部に生じ，多発することが多い。

治療●　治療は，ピンセットでの内容物圧出や，液体窒素凍結療法が一般的である。ただし，多発している場合には，痛みを伴うため，無治療で自然消退を待つ

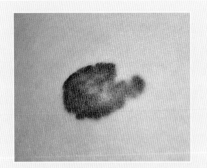

あざやかな赤色で隆起している。生後数日であらわれ4～6歳ごろまでに消失することが多い。

○ **図4-23 イチゴ状血管腫**

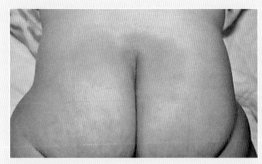

蒙古斑は東洋人には多くみられ，6～7歳ごろには消失することが多い。

○ **図4-24 蒙古斑**

ことも多い。

7 血管腫

①**サーモンパッチ** 新生児の20～30％にみられる。上眼瞼，額の正中部，鼻の下の淡い紅斑で，多くは1歳半までに自然消退する。

②**ウンナ母斑** 新生児の10～20％にみられる。後頭部から項部の紅斑で，約半数は自然消退するが，半数は成人まで残存する。

③**ポートワイン母斑（単純性血管腫）** 境界明瞭な紅斑で，身体のどの部位にもみられる。自然消退はしないのでレーザー治療の適応となる。スタージ-ウェーバー症候群（○432ページ）では顔の片側に，クリッペル-ウェーバー症候群では四肢の片側に，血管腫がみとめられる。

④**イチゴ状血管腫（○図4-23）** 出生直後はみられないが，生後数日してからあざやかな赤い斑があらわれ，急速に拡大して隆起した腫瘤となる。生後4～8か月をピークに増大するが，1歳ごろから色調が暗赤色調になり，徐々に縮小して大部分は4～6歳までに消失する。まだ隆起していない時点でレーザー治療を行うと，ある程度増大を防ぐことができる。

8 蒙古斑

出生直後から殿部や背部にみられる，境界明瞭な青色のあざである（○図4-24）。四肢，顔面・頭部，体幹腹側にみられるものは異所性蒙古斑といわれ，自然消退は遅いことが多い。東洋人に多く，基本的には6～7歳ごろ消失するが，成人になっても残存するものもある。とくに治療の必要はない。

❷ 皮膚疾患患児の看護

❶ アトピー性皮膚炎患児の看護

　　子どもはかゆみがつらく，搔爬で症状が悪化する。また，不眠や感情が不安定になるなど生活への支障も生じるため，かゆみの軽減が重要な看護である。かゆみの予防として，衣服や汗による刺激を避け，かゆみが生じた場合は冷却が効果的である。子どもと家族に，皮膚の清潔保持と保湿剤や外用薬塗布などの適切なスキンケア，アレルゲンの除去について説明する。

❷ 乳児脂漏性湿疹患児の看護

　　皮脂の分泌が亢進しているため，適切なスキンケアにより皮脂を取り除くことが重要である。皮脂が黄色く痂皮化している場合には，オリブ油などでやわらかくしてから石けんで洗う。無理に痂皮をはがすと出血するため，注意する。母親ははじめての皮膚トラブルで不安になることが多いため，十分な説明を行い，不安軽減をはかる。

❸ 伝染性膿痂疹・ブドウ球菌性熱傷様皮膚症候群（SSSS）患児の看護

　　接触によって容易に健康な他部や他児にも伝染する。そのため，搔爬しないように適切に軟膏処置し，患部を清潔なガーゼや包帯で保護する。また，手袋などを使用し，子どもが患部に触れないようにする。滲出液でガーゼが汚染した場合には，頻回に交換し清潔を保つ。入浴は避け，シャワーで清潔を保ち，タオルなどは共用せずに本人専用のものを用いるようにする。ブドウ球菌性熱傷様皮膚症候群で高熱を伴う場合には，脱水を防ぎ，全身状態を観察することも重要である。

Ｐ　精神疾患患児の看護

看護のポイント

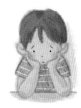

●精神疾患をもつ子どもの看護は，①その疾患の特性に合わせた看護，②子どもが育ってきた歴史や子どもの性格に合わせた看護，③発達年齢に適したかたちで発達を支援する看護という，3つの視点をもつことが望まれる。
●患児に対しては，一貫性をもったひとりの人間としてのかかわりが求められる。

1 子どもの精神疾患

学童期までの子どもの心の問題のなかで，患者数が多いのは，発達障害と神経症的な障害である。10歳代に入ると，通常は大人にみられる精神疾患である統合失調症や双極症やうつ病と診断できる子どもも，受診するようになる。

これらの疾患は，なんらかの脳の機能異常が想定されており，心理的なケアも必要だが，薬物療法などの医学的な治療を行うことが基本である。

2 発達障害

1 知的発達症（知的能力障害）

幼児期から精神発達全体が遅れた状態を**知的発達症**とよび，知能や生活能力を基準にして診断される。一般には，知的発達症は，言葉の遅れから気づかれることが多い。知能指数 70 が判定の目安になる。

原因● 知的発達症の原因はさまざまである。ダウン症などの染色体の異常，フェニルケトン尿症のような代謝異常，周産期障害，脳の疾患（脳腫瘍など）など，原因が特定できるものもあるが，特定できないものも多い。精神発達には個人差があり，ある時点で遅滞があると判定されても，あとで正常範囲内の知能になることもある。

治療・看護● 知的発達症そのものは，医学的な治療の対象というより，教育・福祉領域での支援の対象である。しかし，多動やてんかん，自傷行為などを示す者の割合が高く，医療機関での治療が必要なケースもある。

知的発達症の子どもに対応する場合，まず，その子どもの障害の特徴を把握することが大切である。なにができてなにができないのか，運動，日常生活，集団行動，言語のおのおのの領域で，どの程度の年齢水準に達しているのかを，個々の子どもについて把握しておくことが基本となる。行動上の問題（たとえば，自分の頭をたたくなど）が生じたときには，「その行動がどのような状況のもとでおこるのか」「その行動がその子にとってどんな意味をもっているのか」「過去にどんな対処方法が有効だったのか」を複数のスタッフで討論し，一貫した方針をたてる。1か月くらいその方針で治療や看護を行い，評価し，次の方針をたてる。

以上の手順は，ほかの発達障害でも基本的には同じである。

2 限局性学習症（学習障害，LD）

症状● 知能が正常範囲内なのに，字の読み書きや計算などの特定の領域の学習が著しく困難な場合に，**限局性学習症**と診断される。医療よりも教育現場で問題になることが多い。しかし，限局性学習症について，わが国では一般に十

分に認知されていないために，放置されたり，なまけていると誤解されたりすることがある。

治療・看護●　学習指導上の配慮や専用の教材の利用などが求められる。たとえば，字の読みや図形の認知に困難をもつ子どもに，眼の動きの訓練などを通じて眼を使う能力を高めるヴィジョントレーニングを行うこともある。また，計算が苦手な子どもに，数を視覚的に理解しやすい教材を利用したり，特殊なそろばん(10玉そろばん，色そろばんなど)を使ったりするとよいことがある。限局性学習症についての周囲の無理解のために勉強全体や学校生活全体を嫌うことにならないようにするためには，叱(しか)らずに，楽しく学習できる教育上の配慮が大切である。

③ 自閉スペクトラム症

自閉スペクトラム症は，かつての自閉症とアスペルガー障害を包括した概念である[1]。原因は特定されていないが，遺伝的な要因や周産期障害など複数の要因が関与していると考えられている。脳機能の障害が想定されている。

■1 重症の自閉スペクトラム症(自閉症)

症状●　自閉症は，一般には3歳以前の乳幼児期に障害が始まり，次の3つの障害があると考えられている。1つ目が，コミュニケーションの障害である。言葉の発達が遅い場合が多く，おうむ返し，代名詞の人称の逆転(「ぼく」を「きみ」と間違えるなど)などの特徴がある。2つ目が，対人関係の障害である。他者への関心が乏しく，人の気持ちがよくわからないという特徴がある。3つ目は，興味と遊びが限定的で反復的であることである。ミニカーばかりに熱中する，時刻表などを何時間見てもあきない，決まったやり方に固執するといった傾向を示す。こういった障害のために，ひとり遊びが多く集団になじめず，いつもと違った事態でパニックに陥りやすくなる。精神遅滞を伴うことも多い。

治療・看護●　自閉症の行動上の問題に対しては，薬物療法が有効な場合がある。自閉症児への看護を行う際には，上記の症状を理解する必要がある。自閉症児は，変化の少ない，なにをやるのかが明確なプログラムのほうがのりやすく，絵で表示するなど視覚的な手がかりも用いて，行動を修正し，人とのかかわり方やコミュニケーションの方法を教えていくような方法が適している。

　親が自閉症という障害を理解できない，あるいは現実として受け入れることに困難があると，親子の交流がさらにむずかしくなることも多い。親の障害理解をたすけ，親の不安や悲しみを受けとめるような看護を行うことも大切である。

---

1) 米国精神医学会の『DSM-5　精神疾患の診断・統計マニュアル』では，自閉性障害・アスペルガー障害を「自閉スペクトラム症」として統一した。

②軽症の自閉スペクトラム症（アスペルガー障害）

知能が正常で，言語によるコミュニケーションも一見正常だが，他者への関心が薄く，決まりきったパターンに固執するといった点で自閉症と同じような特徴をもっている。以前はアスペルガー障害とよばれていた。多くの場合よくしゃべるが，人の気持ちや自分がおかれている立場がよく理解できず，奇異な行動をとってしまうことも多い。治療と看護の基本は自閉症に準じる。

④ 注意欠如多動症

症状● 注意力の障害をもち，落ち着きのなさ（多動）と衝動性を示し，適応上の問題を生じている場合に，**注意欠如多動症**と診断される。

具体的には，席にじっと座っていられない，忘れ物が多い，順番を待てないといった行動上の問題を示す。3歳過ぎごろから落ち着きのなさが目だってくるが，勉学が始まる学童期に相談にくる例が多い。思春期になると多くのケースで多動傾向はおさまってくるが，注意力の問題は成人になっても続くことがある。

治療・看護● 治療は，中枢刺激薬などによる薬物療法が広く行われている。また，行動療法（応用行動分析）も有効な場合が多い。行動療法は，望ましくない行動にあまり注目せずに，望ましい行動をほめるように心がけることが基本である。段階的に具体的な達成目標を紙に書いて見えるところに掲げることも，よく行われる。行動療法を病棟やデイケアのなかで行う場合は，看護職が大きな役割を果たすことになる。

3 神経症的な障害（小児神経症）

① 機能性神経学的症状症（変換症）・解離症

①機能性神経学的症状症（変換症）

症状● 身体的な疾患がないのに知覚や運動の異常を示していて，心理的な要因の関与が考えられるときに，機能性神経学的症状症と診断される。声が出ない，目が見えない，歩けないなど，症状はさまざまである。一般的には，心理的な葛藤と関係していることが多い。自分の発言を批判された子どもが声を出せなくなるというように，症状と心理的葛藤の間につながりがあると考えられる。

治療・看護● 治療は，基本的には遊戯療法や行動療法が中心である。治っていく過程で赤ちゃんがえり（退行状態）を示す例も多い。看護の基本は，身体症状を示したときはむしろ距離をとり，身体症状を訴えないときや，身体症状を克服しようとするときに話をよく聞くなどのかかわりを多くすることである。

②解離症

症状● 解離症は，脳に異常がないのに，意識や記憶の障害がおこる状態を意味し

ている。多重人格を示す解離性同一症，記憶喪失を示す解離性健忘，記憶を失った状態で日常生活の場から離れた場所へ行ってしまう解離性遁走などが含まれる。

解離性同一症は，虐待を受けたケースが多いという説がある。解離性健忘や解離性遁走は，発症前に大きな葛藤をかかえている場合が多い。

治療・看護●　支持的精神療法が基本である。健忘の例などでは，看護職との交流のなかで記憶を取り戻すこともある。薬物療法は，無効といってよい。

❷ 不安症

■1 社交不安症と分離不安症

症状●　社交不安症は，よく知っている人とはふつうにつきあえるが，よく知らない人のなかで行動するときに強い不安感を感じ，そのような状況を恐れて避けようとする状態のことである。子どもで，親から離れることへの不安のために同様の状態が生じることがあるが，この場合は，分離不安症と診断する。分離不安症は，年少の子どもに生じることが多く，社交不安症は，思春期以降に発症することが多い。不登校にいたることもある。

治療・看護●　抗うつ薬や抗不安薬による薬物療法や行動療法，家族カウンセリングなどが行われる。

■2 強迫症

症状●　不安をよびおこすような強迫観念がしつこく浮かび，不安を打ち消すために儀式的・反復的行為を行うことで，日常生活に支障が生じる状態をいう。手洗い強迫，数を数えるなどの強迫行為がある。子どもの場合は，強迫観念があるかどうかがわからないこともある。

治療・看護●　セロトニン再取り込み阻害薬による薬物療法と行動療法が行われることが多いが，子どもの場合，遊戯療法が有効なこともある。行動療法では，不安を引きおこす場面に慣れさせながら，強迫観念が浮かんでも強迫行為を行うことを少しずつがまんしていく曝露・反応妨害法が用いられる。

病棟内の行動療法においては，患者が不安に直面することや不安を打ち消す行動をしないことを支援する役割や，行動を記録する役割を看護職が担うことが多い。

■3 心的外傷後ストレス症（PTSD）

症状●　生命の危険を感じる事件に遭遇し強い恐怖感を体験した人が，そのできごとの記憶が覚醒時によみがえるか，悪夢として体験する一方，そのできごとを思い出させる刺激を避けるために，活動や関心の範囲が狭くなってしまう状態である。入眠困難や集中困難，ちょっとしたことに驚くというような状態を示すことも多い。災害や交通事故，虐待などさまざまな体験がPTSDを引きおこしうる。子どもの場合，こわいできごとを遊びのなかで繰り返し再現することがある。

治療・看護● 薬物として，抗うつ薬やクロニジン塩酸塩などが用いられる。認知療法が有効といわれている。子どもの場合，遊戯療法が行われることもある。看護においては，安全感を与える保護的な環境を提供することが大切である。

◢ パニック症

急に強い不安におそわれて動悸や発汗，息苦しさ，めまいなどを感じることをパニック発作といい，しばしば死ぬのではないか，気がくるうのではないかという恐怖感を伴う。子どもの場合，パニック症は比較的まれであるが，思春期に発症することはまれではない。パニック症の治療としては，薬物療法や行動療法が有効である。

③ 摂食症

◢ 神経性やせ症

症状● 自分で減食してひどくやせたにもかかわらず「太っている」と認識している場合に，この診断名が使われる。食事量を減らすだけでなく，自分で嘔吐を誘発する場合や下剤を使う場合もある。思春期以降の女子では，月経がとまってしまうことが多い。小学校中学年以降の女子に多い。

治療・看護● やせがひどいときには，補液などの全身管理のために入院が必要になることがある。薬物としては，抗うつ薬や抗精神病薬などが有効な場合がある。並行して，徐々に摂食量を上げ，体型についての認識のゆがみを是正する認知行動療法を行う。

看護職が心身のケアや栄養摂取の必要性を教えることを通じて，患者のかたくなな態度が修正され，患者の治療への動機が高まることが多い。

◢ 神経性過食症

神経性やせ症に比べると少し年齢が高い女性に発症することが多く，高校生から社会人の女性が最も多い。やせ願望をもっていることが多いが，その一方，大量の食べ物を詰め込むように食べてしまう。多くの場合，食べたものを吐き，下剤などで腸管内のものを早く出してしまおうとする。

治療と看護は，神経性やせ症に準じる。

④ 神経性習癖

◢ 抜毛症

抜毛症は，自分の体毛を引き抜くことがくせになり，その結果，明らかな脱毛部が生じる状態である。女児に多く，年長で発症するほど病的でより深刻な情緒的な問題が背景に存在していることが多い。

◢ 排泄症群（遺尿症，遺糞症）

①遺尿症　器質的な異常がないのに尿をもらしてしまう遺尿には，おもに夜間にみられる夜尿と，昼間にみられる昼間遺尿とがある。子どもの自尊心が傷つかないように，夜尿を叱責することは避けるべきである。行動療法や

薬物療法が行われる。

②遺糞症（いふん）　器質的疾患がないのに，便をもらしてしまう状態をいう。適切なトイレットトレーニングがなされなかったという場合もあるが，情緒的な発達の問題があると考えられる例も多い。無意識的にもらすタイプの遺糞症のなかには，じつは大量の糞便を大腸にため込んでいる例も多い。このようなケースでは，下剤や浣腸などで，腸管内の便を定期的に出しながら，排便の習慣を身につけさせることが有効なことがある。

❸チック

自分の意図とは関係なく，突発的に身体が素早く動くことや声が出ることをチックとよぶ。前者を**運動チック**，後者を**音声チック**とよぶ。

①**トゥレット症**　重症の多発性チックで，音声チックを伴い，患者の苦痛は大きい。おうむ返しや汚言（きたない言葉を口ばしる），強迫観念や強迫行為を伴う例も多い。抗精神病薬などの薬物療法が有効なことがあるが，難治な例も多い。

②**一過性チック症と慢性運動性または音声チック症**　チックには，一過性のチックと1年以上続く慢性のチックとがある。それぞれ，一過性チック症，慢性運動性または音声チック症とよぶ。一過性の場合，まばたき，首振り，しかめ顔などの単一性のものが多い。慢性のものは多発性のことが多い。一過性のものや単純性のものは，基本的には治療の必要はない。親の面接を通じて親の症状への理解を深め，チックを悪化させるようなストレスの低減をはかることも重要である。遊戯療法が効果をあげることもある。多発性のものや本人の苦痛が大きい場合は，薬物療法を行う。

❹場面緘黙

場面緘黙（かんもく）は，一般には家族や親しい友達の前ではふつうにしゃべれるのに，学校やあまり知らない人の前ではしゃべれなくなる状態をいう。成人まで緘黙が続く例もある。一般には，遊戯療法などの心理療法が治療の中心になる。

⑤ 統合失調症と双極症およびうつ病

統合失調症，双極症，うつ病も大人にみられる頻度が高い精神疾患であるが，10歳以前の子どもにもみられることがある。思春期に初発するケースも少なくない。心理的なケアも重要であるが，医学的には薬物療法が有効な場合も多い。

Q 整形外科疾患患児の看護

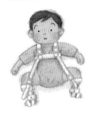

看護のポイント

● ギプスや牽引などによる治療の際は，確実に保持するとともに，体動制限が子どものストレスにならないような環境整備やかかわりが大切である。

● ギプスや牽引などの長期圧迫により，末梢循環不全や神経圧迫による神経障害，密閉による皮膚トラブルなどの合併症がないか，観察する。

1 整形外科疾患

1 発育性股関節形成不全（DDH）

概念●　周産期や出生後の不良肢位（下肢伸展）により発症する，股関節の脱臼・亜脱臼・寛骨臼形成不全の総称である。以前は先天性股関節脱臼とよばれたが，これは DDH のうち，完全脱臼の状態をさす。おむつ，着衣，抱き方，向きぐせなどが影響を与えると考えられている。発生率は 0.1〜0.3％ であり，わが国では 1975 年から予防運動により減少した。発症の危険因子として，女児，骨盤位出生，DDH の家族歴，秋・冬生まれがある。

診断●　生後 1 か月または 3 か月健診で，股関節の開きがわるい開排制限や，整復操作でカクッとした感覚を触知するクリックサインにより発見されることが多い。診察では，下肢長差，大腿皮膚溝の非対称の確認と，坐骨結節と大転子の触知を行い，エコーや単純 X 線像を用いて診断を確定する。1 歳以降に診断される場合は，足を引きずって歩く跛行をみとめることが多い。

治療●　月齢 1〜2 か月では，厚めのおむつをあてたり，コアラ抱っこ（◯図 4-25）などの良肢位を指導する。月齢 3〜6 か月では，リーメンビューゲル装具（◯図 4-26-a）を 3 か月間装着し，脱臼の整復をはかる。高位脱臼例や月齢 7 か月以降では，入院にて牽引による整復（◯図 4-26-b）とギプス治療を行う。3 歳以降の年長例や整復不能例では，手術治療（観血的整復術）を行う。遺残性亜脱臼や寛骨臼形成不全に対しては，5 歳ごろに補正手術が行われる。その後，骨成熟まで経過観察を行う。

2 先天性筋性斜頸

概念●　一側の胸鎖乳突筋の短縮による頭頸部の傾きであり，頭部が患側へ傾き，健側へ回旋し，健側の側屈と患側の回旋が制限される（◯図 4-27）。発生率は

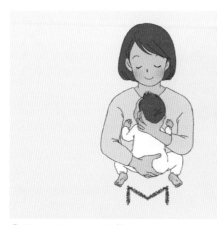

子どもの両脚が十分に曲がり，
M字型になるようにして抱く。

● 図 4-25　コアラ抱っこ

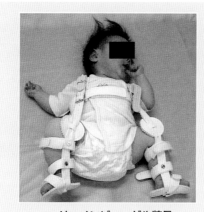 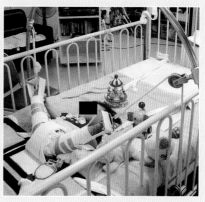

a. リーメンビューゲル装具　　　　　　b. 牽引治療

● 図 4-26　発育性股関節形成不全の治療

0.3〜0.5％ で，骨盤位や難産児に多いとの報告がある。

診断●　出生後1週間から3週間ごろに頸部腫瘤で気づかれることが多い。診察
では，触診で胸鎖乳突筋の走行に沿った腫瘤や索状物を触知し，頸部可動域
を確認する。単純X線像で，頸椎に異常のある骨性斜頸との鑑別を行う。

治療●　多くは生後4週ごろより軟化し，1歳までに自然軽快が見込まれるため，
経過観察を行う。その間，抱き方や寝かせ方などで向きぐせをなおし，頭蓋
変形を予防する。斜頸が残存する場合は，顔面非対称などの変形が進行する。
可動域制限が強い場合には，3歳以降から就学前に手術治療を行う。

③ 先天性内反足

概念●　出生時よりみられる前足部内転・後足部内反・尖足を呈する足部の変形で
ある（● 図 4-28）。発生率は0.1％ 程度であり，2：1で男児に多く，半数は両
側である。

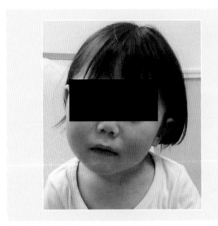

左胸鎖乳突筋の短縮による左斜頸。
頭部は左へ側屈し，右へ回旋している。

◐ 図4-27　先天性筋性斜頸

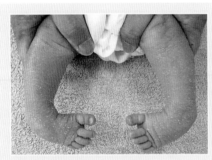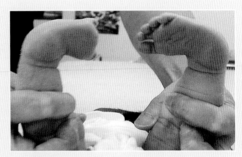

前足部の内転，後足部の内反，尖足変形がみられる。

◐ 図4-28　先天性内反足

診断●　視診で足部変形の重症度判定を行い，単純X線足部正面像と側面像(背屈・底屈)で骨異常の有無や変形の程度をみる。

治療●　生後早期よりギプス矯正を行い，ギプス矯正後の矯正位の保持に装具を使用する。尖足が残存した場合は，アキレス腱切腱を行う。ギプスで矯正されない重症例では，月齢6か月以降に手術治療(後内側解離術など)を行う。

④ 脊柱側彎症

概念●　脊柱のねじれを伴う側方彎曲であり，単純X線像で計測されたコブ法の角度で10度以上が側彎である。最も多いのが原因不明の特発性側彎症であり，10歳以降の思春期の女児に多く発症する。発生率は1％程度である。

診断●　肩や肩甲骨下端の高さと位置の非対称，ウエストラインの非対称，前屈位での肋骨や腰部の隆起が確認される(◐図4-29)。単純X線像でコブ角により側彎の診断と重症度を判定する。

治療●　胸郭変形による心肺機能の低下や腰痛などの症状を予防するため，コブ角が25度以上では装具治療を行う。50〜60度では，手術治療の適応となる。

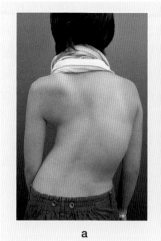
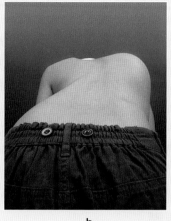

脊柱はねじれを伴って側方へ彎曲する。
肩・肩甲骨下端の高さと位置やウエスト
ラインの非対称がみとめられる(a)。
前屈位で右肋骨に隆起をみとめる(b)。

a　　　　　　　　b

● 図4-29　特発性側彎症

5 ペルテス病

概念●　小児期におこる，原因不明の大腿骨近位骨端核の阻血性壊死である。自己
修復能による骨再生が見込まれるが，放置すると骨頭変形がおこるため，早
期診断が重要である。発生率は 0.01 〜 0.08 % で，好発年齢は 6 〜 8 歳，男児
に多い。

診断●　股関節痛や大腿・膝周囲の痛み，跛行で気づかれることが多い。股関節の
運動制限(外転・開排・内旋制限)をみとめる。単純 X 線像で大腿骨近位骨
端核の高さの減少や硬化像，軟骨下骨折線をみとめる。MRI では，単純 X
線像ではわからない時期から壊死の確認が可能で，早期診断に有用である。

治療●　数週間の安静と両下肢牽引を行い，可動域制限が解除されたら股関節外転
装具を用いて下肢に負荷をかけないようにする免荷治療を行う。壊死範囲が
広く変形の強い例では，手術治療が施行される。

2 整形外科疾患患児の看護

1 発育性股関節形成不全患児の看護

どの段階の治療の場合も長期間の治療が必要となるため，子どもや家族に
治療の必要性の説明や続けられるように励ますなどの援助が重要である。

(1) 新生児期：早期発見で軽度の場合，おむつのあて方や抱き方で早期に整
復されることが多い。下肢の伸展を避け，股関節を開いた姿勢を保つよ
うに厚めにおむつをあて，向かい合わせに抱きかかえるように抱っこを
するように家族に指導する。

(2) リーメンビューゲル装具装着：3〜6か月の乳児はリーメンビューゲル

装具を装着し自然整復を促す。原則外来通院で，自宅で一定期間，昼夜を問わず装具を装着しておく。このため，家族に装具を装着したままでの抱き方，おむつ交換，清拭（せいしき）などの保清，衣服の選択などの具体的な説明が必要である。運動制限による子どものストレスを軽減し，適切な成長を妨げないようなかかわり方を家族とともに考え，療育環境を整える援助をする。

(3) 牽引治療：リーメンビューゲル装具で整復されない場合，介達（かいたつ）牽引が実施される。荷重により身体が浮かないように，適切な方向での固定が重要である。

(4) ギプス固定：ギプスが便や尿で汚染されないように，家族に指導する。

② 先天性筋性斜頸患児の看護

自然治癒（ちゆ）する場合が多いため，経過観察となることが多い。健側の肩や背中に枕を挿入して患側に向かせたり，おもちゃなどを患側に置いたり，患側から呼びかけるなどのかかわりを通して，子どもが患側を向く機会を多くするよう指導する。

③ 先天性内反足患児の看護

矯正を加えながらギプス固定されるため，圧迫による障害が出現しやすい。しかし患児は乳児であり，自身で訴えることは困難であるため，指先の冷感，爪の色，浮腫（ふしゅ）や指の動きなどを観察し，症状の早期発見に努める。ギプスが汚染しないように，身体の清潔を保つ。在宅治療の場合には，家族への指導も必要である。ギプス巻き直し時にはギプスカット後に入浴を行い，皮膚トラブルがないかよく観察する。

R 口腔外科疾患患児の看護

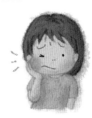

看護のポイント

● 口腔外科疾患では，哺乳や摂食に特殊な工夫が必要となることがあるため，家族にていねいな説明を行う。

● 歯みがきや口腔清拭の方法を患児と家族に説明し，口腔内を清潔に保つように支援する。

● 口唇裂・口蓋裂などでは，他職種と連携して適切な治療や訓練を行い，患児の顎の成長と発達を支援する。

① 口腔外科疾患

① 口唇裂・口蓋裂

症状●　口唇裂・口蓋裂は，胎生期の癒合不全もしくは組織欠損により生じると考えられている先天性の外表奇形である。口唇裂の変形は上口唇から外鼻に及び，口蓋裂は口腔と鼻腔が交通している（◆図 4-30, 4-31）。哺乳障害や摂食障害，発音障害が生じることがあるほか，審美的な点で患児や家族の負担になることが多い。口蓋裂の代表的な合併症として中耳炎があげられる。また，口唇裂・口蓋裂児は上気道感染をおこしやすい点も留意する必要がある。

　口唇裂・口蓋裂は日本人の約 600 人に 1 人の割合でみとめられるが，患者の同胞（きょうだい）が口唇裂や口蓋裂の場合の次子の罹患率は 2～3％，親のどちらか 1 人が口唇裂・口蓋裂の場合の子どもの罹患率は 4～5％と報告

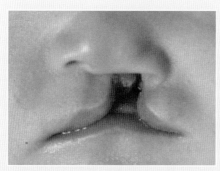
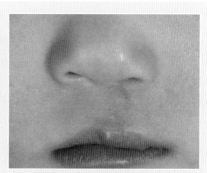

a. 手術前　　　　　　　　　　b. 手術後

（写真提供：小林裕氏）

◆図 4-30　口唇裂

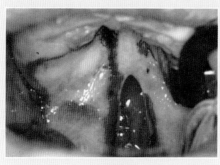
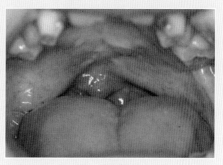

a. 手術前　　　　　　　　　　b. 手術後

（写真提供：小林裕氏）

◆図 4-31　口蓋裂

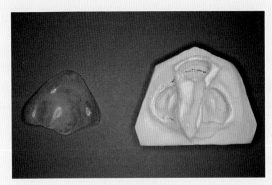

a. 人工口蓋床

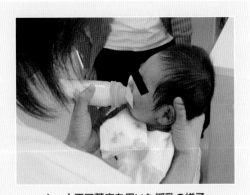

b. 人工口蓋床を用いた授乳の様子

(写真提供：木下樹氏)

◉図4-32　人工口蓋床（ホッツ床）

されている。患児の70％は染色体異常や症候群を伴わない非症候性で，致命的な合併症や精神運動発達遅滞を伴うことは少ない。残りの30％は染色体異常や症候群の症状の1つとして生じる症候性である。口唇裂・口蓋裂を伴う症候群は500以上知られており，13トリソミー・18トリソミー・ゴールデンハー症候群・スティックラー症候群・トリーチャー–コリンズ症候群・ファンデルヴォウデ症候群・シュプリンツェン–ゴールドバーグ症候群・ピエール–ロバン症候群・CHARGE（チャージ）症候群・4p欠失症候群・22q11.2欠失症候群・全前脳胞症などがあげられる。原因として，母体のストレス・喫煙・栄養障害・催奇形性薬物の摂取，風疹の罹患，放射線照射などがあげられるが，多くは原因不明とされる。

治療●　手術は，口唇裂では月齢3〜6か月，体重5〜6kg以上で行い，口唇外鼻の左右対称性を得ることを目的とする。口蓋裂では1歳半〜2歳，体重10kg以上を目安に口蓋形成術を行い，鼻咽頭閉鎖機能の獲得を目的とする。顎裂部に腸骨などから採取した自家骨移植を行う場合，永久歯の犬歯が萌出（ほうしゅつ）する前の8〜10歳ごろに手術を行うことが多い。また，このほかにも必要に応じて口唇外鼻の修正術を，就学前や顔面の成長がほぼ終了すると予測される15歳ごろに行う。出生直後から成人にいたるまで，口・歯・鼻・耳の専門医が一貫した治療を行い，発育に応じて適切な時期に適切な専門的治療や支援を行うことが肝要である。

　ほかの先天合併症がない口唇裂・口蓋裂の患児では，吸啜（きゅうせつ）反射や嚥下（えんげ）機能はほぼ正常であるため，経口哺乳が可能であることが多いが，嚥下困難が伴う症例などでは経管栄養が必要となることもある。口蓋裂の患児は，鼻腔と口腔が交通しているため，口蓋裂部をおおう人工口蓋床（ホッツ床，◉図4-32）を使用しながら哺乳させる。ホッツ床の使用により，哺乳のたすけに

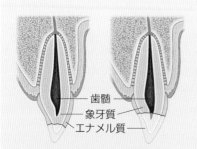
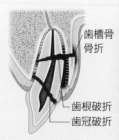
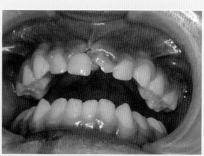

歯髄
象牙質
エナメル質

エナメル質もしくは象牙質に
限局する破折(左)と歯髄に
及んだ破折(右)

歯冠破折

歯槽骨
骨折

歯根破折
歯冠破折

歯冠・歯根の破折
および歯槽骨の骨折

歯冠歯根破折

歯冠破折の例

(イラスト原案：伏見茜氏，写真提供：船山ひろみ氏)

⤷ **図 4-33　歯の損傷**

なるだけではなく，鼻中隔の損傷を防止し，顎や歯槽の正常な発育を促進する。口蓋裂では前述のとおり中耳炎の合併症が多く，耳鼻咽喉科との連携が必要となる。

② 歯の外傷

受傷原因は転倒が最も多く，ついで衝突や転落である。交通事故やスポーツ外傷などでは，意識レベルや嘔吐・頭痛の有無を確認し，口腔の外傷以外の緊急性の高い症状や外傷を把握し，優先すべき治療を決定する必要がある。口腔領域は血流が豊富であるため出血しやすいが，圧迫止血で十分である場合も多い。出血や痛みに対する患児や保護者の精神的なショックを考慮し，冷静で適切な診療や看護を行う。

外傷の分類●　歯の外傷は歯の損傷(⤷図 4-33)と歯周組織の損傷(⤷図 4-34)に大別される。歯の損傷には歯冠破折・歯根破折があり，歯周組織の損傷には病的動揺(歯のぐらつき)や転位(歯の位置の移動)を伴わない震盪，病的動揺はみられるものの転位を伴わない亜脱臼・脱臼・脱落(完全脱臼)・歯槽骨骨折がある。これら以外に，歯の陥入に伴う歯髄虚血がある。

治療●　歯の外傷の際には，歯の治療や保存を優先する。完全脱臼の場合，受傷後すぐであれば再植を試みることができるため，脱落した歯を乾燥させることなく，医療機関を受診するまで牛乳や歯の保存液に入れて保存する。これらの液体が用意できない場合には，ラップなどで乾燥を防ぎ，できる限りすみやかに再植を試みる。

③ 歯原性腫瘍・粘液嚢胞

歯原性腫瘍●　代表的な歯原性腫瘍として歯牙腫があり，腫瘍が歯の形態に似ている集合

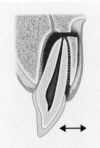 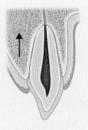 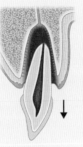 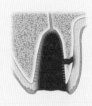 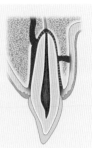

歯がもとの位置から前後や左右の位置にずれた状態

歯槽骨内に歯が埋入した状態

歯の先端方向に歯が出ている状態

歯が完全に支持組織から離れた状態

歯槽骨が折れた状態

側方脱臼　　　　陥入　　　　　挺出　　　　完全脱臼　　歯槽骨骨折
　　　　　　　　　　　　　　　　　　　　　　（脱落）

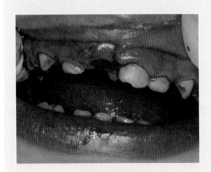

完全脱臼の例　　　　　　　　　（イラスト原案：伏見茜氏，写真提供：船山ひろみ氏）

○図 4-34　歯周組織の損傷

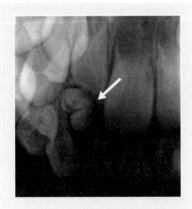

（写真提供：船山ひろみ氏）

○図 4-35　集合性歯牙腫の X 線像

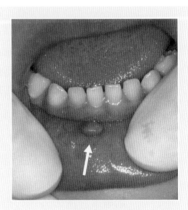

（写真提供：船山ひろみ氏）

○図 4-36　粘液囊胞

　　性歯牙腫（○図 4-35）と歯の形態になっていない複雑性歯牙腫に大別される。
歯の萌出や歯並びに影響があるため，無自覚であっても外科的に摘出する。

粘液囊胞●　粘液囊胞は粘膜の病変で，比較的多い病変である（○図 4-36）。外傷や慢性
炎症や刺激により，唾液の排泄管の破綻などによって唾液が組織内に貯留す

ることにより生じる。舌下腺に生じる大きな粘液囊胞をガマ腫とよび，舌下腺の摘出を行うことがある。小唾液腺に生じたものは，小唾液腺を含めて摘出するが，摘出が不十分であると再発することが多い。

2 口腔外科疾患患児の看護

1 口唇裂・口蓋裂患児の看護

　口唇裂・口蓋裂は顔面の奇形であるため，出生直後にはとくに母親や家族にとって心理的動揺が大きいことが想定される。しかしながら，前述のとおり非症候性の場合には致命的な合併症や精神運動発達遅滞を伴うことは少なく，一連の手術が終了すればふつうの生活を送れることを家族によく説明し，疾患に対する理解を促すことが肝要である。

　出生直後より授乳指導を開始し，口唇口蓋裂児用の乳首や哺乳びんの形態を個々に合わせながら使用し，体重増加を促す。

2 口腔外傷・囊胞患児の看護

　口腔領域は血流が比較的豊富であることに加えて，唾液に血液が混ざることで実際の出血量よりも出血が多く見えることが多いが，冷静に対応するよう心がける。口腔外傷は頭部外傷などに併発することもあり，治療の優先度は医師の指示に従う。

　歯の脱臼や歯槽骨骨折がある場合には，ワイヤーなどを用いて歯を固定するため，食事はやわらかいものを用意するなどの配慮が必要である。

　囊胞は，外科的に摘出する場合には年齢などを考慮して全身麻酔下で行われることが多い。口腔領域の手術は気道の入口が術野となるため，術後の気道管理には細心の注意が必要となる。

S 眼疾患患児の看護

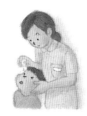

看護のポイント

● 処置・治療に対する恐怖や失明への不安に対して，適切かつ十分な説明を行い，不安を軽減する必要がある。
● 子どもの手が眼に触れて感染を引きおこさないように，必要に応じて抑制筒や眼帯などを使用して，眼の清潔保持および保護をはかる。
● 視力の左右差や眼帯固定などにより，バランス不良や視野不良のため転倒の危険が高いため，子どもが安全に過ごせるよう環境整備を行う。

1 眼疾患

1 炎症性疾患

　感染性のあるものとないもので，扱いが異なる。とくに子どもの場合は，感染防御に関して不十分なことが多いので注意が必要である。

　①**クラミジア結膜炎**　新生児の経産道感染で生じる結膜炎で，成人の性感染症である成人型封入体結膜炎に対して，新生児封入体結膜炎といわれている。感受性のある抗菌薬の点眼や軟膏で治療する。

　②**流行性角結膜炎・咽頭結膜熱**　アデノウイルス感染が原因の結膜炎である（◎333ページ）。「はやり目」とよばれることもある。通常，接触感染で生じ，感染力が強く学校などで流行することがある。感染予防には手洗いが重要である。

　③**アレルギー性結膜炎・春季カタル**　スギ花粉，ハウスダストなどが原因となることが多く，かゆみを訴えることが多い。春季カタルは，アレルギー性結膜炎の症状が激しいものであり，子どもに多く，ひどい場合は角膜障害などを伴う。

　④**ぶどう膜炎・虹彩炎**　眼内の炎症で，関節炎，腎炎などなんらかの全身疾患を伴うことがある。ほかの炎症性疾患では結膜充血などがみられるが，ぶどう膜炎では充血がみられず発見が遅れることがある。

2 斜視・弱視

　①**斜視**　左右の眼の軸がずれている状態である。乳幼児では，ずれているように見えて実際にはずれていない偽斜視もある。斜視の種類によっては，眼鏡の装用が必要なもの（調節性内斜視）や，早期に外科的治療が必要なもの（乳児内斜視）もある。弱視とも関連があり，ほかの眼疾患で斜視を初発症状とすることもある。

　②**弱視**　広義には矯正しても視力の出ないことをさすが，狭義には器質的な異常がないのに矯正視力の出ないことをいう。その原因には，強い屈折異常や屈折の左右差，斜視などがある。また，目を使わないことによる視力の発達の障害があり，子どもにおいては長期に眼帯などをすることによっておこりうるので注意が必要である。

3 先天眼瞼下垂

　生まれつき眼瞼（まぶた）が下がっている状態で，斜視・弱視・乱視などの合併が多い。片眼性の場合は早期に手術が必要なこともある。両眼の場合は顎を上げるようにして物を見ることが多い。

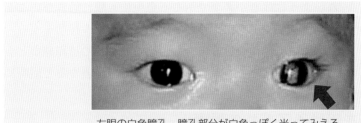

左眼の白色瞳孔。瞳孔部分が白色っぽく光ってみえる。

● 図4-37　網膜芽細胞腫による白色瞳孔

④ 先天鼻涙管閉塞

　涙が涙小管を経て涙囊・鼻に流れ込む経路において涙囊と鼻の部位で閉塞しているものである。生直後より目やにが出る，涙が多いなどの訴えがある。治療は，保存的療法として涙囊マッサージなどを行い，それで治らなければ涙道ブジーなどを行う。

⑤ 先天白内障

　先天的に水晶体が混濁している疾患である。ほかの眼異常や，全身疾患を合併していることが多い。原因としては，遺伝，代謝疾患，子宮内感染などがあげられる。治療は，基本的に手術である。

⑥ 先天緑内障

　先天的に眼圧が高くなり眼球が大きくなる疾患である。角膜径拡大，角膜混濁などがみられ「牛眼」といわれることもある。早期からの治療が必要である。

⑦ 白色瞳孔

　疾患名ではなく，さまざまな疾患により瞳の中が白く見える状態をいう。「猫目」ともいわれることがある。白色瞳孔を示す疾患のなかで注意する必要があるのは，子どもの悪性疾患の代表的なものの1つである網膜芽細胞腫である（● 図4-37）。網膜芽細胞腫の多くは5歳ごろまでに診断され，腫瘍の状態により，眼球摘出術や，眼球を温存してのレーザー照射，化学療法，放射線治療などが行われる。

② 眼疾患患児の看護

① 炎症性疾患患児の看護

　ウイルス感染の場合は，感染力が強く，手洗いを十分に行い他児に感染し

ないように注意が必要である。患児にも眼に触れないこと，触れたあとには手洗いをするように指導し，眼を清潔に保つ援助をする。

　ほかの炎症性疾患の場合も，瘙痒感（そうよう）が強く違和感などもあり，こすったりして症状悪化を引きおこしやすい。眼を保護すると同時に，症状を抑える点眼薬を確実に投与できるように援助する。

② 眼手術を受ける子どもの看護

　子どもの眼疾患の場合，幼少時の早期に手術を行うことが多い。術後に創部保護のため眼帯固定や，肘関節に抑制筒を装着され，痛い，見えない，動けないと，子どもは不安で苦痛を感じる。安心できるように，頻回に声をかけるなどの援助が重要である。また，可能な年齢であれば，術前に実際に眼帯固定を体験し，事前にイメージできるように説明をする援助（プレパレーション）を行うとよい。

T 耳鼻咽喉疾患患児の看護

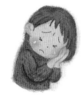

看護のポイント

● 処置や検査・手術が円滑に進められるよう環境や準備を整えるとともに，患児や保護者が不安にならないよう，十分な説明を行う。
● 聴覚障害は言葉の遅れにつながることがあり，他職種と共同して適切な訓練を行い，患児の成長と発達を支援する。

① 耳鼻咽喉疾患

① 外耳の疾患

　①**外耳奇形**　先天性耳瘻孔（じろうこう）は，先天的に耳介隆起が融合不全をきたしたもので，感染を併発する可能性がある。また，先天性外耳道閉鎖症は，片側性が多いが，伝音性難聴をきたす。

　②**外耳炎**　水泳などを契機に，外耳道に炎症や感染がおこる。

　③**耳垢栓塞**　耳垢（じこう）が外耳道をふさいでしまい，軽度の難聴をおこすこともある。

　④**外耳道異物**　耳の中に異物が入ってしまうことで，異物としてはおもちゃや虫などが多くみられる。

② 中耳の疾患

①**急性中耳炎** 咽頭の細菌が中耳に波及したもの。耳痛・耳漏や発熱をきたす。肺炎球菌とインフルエンザ菌 b 型（Hib）の感染によることが多い。鼓膜の膨隆や疼痛（とうつう）の程度により，鼓膜切開の適応となる。

②**滲出性中耳炎** 急性中耳炎から移行することが多い。鼓膜の後方に液体が貯留し，軽度〜中度の難聴を訴える。鼻腔や上咽頭の清掃で貯留液体の排出を促すが，耳管通気や鼓膜切開，切開した場所がふさがらないように鼓膜チューブ留置の適応になることもある。

③ 鼻腔・副鼻腔の疾患

①**鼻出血** 子どもの場合，繰り返すときは，アレルギー性鼻炎が基礎疾患にあることが多い。

②**アレルギー性鼻炎** D「アレルギー疾患患児の看護」の 1-2「アレルギー性鼻炎」を参照（● 353 ページ）。

③**副鼻腔炎** 感冒罹患（りかん）に伴い，頬部腫脹・疼痛，膿性鼻汁（のうせいびじゅう），発熱をおこす急性副鼻腔炎は，抗菌薬の適応となる。

④ 咽頭の疾患

①**アデノイド（咽頭扁桃肥大）** アデノイドは 3〜5 歳より増殖しはじめ，5〜6 歳でピークに達する。アデノイドによる睡眠時無呼吸やいびき，鼻閉などの症状が強かったり，中耳炎の反復併発をみとめる場合は，切除術の適応となる。

②**扁桃炎** 細菌性では，A 群溶血性レンサ球菌や黄色ブドウ球菌が多い。反復したり，睡眠時無呼吸を伴う場合は手術適応となる。

② 耳鼻咽喉疾患患児の看護

小児の耳鼻咽喉疾患の臨床は処置や検査が多く，それを遂行するために患児・保護者への説明やプレパレーション，介助者の精神的サポートが不可欠である。聴力検査では患児の集中力が求められるため，検査への環境づくりも必要である。また，手術を受ける患児に対しては，周術期の管理がそれに加わる。

近年，新生児期の聴覚スクリーニング検査の普及により，聴覚障害をもつ子どもが早期発見されるようになりつつあるが，正確な診断のもとに補聴器をつけ，聴能訓練・言語訓練を行い，患児の発達を支援していくことが求められる。

Ｕ 膠原病・免疫疾患患児の看護

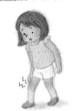

看護のポイント

●膠原病・免疫疾患は，長期にわたって病気とともに生活することになるケースが多い。患児や家族が症状をコントロールしながら病状に合った日常生活を送れるよう，支援する必要がある。

●急性期には，ステロイド薬，免疫抑制薬，生物学的製剤などが投与される。薬物治療について患児と家族に適切に説明するとともに，副作用の発症に注意する。

1 膠原病・免疫疾患

1 若年性特発性関節炎（JIA）

16歳までに発症し，6週間以上持続する原因不明の関節炎である。病態的には，全身型（弛張熱，発疹，関節症状などの全身症状を主徴とする）と関節型（関節滑膜の炎症による関節の腫脹・破壊・変形を引きおこし機能不全に陥る）の2つに大別される。それぞれに臨床的特徴を有しており，それに適した治療法が選択されなくてはならない。

■1全身型JIA

関節炎とともに，全身症状が顕著に出現する。弛張熱（解熱薬の使用と関係なく，自然経過で1日の体温差が1℃以上の変化をとり，37℃以下にまでは下がらない）が特徴的である。解熱時は患児の訴えが少なく活気がみられる一方で，有熱時にはぐったりとし，サーモンピンク色様の皮疹（リウマトイド疹）を伴うことがある。

関節炎は膝・肘などの大関節に炎症をきたし，経過とともに関節炎と関節破壊が進行するが，関節型JIAとは関節破壊の病理像が異なる。全身炎症が高じるにつれ，肝脾腫や心膜炎による心囊液貯留をみとめる。血液検査では，CRPや赤沈値の亢進をみとめ，白血球は増多する。

治療は，非ステロイド性抗炎症薬（NSAIDs）のみで寛解が得られるのは半数程度で，不応例はステロイド薬の適応となる。寛解導入療法としてメチルプレドニゾロンパルス療法（30 mg/kg/日，最大量1 g/1日を3日間で1クールとして投与），そしてその後療法としてプレドニゾロンの維持が推奨される。プレドニゾロンの減量が不可能な症例については，生物学的製剤の適応を検討する。

2 関節型 JIA

　発症して 6 か月以内に 5 関節以上に関節炎がみられるものを多関節型 JIA，罹患関節数が 1〜4 関節に限局するものを少関節型 JIA と分類する。身体の左右同じ場所に生じる対称性関節炎が主たる病態で，発症後 1〜2 年の経過で骨・軟骨の破壊が進行する。肘・手首・膝・足首などの大関節や，手指や足指の小関節の痛みを訴え，関節の腫脹や熱感，圧痛，可動域制限などの関節症状が早期よりみとめられる。痛みや腫脹のため，患児は関節を動かさなくなり，乳幼児でははいはいや歩行などの発達の退行で発症に気づかれることもある。全身症状は，全身型 JIA に比較すると軽微であるが，微熱や倦怠感，食欲低下などを伴うこともある。また，少関節型は眼の合併症として，ぶどう膜炎を併発する可能性が高い。

　血液検査では赤沈値，CRP による炎症所見，血中ヒアルロン酸や，関節滑膜で発現・産生される酵素である MMP-3 値の上昇を伴う滑膜炎症，軟骨破壊所見をみとめる。関節破壊以前の段階では，X 線上の異常は検出できないが，関節エコーでの関節滑膜の増殖や血流増多所見は有用である。抗核抗体，リウマトイド因子は，病型の判断に有用である。抗 CCP 抗体は，重症関節炎の予測マーカーとなる。

　治療は，確定診断までの数週間は NSAIDs が用いられる。炎症マーカー陽性が持続する場合，メトトレキサート（MTX）少量パルス療法を開始する。約 7 割の症例は，MTX 併用療法により寛解に入る。それでも不応な場合は，生物学的製剤の適応となる。

② 全身性エリテマトーデス（SLE）

　全身性エリテマトーデス（SLE）は，顔面の蝶形紅斑，倦怠感，発熱，関節痛などとともに内臓器の障害を伴う全身の疾患である。血管炎がその基礎病態にあるため，全身臓器に障害が及ぶことが特徴である。子どもで最もおかされやすい臓器は腎臓である（ループス腎炎）。

　治療は，急性期にメチルプレドニゾロンパルス療法を導入する。腎生検所見やほかの臓器障害，合併症などにより，ミコフェノール酸モフェチル，シクロホスファミドパルス療法の適応となる。

　小児期に発症した SLE の子どもたちは，30〜40 歳代が発症のピークである成人発症 SLE より，さらに 20 年以上も罹病期間が長いと考えなければならない。小児期から思春期を経て成人していく過程が罹病期間と重なるため，健常児と極力同様な日常学校生活の維持が治療の目標となる。そのためには，急性期炎症抑制を積極的にはかり，必要最小限の維持療法で疾患活動性を抑制し，また再燃徴候を早期にとらえることが重要である。

❸ 若年性皮膚筋炎（JDM）

若年性皮膚筋炎（JDM）は，小児期にみられる進行性の血管炎を病態とする自己免疫疾患である。特徴的な皮膚症状と，対称性筋力低下をきたす。近位筋にみとめる筋痛や筋をつかむと痛む把握痛があり，初期症状として歩行をいやがり，階段の昇降困難，登坂性起立（臥位から立位になるときに特徴的な体勢をとる）などの症状を呈する。皮疹は筋症状に先行することもあるが，特徴的な上眼瞼の浮腫状紅斑（ヘリオトロープ疹），顔面の蝶形紅斑，手指伸側の隆起性紅斑（ゴットロン徴候）などがみとめられる。約3割の患児は，経過中に皮下石灰化の形成を伴う。

診断は，皮膚・筋肉の特徴的な臨床所見と筋原性酵素（CK，LDH，AST，アルドラーゼなど）の上昇などの血液検査結果，筋 MRI 所見，筋生検，筋電図などにより行われる。間質性肺炎を合併することもあり，生命予後に大きく影響することがあるので胸部 CT による確認が重要である。

治療やその後の経過観察は，SLE に準ずる。

❹ リウマチ熱

A 群溶血性レンサ球菌感染後に生じる自己免疫疾患である。感染数週間後に，リウマチ性心炎，多関節炎，神経症状（不随意運動），発熱，輪状紅斑，皮下結節などの症状がみとめられる。とくに心炎の合併は弁膜症につながり，予後に影響する。

治療は，溶レン菌に対してペニシリンなどの抗菌薬を投与する。心炎や神経症状に対してはステロイド薬，多関節炎に対してはアスピリンを用いる。再発率が高く，長期にわたる服薬が必要である。

❺ 原発性免疫不全症候群

先天的に免疫系構成要素の機能不全があるため，免疫系が正常にはたらかない疾患の総称である。好中球，マクロファージ，T 細胞，B 細胞などのいずれかの機能が障害される。以下におもな疾患を示す。

複合免疫不全症● **重症複合型免疫不全症**　T 細胞かつ B 細胞の欠損または機能異常による。生後数週間から細菌・真菌・ウイルスに対する易感染性を示す。造血幹細胞移植が行われなければ，乳児期に死亡する。

抗体産生不全症● **X 連鎖性無ガンマグロブリン血症**　B 細胞の分化異常をきたすため，免疫グロブリンの産生ができない。化膿性細菌への易感染性を示し，免疫グロブリン製剤の定期的な投与を必要とする。

明確に定義され● **①ディジョージ症候群**　胸腺低形成による細胞性免疫能の低下であり，真
た免疫不全症　菌，ウイルスなどの反復性感染をおこす。

②毛細血管拡張性運動失調症　細胞性免疫能の低下と IgA 低値が特徴で，

3 歳ごろから中耳炎, 副鼻腔炎, 肺炎の反復をおこす。

食細胞機能 ●　**慢性肉芽腫症**　好中球の活性酸素産生能が低いため, 貪 食（どんしょく）した細菌を殺
不全症　　菌することができない。造血幹細胞移植が必要である。

2 膠原病・免疫疾患患児の看護

　　膠原病・免疫疾患は, 小児領域では若年性特発性関節炎（JIA）や全身性エ
リテマトーデス（SLE）, 若年性皮膚筋炎（JDM）などに代表される,「自己免
疫が異常（過剰）に作動する疾患」である。そのため, ステロイド薬や免疫抑
制薬, 場合によっては生物学的製剤の長期にわたる投与が必要となることが
多く, 急性期の適切なタイミングでの治療開始と同様に, その後の慢性期を
「病気とじょうずに付き合っていく」サポートが看護に必要とされる。経過
が長い症例では, 成長とともに自立した受診を心がけ促すことが, 円滑な成
人期医療への移行に必要となる。

　　ステロイド薬の成長期の子どもへの長期投与は, 成長障害をはじめとする
副作用をもたらす。ほかの薬剤を併用することで, いかにステロイドの量を
少なく維持しつつ疾患活動性を抑制するかが, 膠原病・免疫疾患の長期管理
において重要である。日々の内服の継続や日常生活への制限などについて,
心理的・社会的に支えていくことも求められる。

Ⅴ その他の疾患患児の看護

1 乳幼児突然死症候群（SIDS）

　　乳幼児突然死症候群（SIDS）とは, それまで健康状態に問題なかった乳児が,
予兆なく突然死亡する疾患である。おもに 6 か月未満（ピークは 2〜3 か月）
の乳児にみられる。多くの場合, 睡眠中に発症する突然死で, 代謝疾患や窒
息など明らかな原因のあるものは除かれる。わが国での発症頻度はおおよそ
出生 6,000〜7,000 人に 1 人と推定され, 女児より男児に多い。うつぶせ寝,
両親の喫煙は SIDS のリスクを高めるといわれている。また, 母乳栄養児よ
り人工乳を摂取している子どもに SIDS の頻度が高いといわれる（○図 4-38）。

　　また, 健康な乳幼児においてチアノーゼ, 顔面蒼白, 呼吸促迫, 無呼吸,
筋緊張低下などをみとめるが死亡にはいたらず, 回復に強い刺激や蘇生術（そせい）が
必要であったが原因が明らかでない場合を, 乳幼児突然性危急事態（ALTE
〔アルテ〕）という。

診断 ●　診断は病理解剖および死亡時の状況調査に基づいて行われるが, SIDS で
は有意な解剖所見をみとめない。SIDS の診断は慎重に行われなくてはなら
ず, 他の基礎疾患の有無や 虐 待（ぎゃくたい）などと区別されなくてはならない。厚生労

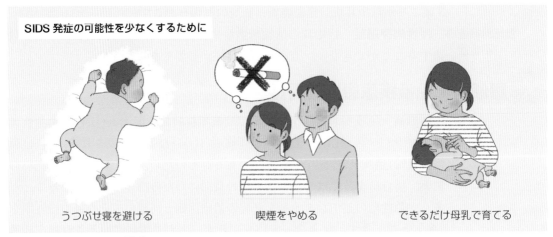

SIDS 発症の可能性を少なくするために

うつぶせ寝を避ける　　　　喫煙をやめる　　　　できるだけ母乳で育てる

◯図 4-38　SIDS の予防

働省の SIDS 研究班によって診断のための問診チェックリストが作成されており，発見時の姿勢や栄養・発達の状況，両親の喫煙の有無，搬送時の外傷や窒息を疑う所見がないかなどを確認するようになっている。原因不明の乳幼児の突然死と判断されたら警察に届け出なくてはならないが，SIDS が疑われる場合は，警察に届け出る際にこのチェックリストを添付する。

② 乳幼児揺さぶられ症候群（SBS）

乳幼児揺さぶられ症候群（SBS）とは，おもに 6 か月未満の乳児を強く揺さぶることにより脳内出血，硬膜下血腫などをおこし，脳損傷を生じた状態をさす。乳児では頭蓋骨と脳の発育のスピードに差があり，脳と頭蓋骨の間にスペースがある。強く速いスピードで乳児を揺さぶることにより，脳と頭蓋骨の間にある架橋静脈が損傷して，硬膜下血腫やクモ膜下出血，また眼底出血や脳内出血，脳の軸索損傷などをおこす。SBS の症状は，意識障害，傾眠，痙攣，呼吸障害などで，出血や脳損傷により高度の脳浮腫をおこした場合，死にいたることもある。

治療●　治療としては，意識障害がある場合は脳浮腫予防薬，痙攣がある場合は抗痙攣薬の投与，硬膜下血腫が大きく脳を圧排している場合は血腫除去術を行うが，脳障害による重度の後遺症をみとめることもまれではない。

SBS は泣きやまない乳児を強く揺さぶることで生じることが多く，乳幼児の身体的虐待の 1 つといえる。SBS を疑った場合は，皮膚にあざなどがないかなど全身を診察し，ほかに虐待を疑う所見がないかどうか，また，眼底検査や全身の骨 X 線検査を行う必要がある。また，虐待が疑われた場合，児童相談所に通告する義務がある。

●参考文献
1）浅野みどりほか編：発達段階からみた　小児看護過程＋病態関連図，第 4 版．医学書院，2021.
2）桑野タイ子監修：疾患別小児看護　基礎知識・関連図と実践事例（ナーシング・ロードマップ）．中央法規出版，2011.
3）奈良間美保・丸光惠ほか：小児臨床看護各論（系統看護学講座），第 14 版．医学書院，2020.
4）日本アレルギー学会：アレルギー総合ガイドライン 2022．協和企画，2022.
5）日本小児アレルギー学会：小児気管支喘息治療・管理ガイドライン 2020．協和企画，2020.
6）日本小児アレルギー学会：食物アレルギー診療ガイドライン 2021．協和企画，2021.
7）日本皮膚科学会・日本アレルギー学会監修：アトピー性皮膚炎診療ガイドライン 2021．2021.

まとめ

- 子どもには，発達段階に応じた身体的特徴，好発疾患や病態，検査所見，薬物代謝などがある。小児疾患をみるときには，成人とは異なる子どもの特徴をふまえた医療・看護の提供が求められる。

- 出生前に発生要因があり，出生時あるいは生後まもなく気づかれる形態的・機能的異常を，先天異常という。

- 先天性代謝異常の発見を目的に，新生児マススクリーニング検査が実施されている。

- 出生体重 2,500 g 未満の児を低出生体重児という。低出生体重児は呼吸機能，体温調節機能，免疫能などが未熟であり，それに伴い無呼吸発作などの生後の適応障害をおこしやすい。

- 麻疹は①カタル期（高熱とその解熱の時期にコプリック斑がみられる），②発疹期（再度高熱となり鮮紅色の発疹が出現），③回復期（発疹が消退し色素沈着を残す）の病期に分けられる。麻疹・風疹混合生ワクチンで予防する。

- アデノウイルス感染症は，プール熱とよばれる咽頭結膜熱，流行性角結膜炎，扁桃炎などを生じる。

- A 群 β 溶血性レンサ球菌感染症による咽頭炎は，学童期に多くみられる。そのほか，猩紅熱や皮膚感染症，髄膜炎などを引きおこすことがある。

- 気管支喘息は発作性に気道狭窄がおこることで喘鳴や呼気延長を繰り返し，重症化すると呼吸困難のために臥床できず，起座呼吸となる。

- 腸重積症は 4 か月〜2 歳ごろまでの男児に多く，イチゴゼリー状の粘血便がみられることが多い。

- 喉頭炎により嗄声，犬吠様咳，吸気性喘鳴などの特徴的な症状がみられるものを，クループ症候群とよぶ。

- 肺炎は発熱や咳嗽，鼻汁，呼吸困難をおもな症状とし，乳児は細菌性肺炎，学童はマイコプラズマ肺炎やクラミドフィラ肺炎が多い。

- 先天性心疾患として，左右短絡の疾患では心室中隔欠損症，心房中隔欠損症，動脈管開存症が，チアノーゼ性心疾患ではファロー四徴症などがある。

- 川崎病は 4 歳以下の乳幼児に多く発症し，発熱と結膜の充血やイチゴ舌などの症状がみられる原因不明の急性熱性疾患で，冠動脈病変を中心とする心臓後遺症を特徴とする。

- 子どもの白血病では，急性リンパ性白血病の頻度が高い。

- 急性糸球体腎炎の急性期には，安静と保温に努め，食塩・タンパク質・水分の摂取制限を行う。

- 子どもの糖尿病は，従来は 1 型糖尿病が多かったが，現在，思春期以降では 2 型糖尿病患者が 1 型糖尿病患者を上まわっている。

- 小児がんは，子どもの死亡原因として前年齢を通じて上位を占める。白血病などの造血器腫瘍の頻度が高く，それ以外では神経芽腫などの肉腫が多いことが特徴である。
- 髄膜炎では，項部硬直などの髄膜刺激症状や，乳児では大泉門の膨隆がみられる。
- 学童期までの子どもの精神疾患として多いのは，発達障害と，機能性神経学的症状症や不安症，摂食症などの神経症的な障害である。
- 発育性股関節形成不全は女児に多く，生後1か月または3か月健診で開排制限やクリックサインにより発見されることが多い。
- 子どもの膠原病・免疫疾患では，若年性特発性関節炎(JIA)や全身性エリテマトーデス(SLE)，若年性皮膚筋炎(JDM)などが代表的である。
- 乳幼児突然死症候群(SIDS)は，おもに6か月未満の乳児にみられ，それまで健康に問題のなかった子どもが予兆なく突然死亡する疾患である。多くの場合，睡眠中に発症する。

復習問題

❶ 次の文章の空欄を埋めなさい。

▶呼吸窮迫症候群の原因は，肺の未熟性に基づく(①　　　　)の不足である。

▶早産児では，(②　　　　)の発症に備え，生後3週以内に眼底検査を行う。

▶麻疹のおもな感染経路は(③　　)感染で，カタル期には頬粘膜に(④　　　　)がみられる。

▶百日咳のおもな症状として，吸気性の喘鳴である(⑤　　　　)がある。

▶原因となる食物を摂取することにより免疫学的機序を介して身体に不利益な症状を引きおこすものを(⑥　　　　)という。

▶(⑦　　　　)は，噴水状の嘔吐が特徴の消化器疾患で，男児に多い。

▶(⑧　　　　)では，イチゴゼリー状の粘血便や，注腸造影検査によりカニの爪状の陰影をみとめる。

▶胆道閉鎖症では，黄疸や，灰白色の(⑨　　　　)などがみられる。

▶(⑩　　　　)は，心室中隔欠損，肺動脈狭窄，大動脈騎乗，右心室肥大を特徴とする心疾患である。

▶白血病のうち，リンパ球系に由来する(⑪　　　　)は，小児期に発生する悪性腫瘍のなかでも頻度が最も高い。

▶急性糸球体腎炎の急性期の食事療法では，(⑫　　)，(⑬　　)，(⑭　　)の制限を行う。

▶(⑮　　　　)は，脳の神経細胞が過剰に興奮することで繰り返し発作症状をおこす慢性疾患である。

▶伝染性膿痂疹は，おもに(⑯　　　　)の感染により生じ，夏季に多くみられる。

❷ 次の問いに答えなさい。

①新生児のビタミンK欠乏性出血症として，コーヒー残渣様の吐物，吐血，タール便，下血などがみられる疾患はなにか。
　　　答(　　　　)

②流行性角結膜炎や咽頭結膜炎の原因となるウイルスはなにか。
　　　答(　　　　)

③6 か月未満の乳児に多くみられる，健康
　状態に問題のなかった児が予兆なく突然
　死亡する疾患はなにか。

　　　　图(　　　　　　　　　　　　　)

❸〔　　　〕**内の正しい語に丸をつけなさい。**
①ダウン症候群は〔15・18・21〕番染色体
　が 1 本多い先天性疾患である。
②流行性耳下腺炎のおもな合併症として，

無菌性髄膜炎，脳炎，〔難聴・視力障
害・片麻痺〕がある。
③クループ症候群では，嗄声，犬吠様咳，
　〔呼気性喘鳴・吸気性喘鳴〕などの特徴
　的な症状がみられる。
④マイコプラズマ肺炎は，〔乳児・幼児・
　学童〕期に好発する。
⑤髄膜炎では，大泉門の〔膨隆・陥没〕が
　みられることがある。

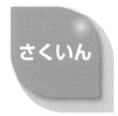

さくいん